皇漢醫學叢書

五

陳存仁編校

上海科学技术文献出版社

第五册

中國内科醫鑑

傷寒之研究

傷寒論纲要

傷寒廣要

陳存仁編校

皇漢醫學叢書

湯本求眞閲
大塚敬節著

中國內科醫鑑

中國內科醫鑑

提要

本書爲日本湯本求真氏論述。大塚敬節氏所著。原稿爲實驗漢方醫學叢書之一部分。書分前後二篇。前篇列證候與治法概論。凡十三章。後篇列病症各論。凡四十四章。辨證明析。治法精當。誠不愧研究漢醫之傑作。

對於病證名詞。病理解釋。或取之於西籍。或取之於漢醫。原因證狀。亦莫不然。語義賅博。頗堪適從。惟其治療一道。則皆取以漢藥方劑。而重經方。於是吾國古方一經彼以科學解剖。發表成分作用。則有裨於漢醫前途。殊未可限量。

尤其兼挾與附屬之類似病症。更見辨析詳盡。每證分列原因證候治療備攷之外。又有首列提綱。文中並附按語。以明類似而分治法。其最注重於漢籍者。厥唯仲景之書。崇信仲師言論。參以科學新說。則吾國醫學之新舊匯通。洵得相當之途徑。

吾國醫道。千餘年來。專尚五運學說。歷代發揮。絕無具體系統。現代科學昌明。幾無容足餘地。亟應攷進。以應潮流。本書學理重於新。治理取於舊。既可隨潮流之趨向。又能發古聖之真諦。實爲攷進醫學上之善本。願我儕同志。採用以供參考。

序

是書係大塚敬節君之新著。君已專攻現代醫術。以尙有遺憾。於是百方考慮。深究古醫方之殘籍。多方歷問遺老。孜孜修習診方藥術。益謙自卑。雖倦不知。

原夫醫方藥術之技。自後漢歷三國六朝。迄於隋唐。益見其精。今世所存傷寒、金匱、本草諸書。咸皆當時之殘籍。經前賢補詮修訂。僅傳其一斑者耳。且當時西域南荒之通聘。漸次頻繁。醫藥亦隨文物而俱盛。大和朝。廣聘醫博。波斯醫之投歸我國。此一例也。其他可想而知矣。至於近世。因荷醫德醫之漸入。竟使醫制爲之一變。而滅却古醫之傳統。此殆與漢武之禮聘巫覡。作不死長生之夢者。正復相同。

凡事由疎入密。由簡移繁。爲物情必然之理。密矣繁矣。於是審之而使約。集之而使整。於是密者涸於密。繁者溷於繁。紛錯滑離。竟喪其本。雖聖者不能除其弊。是亦必然之理也。往昔張仲景氏約南北百家之傳。如收羅於一型之中。一掃扁鵲巫覡之蠱言。一刀斬斷千百亂麻。此亦可以語於現代治學之術矣。

古醫法既泯其傳統。而歐洲醫術敷佈於天下。密之愈密。繁之愈繁。紛錯滑離之弊漸以滋生。而古醫復活之論亦起。但論者雖多讀其書傳。而不解診術藥方。道聽途說。徒毀他家。嘵嘵然猶不自省。君獨居此間。排其醜陋。孜孜於究方鍊術。時至廢寢忘食。

予苦喘三十年。經君一診。始斷斯病或將與生共終。當其喘咳既盛。則和而緩之。當其呃噎鬱閉。則疏而開之。嘗猶古國之保守殘器。自然漸衰之理。不宜妄施尅伐。查醫家之爲余立醫案者凡數十人。咸在急切攻其疾患。不測體軀萎衰之狀。而君獨能洞鑒其隱。以處理殘鼎敗器之法處理之。殆所謂釋生之惑而忘其死者否耶。

今之說病理講藥方者。雖古今東西。規矩不同。但其眞諦之所存。機訣之所在。必得相同。所謂異途而同歸者是也。君之此著。蓋亦約之整之。遵古人之遺意者乎。參較彼此。觀對異同。以其醫方藥術。打破神異靈怪。妖妄詭譎之迷。正是闇中之一炬。彼益是益。足以照破東西醫家之迷途者也。乃爲之序。

昭和八年晚秋權藤成卿多麻識於南隣旭丘之僑居

凡例

一本書分上下二卷。上卷本係恩師湯本求真翁自己擔任執筆。下卷託余講述。但入春以來。翁頓呈衰老之象。懼其稿之難於完成也。因命余更從事於上卷。余拜命以來。深懼責任之重而且深。雖日夜凭几綴稿。但以淺學魯鈍之余。不免難於發揮古醫之真理。殊以爲憾耳。

一本編大別爲前後兩篇。後篇內設原因、症候、療法、備考諸項目。間錄實驗例案。原因及症候。不敢稍加私意。一本於現代西醫學之說。內科以橋本節齋氏新著內科全書爲本。療法則參酌各書就余之經驗分經緯而說述之。備考部則引用學術豐富之諸先輩之說以備考證。

一備考中不錄古方。而多採錄後世之方。因遵奉古方。屏斥後世之方。非學者應有之態度。此不論東西醫學之研究家。理由固相同也。後世方雖亦錄自先哲之經驗。但其運用中自有其新經驗存乎其間也。

著者誌

昭和八年十二月於牛込船河原町寓居

中國內科醫鑑目錄

中國內科醫鑑

日本 湯本求眞閱
大塚敬節著

前篇 證候與治法概編

第一章 頭痛 眩暈 耳鳴

頭痛

當患者訴頭痛之際。應攷其頭痛起於何病。陽證之頭痛乎。陰證之頭痛乎。抑爲虛證之頭痛乎。實證之頭痛乎。探求病源。實爲漢醫最要之事。同一風邪之頭痛也。在甲則鼻塞。微惡寒。有熱無汗。脈浮緊。乙則鼻涕交流。惡寒強。體溫不昇。脈沉而弱。甲病陽證。乙病陰證。處方自異。故甲宜與麻黃湯。乙宜與麻黃附子細辛湯。同一胃病之頭痛也。而胃內所停滯之水毒雖同。而丙則脈浮數。口渴。小便不利。舌苔白而乾燥。時欲飲水。飲則屢屢吐出。丁則脈浮數。口不渴。舌苔無。屢屢吐水。丙陽證也。丁陰證也。前者宜與五苓散。後者宜與吳茱萸湯。又同一子宮病之頭痛也。戊則脈沉實。大便有祕結之傾向。顏面充血。時時眩暈。月經不順。左腹下疼痛。按其腹部。覺全部有充實之感。以指觸於左臂骨窩之部。有過敏之索條物。己則脈虛軟。大便每日一次至二次。眩暈耳鳴肩凝。月經不順。一月中有二次。下腹疼痛。腹部全部軟弱。腰脚易冷。戊所患者爲陽實證。己所患者爲陰虛證。前者以桃核承氣湯爲主治藥。後者以當歸芍藥散治之。

易起頭痛之疾患。就現代醫學之見地。多起於發熱。腎臟炎。動脈硬化症、綠內障、腦腫瘍、黴毒、外傷、硬結頭痛、副鼻腔疾患、耳之慢性化膿、便祕、循環障礙、子宮疾患等。余今大別爲四類。一曰外邪之頭痛。風邪。流行性感冒。腸窒扶斯等等頭痛屬之。痛時多兼發熱。二曰痰飲之頭痛。水毒停滯於胃腸之內上衝而起之痛也。三曰血證性之頭痛。月經不順或血液循環受障礙而起者也。四曰食毒性之頭痛。便祕或消化不良食毒停滯於胃腸內頭中受刺戟而起之痛也。四者之中更各分陰陽虛實矣。

外邪之頭痛。用桂枝湯、麻黃湯、葛根湯、小柴胡湯及其加減之方以治之者爲多。痰飲性之頭痛。用苓桂朮甘湯。茯苓飲、人參湯、大建中湯、真武湯、吳茱萸湯、五苓散、茯苓澤瀉湯等治之。血證性之頭痛。用當歸芍藥散、桂枝茯苓丸、桃核承氣湯等以治之。食毒性之頭痛。則應用瀉心湯、承氣湯之類。

眩暈

眩暈俗名也。眩者眼前暗黑之意。暈與運通。故有眩運、目運、頭眩、冒眩、癲眩之稱。凡眩暈輒兼頭冒。頭冒者卽頭覺沉重。眼前不清楚是也。凡西醫學之貧血、胃腸病、心臟病、(尤其在瓣膜狹窄)腦腫瘍、(尤其在腦黴毒)小腦疾患、多發性硬化症、癲癇、希斯篤里、神經衰弱、中毒、眼筋麻痺、內耳疾患等。往往起眩暈。

傷寒論、金匱要略言及眩之處方有十一方。其中有朮者六方。有茯苓者五方。此亦鑑於事實。可定眩暈與水毒有密切之關係者也。西醫學則云眩暈與三半規管內液之動搖有直接之關係。然吾人對於古賢「治眩暈必先治水」之深謀遠慮。實大堪驚嘆焉。茲就傷寒論、金匱要略中拾出治眩之處方十一。計苓桂朮甘湯、真武湯、葵子茯苓散、桂枝芍藥知母湯、桂枝加龍骨牡蠣湯、五苓散、小半夏加茯苓湯、澤瀉湯、近效方朮附湯、茵陳蒿湯、甘草乾姜湯、治冒之處方四。計苓桂五味甘草湯、苓甘姜味辛夏湯、澤瀉湯、大承氣湯等。其治乍起眩暈之方。大抵使用瀉心湯。古人云「瀉火降逆」。其於水火相尅之理論。述之甚詳。茵陳湯證之眩。雖近於瀉心湯證之眩。而於水火相尅之理論說來至詳且備。倘細細考究之。實能發見甚有趣味之暗示焉。惠美三白云。產後血運者。水氣也。得以附子瀉心湯治之。原南陽云。世人用人參、黃連、防己、大黃、桂枝、茯苓、朮、甘草之套方以治眩暈。遠不如白虎湯之有奇驗。白虎湯證用白虎湯。其有奇驗。固勿論已。卽如舟車酒醉之眩暈。用半夏瀉心湯與五苓散而有效。古人早有卓識矣。和回子真翁云。所謂調血劑必從根治。余曾屢屢用當歸芍藥散以治此種之患者。而其中之溼瀉茯苓朮諸藥。則視其原因之或爲船醉。或爲水毒而有加減焉。

耳鳴

耳鳴往往與眩暈爲同時並起之症候。眩暈愈時。耳鳴亦止。耳鳴告愈。同時眩暈亦止。此爲余日常臨牀所得之實驗。古人云耳久鳴則聾。蓋耳鳴則激之爲聾也。

所謂患神經衰弱症者之耳鳴。多因於水毒。用茯苓飲、柴胡加龍骨牡蠣湯、苓桂朮甘湯、苓桂五味甘草湯、酸棗仁湯、當歸芍藥散等輒有效。患動脈硬化症者之耳鳴。多用瀉心湯、梔子豉湯及以上各方之加味。患中耳炎者之耳鳴。多用小柴胡湯、大柴胡湯、柴胡桂枝湯等以治之。

備考

(本間棗軒對於眩暈之說)　古人學說。稱眩暈爲腦海虛。即腦病也。夫腦有自體發病者。亦有因外界侵犯於腦而起病者。中風、癇證、發狂、恐怖等之眩暈。腦之自體之病也。產後及子宮出血、吐血、衄血、腸出血、尿血等症。致血液虛竭。虛里與腎間之動悸非常。或因過飲、過浴、諸熱病等而發之眩暈。從外界侵犯於腦而起者也。(中略)卒然暈倒者。可不論其虛實。與以回生散、參連湯、三黃湯等當有效。產後之血暈或血多則上衝。面目紅赤。脈絡怒脹之眩者。用三黃湯加辰砂。或用苓桂朮甘湯、三黃湯(瀉心湯)合方爲佳。下劑不宜長服。若前方已服數十日者。用苓桂朮甘湯、巫神湯、如心散之類轉方爲佳。亡血後動悸高而眩甚者。可用腎氣丸、連珠飲、八珍湯。而兼用鎮悸丸。脾胃虛弱面色萎黃。動悸而眩暈者。宜與歸脾湯兼用寧心膏。即真武湯亦可用之。癇證之眩暈者。沉香天麻湯爲上。頭痛。眩暈。嘔吐者。宜與半夏白朮天麻湯。如服後嘔吐猶不止者。宜用半夏瀉心湯。或小半夏加茯苓湯。

(原著者按)不論何處。若蔑視病之虛實。雖經治療。猶之未治。回生散係香附子、紫檀、人參、白檀、鬱金、甘草、胡椒而成。倘施於實證之眩暈。卽爲不考藥效之誤。又以三黃投於虛證。亦大不妥。參連湯者。人參與黃連也。產後之血暈。多應用當歸芍藥散。不長服下劑云云。係從西醫之知識而出發者之說也。西醫蔑視陰陽虛實。往往濫用下劑。因過下而困疲。下已難下。而又有不得不下之必要。故曰轉方。此種轉方。山脇東洋之所謂醫之自轉。醫者翻弄病之良手也。巫神湯者。五苓散加乾姜、黃連、木香者也。連珠飲。八珍湯、木香、甘草也。沉香天麻鎮悸丸可參照心悸亢進條。歸脾湯者。當歸、白朮、茯苓、黃耆、龍眼肉、酸棗仁、遠志、人參湯者。沉香、益智、天麻、防風、半夏、附子、獨活、羌活、甘草、當歸、殭蠶、生姜也。半夏白朮天麻湯者。半夏、陳皮、麥芽、茯苓、黃耆、人參、澤瀉、蒼朮、天麻、神麯、白朮、黃柏、乾姜、生姜也。亡血後動悸高而眩甚者。炙甘草湯、芎歸膠艾湯、當歸芍藥散有效。脾胃虛弱。面色萎黃。動悸眩暈者。多用茯苓飲合苓桂朮甘湯。頭痛眩暈。嘔吐者。爲吳茱萸湯。五苓散之證。從證運方。庶不誤也。

〔有持桂里之眩暈說〕　眩者目之意。暈者猶運也。如身在車船之上。不能自主也。故俗人往往卽用眩運二字。此疾多從水飲而生。亦有因氣疾而來者。亦有因過食而來者。婦人從血道而發。男子自瘀血結毒（陳久性黴毒）而生。

（原著者按）眩多因水飲之說。實大得我心。

〔傷寒纘論〕　太陽病。脈沉。身熱頭痛者。陽中夾陰者也。黃耆建中湯治之。若誤投發汗而不瘥者。四逆湯溫之。

〔集驗良方〕　白虎湯治中暑（熱射病）口渴喜飲。身熱。頭暈。昏暈等證有效。

〔傷寒緒論〕　太陽病者發汗。發汗過度。則陽虛而耳聾。叉手自冒。不可誤用小柴胡湯。宜用建中湯治之。

第二章　嘔吐　吐血喀血　吞酸嘈囃　噦

嘔吐

金匱要略傷寒論中之區別嘔吐乾嘔。嘔逆。吐。吐逆等項。東垣之解釋云。有聲無物曰嘔。有物無聲曰吐。口中喀喀有聲有吐者之象。而始終不吐出者嘔也。乾嘔也。如乳兒患脚氣與患腦膜炎者。其聲未出。而乳汁食物。已有甚多之吐出者。吐也。食急而有物奔出者。大抵爲吐。有聲而同時有物者曰嘔吐。嘔逆者。嘔之激也。吐逆者。吐之激也。

上述嘔有乾嘔之逆。而乾嘔嘔逆之中。又各分陽證與陰證。小柴胡湯、梔子生姜豉湯、柴胡桂枝湯、白虎加桂枝湯、猪苓湯、治陽證之嘔者也。烏梅圓、吳茱萸湯、大建中湯、四逆湯、真武湯治陰證之嘔者也。今從傷寒論金匱要略中。採錄治嘔之方一十有六。其中十四方配合以生姜乾姜。治乾嘔之方一十有三。其中十二方亦有生姜或乾姜之配合。玆抄錄如次。

〔嘔〕　大建中湯　半夏瀉心湯　苓甘姜味辛夏湯　烏梅圓　四逆湯（以上諸藥中有乾姜）

黃芩加半夏生姜湯　葛根加半夏湯　吳茱萸湯　小柴胡湯　大柴胡湯　柴胡桂枝湯　梔子生姜豉湯

小半夏加茯苓湯　真武湯（以上諸藥中有生姜）　白虎加桂枝湯　猪苓湯

〔乾嘔〕　小青龍湯　六物黃芩湯　四逆湯　通脈四逆湯　白通加猪膽汁湯　半夏乾姜散　甘草瀉心湯（以上諸藥中有乾姜）　桂枝湯　小柴胡湯　橘皮湯（以上諸藥中有生姜）　十棗湯

〔嘔逆〕　竹皮大丸（有桂枝）

從上看來。可知凡治嘔。乾嘔。嘔逆之病。大抵用生姜乾姜桂枝。此生姜桂枝。均含有揮發油。西醫用爲健胃之劑。認爲作用甚廣。臨牀醫家最宜注意者。凡治嘔與乾嘔往往多用上擧諸溫性刺戟藥之一方。然有時亦有全然不用刺戟藥。却用緩和黏滑疏通之劑如猪苓湯等方劑。此亦不可忘忽者也。

近來西醫界盛用半夏以爲鎮吐之劑。半夏決非鎮吐之劑。余敢斷然言之。此係西醫之誤。吾人當矯正也。治吐之劑。余獨擧大黃。半夏雖治吐有效。其實不能治吐。漢醫對於吐證。雖亦有以半夏處方者。然實非半夏之效。彼不自知其力量之將軍。不能視察敵人之病。以致誤遭敗北。而乃罪責兵卒。其可得乎。試觀傷寒論。金匱要略。其中言及治吐之處方共計有七。其中皆無以半夏爲配劑者也。

〔吐〕　茯苓澤瀉湯　五苓散　桂枝芍藥知母湯　茯苓飲（以上各方有朮）　大黃甘草湯　調胃承氣湯（以上兩方有大黃）乾姜黃連黃芩人參湯

右舉七方中。四方有朮。二方有大黃。於此可知治吐以大黃。或尤爲要藥矣。但朮之可治者。大黃往往不能治之。據金匱要略云。痰飲之病宜用溫藥。痰飲者。胃內停水也。停水於胃內則飲食之物不得疏通。於是吐矣。故宜用朮等之溫藥以去其水。此時消化器爲弛緩症狀。反之宿食燥屎鬱積於消化管內。以防飲食物之下降。於是吐矣。此時宜用大黃等之冷藥。使胃腸緊縮以去其宿食。此際消化器現緊縮之狀態。以上云云。皆其區別也。即言吐之症狀。凡胃內停水者。宜配用朮之方劑。宿食燥屎者。宜用有大黃之方劑。二者誤用。則增病勢之惡逆。診斷者不可不慎也。

古方中雖有將朮與大黃合組爲一方劑者。然與後世醫人之加味者。不可同日而語。況嘔吐與吐。又無區別。習得半夏有治吐效力之皮毛學識者。即批判漢藥區別門戶。蔑視前人之勞苦。殊失公平之見地也。茲檢傷寒論金匱要略中言及嘔吐之方。配以半夏者亦計有六。開列如左。

〔嘔吐〕　附子粳米湯　小半夏湯　小半夏加茯苓湯　大半夏湯　半夏乾姜人參丸　黃連湯

吐血喀血

吐血者。消化管（尤其是胃或食道）出血。從口腔吐出之謂也。喀血者。從呼吸器（尤其是肺）出血之謂也。傷寒論、金匱要略中祇有吐血之語。而無喀血之文字。意者其時之吐血。無今日喀血之意。金匱要略驚悸吐衄下血胸滿瘀血病脈證治項中有云。病人面無色。無寒熱。脈沉弦者衄也。脈浮弱。以手按之即絕者下血也。煩咳者必爲吐血。此所云之吐血。實即今日之所謂喀血也。

吐血與喀血。不可同一處理。但在處方上若不確定其陰陽虛實而誤用之。亦往往不效。故在處方之前。先宜看定其是吐血乎。抑是喀血乎。然後辨明其爲陰證歟陽證歟。抑虛證歟實證歟。試舉一例以明之。瀉心湯。柏葉湯。均治吐血之劑也。然瀉心湯證之出血。爲組織上起炎症之充血。柏葉湯之出血。爲組織弛緩所起之鬱血。盖瀉心湯爲陽證之治劑。柏葉湯爲陰證之治劑。苟柏葉湯之症。誤與瀉心湯。則出血增加。病者立即可斃。吐血喀血旣認明矣。陰陽之分。亦不可不慎。前舉諸方之外。如人參湯、甘草乾姜湯、黃土湯。治陰證之吐血者也。白虎湯、梔子豉湯、(及其加減方)茵陳蒿湯、桃核承氣湯、桂枝茯苓丸等。治陽證之吐血者也。請在第三章下血條更事研究。茲採錄金匱要略中關於吐血之說於左。

(一)吐血。咳逆上氣之候也。其脈數而有熱者死。

栗園(譯者按即日本名漢醫淺田栗翁)曰。脈緩而身涼者。血或可止。

(原著者按)患肺結核者。多表見此種症狀。上氣者。兩頰潮紅。氣上逆之謂也。

(二)貧血之亡血者無汗意。出汗者更失體液。故至惡寒戰慄。

(原著者按)病者對於醫家施行手術之創口或誤傷之處訴疼痛時。西醫往往在阿斯匹靈中混加莫兒希納加羅莫金之類。企圖達其鎮痛之目的。稱爲補血液。又以林格兒液注射之。稱爲消耗之發汗劑。此殆即西醫之治療方針乎。

呑酸嘈囃

胸中吐出苦酸之水曰呑酸嘈囃。治呑酸嘈雜之方。屢屢應用者爲生姜瀉心湯。旋覆花代赭石湯、柴胡加龍骨牡蠣湯、桂枝甘草龍骨牡蠣湯、小陷胸湯等。如以上方劑不能見效。病勢反覺惡化時。則用大建中湯或吳茱萸湯。此係余之經驗。頗著速效。此中陰陽相異之認辨。甚爲切要也。

噦

噦。俗名也。有陰陽虛實。可以大小承氣湯治之。亦可與以小柴胡湯。橘皮湯、橘皮竹茹湯之類。亦可選用。食毒、氣逆。水毒。以及水毒帶熱帶寒之時機。可用小半夏湯。吳茱萸湯。四逆湯等。

備考

〔蘭軒醫談〕噦有數因。陽明證渴而不能食。食下後。漸漸口渴引飲。此必發噦。選用茯苓飲橘皮竹茹湯可愈。（竹茹湯之人參代以麥門冬。竹茹代以竹瀝甚妙）因留飲而噦者。其小便必不利。又投承氣湯後。亦有稍稍下降而仍噦者。此因熱氣挾痰（水毒）而上逆也。非竹瀝不效。

〔有持桂里之說〕方書有種種名目。而以噦字爲最正確。此症自古卽認爲胃中之寒。亦有因熱而來者。蚘蟲（同蛔蟲）積聚。痰飲等。皆患此病。發時挾以他病者凶候也。（尤以痢疾後及諸病之所發者爲最凶。）

橘皮竹茹湯　此爲古今治噦逆之通用方劑。

橘皮湯　手足厥而氣逆者均用之。詳說於嘔吐門。可參照。

半夏噦心湯　噦逆而心下有痞鞕者。用此方以開通之。痢疾傷寒之患此者。尤爲喫緊之要方。

吳茱萸湯　吳茱萸爲止噦之效藥。陰證用之。陽證則不適用。本草綱目中有吳茱萸橘皮附子三味之方。用於陰證甚相宜。

柿蒂湯　大塚云。此方在柿蒂丁香之中。加生姜煎而熱服之。古時無此方劑。對證應用。能奏偉效。其主治爲胸滿與咳逆不止等。

用橘皮竹茹湯之類尚不止者。可用此方以止之。蓋柿蒂爲治噦之專藥。烟法印云。此物若與石蜜合煮。愈妙。又在平胃散中加柿蒂丁子亦有偉效。

甘草乾姜湯　與以苦味劑而猶不止者。用此方間能奏效。

炙甘草湯　噦而脈結者可用此方。但須在危篤症中用之。

附子粳米湯　胃中寒甚。噦逆更加嘔吐。輕劑無效時用之。
四逆湯　陰寒脫症之噦。用此方甚佳。在霍亂症嘔吐下痢。手足微冷。脈細而噦者。用此方能救其十一。
猪膽汁湯　噦時呃呃不已。呼吸有暫絕之狀。用此可以急救。無猪膽時。熊膽亦可用之。（大塚云。此可用通脈四逆湯加猪膽汁湯、白通加猪膽汁湯之類。）

備　考

〔本間棗軒之說〕　吐血嘔血。古時統稱嘔血。有從肺出與胃出二證。（中略）而治法並不區別。大抵吐血多者用三黃湯。犀角地黃湯或二方合用。亦有用四物湯者。吐血少者。或連綿不止。胸脇苦滿者。用柴胡四物湯或黃土湯。如用以上手段猶不止者。可與斷紅飲。間服阿芙蓉液。服後血色變黑者。爲止之前兆。亡血過多。而脈沉微。虛里煽動。氣短出汗者。生命已在瞬息之間。可與獨參湯。兼用回生散亦佳。吐血之後變黃胖者。可用連珠飲兼鎮悸丸。虛勞者以人參養榮湯爲佳。無病而微喀血。久而不止者。涼膈散爲宜。飲酒後吐血者。亦可用涼膈散。出血過多亡血甚者。可與理中湯四物湯。

（原著者按）吐血亦有陰陽虛實。宜從證以處方。三黃湯者。瀉心湯之別名也。四物湯者。當歸、川芎、芍藥、地黃也。柴胡四物湯者。小柴胡湯與四物湯之合方也。命期促迫者。宜與獨參湯。而不投四逆加人參湯。獨參湯者。人參一味也。斷紅飲。犀角地黃湯、人參養榮湯、涼膈散等可參照肺結核條備考之部。

黃胖者。在十二指腸蟲病、心臟病、腎臟病等。其病勢進行。則其人貧血甚。皮膚淡黃。稍有水氣。動悸甚強者也。連珠飲者。苓桂朮甘湯合四物湯加木瓜、薏仁、朮、萆薢也。

〔傷寒緒論〕　太陽則脈浮數。灸之必驚狂。起臥不安。咽燥吐血。此時投桂枝去芍藥加蜀漆牡蠣龍骨救逆湯爲佳。

〔集驗良方〕　黃耆建中湯治吐血。衄血。虛羸不足。飲食乏味。脚步軟弱。言語倦怠。失精（遺精）內熱等諸虛損黃湯治之。

〔續易簡方〕 理中湯治身寒氣虛。咯血吐血之劑。

〔千金方〕 酒徒之咳者必吐血。此因久經長年月日過度之飲故也。其脈虛者血必冒。若飲後胸滿者。厚朴大黃湯治之。

〔櫻寧生傳〕 桃仁承氣湯治積鬱。火甚。迫血上行。衂血數升。面赤。脈躁疾。精神恍忽如癡者有效。

〔心法附餘〕 吐血者。胸中覺氣塞。上吐紫血者。桃仁承氣湯下之。

〔千金方〕 凡服藥後。嘔逆不入腹者。先以甘草一兩。水煎服之可效。

〔朱氏衆驗〕 二神湯（即甘草乾姜湯）治吐血極妙。

〔證治準繩〕 梔子蘗皮湯治小兒衂血極有效。

（原著者按）此方不祇限於小兒衂血。即吐血亦極有效。小兒衂血。可用麻黃湯、桃核承氣湯、瀉心湯之類。

〔三因方〕 大半夏湯爲治心氣鬱而不行。生涎飲。心下痞鞕。聚結不散。腸中轆轆有聲。食入卽吐之劑。

〔仁齊直接〕 半夏丸（生姜半夏湯所製之丸）治吐血下血。崩中帶下。喘急痰嘔。中滿虛腫諸病有效。

按崩中帶下卽今西醫之所謂子宮病也。

〔療治茶談〕 嘔吐證之動悸甚者。必致煎湯不入。往往無相應之藥。其時在下焦穴針灸之。以引下其動氣。藥則將丸藥爲散藥。漸漸靜其動氣。然後再與煎藥。若無此心得。妄用湯藥。反足增病。

〔蘭軒醫談〕 衂血之實證應用三黃湯（瀉心湯）此其現象爲出血不止。及其血自止。血虛者用廣東人參肉桂之類。血實者脈實數。血虛者脈沉微。若微數者必死。

〔證治摘要〕 一男子下痢不止。發噦。吐蚘蟲。與以吳茱萸湯見效。

第三章　便秘　下痢　下血子宫出血

便秘

便秘有種種。爲説明上便宜計。區别爲(一)緊縮性便秘(二)弛緩性便秘(三)狹窄性便秘。

(一)緊縮性便秘。所謂實證之病也。其見症爲脈沉實或沉遲而多力。按其腹部。有充實之盛。血壓高。大便堅硬。大黄芒硝之配劑可奏效。

(二)弛緩性便秘。爲腸管麻痺弛緩。無排出大便之力。因而起便秘。脈浮弱或沉遲而多微弱。腹部軟弱。大便多含水分。排洩少而不通快。此多起於水毒停滯於消化管内。而起胃腸之下垂。此症决不可用下劑。若投以大黄。則弛緩益甚。且起腹痛裏急後重之患。宜與大建中湯、理中湯、當歸芍藥散等以除水毒。刺戟腸管之緊縮。大建中湯等温藥也。温可以去弛緩。及去失其麻痺。則大便不求暢而自暢矣。

(三)狹窄性便秘。爲腸管自身起窄。與隣接之臟器。生腫瘤或腫大。壓迫腸管而起狹窄。結果起便秘之病也。此病可用大黄牡丹皮湯、桂枝茯苓丸、桃核承氣湯、下瘀血丸、大黄䗪蟲丸等以去腫瘤炎症。瘀血塊等而圖腸管之疏通。

此外尚有老人或熱性病之回復期。或慢性病等。體液枯燥。致大便難通者。投與麥門冬等温潤之劑。往往得效。有時亦可用麻子仁丸。亦可用蜜在藥味中煎導之。

上述便秘之證在漢醫學非經嚴重之區别。徹底之明瞭。决不濫用下劑。蜜煎導之方法。與今日里斯林浣腸之理論方法相似。其適應之症。不止限於便秘。(但今日爲濫用浣腸之時代。宜注意)大承氣湯滌滌胃腸内容物者也。患腸實證者。用以浣腸也。温藥者對於弛緩性之便秘用浣腸也。然我道之用蜜煎導者。須在發汗過度。或小便多出。體液枯竭。致大便不下。而不能用下劑以攻之者始用之。而患盲腸炎者與以阿芙蓉後致起便秘時。始用浣腸之法。

下痢

投發汗劑之葛根湯而愈下痢。投利尿劑之猪苓湯而愈下痢。甚至投下劑而止下痢。凡此諸法。決非偶然之奇蹟。漫然投藥而得僥倖。須握有確確鑿鑿之實證者也。

今日西醫界凡遇裏急後重而兼下痢者。即以投下劑爲其定則。裏急後重。誠然多現於陽實之證。然有時陰虛之證。亦有裏急後重者。此則不可忘忽者也。在證之不適用下劑時。可用眞武湯之附子劑。大腸加答兒或赤痢之裏急後重者。或有表證者。投葛根湯以發汗。能見速效。余對於慢性大腸加答兒之歷久未愈者。投以猪苓湯以圖利尿。果見速治。猪苓湯之阿膠。與白頭翁加甘草阿膠湯之阿膠。對於裏急後重。大有緩解之力。凡有溼熱。即炎症充血肛門感灼熱者。多用白頭翁湯。凡裏急後重。而不感緊迫壓出之力不足。大便有殘留之氣味而不能通快者。眞武湯治之。故在診斷之際。有無裏急後重。宜丁寧訊問。裏急後重而有緊迫之感者陽證也。脈舌均現陽性之症狀。脈弛緩而弱者陰證也。在按脈之際。即能區別之。此陰陽之相異。爲治療方針之根幹。不可輕輕看過。茲採錄傷寒論金匱要略中言及下痢之處方。陰陽之大別於次。

〔陽證之治劑〕　黄芩湯　黄芩加半夏生姜湯　六物黄芩湯　甘草瀉心湯　生姜瀉心湯　大柴胡湯

葛根黄連黄芩湯（以上皆有黄芩）　白頭翁湯　白頭翁加甘草阿膠湯　葛根湯　四逆湯　大承氣湯

猪苓湯

〔陰證之治劑〕　眞武湯　四逆湯　通脈四逆湯　白通湯　白通加猪膽汁湯　四逆加人參湯　人參湯

桂枝人參湯　桃花湯　吳茱萸湯

通觀以上各方。凡陽證之治劑。大半配合苦味之劑。如黄芩。黄連。黄蘗等。陰證之治劑。多用辛味之藥物爲配合附子。乾姜。吳茱萸。朮等。兩兩比較之。覺其問題殊有興味。

附言　金匱要略有利氣之文字。今日神經性之下痢者。往往頻頻有催便之意。如厠後大便不能通快者。此其治法用訶梨勒散。訶梨勒即訶子也。有利氣之意。凡大便不通。投硝黄（芒硝大黄）之劑後。便意頻數而不能通者用之。即不可誤於藥室方函口訣用寬暢湯治之。

下血子宮出血

從大便而出之血曰下血。近於肛門之出血曰近血。在肛門深部之出血曰遠血。漏下者有子宮之出血。故云子宮出血。

治下血及漏下之處方。大體如次。

黄土湯　桃核承氣湯　桂枝茯苓丸　芎歸膠艾湯　赤豆當歸散　旋覆花湯

下血。漏下。由於組織弛緩而起鬱血。或由於血管或周圍血行障礙而起鬱血。鬱血之極。乃呈是症。右舉六方。可以治之。在鼻黏膜附近之組織緊張。局部充血之甚。遂致血管破裂而出血者曰衂血。麻黄湯可以止之。炎症充血之喀血。瀉心湯可以止之。身體上半部之出血。多係炎症。充血之所致。身體下半部之出血。多屬鬱血之所致。此爲今日生理學病理學上之說明與證明。亦爲臨牀上極有興味之事實。妊娠中因胎兒之壓迫。障礙血行。易起鬱血。即非妊娠之婦女與普通之男子。亦有起鬱血者。多用當歸川芎桃仁牡丹皮之類以治之。其各處方可參照藥方解釋編。

備　考

〔本間棗軒便祕之說〕　患眼病者連服大黄芒硝等之下劑。不按通常之分量。致脾胃衰弱。再與強下之劑。往往促其生命。假令幾日不通。而不能投下劑時。可與參連白虎湯。用滑細棒。捲以綿。其大如烟管。長三寸許。塗中黄膏。插入肛門。留綿而抽去其細棒。如此數十日。大便自然可通而如平常矣。

（原著者按）便秘不必用大黄芒硝主治。誤而長服之。脾胃當然虛弱矣。但確爲大黄芒硝之證。間續服之而不得復其健康者。此又非下劑之罪矣。其故在於用之人之力量不足。便祕亦有陰陽虛實。不辨別之。服藥亦無效也。

傷寒論中有燥屎五六枚與燥屎在胃中之文。以西醫內景之理推之。胃決非燥屎之處。又依仲景內臟之說觀之。所謂胃中云云。亦決非西醫所指之胃。此殆與熱入血室。冷結膀胱之類相同。茲從各方實驗證之。大便之腸。指橫行結腸而言。可與以大柴胡湯等。又查蜜煎導條中有用猪膽汁以爲導劑。對於宿食惡物甚有效云云。夫導劑不限於猪膽汁。淮聞諸西醫云。膽汁可以消化飲食。則膽汁或能解宿食惡物而制燥屎者歟。

(原著者按)膽汁有促進腸中蠕動之性質。故便祕用猪膽汁。爲極合理的。數千年前所行之合理方法。至今日而漸漸明瞭其原理。此即漢法醫學十分偉大之明證。(引用稻田博士言)

仲景之書。從實驗而出。與今日西洋學說若合符節。(中略)治法從病因而有異同。麻子仁丸調胃承氣湯蜜丸等可審用之。亦可兼施蜜煎導。灌腸法等。

〔有持桂里便祕之說〕　凡有癥疝之人。大便常易祕。

(原著者按)子宮及其附屬器有炎症腫瘤者。常有所謂習慣性便祕。臨牀醫家時常遇之。又產後。發汗後。一切久病之末。津液乾者多結燥。高年血弱。別無病患者。亦結燥。先哲云。燥結有實者。有虛者。誠難言也。

(原著者按)燥結有虛實。不能誤投峻下之劑。據桂里翁對於便祕之治法。推奬小承氣湯、大承氣湯、調胃承氣湯、倒換散、大黃荊芥二味各等分研末服之。潤腸湯、麻子仁丸加減方、通仙丸、麻仁丸、蜜煎導之外。並推奬熨法。

熨法　炒鹽入絹袋在病人腹上熨之之法也。

服下藥以內催通氣。而屎不出時。行熨法可效。又用溫石以爲通徹溫氣之法。對於大小便祕均有效。

〔醫宗金鑑〕　經行後或出血過多者。貧血而榮養衰弱者。黃耆建中湯治之。

〔聖濟總錄〕 烏梅於產後。冷熱痢。久病下痢不止者有效。

〔證治摘要〕 甘草瀉心湯之治下痢。以腹中雷鳴者爲目的。若腹不雷鳴爲穀不和之下痢。四逆湯主治之。

第四章 小便自利 遺尿 小便不利淋瀝 血尿

小便自利

小便自利者。尿自利而快。其量多之謂也。桂子附子去桂加朮湯、小建中湯、苓姜朮甘湯、小青龍湯、抵當湯等。治小便自利之症也。八味丸、當歸芍藥散、眞武湯、四逆湯、甘草乾姜湯等。亦治小便自利之證也。小便自利亦分陰證陽證。陰證依甘草乾姜湯條上虛而不能制下。故宜用乾姜附子等熱藥以刺戟之。抵當湯治瘀血之蓄積而現小便自利者。此外如白虎湯治陽證之小便自利者也。故對於小便自利之症。宜詳細審察其爲苓姜朮甘湯證之小便自利乎。抑爲白虎湯證之小便自利乎。所謂白虎湯證之症狀。即熱厥之症狀。所謂苓姜朮甘湯之證狀。即腰冷如坐水中。雖其症狀紛紛。然一見便明。

遺尿

有白虎湯證之遺尿。有甘草乾姜湯證之遺尿。前者爲陽之極點。後者純粹陰證。同一遺尿也。機轉正相反。白虎湯條中有口不仁之文。口不仁者。口中不覺有香味也。以今日新名詞言之。不仁卽知覺麻鈍之謂。吾今易口字爲膀胱。曰陽證之遺尿者。膀胱之知覺麻鈍也。雖上下相異。而自命確有至理。甘草乾姜湯證之遺尿。則起於緊縮力之不足。故小便出而不多。

遺尿亦爲小便自利之變相。運用小便自利諸方劑。可以成功。

小便不利淋瀝

小便不利。非小便滑利也。淋瀝。出淋也。今從傷寒論金匱要略中採錄治小便不利之方二十二。

桂枝加黃耆湯　甘草附子湯　蒲灰散　滑石白魚散　茯苓戎鹽湯　葵子茯苓散　四逆散　五苓散
猪苓湯　八味丸　栝蔞瞿麥丸　小青龍湯　越婢加朮湯　小柴胡湯　柴胡桂枝甘姜湯　柴胡加龍骨
牡蠣湯　大承氣湯　真武湯　大黃消石湯　茵陳蒿湯　桃花湯　桂枝去桂加茯苓朮湯

通觀右舉諸方。其最顯明者爲多用滑石、蒲灰、栝蔞根、龍骨、牡蠣等。使黏膜面滑利之藥物。以圖尿量之增加。其次用大承氣湯、大黃消石湯、茵陳蒿湯下瀉之藥劑。以治小便不利。此亦堪注目者也。又此二十二方劑中。有桂枝者計七方。此因其氣上衝而起小便不利也。小便不利之治藥中。力最大而配用最多者爲茯苓。計二十二方中共有九方配茯苓焉。

淋瀝亦有實證虛證之分。余於實證使用桃核承氣湯或大黃牡丹皮湯。屢收良好之效果。虛證用蒲灰散，滑石白魚散等。在虛實之間者。猪苓湯最多。

血尿

尿中有血。此從膀胱或腎臟而出者最多。從膀胱出血者。多用猪苓湯。從腎臟出血者。多用芎歸膠艾湯。黃土湯以治愈之。

備考

〔內科摘要〕　茯苓甘草湯。治膀胱發咳。咳而遺溺（遺尿）者也。

〔原著者按〕老年婦人在冬期罹氣管枝炎。在咳嗽之際。稍稍努責。往往遺尿。此即膀胱腑因發咳而遺尿之解也。

〔醫學綱目〕　腎著湯。治胞痺。小便不通。

〔原著者按〕腎著湯者。苓姜朮甘湯也。胞痺者。膀胱之麻痺也。本方爲治胞痺小便自利之劑。胞痺達於極度。則小便不通，亦可治之。

〔傳信尤易方〕　桃仁承氣湯。治淋血有效。

〔類聚方廣義〕　苓姜朮甘湯。治老人平日小便失禁。腰腿沉重而冷痛者。又在十四五歲時無遺尿之病者難治。惟用此方加反鼻能奏效。因證可加附子。

老人腰冷。小便頻數。或遺尿。下腹動悸者。天雄散治之。

〔橘窗畫影〕　桂枝加龍骨牡蠣湯本治失精。一老醫用之以治老宮女之小便頻數。和田東郭用之以治高槻老臣之小便閉而奏效。余用之以治遺尿。屢見奇效。

第五章　口渴　咽乾口燥

口渴

口渴與咽乾口燥似同而異。前者欲飲湯水。後者雖覺乾燥但不欲飲水。向口內望之有濕者也。西醫不重視其區別。大抵以叟羅特兒水與之。然我道則甚重視其陰陽之區別。

口渴大抵爲陽證之微候。其治療目標。在乎消炎鎮靜。配藥以寒藥或冷藥爲多。傷寒論金匱要略中有治口渴之處方十八。悉爲陽證之治劑。

黄耆芍藥桂枝苦酒湯（身體腫。發熱出汗之渴。）

五苓散（脈浮數。煩渴者。出汗而渴者。渴而欲飲水者。入水則吐者。水下後心下痞者。與以瀉心湯而痞不解者。渴而口中燥煩者。小便不利者。）

猪苓湯（脈浮發熱。渴欲飲水。小便不利者。下利六七日。咳而嘔渴。心煩不得眠者。）

栝蔞瞿麥丸（小便不利。有水氣。其人若渴者。）

小青龍湯（心下有水氣。乾嘔。發熱而渴。或渴。或利。）

小柴胡湯（或胸中煩而不嘔。或渴。或腹中痛。）
柴胡去半夏加栝蔞湯（瘧病發渴者。）
柴胡桂枝乾姜湯（胸脇満微結。小便不利。渴而不嘔。）
白虎加人參湯（大汗之後。大煩渴而不解。脈洪大者。表裏俱熱。時時惡風。大渴舌上乾燥而煩。欲飲水數升者。）
生姜甘草湯（咳唾涎沫不止。咽燥而渴。）
小半夏加茯苓湯（先渴後嘔。水停心下此屬飲酒家之病。）
栝蔞牡蠣散（百合病渴而不倒水者。）
茯苓澤瀉湯（反胃吐而渴。欲飲水者。）
茵陳蒿湯（小便不利渴欲飲水者。）
文蛤湯（吐後渴欲得水貪飲者。）
猪苓散（思水者。）
大陷胸湯（發重汗。大便五六日不下舌上燥而渴者。）
白頭翁湯（下利欲飲水者此係有熱者。）
以上石膏、文蛤、黄連、猪苓、澤瀉、栝蔞根、半夏、牡蠣、山梔子、黄蘗、芒硝等寒藥冷藥。占其大半。此因口渴而屬陰證者甚稀之故。四逆湯則陰證之治劑也。以附子乾姜等熱藥構成。此方若非下痢而失體液。陷於陰證者戒用之。其類似陰證而在發汗、嘔吐、下痢之後發渴及內熱而好水者。仍爲陽證。此應明確區別者也。

咽乾口燥

咽乾口燥。必非陽證之標識。左揭諸方。係治咽乾口燥者。
小建中湯（咽乾口燥。）

苓桂五味甘草湯（多唾口燥。）
甘草乾姜湯（咽中乾。）
大承氣湯（少陰病。有二三日之口燥咽乾急者。可以此下之。少陰病。自利清水色純青。心下必痛。口乾燥急者。以此下之。）
桔梗湯（咽乾不渴。時出腥臭之濁唾者。）
己椒藶黄丸（腹滿口舌乾燥者。）
苦參湯（下部潰瘍則咽乾者。）
咽乾不唾。此爲可驚之一種急迫症狀。宜用小建中湯。甘草乾姜湯之類。以甘草爲君藥。使其飴而緩其急迫。解其咽乾。大建中湯治屢屢咽乾口燥之症狀。苓桂五味甘草湯治口燥時唾液多而稀薄之症。口爲入口。尿道爲出口。故凡尿意頻數。有淋瀝之氣味者。亦能擴爲多唾口燥之症。用此方能奏偉效。大承氣湯亦治口燥咽乾。但其乾燥不僅咽口而已。腸管内亦乾燥結糞者用之。余嘗診一男子。誤口渴爲咽乾口燥。與以白虎湯三週而不效。易以大承氣湯。三日即治。又大承氣湯證之口燥咽乾與苦參湯證之因下部潰瘍而咽乾者。適成有趣之相反證。此則臨牀家所宜隨時注意者也。桔梗湯證爲咽乾。甘草湯證爲咽痛而感輕微之乾燥。己椒藶黄丸證之爲口舌乾燥。則余未遭遇焉。
由上所舉。余可約述其語曰。口渴多陽證。咽乾口燥有陽實證。亦有陰虛證。凡急迫症狀之有一種徵候。即屢現咽乾口燥之狀。臨牀家應毋忽忘。

第六章　咳嗽　喘

咳嗽

咳嗽俗語也。在傷寒論金匱要略中有咳、咳唾、咳逆等文字。丹臺玉案中有有聲無痰曰咳。痰隨聲出曰嗽。聲中有痰曰咳嗽之分。其實咳不能全然無聲。亦不能全然無痰。此比較的無甚意味。故不具論。茲從傷寒論金匱要略中舉其治咳之方一十八種於左。

苓甘五味姜辛湯（衝氣卽低。反之咳更甚者。）

猪苓湯（少陰病。下利六七日。咳而嘔渴者。）

小青龍湯（乾嘔。發熱而咳。咳而微喘者。）

越婢加半夏湯（咳則氣上。此肺脹也。其人喘。）

小柴胡湯（或者咳。）

桔梗湯（咳而胸滿。）

真武湯（此有水氣者。其人或咳。或小便利。或下利。或嘔者。）

十棗湯（久咳家。其脈弦。有水氣者。或係好飲家。咳煩而胸中痛者。）

桔梗白散（咳而胸滿。）

葦莖湯（咳而有微熱。胸中煩滿。）

四逆散（其人或咳。或悸。或小便不利。）

射干麻黃湯（咳而氣上。）

葶藶大棗瀉肺湯（咳逆。氣上。喘鳴。迫塞。）

皂莢丸（咳逆上氣。時時唾濁。）

生姜甘草湯（咳唾涎沫不止。）

栝蔞薤白白酒湯（喘息咳唾。）

小青龍加石膏湯(肺脹。咳而上氣。煩燥而喘。)

厚朴麻黄湯(咳而脈浮者。)

統觀以上各方。咳多起於上氣。上氣者。即氣之上衝也。今從苓甘五味姜辛湯觀之。氣不上衝則咳。反之則斷。此爲特有之現象而配以特有之藥方者也。越婢加半夏湯、射干麻黄湯、葶藶大棗瀉肺湯、皂莢丸。小青龍加石膏湯等皆治咳而上氣。或咳逆上氣者也。越婢加半夏湯。小青龍加石膏湯者。中有石膏與半夏也。射干麻黄湯者。中有大棗與半夏也。葶藶大棗瀉肺湯者。葶藶與大棗也。皂莢丸者。皂莢與大棗也。考此等藥物之效能。而了解咳之性質者。即可無誤。厚朴麻黄湯無上氣之語。祇言浮脈。故上氣者不宜。方中有石膏與半夏。即類似小青龍加石膏湯。此應明曉。

桔梗湯　桔梗白散　葶藶湯治咳時容易喀出如膿之停痰者。但在咳時。有力鎮其上氣者爲宜。如用於咳而上氣時。反增病。

猪苓湯治下痢與咳與嘔者也。真武湯亦治下痢與咳與嘔者也。兩者一見類似。其實正完全相反。前者搆成之藥物。悉爲冷藥或平藥。後者爲附子之熱藥與生姜朮等之温藥所搆成。猪苓湯以治炎症或興奮性緊縮性之症狀。真武湯以治弛緩性沉裏性非炎症性之症狀。二者表裏不同也。

喘

衛生寶鑑云。喘者上氣急促而不能息之謂也。傷寒論金匱要略中有喘、喘息、喘滿等之語。其治方如左。

麻黄湯(無汗而喘者。喘而胸滿者。)

麻黄杏仁甘草石膏湯(出汗。喘。大熱者。)

小青龍湯(或小便不利。小腹滿或喘者。)

越婢加半夏湯(咳而上氣。此肺脹也。其人喘。目如脫狀。)

葛根黃連黃芩湯（喘而出汗者。）

大承氣湯（短氣腹滿之喘。）

桂枝加厚朴杏子湯（太陽病微喘者。）

栝蔞薤白白酒湯（喘息咳唾。）

木防己湯（膈間阻飲其人喘滿。）

葶藶大棗瀉肺湯（喘鳴迫塞。）

竹葉湯（喘而頭痛。）

統覽以上治喘之方。不必限於麻黃或杏仁。如麻黃湯、麻黃杏仁甘草石膏湯、小青龍湯、越婢加半夏湯、桂枝加厚朴杏仁湯、葛根黃連黃芩湯、竹葉湯等以治屬表之喘。如大承氣湯、栝蔞薤白白酒湯、木防己湯、葶藶大棗瀉肺湯等以治屬裏之喘。屬裏之喘。應除去其腹內或胸內之食毒或水毒。減其腹壓或胸壓而至於消失裏證之喘。與表證之喘之緩急常異。大抵多有持續性而常少消長。

備考

〔傷寒緒論〕　大抵外感之咳嗽。當發汗以解之。然亦有不發汗者。經曰喘而小便利者及小便頻數者。不發汗。發汗則厥逆。又咳時出汗。倦伏苦滿者。均可以小建中湯與之。

〔蘭軒醫談〕　咳逆上氣致面部浮腫者。世間醫者往往投以利水劑。然無效也。若與小青龍加石膏之類。則氣腫因氣降而退。水腫因溫散而自通利以愈矣。

〔雜病紀聞〕　心下因滯水氣而起咳。用小青龍湯、半夏瀉心湯、半夏厚朴湯、小半夏加茯苓湯、二陳湯等治之。因外邪鬱結。致陽氣難於表達而從心下推上。復由於推上之水氣而起咳。又因外邪難於表達而鬱於胸中。致氣道之津液黏濃而起咳。此種治咳之藥。宜先用治邪之藥。邪去則裏陽從三焦而達於表。水氣與痰自除而咳自止矣。

第七章　胃內停水（留飲）　心下痞

胃內停水

胃內停滯水毒之謂也。此有名爲心下痰飲者。亦有名爲心下水氣者。更有名爲心下留飲者。意味皆同也。其治療方針。據金匱要略云。病痰飲者。當以溫藥和之。是溫散之藥卽爲此病之藥無疑。溫藥何藥。朮、生姜、細辛之類是也。

苓桂朮甘湯（心下有痰飲。胸脇阻滿。目眩。）

澤瀉湯（心下阻飲。其人苦目眩。）

茯苓飲（心胸中有停痰宿水。）

枳朮湯（心下有如盤之堅物。飲水則作。）

以上四方有朮

小青龍湯（心下有水氣。乾嘔。發熱而咳。）

桂枝去芍藥加麻黃附子細辛湯（氣分。心下有如盤之堅物。飲水則作。）

以上二方有細辛

生姜瀉心湯（脇下有水氣。）

以上一方有生姜

治胃內停水。其方劑不止以上七方。爲說明上便宜計。將右列方劑。分爲三組。卽有朮者。有細辛者。有生姜者。有朮之方劑使用於痰飲。留飲、停痰、宿水、水飲等證。有細辛之方劑。用於水氣或云氣分。今從脈證方面觀之。有朮之方劑中言脈證者大半爲脈沉。而用越婢加朮湯、附子湯、苓甘朮桂湯。脈浮者。有五苓散一方。有細辛之方劑中。脈沉者用麻黄附子細辛湯。脈細而欲絕者用當歸四逆湯。脈浮者用厚朴麻黄湯。脈緊弦者用大黄附子湯。而不言及小青龍湯之脈證者。以表不解者。當然脈浮也。本草中言朮逐痰水。細辛行水氣之語。可以深思矣。易詞以言之。細辛多治表水爲主。朮多治裏水爲主。余曾對於脈浮數之患者。以苓桂朮甘湯。服後非特胃內停水不去。反招上半身之浮腫。（人參湯亦起浮腫）於此可知朮雖爲利尿劑而力不大也。

生姜治水與治水氣者也。其收水富於動搖性。（朮與細辛比較的非動搖性）在配劑中與朮辛均爲必要之方。生姜與半夏同用。可以止嘔吐。乾姜與附子同用。可止完穀下痢。此即富動搖性而能收水之故。

心下痞

痞者噎之意。俗稱胸噎。無食慾。傷寒論金匱要略中言及治痞之方有七。

五苓散（未嚼碎之全粒咽下後成心下痞與以瀉心湯而痞不解者。其人渴而口燥煩。小便不利者。）

小半夏加茯苓湯（卒然嘔吐。心下痞。膈間有水）

大黄黄連瀉心湯（心下痞。按之濡）

瀉心湯（婦人吐涎沫。服藥後。心下卽痞者。）

附子瀉心湯（心下痞。復惡寒出汗者。）

半夏瀉心湯（嘔而腸鳴。心下痞者。）

甘草瀉心湯（醫見心下痞之病未盡再與以藥。其痞益甚者。）

以上七方中。前二方有茯苓。後五方有黄連。可知茯苓可治心下痞。黄連亦可以治心下痞。又從五苓散條下觀之。凡全粒咽下成痞。瀉心湯不能解者。五苓散可解之。查近世有以黄連茯苓合組成方者。徧覽傷寒金匱方中。一方無以茯苓與黄連爲伍者。要知二者之間。藥能不同。茯苓之味淡。黄連之味苦。此爲其最大之相反點。藥物編云。古人謂苦者能瀉。能燥。能堅。淡者能利竅。能滲泄。此定則吾人固可以無條件承認者也。瀉心湯一類。必配以如黄連之多量苦味劑。利水之流。去血之滯。開精神之鬱積者。必多配以茯苓之劑。其間效用之途。正不可以道里計也。

心下痞之外。又有治心中痞者三方。

桂枝生姜枳實湯（心中痞。諸逆心懸痛。）

枳實薤白桂枝湯（心中痞留氣結在於胸。胸滿從脇下逆搶至心。）

人參湯（同右）

從右方觀之。可知心中痞者。氣上逆鬱塞於胸而成爲痞也。與心下痞之狀異。枳實薤白桂枝湯證與人參湯證。就文字觀之。爲用相同。但從人參與枳實。朮與薤白。乾姜與桂枝之藥效比較考之。則就想像上可知凡屬緩而病情深者。宜用人參湯也。

心下痞者。以手按之。軟而不覺其硬者也。又有所謂心下痞鞕者。按之其硬如鞕然。其處方亦有六。

桂枝人參湯（痢下不止。心下痞鞕。）

甘草瀉心湯（心下痞鞕而滿）

大柴胡湯（心下痞鞕。嘔吐下利。）

旋覆花代赭石湯（心下痞鞕）

木防己湯（心下痞堅）

小柴胡湯（脇下痞鞕）

此外尚有瓜蒂散者。治胸中痞鞕。而病勢沉重。從胸下至胸中者。通覧右列六方。除大柴胡湯外。其他五方均有人參。但大柴胡湯中之枳實。亦如其他方劑中人參之役務。東洞翁云。人參治心下痞鞕。但逆之心下痞鞕。未云以人参主治也。

統觀以上心下痞、心中痞、心下痞鞕言及處治之方劑。屢用人参、枳實、黄連、黄芩、茯苓、半夏之類云。

備考

〔蘭軒醫談〕　治痰飲者。始用溫散。其次疎通。其次燥痰。先燥者則不適。溫散用敗毒散。小青龍。疎通用柴梗半夏湯。（或加大黄少許）燥痰用苓桂朮甘湯之類。金匱云。病痰飲者。當溫藥以和之。信確言也。但痰飲如有蚘蟲之見證者。宜先用滋潤溫劑以擾亂之。然後用下劑以除之。以去其沉痼之疾。是爲至要。譬諸去烟管之烟膏者。必先用撚紙之類稍稍通之。而後用火與熱湯通之。其理正同也。

第八章　心悸亢進（動悸）

心悸亢進

心悸亢進。即動悸也。悸者心動之謂。或動氣之總稱。故如單言悸。即不限於心尖之動悸。而有心悸。臍下悸等之名稱。鳩尾之動悸。心下悸也。臍下之動悸。臍下悸也。傷寒論金匱要略中關於悸之處方十有一。舉之如左。

桂枝甘草湯（發汗過多。其人叉手則心自冒。心下悸按之可得者。）

茯苓甘草湯（厥而心下悸者。）

半夏麻黄湯（心下悸者。）

小柴胡湯（心下悸。小便不利。）

真武湯（心下悸。頭眩。）

炙甘草湯（脈結代。心動悸。）

小建中湯（心中悸而煩。）

苓桂甘棗湯（臍下悸。）

五苓散（臍下悸。）

小半夏加茯苓湯（眩悸。）

以上諸方中計有桂枝者六。有茯苓者五。桂枝茯苓均無者爲四逆散。小柴胡湯。半夏麻黃丸三方。而除五苓散外。凡有桂枝之方。必伴以甘草。由此可知悸之大半之方意。胚胎於桂枝甘草湯。不過茯苓亦得治悸而已。桂枝甘草證之悸。究竟如何乎。余敢爲之說明曰。桂枝甘草湯之悸者。氣急迫的衝逆之時。因衞氣弱而無抑制之力。現悸之症狀者也。發汗過多云云。即指示同時衞力損喪之意。故兩手交叉則心臟及胃部不能鎮其悸也。由此類推。可以推知炙甘草湯。小建中湯之悸之模樣矣。苓桂甘棗湯。茯苓甘草湯中亦有桂枝甘草。同時配伍以茯苓。此其爲悸。必兼有桂枝甘草湯與茯苓二者之見證也。

茯苓證之悸。爲體液（即血液與淋巴液）之循環障礙而起。譬之水流。在激湍之時。遇岩石衝突。則生波浪。振動其周圍然。不若桂枝甘草湯證之起於氣之衝逆也。此將於結論中詳述之。此處徒增繁雜。恕不具論。用茯苓之意甚多。治痞條中有「淡者能利竅。能滲泄。」此說亦可適用。

半夏麻黃丸證之心悸。適反於桂枝甘草湯證之表虛而爲表實。半夏之作用。與桂枝異。治一種之衝逆症狀。此在有半夏之各方劑中可以觀察而得之。余對於半夏麻黃丸究以治何等之心悸爲宜。久久有疑問。積而不解。後診察越婢加半夏湯證之患者後。始能想像而得半夏麻黃丸證之心悸焉。

最後應注意者。配用柴胡、甘草之四逆散證及小柴胡湯證之悸。均爲小便不利。故用柴胡等疏通之劑。此其爲悸。與茯苓證類似。宜參照其他症狀而識別之。

備考

〔本間棗軒之說〕　治法第一宜鎮悸。第二爲清血。第三用滋養法。鎮悸用鍼砂湯兼用鎮悸丸。清血用黃連解毒湯合四物湯。或用甲字湯合四物湯。滋養用炙甘草湯。或八珍湯。但此症若爲先天遺毒者不治。

(原著者按)不治之證。未見說明。但臨牀之際。就一二三次中可以區別之。鹹砂湯者。苓桂朮甘湯加鹹砂人參也。甲字湯者。桂枝茯苓丸加甘草生姜也。八珍湯者。當歸芍藥散加地黃人參甘草去澤瀉也。八珍湯與炙甘草湯均爲滋養之法。鎮悸丸者。綠礬、茯苓、朮、桂枝、甘草也。卽茯苓桂朮甘湯加綠礬也。

第九章　浮腫水腫

浮腫水腫

浮腫俗名也。素問、傷寒論、金匱要略等書中稱水氣。後世稱水腫。金匱要略水氣病脈證辨及治法條中。有風水、皮水、正水、石水、黃汗等名稱。正水。石水。證治未見。風水者。其脈自浮。骨節疼痛惡風之外證也。而寸口之脈沉滑者。中有水氣也。顏面腫大而有熱者曰風水。眼瞼微腫。頸動脈能見其動。時咳。按其手足。直陷而不上起者。風水也。又曰在太陽病脈浮緊者。骨節疼痛者。或身體不疼而覺重痠。口不覺渴者。風水也。出汗可愈。其發汗過度。體液虛耗。而發惡寒之態者。極虛症也。以上所言風水。僅言水之表而不及裏。

皮水者。其脈浮。有胕腫之外證者也。按之沒指。不惡風。腹如鼓之膨脹。口不渴。又曰口渴而不惡寒者皮水也。此時身體腫而冷。真元之氣已失。全身知覺麻鈍矣。間嘗攷之。風水者。水毒與外邪之結合也。皮水者。水毒停留於表而不伴以外邪者也。茲舉言風水及治水之方如左。

防己黃耆湯(風水脈浮身重出汗。惡風者。)

越婢湯(風水。惡風。一身悉腫。脈浮不渴。續續自汗。無大熱。)

防己茯苓湯(皮水之病。四肢腫。水氣在皮膚中。四肢聶聶動者。)

此外有裏水者。在先輩中往往誤爲皮水。夫裏水不必水毒停滯於裏。然較風水皮水所停之水。確有較裏之傾向。治裏水之方。有越婢加朮甘湯與甘草麻黃湯。

右舉風水、皮水、裏水之外。尙其相似之證。此又可分以麻黃爲主藥與以防己爲君藥之二大別。

此外又有血分之文句。金匱要略中有婦人經水不通。卽經血不利。則爲水。名曰血分。此因月經閉止。或因體液之障害而起水腫之謂也。婦人良方中對此又有血分與水分之區別。婦人經水不通則化爲血。血不適則復化爲水。故先因經水斷絕。而後四肢浮腫。致小便不通者。名曰血分。先小便不通。後身體浮腫。而致經水不通者。名曰水分。在臨牀之際。余曾屢遇此種患者。余又曾診斷一心臟瓣膜症之處女。全身現強度之水腫。皮膚悉呈緊張狀態。按之以指。毫不凹陷。大小便亦不利。月經亦自浮腫以來而見少。心悸亢進。呼吸困難。胸內苦悶。投以大柴胡湯兼用桂枝茯苓丸、數次瀉下。尿量隨之增加。前後數十次浮腫全去。經過兩週以後。月經恢復如平常。以後完全恢復健康。至今亦無何等之病。所謂血分之腫者。如投以木防己湯或防己茯苓湯或越婢加朮湯大黃靑龍湯等。非特不能稍見其效。且往往引起其他諸病之苦焉。

金匱要略中對於氣分之說明。文字艱澀。（譯者按日人多中國古文宜乎有此語。請讀者勿誤會）後世人言者不多。就余之見解。當如左解釋之。

氣分重者。陰證之水腫也。陽氣不足。則陰氣內盛。寒邪相聚而起浮腫。患此腫者。所謂冷性者居多。脈沉細沉遲或遲弱等之無力狀態。浮腫亦軟。以指壓之。容易凹陷。指痕多永留者。治氣分腫之劑。有用桂枝去芍藥加麻黃細辛附子湯者。余則覺大建中湯亦可治之。

黃汗狀似風水。其病身體腫。發熱。出汗而渴。汗滴沾衣。色黃如蘗汁。栗園淺田翁註云。黃汗本屬濕熱。故身體腫。發熱出汗。其狀如風水。其汗沾衣。則色黃如蘗汁。而身反不黃云。治黃汗者。當用黃耆配劑爲黃耆芍藥桂枝苦酒湯桂枝加黃耆湯等方劑。

以上述浮腫療法之概略。所謂雜病中。水病之證。尤富變化。且係難治。故不憚援引二三先輩之經驗於備攷中。

備考

〔和田東郭之說〕　水腫之病無病症。而審其脈症。不過三候。識此三候。施藥可無大過。是爲療治水腫之一大要領。此不第療治水腫而已。雖謂萬病中皆有此三候。亦無不可。三候者何。一曰實腫之候。一曰虛實間腫之候。一曰虛腫之候是也。

實腫者。其腫多治療易。間腫次之。虛腫又次之。識此三候。施藥可治。惟極虛之腫。難於見效。然此名不治之腫。可不加以療治也。

實腫之腫勢堅。手按之則凹陷。手離則仍復故態。類似肉脹。虛腫之腫無勢。其腫和。手按之。其跡留而不急復其原狀。是爲順症之腫狀。此辨虛實之梗概也。亦有虛腫之腫。硬似石。而易認爲實腫者。亦有實腫之腫。其和大類虛腫者。此二症之辨別。次診察其腫之虛實。皮膚之虛實。舌色之虛實。參以腎間之動。而後可知。吾道中故名此爲六診。六診之中。對於腎間之候。與舌色之候。暨皮膚之候。皆另有口傳。又有一種之腫。其水不達於皮膚之表面皮膚現皺態者。是爲大虛之腫。又有一種。其腫之形狀與前症相似。或堅如石。腫在腹腰以下。在腹腰以上不論臂肩胸背皆呈羸瘦狀態。是亦爲大虛之腫。兩者多屬不治。然實腫中亦有腫在腹腰以下。而上部不腫者。但其臂肩胸背喈不腫耳。非羸瘦也。此則大宜注意而辨別者也。

水腫有虛實。然實腫之病。亦起於脾胃之虛。故不可用攻利之劑致損脾胃。用之不特無益於病。且損人實甚。此層尤爲療治水腫者所宜深戒。余往年未能深考此因。凡遇滿腫之症。必用巴豆、甘遂、桃花、牽牛之類。逞肆瀉下。在病者甚感苦惱。而全治之效甚稀。即幸而得效。亦往往再起滿腫。此時再投瀉下之藥。其效與前正同。而漸漸異症蜂起。終於莫救。此時余滿懷積結。欲尋另一手段。以糾從前療治之誤。經一歲餘之時間。研究施治水腫之方術。終於束手無策。內心殊不自安。於是更博讀古人方籍。始了悟其病因。於是更而取捨其方法。徵諸病而推其實效。乃知取用方藥。至爲簡約。而與無數之症相應。縱橫施治。迄今已五年於茲矣。除極虛之症不驗外。竟施無不效者爲總之水腫在小水不利者。從大便瀉下亦無益。（原著者按瀉下却能通快小便。但此正所謂欲入南風而開北窗之意。）須勉力用對症之藥以通其小水爲要。但在實腫之勢甚盛。大小便均閉塞。投以利水之劑。仍涓滴不利。腹脹如鼓。呼吸逼迫。苦悶欲死者。始不得不用甘遂芫野薔薇實桃花之類瀉下之。然亦不宜多用。在下利後。病勢已有轉機。卽宜對症而轉用和平之行氣利水劑。此實爲無法之法。奇策而非常法也。

凡水腫之脈沉實有力者爲實。吉。脈沉微、沉細而無力者爲虛。凶。虛浮、浮大按之無精神。有如風散木葉或如木之浮水者。虛像也。愼防其凶。腫狀、舌色與其他諸候均爲虛候。而脈反弦緊洪大按之其勢強盛。如丸粒之像者。此猶之指頭彈極薄之竹篦。極虛不治之脈也。

凡水腫之舌。爲甚薄之白胎而有潤澤者。實腫之輕症也。厚白胎較重。黃胎更重。然虛腫之舌。亦有白胎黃胎。此宜參攷腫狀而辨其虛實。倘胎白而呈枯骨狀之乾燥占多者。大虛之症也。黑胎亦有虛實二種。此非口授可明。故從略。厚之白胎或黃胎而舌之四邊鮮紅如緋帛之鑲邊者。或舌上無胎而乾燥如火者。皆虛候也。又無胎而色殷然如乾燥之火之甚者。或白灰色而甚乾燥者。俱爲極虛不治之舌。又白胎黃胎或無胎而色赤。左右邊緣有紫黑色之斑點者。係虛候而有結毒之舌也。（無論何病。凡舌旁生紫黑之點者皆係結毒之候）此外舌候尙多。往往形色相似而症紛易。不易具載。要之舌候脈候爲診斷諸病之標準。不獨水腫爲然。

水腫而大便祕硬者實。吉。下痢者虛。凶。大便不下痢。一日通五六次或一晝夜發氣急五六次。發則每催大便。此二症者。皆大虛之兆也。又因尿量少而致大小便不分離。大便中多水分而成下痢之狀者。實腫也。大便祕澀者虛腫也。宜仔細參攷其腫狀與六診。不可混同。

水腫之症而嗜食者實。吉。無食慾者虛。凶。然亦有虛腫而貪食者。此爲胃脾皆已虛損。非吉兆也。亦有實腫而心下甚痞塞。不思飲者。此症亦宜參酌腫狀與六診。以審辨其虛實爲要。

凡水腫而兼吐血痰血下血者。多屬不易治之症。然十中亦有一二可救者。此在乎能否細細審辨其患候而已。

凡病水腫之人。宜絕對禁食鹽味。在麥飯中和以水煮海帶之汁食之最佳。汁內如加蘿菔、紫菜亦不惡。或入海帶之鹽於冬瓜、赤豆中煮而食之亦佳。鳥類魚鱉不可食。膏粱之飯更不可食。總之食淡泊之品則佳。有飽滿之時者。脾氣不轉也。脾氣不轉。則水道不通。故宜食淡泊之物而禁鹽味以利水道也。此為治療水腫之一大手段。

凡病水腫者宜禁沐浴。一入浴湯其腫愈甚。即其水氣全消而病愈亦勿早入浴湯。若早入浴湯。其腫往往有再發者。大凡水氣盡後。輕者三十日。重者六十日許。然後可以入浴。不可忽視。

凡病水腫者。最宜謹絕房事。彼無呼吸逼迫等及無苦惱之病人。在閑暇無事之時。往往行動慾情。而犯同房之事者。正多正多。此層宜諄諄告誡。千萬莫犯。犯則水道不通利矣。大約在無水氣之後。須謹守半年。否則仍有再發之虞。（東郭翁更揭示各種用方。茲亦附於後。可以參照。）

（有持桂里之說） 水腫之疾。古來名目甚多。但要不外二大類。曰陽水。曰陰水。凡脈浮大數。尿赤。口渴。按其腫處則有窟鬆則隨手而起者陽水也。脈沉小遲。便溏尿清。口不渴。按其腫處則有窪。手離猶不起者陰水也。此外雖雜症變化繁出。畢竟不出此二道。千金云。水有十種。其中不治者五。第一脣黑者傷肝。第二缺盆（鎖骨上窩也）不平者傷心。第三臍突出者傷脾。第四背不平者傷肺。第五足下平滿者傷腎。此五症者。實不治之凶症也。水腫病者身有瘡癬。其瘡處流水者凶。即其瘡處並不自流而醫者或用鍼刺之使之流水。迨夫水出腫消。然其人亦隨之斃矣。

（原著者按）今日之大病院中。此種光景。屢屢見之。千金方云。水病忌從腹上出水。水出則一月之內外死矣。故大忌之。且不止限於腹上也。即一身中皆忌之。

腫之俄然消退者。禍在眉睫間。此不可不留意也。

越婢湯

麻黃附子湯

桃花湯（桃花　大黃）

郁李仁湯（茯苓　杏仁　橘皮　防己　蘇子　郁李仁　或加桑白皮　檳榔）

此方專治上體之腫。以心腹脹滿或氣短爲目標。凡藥之烈者治病亦速。如甘遂之類。桃花之湯。營實之下重是也。郁李仁能瞑眩。然逐水則勝於諸藥云。

蘇子降氣湯（參攷喘息條備攷部）

導水茯苓湯（茯苓　麥門冬　澤瀉　白朮　桑白皮　紫蘇　檳榔　木瓜　腹皮　陳皮　砂仁　木香　燈草）

水氣病。遍身洪腫。反喘滿者。連服此藥。則小便利而病漸可愈。脚氣腫亦用此方。

治水之方中。配合麥門冬者甚少。往年有一男子。通身洪腫。諸藥不應。有一奇士以生麥門冬一物爲大劑。濃煎與之。則小便快利而病全愈。奇士云麥門冬者。逐水之神品也。

（原著者按）與以麥門冬。則大便通利。小便快利。麥門冬非逐水之劑。然有潤滑組織之效。從證運用。使大小便均通利。病當然愈矣。

禹水湯（赤小豆　大麥　王簪　猪苓　澤瀉　茯苓　牽牛子）

實脾飲（蒼朮　白朮　厚朴　枳殼　陳皮　茯苓　砂仁　木香　香附子　猪苓　澤瀉　腹皮　生姜　燈草）

陸豆湯（商陸　赤小豆　麥芽　蒼朮　厚朴　梔子　陳皮　甘草）

用此方者。宜愼飲食。否則無效。浪華有一有名之烏藥。其方僅用赤小豆、大麥、地膚子三味。而用時以禁食爲第一。凡湯汁與一切下飯之物。均所禁止。僅食赤小豆與麥。此其理甚大也。

金苓散（蒼朮　厚朴　陳皮　半夏　藿香　甘草　猪苓　澤瀉　桂枝　茯苓　生姜　大棗）

此爲草醫所傳之方。平易簡妙。曾試驗於一二腫脹之兒。果見奇效。

澤漆湯（澤漆　鯉魚　赤小豆　生姜　茯苓　人參　甘草）

諸凡腫脹屬虛者。用此方有奇效。產後水腫脚氣腫滿等。用此方愈者數人矣。方見千金。

真武湯　虛寒之腫脹。世醫無不用之。

壯原湯（人參　白朮　茯苓　破故紙　桂心　附子　乾姜　砂仁　陳皮）

痢久下則脾虛。脾不能制水。因成腫脹。多服此方有效。

加味腎氣丸（八味丸加車前子牛膝）

胃氣虛衰。不能收攝水氣。致腰脚泛腫。此丸可以治之。

麻黃連軺赤小豆湯　諸瘡毒內攻。變腫者。用此湯及連翹湯。

連翹湯（連翹　黃芩　麻黃　升麻　川芎　甘草　大黃　枳實）

毒盛者加犀角。反鼻。其功更超絕。凡瘡疥上因淋洗塗搽攻毒歸內。而起腫脹者。大抵不外古之二湯。二湯猶無效。至喘滿氣急者。用建瓴丸。紫丸之類以制之。又此際已成越婢湯麻杏甘石湯等之症矣。

勝勢飲（當歸　香附子　川芎　茯苓　蒼朮　桂枝　沙參　木通　丁香　甘草）

婦人因積冷結氣而腫脹者。用此方極妙。

防己散（防己　桑白皮　茯苓　紫蘇　木香　生姜）

妊婦腰脚微腫。爲安產之佳兆。不必服藥。如小便不利。週身浮腫。可服此方。

（原著者按）妊婦之浮腫。有陽水。有陰水。宜時時從證用方。常用一方者。每難奏效。

琥珀湯（五苓散加琥珀　反鼻）

產後水腫。以琥珀爲專藥。但反鼻亦有效。凡瘡毒內攻之腫。加反鼻於赤小豆湯中或連翹湯中。其應若響。故反鼻實可謂攻毒之奇藥。又產後水腫。於服藥之外。食水禽亦佳。因水禽有利水之功。此中尤以蒼鷺之功爲最大。此係友人屢試屢效之經驗。

赤小豆湯（防己　桑白皮　茯苓　葶藶子　杏仁　赤小豆）

此方用於諸般之水腫脹滿婦人胎水。爲小林翁屢試屢效之方。

另有一方用百部根　商陸　兔絲子　蒼朮　接骨木葉　赤小豆者。此係吉益南涯家藏之方。與前方之功。堪爲難兄難弟。

禹水丸（鹹砂　禹餘糧　蛇含石爲主。從證而加諸種之藥。桂里翁盛推獎此方。謂誠治水腫膨脹之神方也）

凡治腫脹（水腫之意）以圖利尿爲上法。攻下者。爲不得已之下策。然觀今時醫生之醫腫脹者。往往率意用下劑。不愈時則云自力已竭。欲圖下洩。已屬不及。此天命也。逞一時之能。促人於死。猶委之天命。不知其心中能自安否。至於小兒之腫脹。尤不得不慎用。

（原著者按）桂里翁時代。盛行所謂東洞流之治術。有濫用下劑之癖。故桂里東郭二大家均諄諄以此爲戒。

〔千金方〕　久患氣急（呼吸促迫）而不愈。則成水腫。其皮中之浮水。攻面目身體。從腰上腫。用甘草麻黃湯以發汗可愈。

〔千金翼〕　麻黃湯（麻黃甘草湯）主治風濕水疾。身體面目腫脹不仁。

〔醫宗金鑑〕　小青龍湯對於雜病之膚脹水腫者。用以發汗利水。有效。

〔療治茶談〕　水腫之症。兼咳嗽。腹中之動氣甚者。爲必死之證。

〔類聚方廣義〕　妊娠每現水腫。因而有流產者。不用逐水之劑。而以葵子茯苓散煎服之。挾喘咳者。合甘草麻黃湯服之。

苓姜朮甘湯中加杏仁。名腎著湯。治妊婦之浮腫、小便自利、腰髀冷痛、喘咳者有效。

產後現水腫。而有腰脚冷痛、小便不仁、小便不利之狀者。八味丸可愈。

稟性薄弱之婦人。妊娠每現水腫。因而有流產者。如用越婢加朮附湯。木防己湯等。即有墮胎之虞。此宜用麻黄加朮湯。或合葵子茯苓散亦佳。

妊婦浮腫喘咳息迫。或身體麻痺。或身體疼痛者。麻黄杏仁薏苡甘湯可愈。

建瓴丸（甘遂黄艮二味成爲藥丸。有治一身洪腫之效。用此丸時。宜量其形勢氣力而有多少。黄艮者。大黄之別名也。）

第十章　熱

熱

熱爲陽證。但亦有陰證之發熱者。大凡陽證及實證者易伴熱。陰證及虛證者易伴寒。皇漢醫學要訣云。所謂熱者。不必達體溫計之標準始謂之。凡局部之有熱感者。亦可謂之熱。同時熱之云云。即寓今日炎症之意。西醫別爲熱型。熱勢熱型分稽留熱、弛張熱、間歇熱。熱勢分亞熱、輕熱、中等熱、高熱、過熱。但此等分類法。與直接治療法無關。反之。皇漢醫學上。將辨爲陽證之熱乎。陰證之熱乎。實熱乎。虛熱乎。更進一步。如已認爲陽證之熱者。又將從何審辨爲太陽病之熱乎。少陰病之熱乎。抑或陽明病之熱乎。傷寒論金匱要略中關於熱證之用方甚多。茲從證歸納而採擇之如左。

發熱　桂枝湯（嗇嗇惡寒。淅淅惡風。翕翕發熱。頭痛發熱。發熱出汗。頭微痛惡寒。時時有熱。）

桂枝麻黄各半湯（發熱惡寒。熱多寒少。）

桂枝二越婢一湯（發熱惡寒。多熱少寒。）

黄耆芍藥桂枝苦酒湯（發熱出汗口渴。）

桂枝加黃耆湯（發熱。）

五苓散（發熱。頭痛發熱。）

猪苓湯（脈浮發熱。）

麻黃湯（頭痛發熱。無汗發熱。身疼痛。）

麻黃附子細辛湯（少陰病。始得之反發熱。脈沉。）

小青龍湯（心下有水氣。乾嘔。發熱而咳。咳而微喘。發熱不渴。）

大青龍湯（發熱。惡寒。身疼痛。）

小柴胡湯（嘔而發熱者。傷寒瘥後。更發熱者。）

柴胡桂枝湯（發熱。微惡寒。支節煩疼。）

厚朴七物湯（病腹滿。發熱十日。脈浮數。）

大黃附子湯（脇下偏痛。發熱。其脈緊弦。此寒症也。下溫藥治之。）

調胃承氣湯（太陽病。三日汗發不解。蒸蒸發熱者。屬胃也。）

大黃牡丹皮湯（時時發熱。自出汗。復惡寒。）

四逆湯（吐利。出汗。發熱。惡寒。四肢拘急。手足冷厥者。）

真武湯（太陽病。發汗。汗出不解。但仍發熱。）

梔子蘗皮湯（身黃發熱者。）

麻黃杏仁薏苡甘草湯（發熱。日晡更劇。）

消石礬石散（黃家。日晡所發熱。惡寒。）

大承氣湯（發熱。多汗。）

往來寒熱　小柴胡湯（往來寒熱。胸脇苦滿。）

柴胡桂枝甘姜湯（往來寒熱。心煩者。）

大柴胡湯（往來寒熱。）

潮熱　柴胡加芒硝湯（潮熱。）

大承氣湯（短氣。腹滿而喘潮熱日晡發潮熱。不惡寒。讝語。潮熱。不能食者。）

小承氣湯（讝語發潮熱。脈滑者。）

大陷胸湯（日晡稍稍潮熱。）

煩熱　小建中湯（手足煩熱。）

八味丸（飲食如故。煩熱不得臥。）

小柴胡湯（四肢苦煩熱。）

梔子豉湯（煩熱胸中窒者。）

温經湯（手掌煩熱。）

瘀熱　茵陳蒿湯（渴欲飲水者。此瘀熱在裏也。）

麻黄連軺赤小豆湯（瘀熱在裏。身必發黃。）

熱入血室　小柴胡湯（熱入血室。其血必結。故發作時如瘧狀。）

身熱　小柴胡湯（傷寒四五日。身熱惡風。）

梔子豉湯（傷寒五六日。大下之後。身熱不去。心中結痛者。）

梔子乾姜湯（傷寒。醫用大下之丸藥。身熱不去。微煩者。）

熱　白虎加人參湯（熱結在內表裏共熱。）

白虎加桂枝湯（身不寒。但熱。）
調胃承氣湯（不惡寒。但熱。）
四逆湯（出大汗後。熱不去者。）
通脈四逆湯（裏寒外熱。）
梔子豉湯（熱在外者。）
微熱　五苓散（微熱消渴。）
小柴胡湯（身微熱。）
大承氣湯（時微熱。）
四逆湯（治身微熱見厥者。）
葦莖湯（欬微熱。）

此外尚有越婢湯及麻黄杏仁甘草石膏湯以治大熱之語。大熱者。體表之熱之意。非熱大之說也。

通覽右列。表實證之熱用麻黄湯。表虛證之熱用桂枝湯。陽明病之熱用調胃承氣湯。大承氣湯。治少陽病之熱用小柴胡湯。均發熱之症也。而用熱認定爲陽熱。更觀陰虛證之發熱用四逆湯或真武湯。其發熱也。咸惡寒發熱。如太陽病之熱狀。極不能一般的定方。余於臨牀時。曾屢見陽明病或少陰病者亦惡寒發熱。或往來寒熱或潮熱。此種病症。欲擬對症之方。不得不先明脈狀矣。

傷寒雜病辨證曰。蓋發熱一證。頗多類似。脈浮而緊。發熱惡寒者。傷寒之候也。脈浮而數。發熱惡寒。或有痛處者。現癰瘍之兆也。脈浮而按之反濇。發熱惡寒。或膈內實而嘔吐者。傷食也。脈浮而滑。或頭眩嘔吐者。風痰也。脈浮而弦。發熱惡寒。或思飲食者。化爲瘧疾之徵也。能辨此脈。又能辨驗其證者。方可無誤。

往來寒熱者。寒與熱相往來也。寒去則熱現。熱往則寒來。雖如發熱惡寒。但熱與惡寒不同時。此往來寒熱者。示邪在少陽部位也。柴胡劑可治之。故小柴胡湯爲少陽病正面之治方。

傷寒雜病辨證曰。小柴胡湯用於往來寒熱。柴胡桂枝乾姜湯用於但頭汗出之往來寒熱。奔豚湯用於往來寒熱、是皆專治邪在少陽者也。一主胸脇滿微結。一主胸腹之痛。但俱無下之之法。大柴胡湯之用於往來寒熱。熱結在裏者也。往來寒熱屬少陽。爲柴胡之正證。若表證則多加桂枝。裏證則多加大黃。是其大法也。

潮熱者。如海水之潮。來時身體手足胸腹中。無不充滿其熱。故曰潮熱。此爲邪氣熾盛於陽明部位之徵。應用大黃、芒硝之配劑。

傷寒雜病辨證曰。潮熱者。邪氣入胃而現之證也。若脈浮而緊。潮熱下痢。或小便難出。大便溏者。邪氣入胃而猶未入之兼少陽證者也。先當和解其外。若小便利而大便鞕者。攻之。但癆瘵(肺結核)而潮熱者。必屬虛證。

煩熱者用小建中湯、八味丸、小柴胡湯、梔子豉湯、溫經湯。以上五方。前已分列主治病症。則煩熱與潮熱之相異自明。卽潮熱者概爲陽實證。煩熱者悉爲虛證。有手足煩熱者。有四肢苦煩熱者。有手掌煩熱者。手足煩熱者多爲陽虛。(有時陰虛亦有此苦。)

傷寒雜病辨證曰。煩熱者。熱之苦煩者也。其症在心胸之間。如蒸如燃。熱氣怫鬱。煩擾不能安靜也。有手煩熱。有足心煩熱。蓋煩擾者。無奈何之義也。又有僅僅足下熱或足心熱者。此皆係胃中蓄血所致。與手足煩熱相似。但不可混同。

煩熱而胸中窒塞者用梔子豉湯。煩熱而心亂者用三黃湯。(指金匱中風歷節病編之千金三黃湯)煩熱不得臥者用八味丸。是皆在心胸之間。其因有三。一、因下汗後虛邪湊於心胸。一、因風氣侵心。一、因氣上而不能下通。故治法亦有陰陽之別。手足煩熱者用小建中湯。四肢苦煩熱者用小柴胡湯。手掌煩熱者用溫經湯。皆屬四肢血熱之所致也。

瘀熱者用茵陳湯、麻黃連軺赤小豆湯。此二方治黃疸均有效。蓋黃疸者。瘀熱在裏而發者也。瘀熱鬱於裏。故發瘀穢之熱也。熱入血室者。所謂血熱也。熱與血之結也。
身熱者用小柴胡湯、梔子豉湯、梔子乾姜湯。潮濕可下而去之。身熱則雖下而不能除。故雖大下之後。身熱不去。因身熱係裏熱非表熱也。故不當與以瀉下之劑。
傷寒雜病辨證曰。身熱者。大(大者大表之大。非大小之大)熱也。太陽上篇云。身大熱者。其病屬陽明。與微熱相反。微熱者。熱潛在裏也。身熱者。熱顯於表也。中西深齋云。身熱者。胸腹常熱。熱在肌膚。其人身重而微煩云。
身熱者。邪氣傳於裏而未實也。表裏俱熱。但純裏熱甚輕耳。此外尚有表熱、外熱之名。亦屬身熱。均不用下法。
熱之含義甚廣。不能一例而論。宜考其前後。而後能判其爲何種之熱。白虎湯證之熱、熱結在裏。表裏均熱之身熱也。白虎桂枝湯證之熱。身不寒而但熱之身熱也。梔子豉湯證。熱於外之身熱也。四逆湯證之熱。出大汗而熱不去。陰證之發熱也。通脈四逆湯證。亦陰證之熱也。
微熱者有五苓散、小柴胡湯、大承氣湯、四逆湯、葦莖湯諸方。柴胡桂枝湯用於寒多微熱。微熱者無熱之謂。有陰有陽有虛有實。參考其他之症候。始能知其如何之種類焉。
傷寒雜症辨證曰。微熱亦屬裏熱。微即幽微之微。隱遂而不大顯之義。熱微如無之謂也。

第十一章　不眠　譫語　狂　癎

不眠

不眠有努力不眠。無心眠。及不能眠。(因疼痛瘙癢等)眠之不能久者。多爲狂者之症狀。當於次條論之。因疼痛瘙癢等而不能眠者亦有種種。傷寒論、金匱要略中言及不眠之方有五。
梔子豉湯(發汗吐下之後。虛煩不得眠。劇者必反覆顛倒。心中懊憹)
酸棗仁湯(虛勞虛煩不得眠。)

乾姜附子湯（下後復發汗、晝間煩躁不得眠。夜間安靜不嘔。不渴。無表證。脈沉微身無大熱者。）

猪苓湯（少陰病下痢六七日欬而嘔渴。心煩不得眠者。）

皂莢丸（欬逆上氣時時唾濁、坐不得眠。）

上列五方中末二方因欬而嘔渴、或欬逆上氣而不得眠。在本章之範圍外。通觀其他三方。爲發汗吐下之後云云。虛勞云云下之後虛煩云云。對於最初或汗吐下者排除病毒不留體內反覆丁寧要之從證驅逐病邪。實爲當務之急也。

譫語

傷寒論云。實時爲譫語。虛時爲鄭聲。鄭聲者。反覆重言。其聲無力而低。精氣虛也活人書云。病人有譫語。有鄭聲。鄭聲由於虛。宜用温藥。白通湯主治之。譫語者爲實。調胃承氣湯主治之。此不過一例耳。茲舉傷寒論。金匱要略中言及治譫語者共六方如左。

柴胡桂枝湯（發汗多亡陽譫語者。與柴胡桂枝湯以和其榮衛。通其精液後自愈。）

柴胡加龍骨牡蠣湯（傷寒八九日。胸滿煩驚。小便不利。譫語。週身覺重不能轉側者。）

白虎湯（三陽合病。腹滿身重。難於轉側。口不仁面垢。譫語遺尿。發汗則譫語。下則額上生汗。手足逆冷。或自汗者。）

小承氣湯（陽明病。其人多汗。以津液外出。故胃中燥。大便必鞕。鞕則譫語。此以小承氣湯爲主。）

大承氣湯（陽明病譫語。有潮熱。不能納食而胃中必燥屎五六枚。或有能納食而屎鞕者。）

調胃承氣湯（或胃氣不和。譫語者。調胃承氣湯與之。）

統觀以上。柴胡桂枝湯與白虎湯亦可以治譫語。則譫語一症即非實證矣。此點先醫論點亦稍有矛盾矣。

狂癇

狂癇。大概起於氣與血之變。傷寒論、金匱要略中有治方二。

桃核承氣湯（太陽病。不解。熱結膀胱。其人如狂。血自下則愈。）

抵當湯（太陽病六七日。表證仍在。脈微而沉。反之不結胸而其人發狂。以熱在下焦。故少腹當鞕滿。小病自利。血下乃愈。太陽病。身黃。脈沉結。少腹鞕。小便不利者。非血證也。小便自利。其人如狂者。血證也。

除右二方之外。又有防己地黃湯。亦係驅瘀血之劑。大有注意之價值。此外可參用讝語條下所揭之方劑。及治心氣不定之瀉心湯等。因讝語亦屬狂之一症。而心氣不定。亦現狂人之徵候也。

桃核承氣湯、抵當湯。均爲驅瘀血之劑。前者用於輕症。後者用於重症。似狂者用前者。發狂者用後者。余嘗診一二十九歲之婦人。產後八個月（此期間無月經）而發狂。入精神院而不效。迨後亦經過不少醫師。終於無效。余先以抵當湯與之。不效。轉而用桃核承氣湯（腹證上無桃核承氣湯之證存在）即見輕快。從此一例。可知發狂者用抵當湯。似狂者用桃核承氣湯之區別矣。至於患者大便鞕。小便自利云云。可不拘泥於文字云。

備考

〔本間棗軒之說〕　狂爲癇之變證。即腦病也。故多難治者。此有緩急二症。急發之證。及似甚重者。大抵可治。其緩證而似輕者。能治者甚稀。治後亦有一旦復發者。狂者初雖不死。但稀有不死者。熟察其脈證。即可判斷其生死。

急發者名陽狂。其初因思慮過度。日夜不眠。遂致精神錯亂。此證行走漫無定則。有時踰牆越窗。有時登屋。身體輕便自在。若走獄飛鳥。力倍於平常二三倍。往往兩三人不能制止。見人時。不論親疎。往往肆詈漫罵。強制之。則或唾人面。或咬其衣。狀類風犬。有時或歌或笑。或哭或泣。或現恐人捕捉撫手防禦之態。或發被人殺害之疑。有時亦有安靜者。但不能保持其較長之短時間。飲食倍於平常。往往放飯流啜。對於藥品。每認爲有毒。不敢嘗試。強與之。則以後雖遇無毒之飲食。亦噤口不敢嘗食矣。眼生稜角之光。舌上作白胎或黑胎。乾燥而煩渴。虛里之悸動高。脈弦數。大便秘結。小便遠者二三日不出。其初小便不秘。下腹亦不急脹。凡悸動高之氣上衝之病人。其小便稍遠。因其一身中之水分盡被氣化而表散不到膀胱故也。柴胡桂枝乾姜湯、柴胡加龍骨牡蠣湯條云。不腫之證。小便不利者。用牡蠣、龍骨、鉛丹等鎮墜之劑。此亦因上衝而小便不利也。凡陽狂之證。治宜先與吐劑。(中略) 服藥用柴胡加龍骨牡蠣湯、三黃加辰砂湯、大柴胡湯、黃連解毒湯等。渴者用參連白虎湯。(中略)

緩發者卽陰狂。其證好閑居獨處。不願近父母妻拏。終日默默若有所思。心氣不定。言語錯亂。有時聞輕微之音。卽驚而或躍或走。又處處有慮人誹謗自己之疑。自身作羞愧無可處置之狀。詰之則恨不能刺咽截腹。有時恐人來捕捉。有時懼被人殺害。此名陰症。(中略)

陰狂禁吐下二法及灌水等之攻擊。思慮反覆不止者用半夏瀉心湯加茯苓有神驗。驚怕甚者兼用柴胡加龍骨牡蠣湯與寧心膏。夜間眼氣清明不能稍睡者用酸棗仁湯、温膽湯、竹茹温膽湯、加減温膽湯。(中略)

女子戀愛男子不能達意至於發狂者。名爲華瘋。亦名花癲。(華與花通) 其證亦有陰陽。可用前之治法。又妊娠中或產後發狂者。其治法亦可用前方。血熱不解者用加味逍遙散。惡露不盡而發狂者可用桃核承氣湯、甲字湯加大黃。或哭或笑或歌或悲者用甘麥大棗湯。(下略)

(按) 温膽湯者。半夏、枳實、甘草、竹茹、生姜、橘皮、茯苓也。竹茹温膽湯者。柴胡、橘皮、半夏、竹茹、茯苓、香附子、枳實、黃連、人參、桔梗、麥門冬、甘草、生姜也。加減温膽湯者。竹茹、枳實、橘皮、半夏、茯苓、酸棗仁、黃連、遠志、菖蒲、丹砂、甘草、生姜也。逍遙散者。柴胡、芍藥、茯苓、當歸、薄荷、白朮、甘草、生姜也。

[有持桂里之說]　按桂里翁之論癇中有癡狂、驚悸、不寢、健忘、奔豚。故其所謂癇。非今日狹義解釋之癇。癇之症狀。千端萬倪。不能一一縷舉。其大者有六。其中奔豚一病。古來雖自別爲一病。要之亦癇之一症。此非余之管見。先達之士已辨之審矣。

參連湯　俄然直視煩悶者。先投此湯。或加吳茱萸或加熊膽汁。

瀉心湯　癲狂癇凡熱實者總用此方。吳山甫云。治心火胸膈實熱而面赤狂躁者。

黄連解毒湯　無可笑處而頻頻爲可笑之狀者癇也。此心火也。用此方以撲其焰。其病自止。

大黄一物湯　江州民間所賣之狂藥。即是此藥。此藥非多飲不效。故宜多煎以代茶飲。余嘗得自江州鄉之澤村氏。其後涉獵醫籍，不見是說。最後在邵氏明醫指掌訂補中得見一語云。大抵狂病宜於大吐下。而吐下之效。莫如大黄一物湯云云。又虞花溪亦有癲者吐狂者下之語。因恍然於二症療治之梗概。且悟到癲亦可下。狂亦可吐之理。是在因時制宜而已。

柴胡加龍骨牡蠣湯　此方以胸滿煩驚爲主症。其餘皆爲客症。

鵲石散（治傷寒發狂。或棄衣奔走。或踰牆越屋之病。用黄連、寒水石各等分。細末。濃煎。冷卻後以甘草湯飲服之。每次二錢。）

麥門冬　癇疾其人不實。難於用瀉心湯、鵲石散者用之。此有止逆下氣之效。

風引湯（大黄　乾姜　龍骨　桂枝　甘草　牡蠣　寒水石　滑石　赤石脂　白石脂　紫石英　石膏各六兩）

熱癱癇奇疾也。然亦有奇藥可以療之。所謂詹公之釣。千載之鯉不能避也。

余嘗治一洛西人年弱冠。久患此症。頭面攲斜。手足攣縮。其狀恰如異形奇態之傀儡。羣醫用盡其技。莫之能愈。爲期經過二三年。最後求治於余。余以此湯與之。一服即治其半。四五旬後。諸症盡去。復態如常人。咸驚歎不置。

小兒之驚癇瘈瘲。（驚癇者搐搦症也。瘈瘲者。手足牽引爲或伸或縮之顫振也。以上如腦膜炎之病狀）每日發作數十次者。或亦能用此方救治之。

瓜蒂散

桃核承氣湯

抵當湯

鷓鴣菜湯　治蚘蟲之劑。

酸棗仁湯　酸棗湯（酸棗仁　桂枝　生姜　石膏　茯苓　知母　甘草　人參見千金方）

甘草瀉心湯

竹茹温膽湯（柴胡　香附　人參　黄連　甘草　桔梗　陳皮　半夏　竹茹　茯苓　枳實　大棗　生姜。治傷寒日數過多。其熱不退。夢寐不寧。心驚恍惚。煩躁。多痰不眠者。）

高枕無憂散（陳皮　半夏　茯苓　枳實　竹茹　麥門　龍眼　石膏。治心膽虚怯。晝夜不睡。）

桂枝去芍藥加蜀漆牡蠣龍骨救逆湯　不寐之人。徹夜一目不眠。如及五六夜。必發狂。如恐其發。亟以此方服之。

甘麥大棗湯

茯苓甘草湯　心下悸者。大率屬痼與飲。此方中加龍骨牡蠣絶妙。此方又可治不寐之症。又凡用酸棗仁湯或歸脾湯不愈者。用此方屢奏奇效。此係余之經驗。

茯苓桂枝甘草大棗湯

苓桂朮甘湯

真武湯

歸脾湯（人參　茯苓　龍眼肉　黄耆　酸棗仁　白朮　木香　炙甘草　生姜　大棗）

人生經多年之苦志辛勞而致健忘者。此方大有效驗。

牡蠣奔豚湯（牡蠣　桂枝　李根白皮　甘草　可療奔豚氣。從小腹起直撞於胸。手足逆冷者。）

奔豚湯（桂枝　生姜　人參　半夏　甘草　吳茱萸）

蝮蛇起廢丸　因蟲咬或觸毒而起癲癇者。若其人未滿三十歲者、用此方得效。

〔尾臺榕堂之說〕　發狂之陽證者。瀑布水有奇效。無瀑布之處。可用四斗之桶吊於高棚之上。桶中盛滿以水。將桶慢慢傾側。使水從桶嘴漏下。人下水。水由頭頂灌至兩肩。胸膈可愈。心胸閉塞之症。以瓜蒂散吐之有奇效。煎藥可用甘連大黃加石膏湯、石膏黃連甘草湯、白虎加黃連湯、瀉心加辰砂湯、大柴胡加鹹砂湯、大承氣湯、柴胡加龍骨牡蠣湯等。急病者。其治亦速。緩症者。則反費工夫。其經有年有月之滯患者多不治。婦女因經閉而起者。可用桃核承氣湯、抵當丸。

〔類聚方廣義〕　桂枝加龍骨牡蠣湯、桂枝去芍藥加蜀漆龍骨牡蠣湯、桂枝甘草龍骨牡蠣湯三方。所謂治癇家之藥。凡上衝眩運耳鳴。胸腹動悸。夢寐驚起。精神恍惚等之症。或無故悲愁者。亦可從證擇用。

〔蘭軒醫談〕　產後不眠。百治不效。問之病人覺胸中煞刺煞刺而空虛。以致不眠者。名曰痰飲。係蚘蟲之所爲。可與黃連阿膠湯。每藥一碗。用鷄子半個。三碗卽得安眠。此方用在下血多而不眠者亦有效。但未試過。

第十二章　胸痛　腹痛

胸痛

傷寒論、金匱要略中言及治胸痛、胸痺、脇痛、心痛、心下痛、心中痛之方有二十二。列舉之如左。

小柴胡湯（脇痛。脇下滿痛。）

十棗湯（脇下引痛。胸中痛。）

當歸生姜羊肉湯（脇痛。）

大承氣湯（心下必痛。）

大陷胸湯（心下痛。按之如石鞕。）

小陷胸湯（在正心下。按之則痛。）
栝蔞薤白半夏湯（心痛徹背者。胸痺。）
甘草粉蜜湯（心痛發作時。）
大建中湯（心胸中大寒痛。）
桂枝生姜枳實湯（心懸痛。）
走馬湯（心痛。）
赤石脂丸（心痛徹背背痛徹心。）
九痛丸（治九種心痛。）
大黃附子湯（脇下偏痛。）
調胃承氣湯（胸中痛。）
栝蔞薤白白酒湯（胸背痛。胸痺。）
大柴胡湯（心中結痛。）
橘皮枳實生姜湯（從脇下逆搶至心。）
人參湯（胸痺。）
茯苓杏仁甘草湯（胸痺。）
枳實薤白桂枝湯（胸痺。）
薏苡附子散（胸痺。）
以上諸方劑。與次舉腹痛條下諸方劑比較之。兩方共通者有二三。此外又有柴胡桂枝湯之治心腹卒中痛。備急丸之治心腹脹滿。卒痛如錐刺等。又心與胸之部位。完全同歟。抑不同歟。若謂同。則何以又有心胸中大寒痛云云。予抱此疑問。數年來迄不得解釋。或係心之病位深胸之病位淺。卽或胸近於表。心近於裏歟。然經種種考慮。亦迄未能釋然也。此則祇好姑置之耳。通觀右方。如大黃、芒硝之配爲冷性下劑。巴豆之配爲溫性下劑。芫花、甘遂、大戟之組合爲利水效藥。附子、乾姜、蜀椒、吳茱萸之爲熱藥。甘草、蜂蜜飴之以治急迫等。在文字上對於心痛亦各有不同之目標。在實際臨牀時。亦應審辨其痛究爲陽性抑爲陰性。爲實證抑係虛證。痛之放散。自胸至腹乎。抑自腹至胸乎。抑或常限於一局部乎。不拘泥於部位。實招誤治之基也。

腹痛

烏頭桂枝湯（腹中痛。）
小建中湯（腹中痛。）
小柴胡湯（同上。）
黃連湯（同上。）
芎歸膠艾湯（同上。）
當歸生姜羊肉湯（寒疝。腹中疞痛。腹中痛。）
當歸芍藥散（腹中疞痛。腹中痛。）
當歸建中湯（腹中刺痛。）
烏頭湯（腹中絞痛。寒疝。）
土瓜根散（少腹滿痛。）
大承氣湯（腹中急痛。）
大黃牡丹皮湯（少腹腫痞。按之卽痛。）
枳實芍藥散（腹痛。）

下瘀血湯（同上。）
通脈四逆湯（同上。）
真武湯（同上。）
桃花湯（同上。）
大烏頭煎（腹中繞臍痛。）
附子粳米湯（雷鳴切痛。）
大建中湯（出見於皮。頭足上下不能觸近之痛。）
烏頭煎（寒疝。）
奔豚湯（上衝於胸之腹痛。）
紅藍花酒（腹中血氣刺痛。）

腹痛與腹中痛異。此與咽痛、咽中痛之異點相同。但吾人於臨牀之際。對此區別之點。每每發生矛盾云。

疝痛用當歸生姜羊肉湯、烏頭煎、烏頭湯。疞痛用當歸生姜羊肉散、當歸芍藥散。蓋疝痛之痛、其痛之局部如山之膨出。寒疝起於水毒（或水毒與瓦斯相混）而常移動。腸疝則瓦斯排出即消散如釋。故寒疝遇溫則輕快。遭寒則憎惡。是以配以熱藥溫藥之方劑也。疞痛則在塞處無理押進時所起之痛也。起時每每伴以寒疝。不過可區別者。爲狹處似有何物欲爲無理之通過之感而已。

傷寒論、金匱要略中祇言寒疝而不言及治熱疝。不過在膽囊炎或膽囊結石之際所見之痛。即熱疝也。屢屢伴以疞痛。故配用冷藥及寒藥之方劑。（參照膽囊炎、膽囊結石條。）

後世之疝。與今日西醫之神精痛、洛伊麻基斯相等。

備考

〔有持桂星心痛之說〕　心痛、胸痺、結胸。其脈其症。雖有異同。然皆心胸之病也。脇痛亦不外是。故茲包括爲一門。尋胸脇痛之源。有從痰飲來者。有自痃癖起者。有起因於蚘蟲者。又有真心痛者。此係另一種之劇症。靈樞厥篇云。真心痛手足清至節。心痛甚。旦發夕死。夕發旦死。此症雖亦有綿延二三日者。但危急之症。其痛異常。往往輾轉牀笫。痛之地位。大抵在膻中。間亦引擴至左右。凡脈結代者。極惡之候也。（大塚曰。真心痛等於今日之狹心症。）

胸痺之病。輕者僅胸中氣塞而不痛。金鑑云。胸中急痛者。胸痺之重者也。胸中氣塞者。胸痺之輕者也。又曰胸痺之病輕者。即今之胸滿。輕者即今之胸痛。此非奇異之病。能自在運用藥方。不多勞作。病自可愈。

結胸者。其痛從心下而迄少腹也。主在心胸。故不結胸。

桂枝生姜枳實湯（心中痞、諸逆。心懸痛。）

心中痞即胸痺也。諸家學說。或云水逆、火逆。或云上逆、吐逆、嘔逆。上逆者以桂枝治之。吐逆嘔逆以生姜治之。又有以逆註釋爲痰飲客氣者。余未認爲的確。蓋逆之云云。義即上犯。譬諸懸物。必從上懸。其向上者。方可稱逆。故凡逆於心脇者。不論何病。總稱諸逆也。苓桂朮甘湯治心下逆滿者也。枳實薤白桂枝湯治脇下逆搶心者也。唯此方不必定拘於痛。心胸痞塞。即可用之。凡心胸痞塞者與以此方。得忽覺寬鬆焉。

小陷胸湯

千金陷胸湯（栝蔞實　大黄　黄連　甘草）

此在大小陷胸湯間之症。用之極效。主治胸中心下結積。又飲食不消而痛者。亦有效。

大陷胸湯

甘草乾姜湯　疝癥水飲之症。心胸痛。服苦味之藥不解者。用此甘味之藥。有意外之效。

枳實薤白桂枝湯　此方治心中痞。氣結胸滿。自脇下衝至心者。

茯苓杏仁甘草湯　治胸痺之輕症。

小柴胡湯

薏苡附子散

九痛丸　九痛之用。詳於千金。金匱程註云。九痛者分爲九種之痛也。不外積聚飲痰、血結、蟲注、寒冷。此說於療治尤爲的切。其方在外臺中引千金之附子丸。附子者。能治胸痺心痛者也。

〔有持桂里腹痛之說〕　腹痛、病症也。非病名也。係兼諸病之症候。不能別設門類。然先哲之方書中。咸爲特立篇目。余亦祇好犟而效之耳。

小建中湯　腹中急病者。小建中湯主治之。凡小建中之腹候。治之甚易。但稀有無柴胡者。

小柴胡湯　凡腹痛之於左脇者。柴胡主治之。但宜參酌用大柴胡湯、(心下滿痛)四逆散、(腹中痛)柴胡桂枝湯(心中卒痛)之類。

大塚曰。柴胡治左脇之痛。對於右脇之痛則不效。此係桂里翁之說。自此以後。咸奉爲定例矣。然余對右脇之痛。屢屢用柴胡劑治之也。

桂枝加芍藥湯

桂枝加芍藥大黃湯　此係桂枝加芍藥症內實之治方。痢病初起。腹痛甚者。用此方隨手可愈。又疝癥之腹痛。或外邪兼宿食之痛。或發瘡疹之腹痛者。用此方皆有效。

黃連湯　此方用於心下中腕間之痛有嘔氣者爲良。

大建中湯　大建中湯之痛。從腹而至胸者。

附子粳米湯　腹中寒氣者病因也。雷鳴于下者病症也。今觀此病。多因於水飲與寒疝。可名爲腹中寒氣云。

甘草粉蜜湯　此本爲治蟲痛之方。其因飲水而腹痛者。活用之。亦甚有效。此藥用後。即手足身體發腫。胃氣快復者。佳兆也。其所現之浮腫。不宜遽用利水之劑。經日自能消散。倘經日不消。始可與腎氣丸。大凡一經發腫而愈者。以後永不再發矣。此真百試百效之神方也。

大承氣湯

備急丸

第十二章　腹滿

腹滿

腹滿亦有陰陽虛實。陽實之腹滿。不似陰虛腹滿之隱見出沒。且按之緊張而有抵抗者也。陰虛之腹滿。則忽而膨隆。忽而輕減。按之抵抗弱而無底力者也。陽實之脈。緊遲或沉實而有力。陰虛之脈。則現遲而微弱。或浮而微弱等。

陽實之病。當下之則腹滿減。陰虛則雖下而不減。或更增大。恰如陽實證之腹痛下則輕減。陰虛之腹痛下則增劇。同出一軌。傷寒、金匱之方中言及腹滿者有左列二十五方。

大承氣湯(腹滿。腹滿痛。腹中滿痛。腹脹不大便。)

調胃承氣湯(吐後腹脹滿。)

小承氣湯(腹大滿。)

桃核承氣湯(少腹腫痞。)

大黃甘遂湯(少腹滿。)

抵當湯(少腹鞕滿。)

厚朴七物湯(腹滿。)

桂枝加芍藥大黃湯（腹滿大實痛者。）
大黃消石湯（腹滿。）
茵蔯蒿湯（腹微滿。）
走馬湯（腹脹不大便。）
己椒藶黃丸（腹滿。）
大黃䗪蟲丸（腹滿。）
消石礬石散（腹脹如水狀。少腹滿。）
三物備急丸（心腹脹滿。）
桂枝加芍藥湯（腹滿時痛者。）
四逆湯（下痢腹脹滿。）
小青龍湯（少腹滿。）
土瓜根湯（少腹滿痛。）
白虎湯（腹滿。）
梔子厚朴湯（腹微滿。）
小半夏湯（腹滿而喘。）
厚朴生姜半夏甘草人參湯（腹脹滿。）
枳實芍藥散（腹痛煩滿。）
溫經湯（腹滿。）
以上十六方之中。有芍藥者五方。有厚朴者二方。

通例下痢則腹滿減、然四逆湯條下有下痢腹脹之語、此想係陰虛之腹滿也。友人某氏。其叔父就余診療、謂下痢與腹滿腹痛。已有數月。經西醫診治、漸次增惡、初診之日、咽乾舌強燥。（口不渴）脈微弱而遲。腹滿尤在臍下爲甚。時時疝痛。瓦斯之排洩多。大便如泥狀。量微。一日數十回。而不間斷。無食慾食味之變化。食後腹滿增加。呼吸迫促。尿一日從三百竰至五百竰。尿道微痛。余始與以大建中湯。服藥一二日。疝痛、咽乾舌燥、腹滿不減。而尿不利者一日。繼與猪苓湯。僅一帖而尿量減而爲閉尿狀態。腹滿更強。時訴苦悶。有至急宜處置之必要、急以電話通來。余亦自詫爲粗忽。卽用大建中湯、四逆湯、半夏厚朴湯合方與之。卽見尿量增加。腹滿減。大便呈黃色之整形。次數減。其後全身浮腫。心下部尤甚。轉與以桂姜棗草黃辛附湯。卽全愈。此患原來爲純然之陰虛證。故投以熱藥溫藥爲主之劑。而尿量少。再投以冷藥、則更不治也。

備考

〔有持桂里鼓脹之說〕　孫思邈云。蠱脹者。腹滿而不呈腫狀者也。水脹者。四肢面目俱腫脹也。醫者不察診候。用治水之藥以治蠱。或治蠱之藥以治水。或治水之藥以治脹滿、是真仲景所謂愚醫殺人也、明孫一奎曰。臍腹四肢悉腫者水也。祇腹脹而四肢不腫者蠱也。蠱卽鼓脹。古人蠱鼓通。後世方書稱氣虛中滿者卽鼓脹也。因其外堅內空故名。

千金脹滿門云。病者腹滿按之不痛者虛也。按之痛者實也。凡腹脹凸滿者吉。平滿者凶。腫毒之漫腫者。其病重。鼓脹之滿。臂細臍凸。手心足心及背平滿、青筋繞腹等。種種惡症齊現者不治。

厚朴七物湯　主治詳於金匱。但不必待此症悉備。千金七物湯方下云。治腹滿氣脹、但以脈浮散者。爲用此方之真面目。按先哲鼓脹之脈說。浮大者可治。虛小者危急。此其大法也。又脈似虛小而實沉小者。此往往爲下藥之症。金匱水病篇云。腹大。小便不利。其脈沉絕者可下。按凡病脈之見絕者。決無攻下之理由、此沉絕之絕。實係沉伏之解云。

厚朴生姜半夏甘草人参湯

厚朴三物湯

大承氣湯

大黄甘遂湯　少腹滿者瘀血也。小便微難。亦與水有關係。故水與結而入血室。則周身腫脹。小腹尤滿。用桂枝茯苓丸或與琥珀湯而力不及者。可用此方。

鼈甲湯（抵當湯方中之水蛭、虻蟲代以虎杖。加鼈甲。不論男女。凡瘀血脹滿者均用之。）瘀血脹滿此方甚佳。凡百疾患。腹中有形塊。按之不移動。口不惡食。小便自利。大便黑。面黄手掌有赤紋者。肌膚甲錯等皆瘀之候也。輕症不盡現。醫者宜細細診視之。

加味腎氣丸（八味丸加車前子牛膝。治脾腎虛。腰痛脚腫。小便不利或肚腹脹痛。四肢浮腫或喘急痰盛。已現蠱證者。）

腰痛脚腫。小便不利者。腎氣丸之本症。人所熟知也。喘急痰盛。已現蠱症。則用此者甚稀。

後篇　病證各論

第一章　風邪

風邪古名中風。意卽中於風之病也。感冒、傷風、冒風等。皆其異名也。

【定義】　寒冷侵人。爲諸種病狀之動機。其一般所知者。爲呼吸器系統之疾患。今日醫學之範圍。其發病之原因。甚屬不明。普通之見解。則謂寒冷侵入時。人身之防禦力弱。身體之某部因抵抗力低下。於是某種之感染乘機而來。則疾病起矣。因抵抗力減而受寒冷之損傷者曰感冒。因感染而起疾病者曰感冒病。而實際上感冒與感冒病則多混同焉。

【原因】　考感冒之成立。由於次之三要素。卽（一）周圍之氣温低下。（二）傳染。（三）身體感受性之銳敏。

（一）氣温之低下　吾人之身體。一方由筋肉、腺等作體温。他方則裝置皮膚之血管。由擴張發汗等以發散體温。體温常保一定之度。倘寒冷侵入時。體表之血管先起收縮。而體內之體温居瀦。皮膚之血管擴張。致起充血。倘此反應之力不充分。則感冒起矣。

氣温之低下。全起於急激時。（例如灌冷水等之時）或起於漸來之時。（例如從秋至冬之移行）罹感冒者甚少。外界之温度爲惡急性之下降時。（例如天氣之激變。因發汗後裸體而受冷風之時。侵晨薄暮接觸冷風之時）最易起感冒。要之在比較的短時間內不知不識之中體温下降之時。四季約有罹感冒之危也。

（二）傳染　寒邪動時。因身體之防禦力不充分。身體某組織之抵抗力衰弱。種種微菌遂乘機侵入。居住於健康之體內。後乘機活動。而起流行性之感冒病矣。

起感冒病之菌。時時處處種種。不能枚舉。重球菌、連鎖狀菌、葡萄狀菌以及其他之菌。究爲單獨之原因物。抑爲多數之原因物。則尙不明瞭也。

（三）感受性　人身所受之寒冷雖同。而感受性則因個體或身體之狀態如何而異。卽同一感冒病也。而疾病之局所亦有異焉。甲起於呼吸器之粘膜。乙起於消化器粘膜之加答兒。丙起洛伊麻甚斯性疾患。丁起神經系統之疾患。甚或同起於一家族也。而甲爲加答兒性。乙爲洛伊麻甚斯性。丙爲神經系病性。又同一年齡之個體也。而甲爲加答兒性。乙爲洛伊麻甚斯性。丙爲神經病性。亦有同時種種疾病混合襲來者。又凡易起腎臟炎與心臟炎之個體。此等感冒病亦起焉。

後天性之感受性亦有注目之價值。凡身體衰弱。疲勞。過勞。睡眠之間。易罹感冒。又凡屢屢感冒之人。結核病之人。罹黴毒之人。亦易犯感冒。至於塵埃、煤煙、有毒物質等之物或化學的刺激。亦爲感冒之補助原因。

【症候】　風邪之症狀。普通始於噴嚔。惡寒。其次發熱、頭痛、鼻塞。或伴以咽喉痛、咳嗽。小兒屢現消化器方面之病。大多嘔吐下痢。或全身之筋肉與關節疼痛。大概多爲輕症狀。惟流行感冒者。往往呈重篤之病態。

【療法】　惡寒發熱。（大多在三十七八度之間）鼻鳴不塞。寢時微汗。食慾不變。口不渴。頭痛而項稍強。大小無異。咽喉不痛。不咳。脈浮弱。舌無苔。聽診打診無變化。腹部無特別徵候者。宜與桂枝湯。

惡寒發熱頭痛。鼻塞咽喘鳴。汗不出。腰痛。身體動時。手足筋肉關節感痛。口微渴。衂血則頭痛減輕。食慾大小便與平時無甚相異。脈浮緊而有力。舌無變化。稍覺乾燥。聽診上有響性。腹部覺變異者。與以麻黃湯。發汗則愈。桂枝湯證與麻黃湯證之鑑別要點。在乎汗之有無。脈之浮弱與浮緊。

葛根湯證之風邪。爲惡寒發熱頭痛鼻塞。不出汗。與麻黃湯證相同。但患者多項背強急。時感口渴。若感冒初期腹痛下痢者。多爲本方證或黃芩湯證。若尙有嘔吐症狀者。則又不得不參照其他症狀以鑑別之。究係葛根加半夏湯證乎。抑小柴胡湯證乎。又本方證之患者。鮮有麻黃湯證之喘鳴焉。

葛根湯證之脈浮緊。舌不大變。聽診打診上無變化。

小柴胡湯證較諸桂枝湯證葛根湯證麻黃湯證更進一步。此時不復惡寒發熱而變爲往來寒熱。食慾疲乏。舌現白苔。大便不規則。或便祕。或下痢。咳則嘔吐惡心。耳塞。手足熱。口渴。此時易與五苓散證混淆。宜十分鑑別。凡小柴胡湯之證。脈失浮之性質。弦細或弦數。有時近似於滑。有時浮數。脈狀無確定。熱不與惡寒同時存在。惡寒去則熱現。熱去則惡寒來。有時現所謂微熱或身熱。而不全然惡寒。非從他覺胸脇苦滿以證明。而不能全然知曉。

小柴胡湯證更進一步。則爲大便祕結。小便減量。心下脇下如有物然。不思食物。脈較普通更沉一步。舌現黃苔而乾燥。口苦。胸脇不苦滿。心下堅。在觸診上。多覺胸脇下有抵抗壓重之感。此種患者宜與大柴胡湯以通其大小便而後發汗。自能輕快。

此外尙有麻黃附子細辛湯證。凡生來虛弱冷性之人。或老年人遭遇風邪。有惡寒之感而體温不昇。觸遇冷物。如頭被雪而感冷痛。食慾非特不變。反較平時爲盛。不害行走。而多欲橫臥。口不渴。大小便無變化。屢屢流出清水狀之透明鼻汁。在桂枝湯證、葛根湯證、麻黃湯證等之鼻腔感熱。分泌物多粘稠。而在麻黃附子細辛湯證之病。卻感冷而在不知不識間流出鼻汁。脈多細沉或沉遲。舌溼濡。一切均熱狀少而寒狀多。

平素心下停氣水之人。因冷性而易感風邪。一犯風邪。則因喘咳激而排洩多多之稀薄清冷鼻汁或泡沫性之痰沫。若其脈浮細或浮弱。或頭痛。或輕熱者。可與小青龍湯。若煩躁而上氣者。宜加石膏。

虛弱之婦女老人等。在發病之初。其邪已有一部分侵入少陽者。柴胡桂枝湯之證也。邪全入於少陽。惡寒多而熱少小便不利。口渴。脈沉細或遲弱者。柴胡桂枝乾姜湯之證也。

反之頭痛發熱甚。身痛口渴煩躁。脈浮緊者。宜與大青龍湯以發汗。

乳兒犯風邪起鼻加答兒。苦於鼻閉時。麻黃湯與之。有神效。幼兒犯風邪。伴以胃腸加答兒之症狀。飲食與咳共吐。或渴欲飲水。飲即吐出。或尿量減而起水瀉下痢者。宜與五苓散。五苓散服後。尿量增加。熱下降。嘔吐下痢均止。則身體即輕快矣。

備考

〔雜病紀聞〕古書稱中風之風。後世醫書稱感冒。後世醫書之中風。指偏枯半身不遂之病而言。即今俗稱之中風。傷寒論之中風。即係傷寒之輕者。最初惡寒發熱頭痛鼻洟。人人所知。其理與傷寒同。邪甚輕。故稀有陽明裏症。而用大承氣湯者。亦稀有少陰病而用附子人參者。最初多服桂枝湯、葛根湯之類以發散之。其感冒之輕微者。往往啜稀熱粥一盌。覆以被而取汗。或呑生姜酒。或食豆腐湯。大抵可愈。故後世之醫。亦有用荆防排毒十神湯、參蘇飲、芎芷香蘇散、藿香正氣散之類大抵而愈。考之藥性病理。是等藥劑。對於感冒多不適當。其所以能愈者。病輕則藥到自愈也。又後世有勞役感冒病者。此因腎虛之人或勞心之後外邪侵入之故。宜在初時速速治之。莫使延長時日。致因種種變化而發爲重症。入手即宜發散。如其邪難於急去時。可用建中湯之類發表之。過數日而熱仍不去時。用補中益氣湯以淸解之。益氣湯者。小柴胡湯之變方也。

第二章　氣管枝炎

【原因】　本病爲世上最頻繁之疾患。不問老幼男女。均有罹過之患。而尤以羸弱貧血者爲甚。其病原由於身體組織之抵抗力弱。其發生以天候不定之季節爲多。

本病大體區別爲二種。一曰原發性。一曰續發性。前者爲單獨之痰病。後者起於其他諸病之續發。續發性氣管枝炎。一因於隣接器官病之蔓延（如咽頭、喉頭、氣管、肺臟等疾病之蔓延）一起於種種之急性傳染病（如流行性感冒、疫咳、窒扶的里、麻疹、腸窒扶斯等之傳染）

本病之原因。可分傳染性、中毒性、器械的、血行性四種。傳染性之病。起於細菌之感染。中毒性之病起於刺戟性。瓦斯吸引。或其他藥品器械的之病。起於器械的刺戟（如吸引塵埃等所謂職業的加答兒是也）血行性之病。

起因於鬱血。（主因在心臟疾患及慢性呼吸器病之續發。或因腹部疾患靜脈血循流於心臟起障礙之時。）

【症候】氣管枝炎局處的症候中最緊要者。厥惟刺芝叟兒之聽取。此刺芝叟兒在分泌物之性質中。有乾性與溼性二種。

氣管枝粘膜腫脹。排洩粘稠之分泌物時。則聞乾性刺芝叟兒。此即乾性氣管枝炎。若生液性而易移動之分泌物時。則聞溫性刺芝叟兒。（即水泡音。）此即溼性氣管枝炎。通例本病以乾性刺芝叟兒始。以溼性刺芝叟兒終者爲多。

咳嗽爲本病必發之症候。患者甚感痛。夜間防其睡眠。加之胸廓之筋肉。緊張過大。胸中劇痛。咳嗽甚時。每兼嘔吐。或咯出血痰。此外往往頸部及前額靜脈怒張。頭部之靜脈鬱血。以致眩暈、頭重、頭痛。有時咳嗽甚劇。小尿失禁。（高年婦女尤多。但大便之失禁者甚少。）在頑固之咳嗽。往往脫出直腸。

急性氣管枝炎。初期咯痰之量極少。質粘稠呈透明玻璃狀及粘液狀。此名生痰。在疾病近終末時。咯痰之量增加。但呈液性。類於透明粘液性物質。混以綠色不透明之膿塊。此名熟痰。

炎症在廣汎之際。呼吸迫促而困難。肋間在吸息時陷沒。副呼吸筋現收縮。呼吸困難甚者。皮膚及粘膜之紫藍色愈益顯明。但伴以靜脈鬱血之症狀。此際頸靜脈屢屢腫大。現手指大之索物。吸息時收縮。呼息時充盈。唇口腫脹而呈藍色。眼球因眼球後靜脈之鬱血而突出於前方。聲音斷續。往往嘶嗄。則因喉頭之鬱血之故。

氣管枝炎。因經過之長短。又可分別爲急性及慢性二種。

急性氣管枝炎雖屢屢伴以發熱。但稀有達於高熱度者。咳嗽頻發。呼吸迫促。吐出咯痰。一如前述。若大氣管枝起炎症時。往往胸骨下有感覺創傷之狀。細小之氣管枝起炎症時。（此名毛細氣管枝炎。）在小兒及高年之人患之。決不可以輕視。因其每致併發氣管枝肺炎。容易促起窒息也。毛細氣管枝炎之特長。在聽診上有小水泡性刺芝叟兒。打診上無何種變化。此病之不良轉歸。爲炭酸大多集積於血液中。全身呈基阿拏遂。呼吸頻數而困難。意識朦朧。併起全身之搐搦而死者甚多。

慢性氣管枝炎因咯痰之多少與性狀。區別爲左之數種。

（甲）乾性氣管枝炎　此症頻發咳嗽。雖經患者極努力之結果。僅能稍稍咯出透明玻璃狀之粘稠痰。

（乙）單純性氣管枝漏　此症出多量粘液膿狀之咯痰。混以灰白綠色不透明之膿塊。（即球狀痰）

（丙）漿液性氣管枝漏　此症咯痰極稀薄。恰呈稀薄之橡皮溶液。

（丁）氣管枝漏膿　此症咯痰呈膿性。容易流動。

（戊）腐敗性氣管枝炎　此症咯痰腐敗而放惡臭。此症因慢性氣管枝炎而起氣管枝擴張。氣管分泌物儲留於其擴張部分而起。其咯痰與肺壞疽患類似。所異者缺少肺壞疽片耳。患者當呼吸氣時。口臭特甚。自己亦感居室汚毒。摧人惡心。遂致食思減損。咯痰之量多者。每日達五百立方仙米以上。暫時咯痰放置。可以分爲三層。最上層爲泡沫。含灰白之膿塊。第二爲灰白色之漿液層。最下者爲沉澱部。此沉澱部中。有類黃色或類褐色之一種塞子。名奇脫里希氏塞子。或曰菌性氣管枝塞子。試壓之。其硬度如糜粥狀。且放極甚之惡息。慢性氣管枝炎往往誘起肺胞性肺氣腫。此際呼吸困難增劇。右心室擴張肥大。故若右心室之力萎弱時。肺循環之範圍。呈鬱血症狀。初起時與以興奮劑。雖能圖一時之恢復。但其症狀。反有進無已。至於鬱血而死。腐敗性氣管枝炎。有起敗血症狀之變。且有續發而成肺壞疽之虞。

【療法】　急性氣管枝炎之初期。不必用鎮咳袪痰之藥。其治方可倣風邪表證用麻黃湯、葛根湯、大小青龍湯以去其表邪。則咳自收而痰自散。表證既去。猶默默不思飲食而身熱者。可運用小柴胡湯或小柴胡湯合橘皮竹茹湯。腹筋之拘攣甚。咳時覺痛者。用四逆散。大便秘。脈沉實。舌苔黃者用大柴胡湯。口渴甚。咯痰粘着咽喉難離者。此因咯痰粘稠之故。可多用石膏之配劑。如越婢加半夏湯、小青龍加石膏湯、白虎加人參湯、竹葉石膏湯之類。咽乾口燥。咯痰粘着咽喉難離。或聲音嗄者用麥門冬湯。

麥門冬湯之目的在咽喉不利。此方對於滑利潤澤去痰均有效。石膏劑之目的在口舌乾燥而訴口渴。喀痰粘稠。此方有稀薄喀痰之效。

身無熱。不見表徵。而咳嗽不止者。用苓甘五味姜辛湯及其加方。病陷於陰位。身上無熱惡寒。脈沉微或沉遲弱者。應用真武湯。以上二方。應用於老人氣管枝炎者爲多。

咳嗽甚。聲音嗄者用半夏厚朴湯、麥門冬湯。

腐敗性氣管枝炎用桔梗湯、排膿湯、葦莖湯。

毛細氣管枝炎用還魂湯屢收偉效。如用桔梗湯、桔梗白散、或瓜蒂散。亦能一舉而收奇效。

余嘗用當歸芍藥散治一羸瘦而貧血甚之慢性氣管枝炎所謂虛勞狀之一婦人。一月餘而根治。此婦因最愛之幼兒染疫痢而亡。終日悲悶。漸次喘咳。食氣不振。夜不能眠。體温常在三十六度二三分以下。聽診打診上認爲肺浸潤之徵候。爲當歸芍藥散之症狀。此外復見脈之沉遲弱。直腹筋之攣急。下腹腰部之冷感。小便不利。耳鳴。頭重。蓋均當歸芍藥散之證也。

備考

〔類聚方廣義〕 老人在秋冬之交。咳嗽。胸背脇腹攣急。惡寒。桂姜棗草黄辛附湯治之。

第二章　氣管枝喘息

喘息之義。古今相同。上氣而呼吸促迫之謂也。

【原因】 氣管枝喘息者。呼息的呼吸困難。發作性出現之症也。由於細小之氣管枝。一時性之狹窄而起。此氣管枝狹窄之原因有二。一則細氣管枝之漏斗上移行之部分。因周匝括約。致起細氣管枝之痙攣。一則由於氣管枝粘膜之腫脹。前者名神經性氣管枝喘息。又名氣管枝括約筋上分布之迷走神經之神經病。後者名加答兒性氣管枝喘息有人云神經性氣管枝喘息由於橫膈膜之痙攣。但徵諸經驗。在喘息發作之際。橫膈膜亦能營呼吸運動也。

本病往往爲遺傳的疾患。發生於其一家族中。此外具有神經的素因之人。亦屢罹之。後天性神經質亦爲其一種原因。

加答兒性氣管枝喘息。僅基因於氣管枝粘膜之變化。神經性氣管枝喘息可細別如次。

(甲)因延髓出血。軟化。竈腫瘍形成等刺戟迷走神經。致招所謂中樞性氣管枝喘息。此爲無疑之事實。

(乙)中毒性氣管枝喘息。此亦爲中樞性氣管枝喘息之一。起於鉛、水銀等之中毒及尿毒症之際。因其原因而有鉛毒性喘息、汞毒性喘息、尿毒性喘息等之名稱。

(丙)末梢性氣管枝喘息。此由於頸部之腫瘍及淋巴腺之腫脹等刺戟迷走神經而起。

(丁)反射性氣管枝喘息。此爲最頻繁之症。因其他臟器之疾患而起反射性之病者也。概舉之如左。

(一)呼吸器疾患之際。如鼻殼粘膜之病的腫脹、鼻茸、慢性鼻加答兒。聲帶茸腫、喉頭及氣管枝粘膜慢性加答兒而爲本病之原因者。此因人體嗅入薔薇、槿花等香氣而發。

(二)消化器疾患之際。如因咽頭茸腫、扁桃腺肥大、慢性咽頭加答兒、便祕、腸寄生蟲等致惹起本病者。有時因攝取乾酪等食物而起。

(三)泌尿生殖器疾患亦招反射的本病。如子宮之位置異常等。致起本病者。

(四)心臟疾患時。亦屢屢發作喘息。然不可卽誤認爲心臟心喘息也。

【症候】　氣管枝喘息。有突然起於健康之時。患者在夜間就褥之際。不呈何等變狀。迨夫半夜醒來。忽然發作而不能預知。發作之初。感呼吸困難。胸部放咿軋音及笛聲。聲高者隔數室能聞之。顏貌呈恐怖之狀。前額被冷汗。眼目因眼球後靜脈有鬱血故向外方突出。口唇腫脹而帶藍色。頸靜脈怒張。體溫大抵無變化。脈搏頻數。其充盈僅微。發作時呼吸困難者。因其時吸息筋之力須大。障礙氣道。呼息筋弱。動作困難也。故此時。副呼息筋甚需努力。此際腹筋甚形板堅。尤以直腹筋爲甚。又下部筋骨因損腹筋之收縮因向內方牽引。

發作之時間。短則一二小時。長則亘數十小時。亦有每日反覆或發或止者。發作之終。每喀出少量之粘液膿痰。

【療法】喘息用麻黃劑如麻黃杏仁甘草石膏湯、甘草麻黃湯、越婢加半夏湯、小青龍湯等麻黃配劑之藥方。最能見效。喘息用麻黃劑而不治者。可用大柴胡湯、大承氣湯、半夏厚朴湯。

發作激烈時。西醫注射阿獨里那林或賁篤棒其不能鎭靜。漢醫用麻杏甘石湯亦不能抑制者。此時余曾用甘草麻黃湯而頓挫其發作。曾記有一某西醫之婦人。苦喘息就余診治。余先用甘草麻黃湯以鎭其發作。其次與以半夏厚朴湯而痰咳不止。乃與小青龍湯。三日而愈。統計一週之間。病已全治。此婦曾云服過麻黃有效成分之歐夫歐度林及其他西醫用之諸種藥劑。迄未見效云。

嚙嚼麻黃味覺辛而澁者爲有用。嚙後辛而不澁者無效。

甘草麻黃湯證之病。爲喘鳴急迫。非口渴或發汗之症狀。若上半身被冷汗。口渴而喘急強者。當用麻杏甘石湯主治之。眼球突出。頸靜脈怒張。流冷汗者。應用越婢加半夏湯。喘息而伴肺氣腫。呼吸困難。吐出泡沫狀之痰者。多爲小青龍湯證。或用小青龍加膏湯。

麻黃湯所以治喘息。發作時喘鳴促迫。發作止卽歸平靜者多用之。平生不絕發作喘鳴者。多爲大柴胡湯、大承氣湯、木防己湯等證。其原因爲反射性氣管枝喘息。因腹壓或胸壓高而起之喘鳴。余曾用疏通劑或瀉下劑或利尿劑以減輕腹壓。頗收意外之效。茲舉實驗例二三如左。

實驗例

（一）埼玉縣大里郡〇〇町。女。年五十八。二三年前起喘息。發作時。苦不堪言。不能橫臥。身體肥滿。腹部膨大。便秘。肩凝。脈沉實。最高血壓百七十。無口渴、頭痛、食慾等之變化。小便一日六七次。因投與大承氣湯。服藥第一日之夜。發大汗。翌日下痢八回。自後喘急半減。前後經二十天之服藥。喘急消散。身體輕快矣。

(二)芝田區村町。原○郎。男。年四十一。數年前得喘息之病。約在半年以前。病狀日益增惡。歷訪東都有名病院。咸不能奏效。僅在伊豆之溫泉遊覽中。稍較輕快。歸京復發。夜間不得安眠。身體稍肥滿。血色佳良。脈緊實。舌有淡黃之苔。微覺乾燥。聽診時。胸廓全部有笛聲。呼吸音極微弱。左右之胸脇苦滿。直腹筋攣急。胃內證明僅僅停水。大便二日一行。食慾少。因與大柴胡湯。夕間頓服甘草麻黃湯。據患者語余。飲大柴胡湯已經四十次左右。不料此次飲後。即能一夜安眠。兩個月之後。遂恢復健康云。

凡麻黃劑證輕快之患者。用阿獨里那林或夫歐夫獨林等。亦有效果。即激劇發作時。亦能稍稍抑制。惟在右之治驗中。所謂大承氣湯或大柴胡湯證時。倘用阿獨里那林等注射。則反起頭痛及其他之副作用。爲效亦少云。

心臟疾患而起之喘息。多用木防己或木防己去石膏加茯苓芒硝湯。

備考

(本間棗軒之說) 從感冒起者用小青龍湯合麻杏甘石湯、桂枝加厚朴杏子湯、華蓋散。酒客者。用增損木防己湯。虛陽上攻者蘇子降氣湯。津液枯竭者與定喘湯、滋陰降火湯。動悸高而脈結代者鍼砂湯。一時救急者有阿芙蓉液(用二十五滴至五十滴)病已難治而能節攝飲食。並禁滋味膏粱。則服增損木防己湯一年或二年。可以全治。定喘湯亦佳。

大塚按本間棗軒先生。治療喘息之病。極能自信。推奬阿芙蓉液。亦毫無謙遜之詞。增損木防己湯者。木防己湯中加紫蘇子、桑白、生姜也。華蓋散者。麻黃湯之桂枝以紫蘇子、茯苓、桑白、陳皮代之也。

(有持桂里之說) 哮以聲響名。喘指氣息言。喘息者痰之患也。其源多來自毒。幼時頭面瘡毒。用外傳速愈之藥。致變他病。其例甚多。故此病不可不從瘀毒之處下工夫。此篇所載。乃治之大法。亦間錄一二奇藥。

桂枝加厚朴杏子湯
小青龍加石膏湯
麻黃杏仁甘草石膏湯
越婢加半夏湯
千婚湯（半夏　皂肉　甘草　生姜）　喘不得臥。外有寒熱之證者。可用此方。
木防己湯　平野屋某之內人患哮喘數年。每發時用小青龍加石膏湯或麻杏甘石湯四五日而得安。近來前症發動。亦用前湯四五日不治。氣促倍於前。因仔細摸其腹。心下痞堅宛然。即投以木防己。一二日間。心下痞散。諸症亦消。
蘇子降氣湯（蘇子　半夏　陳皮　厚朴　前胡　桂枝　當歸　甘草　生姜　大棗）　此方治痰喘氣急或小便不利而腫。然在哮喘變爲水腫者多難治。
眞艮湯（茶實　南星　薄荷）　治小兒喘急有神驗。
續方　射干麻黃湯　哮吼發欬。不解之兆者用此方有效。
厚朴麻黃湯
以上二湯。症候大略相似。以主治藥品比較之。前者爲淺症。此爲深症。此湯活用於水腫。亦能見功。
喘四君子湯（人參　甘草　茯苓　陳皮　厚朴　砂仁　蘇子　桑皮　當歸　白朮　沈香　木香　大棗　生姜）
生脈散（麥門冬　人參　五味子）　此方治哮喘之壞症虛候。
　大塚曰。華岡青山翁用麥門冬湯加沒食子以治喘息。其取意正同。
六君子湯

附子理中湯

地豆兒（鼹鼠霜）　十五歲以內之兒有效。

燒鴉霜　此係川島氏實驗而得。相傳謂係三角法眼之方。

〔原南陽哮喘之說〕　哮喘古但稱喘。今别爲二證。仲景用桂枝加厚朴杏子湯之喘卽哮喘也。此證中有竹瀝。

用以袪痰。其病多爲長期病。有年發三四次者。有月月突發者。有一二日或三四日一發者。有夜發晝安者。大概

起於秋冬春夏之交。時候不正之節。或陰雨非時之冷氣。其因係疝。治疝宜通察腹候。治喘亦然。

喘息兼胸痛者用栝蔞枳實湯。上氣強者用蘇子降氣湯。頸背強急者用葛根湯。心下急迫者用甘草乾姜湯中

兼用底野迦。

〔類聚方廣義〕　哮喘症大抵一年一二發或五六發。亦有每月一二發者。其發也。大抵由於外感與過食。從外

感來者。用麻黃湯、麻杏甘石湯、大青龍湯等。因過食或大便不利而發者。先取陷胸丸、紫圓等吐下之劑。以疏蕩

宿滯。然後用對證之方。

〔焦窗雜話〕　長病之喘。喘而甚者每不治。然始終用大柴胡湯加以灸治者可治。

長病患喘。四逆散中加麥門冬、石膏用之。

第四章　肺炎

（甲）　加答兒性肺炎

【原因】　本病常爲續發性疾患。多繼發於小氣管枝炎。故又稱氣管枝肺炎。本病因氣管枝之炎症。直接傳播

於肺胞。或氣管枝炎之病原菌於吸息時吸入肺胞之內而起。

小兒或高年者易罹此病。此病亦續發於諸傳染病。如麻疹、百日咳、流行感冒、猩紅熱、腸窒扶斯等病後往往有

續發者。亦有因唾液、飲食等物竄入氣管枝內達於肺胞致誘起炎症者。而在重症窒扶斯患者。衰脫之癌腫患者。嚥下筋麻痺之症者。亦往往見之。

凡一經患過加答兒性肺炎者。愈後每不易再發。

【症候】 肺臟上發見加答兒性。殊爲困難。因其病竈狹小。故理學的診查法亦難證明。大多爲氣管枝炎之症候所掩。

理學的診查法中。以聽診爲本病最重要之診斷法。氣管枝肺炎往往能聽得氣管枝呼吸音及有響性之刺芝叟兒。有時濁音亦因發炎竈多數融合現五仙米之廣二仙米之厚。但此時若行輕打診。不能得陽性之成績。本症之濁音。同時常帶鼓音。

體温亦爲本病診斷上緊要之症候。基麻隨氏以爲氣管枝炎之體温。不超過三十九度。故凡超過三十九度之氣管枝炎。持續數日者。不可疑爲本病也。本病之體温。與纖維素性肺炎之體温同樣無一定之熱型。大多呈不正之弛張性。恢復之時。不現分利的症候。

肺臟中顯現瓦斯之交換障害。呼吸促迫。間歇不正。呼息時呈呻吟之狀。肋間於吸息時陷沒。副呼吸筋收縮。呈蒼身症。大多伴咳嗽之頻發。喀痰在小兒及高年者。每多嚥下。故所見甚稀。所喀之痰。呈粘液膿狀外。無特異之點。此外在咳嗽及深呼吸之際。屢屢胸痛。

乙 纖維素性肺炎

【原因】 本病名克洛芝浦性肺炎。爲日常頻繁遭遇之傳染病。發病素爲夫倫克兒氏肺炎球菌。但必伴以感冒狀之補助原因。本病之傳染。或直接或間接介行於人體。壯年男子易罹。一經犯病。時有反覆之傾向。

本病爲急性熱性傳染病之一。有整然之經過。一週內以分利性現象而結了。本病之症候。可大別爲局處的變化與熱性全身症狀。

(一)熱性全身症狀。起於肺炎菌製出之毒素。與其他之急性傳染病。所謂潛伏期者是也。此期間不過一二時間。亦有亘及二日至四日者。本病在就業之際或睡眠之時。俄然起戰慄。尋來稽留性熱候。達三十九度至四十度。亦有達四十度之上者。脈搏頻數而緊張強大。多呈重搏性。顏面潮紅。舌苔生白色或灰白色。眼目放光輝。甚覺煩渴。食慾全無。尿量減少。脾臟屢屢腫大。如此全身症狀。持續五日至七日。高熱俄然發於皮膚。更加發汗。為分利性之消散。此分利尤多起於夜間。但有時亦有遷延性分利。徐徐熱下者。又在分利之前。反見體溫上昇。惡寒戰慄及譫語者。亦有名假性分利者。此在真分利之前。一時見其熱下者之謂也。

(二)局所的症候之中。先現胸部患處之刺痛。咳嗽及喀痰。其他之症。與炎症之時期相異。今摘要如次。

灌溉期(即初期)中。打診上呈鼓音。輕打時。稍有濁音。此因肺臟組織之緊張力微弱。且乏空氣之故也。聽診上在吸息時。有捻髮性之刺芝叟兒。喀痰多帶粘稠性。呈玻璃狀。血點及血線交見。一到變肝期。則聲音之振盪高。打診音變為強度之濁音。如氣管枝呼吸音。喀痰呈新鮮之鐵銹色。所謂銀銹色痰者是也。從變肝期移於融解期時。喀痰呈枸櫞色或芙蘭色。此時濁音漸次消失。再呈肺胞性呼吸音及捻髮性刺芝叟兒。其後此刺芝叟兒隨胞內液性滲出物而完全消失。

本病患者之顏貌潮紅。往往呈紫藍色。肺之患部亦顯潮紅。患者多仰臥而不能向疼痛之一面側臥。呼吸困難。促迫。脈頻數。患部之呼吸運動緩慢。且有斷續性之肋膜炎性疼痛。言語亦斷續。不能出高聲。

此外又有各種之異常症。如頓挫性肺炎。一日性肺炎。無熱性肺炎。遷延性肺炎。無力性肺炎等症。

【療法】　加答兒性肺炎續發於氣管枝炎者亦甚多。其方劑揭示於氣管枝炎條中。可以參互選用。此外有病邪從少陽更進入陽明者。大承氣湯類適用之。

急性肺炎於發病初期已呈大青龍湯證者亦多。症候條云。熱而戰慄。達四十度以上。脈數而緊。顏面潮紅。舌白苔。煩渴者。大青龍湯證也。

本病病邪之轉變甚速。從太陽忽而少陽。從少陽忽而陽明。或從太陽直接轉入陽明。多爲大柴胡湯、白虎湯、大小承氣湯、調胃承氣湯、或桃核承氣湯之證。本病以身體強健之壯少遭遇者爲多。故呈陽實證。是以初期以發汗劑爲適應。數日之後。大抵呈瀉下劑之病狀。

余於昭和三年末至四年之春。在土佐漁村開業之際。該處青年罹本病者甚多。除一日性肺炎無定型之外。大抵發譫語、潮熱、或呈惡寒。大便秘結。妄行妄走。初期與大青龍湯或大柴胡湯。後用大承氣湯、桃核承氣湯、調胃承氣湯等。亦多有用瀉下之方者。其妄行妄走者。以白虎湯則輕快。亦有用桃核承氣湯而收意外效果者。

小兒肺炎。用小青龍湯、越婢加半夏湯、小柴胡湯、排膿湯等爲最多。

老人多易陷於陰虛證。多用附子配劑之方劑。如真武湯、桂枝加芍藥加麻黃附子細辛湯、麻黃附子細辛湯等。

第五章　肺壞疽

肺壞疽當即古人所謂肺癰。今人之肺膿瘍。

【原因】本病因肺臟組織死亡。起腐敗性分解。其死亡之起因。由於釀膿性球菌侵入肺臟之內。而尤以諸種之釀膿性葡萄狀球菌爲甚。罹此病者以十六歲至四十歲間之男子爲多。

【症候】本病在診斷上所必要者爲喀痰之性狀。凡患此症者。其所喀之痰。臭氣特甚。刺戟性如山椒大蒜。或帶腐敗性之甘臭。患者周圍。臭氣瀰漫。令人不耐對座。

喀痰之量。一日不過百立方仙米（亦有達千立方仙米者）痰爲稀薄之液。呈粘液膿狀。其膜爲透明灰白之球塊。

將喀痰放置。則可見其分爲三層。第一層污穢灰白色之中富粘液膿狀之物質。第二層灰白色稀薄之漿液。最下層爲顆粒狀沉渣。此外混血色素時。喀痰類黃赤色。但此喀痰之性狀。非本病所特有。如腐敗性氣管枝炎之喀痰。亦同一狀態。所不同者。本病之喀痰中必含有肺壞疽片。其片爲黑色或煙灰色。細者如小點。大者如拇指。其數種種。並無一定。此爲診斷上重要之點。

本病對於患者之體位。亦宜注目。當患者向患方下臥時。其分泌液必瀦留於壞疽空洞內。不達於氣管枝分歧部。倘分泌物接觸於氣管枝分歧部時。必忽然起劇繁之咳嗽。

肺之局處的變化有浸潤症狀與空洞症狀二種。此種患者顏貌每呈腫白色。體力衰弱。大多伴以消耗性之體溫昇騰。食慾減少。喀痰嚥下之時。容易引起下痢之傾向。

【療法】　本病奏效之方有桔梗湯、桔梗白散、葦莖湯、薏苡附子敗醬散。凡初期發病體力未衰弱者。用桔梗白散桔梗湯。體力已衰弱者。或虛弱者。用葦莖湯。已陷於陰證者。用薏苡附子敗醬散。其形空洞。而達喀血之傾向者。雖用桔梗配劑。仍甚危險。

備考

〔有持桂里之說〕　桔梗湯　此湯平易。金匱所謂救肺癰始萌之方也。但其主治與桔梗白散一字不易。然方後云服之則吐膿血。而白散條則云此方下後。吐膿血有力。一二字之間。分別至此焉。

古今錄驗桔梗湯（桔梗　白朮　當歸　地黃　甘草　敗醬　薏苡仁　桑白皮）

紫菀散（紫菀　知母　貝母　人參　桔梗　茯苓　阿膠　甘草　五味子　生姜）　以上二方。均本於桔梗湯而組立之方劑也。

葦莖湯

黃昏湯（黃昏手掌大一片）

葦莖湯在金匱中引用千金。今閱千金則未載此藥。只與方名。外臺中引古今錄驗有葦莖湯之名。而在黃昏湯方下有療肺癰一語。葦莖湯主治亦「療肺癰」三字。故今人互用此二方云。黃昏者合歡木也。可用其皮。柴野栗山先生壯年病肺癰。諸藥不效。服黄昏湯而愈云。

桔梗白散

葶藶大棗瀉肺湯

肺癰丹方（肺癰潰後排膿者。熱服薏苡根搗汁。）

〔本間棗軒肺癰之説〕初發惡寒發熱者。先與小青龍湯發表之可愈。已成膿時。與肺癰湯則治。此方爲先師南陽翁之組方。有百發百中之效。此外葦莖湯、桔梗之類。亦能奏效。肺癰湯者。甘草、桔梗、貝母、栝蔞根、杏仁、白芥子、生姜七味也。

第六章 肺氣腫

【原因】 本病起於諸種之呼吸障礙。氣壓持續的亢進肺胞内。但此種障礙。在呼吸時則頻繁。吸息時則稀。本病多與諸種之咳嗽性疾患併發。就中尤以與慢性氣管枝炎併發者爲最多。其他職業的努責作用如吹奏、吟咏、演講、負重、登山等之日久努力或喘息發作等。亦爲本病發作之原因。

【症候】 胸廓擴張如洋瓶狀。呼吸運動甚少。打診上呈輕度之鼓音（即紙匣音）此因肺組織缺乏緊張之故。聽診上肺胞音減弱。心臟濁音部狹小。或完全消失。心音幽微。

本病進行時。靜脈之鬱血著明。起浮腫、腹水、鬱血肝、尿利減少、胃腸之鬱血加答兒等。

【療法】 有肺氣腫之表證者。用小青龍湯、小青龍加石膏湯、桂枝加厚朴杏仁湯。無表證者。用茯苓桂枝五味甘草湯、苓桂五味姜辛湯、或苓甘姜味辛夏仁湯、苓甘姜味辛夏仁黄湯。現浮腫者。可别其陰陽用木防己湯、木防己去石膏加茯苓芒硝湯、桂姜棗草黄辛附湯、八味丸等。起鬱血肝而訴胸脇苦滿者。可從證用大柴胡湯、柴胡加芒硝湯、或柴胡加龍骨牡蠣湯。

實驗例

（一）患者六十四歲。男性。（住所姓名等省略）數年來苦肺氣腫。脈浮稍緊大。口渴。舌白苔。乾燥無滑澤。咽喉不絕感乾燥。喀痰粘着難離。體動時。呼吸促迫增進。言語斷絕。不能流暢。上眼瞼下垂。肺之下緣在三橫指經下。打診呈鼓音。聽診之呼吸音嗒嗒然。證明胃中稍有停水。胸脇不苦滿。左右之直腹筋強攣急。及於脇下。腹部一體堅硬如板。大便一日一行。小便普通。有食慾。因與小青龍加石膏湯。續服一年餘。自覺的痛苦。漸次消失。目下猶在服藥中。

第七章　肋膜炎

【原因】　本病起於細菌之發生。至於因化學的刺戟物而起者。則無其實例。細菌之種類。以釀膿性連鎖狀球菌及葡萄狀球菌爲主。有時亦有特殊的分裂菌存在於肋膜滲出物中。如夫倫克兒氏肺炎球菌、結核桿菌、窒扶斯桿菌、麻毒球菌、普通大腸菌等。此外如感冒、外傷、急性傳染病、肋膜結核、肋膜癌及消削性慢性病等亦爲誘發本病之補助原因。又有從鄰接管器波及肋膜而起本病者。如肺炎、肺結核、肺壞疽、心囊炎、肋骨膜炎、腹膜炎等。但不能發見其誘因焉。

【症候】　（一）乾性肋膜炎　本病在聽診上有肋膜炎性摩擦音。此摩擦音之音調。極爲不同。存在時期。亦有長短。最精密之聽診。其初不過證明有幽微之抓爬音。有時亦能極容易聽得高調之爆鳴音。有時音調硬固似摩擦靴革之音。故名新革擦鳴音。有時又聽得如掌握雪塊之音。故名握雪音。擦摩音旺盛時。以手掌安置於胸部。亦能觸知之。

肋膜炎性摩擦音直徑。祇一二仙米。一小局部能聽得之。但有擴及胸腔全部者。此種摩擦音。或小時消散。或持續亘數週數月。而在反覆行深呼吸時。摩擦音卽一時消失。

此外緊要之症候。爲肋膜炎性疼痛。患者當咳嗽及呼吸時。患處覺疼痛。而於肋膜炎性疼痛之外。全無何種症狀。呼吸障礙。亦爲主要徵候之一。患部一方面之呼吸運動。緩徐淺薄。往往帶斷裂性。此爲肋膜性疼痛之結果。其呼吸音亦隨之微弱。有時更呈強度之呼吸困難。

咳嗽多而乾燥性咳嗽之喀痰。則缺如焉。

本病大多引起俄然之熱候。其初大抵數次惡寒。次示不定型之熱候。脈搏頻數。強煩渴。全身困憊。尿利減少。

肋膜炎性癒着。爲本病之後發症。此即肋膜腔癒着。致起障礙呼吸運動之病也。病之過甚者。往往全肋膜腔癒合。故與心臟之肥大擴張併發。

(二)滲性肋膜炎　滲性肋膜炎者。有滲出物之謂也。其主要之徵候。爲濁音與聲振盪減弱。

望診上堪注目者爲患者之體位。即患者向患部方面下臥時。其上方之健康部。營充分之呼吸運動。而患部方面之呼吸徐緩。或者消失。此因滲出物之壓迫。阻礙胸廓及肺臟擴張之故。又因患部方面之胸廓廣。心尖搏動壓迫健方。肝臟轉移至下方之故。

打診上滲出物之部位呈濁音。滲出物之層厚大者。濁音亦顯著。

聲音振盪之微弱或消失。觸診上能知之。因觸診能知聲音振盪。故亦能知滲出物之高。其理由爲肺臟表面與胸廓壁之間。存在液體時。氣管枝之聲音。波動傳達於胸壁之故。

聽診上沿滲出物之上界。發見肋膜炎性摩擦音者亦多。此摩擦音。其始吸收滲出物。則纖維素性沉着物再出現。因此而起此種之摩擦音。呼吸或呈微弱之肺胞音。或帶氣管枝性。在肺臟因壓迫而含有一部分空氣時。則發微弱之肺胞音。空氣缺乏之時。則發氣管枝性。

患者之全身狀態多滲出物。呼吸困難。胸部刺痛。咳嗽。至於化膿性肋膜炎之患者。必顏面蒼白。食慾不思。熱候有種種。無一定。尿減少。脈搏增加。

【療法】不問乾性溼性。均以柴胡爲主藥。小柴胡湯、大柴胡湯、四逆散、柴胡桂枝湯等。應用最多。高熱口渴舌苔白而乾燥者與白虎人參湯。胸痛不堪者用甘草湯、芍藥甘草湯、四逆散、小陷胸湯等能奏效。

余曾診察一婦人。左肺下葉結核浸潤。右側有溼性肋膜炎。而兼麻痺性脚氣。初診之日。惡心嘔吐。不論藥與食物。入口即吐。不能入胃。其原因據患者語云。西醫因欲從小便除肋膜之水。與服利尿藥。因此非常痛苦。致起嘔吐云云。余因告其此宜以鎮吐爲先急之務。遂與小半夏加茯苓湯。翌日惡心嘔吐已愈。食慾亦來。驚喜之至。不意翌日之夜。排尿十數次。其量實太多。余越三日往診時。濁音已減。成爲呼吸音。示肋膜腔內之滲出物顯然減少。於此可知小半加茯苓湯不必全爲鎮吐。從證運用。能收意外之效。更可見漢醫學之微妙。而具哲理也。

肋膜炎性癒着。亦用大柴胡湯、四逆散、或小柴胡湯。苟永永服之。可以漸次輕快。

溼性肋膜炎用柴胡加龍骨牡蠣湯去鉛丹亦能奏效。

實驗例

(一)男年三十六年前罹溼性肋膜炎。勉力醫治。約經一年。漸漸輕快。自後健康至今。不自知其有病也。本年三月上旬。耽於麻雀。徹夜留戀。次日右腋下至背部感輕微之鈍痛。漸覺倦怠。至四月二十三日覺頭痛與右胸部壓重。氣分不勝。檢溫三十七度五分以上。此患者絕對信任余之技倆。翌朝來院求治。經診察爲溼性肋膜炎。脈弦而稍散。微有舌苔。食慾不振。體動時有呼吸迫促之感。覺胸肋有苦滿之證明。大便一日一行。直腹筋亦無攣急之證明。投以小柴胡湯。逾七日再診時。自覺的痛苦已全消失。滲出液亦已消散。更七日再診時。在聽診打診上均恢復常態。服藥因此中止。一日出釣於東京灣。操舟中流。遇強風。以全力支持。得慶登岸。來院再訴胸痛。診察時。又非肋膜病矣。經數日之休息。即復健康云。

(二)女年三十。去春罹肋膜炎。已經一年。診時脈搏九十六至。有動悸。胃內無停水。左背下部呼吸音微弱。聽診打診上。無大變。有食慾。大便一日一行。月經正調。與以小柴胡湯合桂枝甘草湯。服藥三週。微熱與動悸均去。漸次得復健康。

（三）男年二十三。罹肋膜炎已經歷十閱月。左胸壓迫之感不去。他無所苦。體溫平常。有食慾。亦動悸。無汗。大便三日一行。心下部及肋下有抵抗之感。直腹筋不攣急。腹部一體緊張不輭弱。與以小柴胡湯合小陷胸湯。服藥三週。左胸輕快。知得全治之喜矣。此患者所謂肋膜炎性瘀着也。短時日中。能奏偉效。實深自喜。

備考

〔張氏醫通〕 凡咳嗽面赤。胸腹肋常熱。惟手足時涼。其脈洪者。熱痰在膈上也。小陷胸湯治之。

第八章 肺結核

肺結核性疾患。在漢醫學上。有種種病名。如勞瘵、骨蒸、肺痿、肺勞、勞咳、勞症、瘵勞、蓐勞、風勞、傳疰、勞疰、傳尸勞、花顏勞、奔馬勞、桃花蛀等。

【原因】 本病之病原菌爲結核桿菌。但多數爲釀膿球菌之混合傳染。而尤以連鎖狀球菌爲甚。本病有一定之補助原因促其傳染。大概如次。

（一）體格 短矮方形之人。罹肺勞者少。身長纖弱。蒼白。胸廓長狹。及其擴張少者。即所謂勞瘵質體質之人。易罹本病也。此體質由於家族遺傳者也。

（二）空氣 新鮮空氣之缺乏者。易促本病之發生也。如終日密閉於工場或生活於作業之室。或呼吸塵埃之人。以罹肺勞之傾向多耳。

（三）身體之抵抗力減弱之狀態 營養不給。長時間之疾患。焦心苦慮。憂鬱。及精神興奮者。亦易增傳染之危險。

（四）因肺疾患或其他之疾患。亦容易爲結核菌所傳染。

（五）年齡　十七歲至三十歲之間。多易罹本病之傾向。

本病之原因。可分爲原發性與續發性二種。

（甲）原發性肺勞者。獨立的發於肺之自臟也。可區別爲如次之原因。

（一）空氣傳染　空氣與肺結核菌同行吸入而起。

（二）遺傳　往時所謂遺傳肺勞。非直接遺傳病菌。乃係遺傳體質。即癆瘵之遺傳也。

（三）食物性肺結核　此因攝取有結核菌之食物而起。

（四）交媾或接吻之傳染。

（乙）續發性肺癆者。續發於其他臟器之結核也。如因骨、關節、皮膚、淋巴腺、腸管、喉頭、泌尿生殖器結核之續發而起。肺結核者是也。而氣管枝淋巴腺之結核。往往爲肺結核之前驅。尤堪注意。此外因肋膜炎之續發而起者亦多云。

【症候】　肺結核確實之診定。爲證明喀痰中有結核菌。此外彈力纖維存在於喀痰之中。亦不可不注意。此彈力纖維因本病而致肺組織崩壞。而其抵抗之力。比較強大。故其他物質雖已潰滅。而此彈力纖維猶存其形而出於喀痰中也。是故喀痰之中。彈力纖維愈見其多者。可以測知肺組織之崩壞愈盛。若肺已形成空洞時期。則可以見貨幣狀痰、球狀痰。但此甚少。亦有不吐出喀痰者。此時則不得不診定其他之症候矣。

本病之經過有種種。摘其要者如次。

（一）大多爲潛進性。徐徐而起。發病之初期。往往看過。未能注意。女子初發此病。往往誤認爲頑固之萎黃病。其一例也。此外如慢性喉頭加答兒、慢性胃腸加答兒、洛伊馬基斯性筋痛、關節痛等。皆爲肺癆初期之一症也。有時呈神經衰弱狀之症狀。對於事物處處倦怠。睡眠不安。食慾不振。此際倘輕忽於診察。往往亦誤認爲單係神經衰弱之症。而不知實係本病之初期也。

亦有其初不能證明其原因。其後漸次瘦削。成潛進性之肺癆者。其始早晚咳嗽。初為乾性。每咳嗽之後。僅隔極短時間。則復續發。漸次咳出喀痰。稍稍運動。即覺心悸亢進。呼吸迫促。全身違和。輕度發熱。夜間尤甚。時時盜汗。妨礙睡眠。其實亦係本病之初期也。

(二)反於上述之潛進症。突然發病者亦有之。即向來健康而就職業。或因身體過勞。或因過酒。或罹感冒。或以精神之大興奮。俄然喀出血痰者是也。但為數甚稀。大抵在喀血之前。肺上總有多少變化。患者雖有自覺的症狀。而不思就醫。迨至突然喀血。始驚而乞診者。故此時往往發見肺已達中等度之浸潤者焉。

(三)初發期於甚重篤之熱性。其全身症候。則是頭痛。高熱。舌乾。食思缺乏。便通不整。睡眠不安。其狀酷似腸窒扶斯之初期。當此之時。診查胸廓。往往不能認識為肺癆之徵候。須經一定期間後。始見出本病。

本病之理學的檢查。先為望診。觀其有無一種特有之體質。即所謂癆瘵質者。凡有此質之人。大抵身長而高。骨格細。筋肉瘦削。皮下脂肪組織僅微。顏面蒼白。豚管運動神經系統有容易興奮之傾向。稍稍勞動。或精神稍稍興奮。即顏面潮紅。皮膚亦呈蒼白色。軟弱而且菲薄。背部毛細管透映。頰部呈限劃性潮紅。此名為消耗性頰紅。此消耗性頰紅往往現於肺之患部與患部之一面。與他一方面比較之。能顯然區別。此因頸部交感神經壓迫而來。故從頰部之望診。亦可以推知病之犯肺也。又患部方面之瞳孔開大。亦可為診斷之一助。其理由與前同。此外毛髮顯著乾燥。而且纖細。背部纖毛茂生。眼目放一種特有之光輝。鞏膜呈帶青白色。眼球往往凹陷。眼瞼多印暗青色之暈翳。胸廓異長之長而扁平。前後直徑甚小。脇間腔顯然之廣。胸骨體與把柄部之結合部之角度。向前方突出。作成所謂羅特維芝克氏角。心窩之季肋角。大多成銳角。肩胛骨之內緣。與胸廓之背面顯著離開。其狀恰如天使之羽翼。故名翼狀肩胛骨。痺間廣者。脇間筋羸弱之所致也。肩胛骨離開者。鋸齒狀筋軟弱之所致也。此名癆瘵性胸廓。亦曰麻痺胸。如此胸廓。其所營之呼吸運動甚少。須在深吸息時。方能呈健康時呼息時之觀。

肺結核之局處理學的徵候。因病期之早晚而有千差萬別。大略可分左之三時期。

（一）初期肺癆　其徵候大多現於肺尖。就中來自右面者最多。此種患者之望診。爲呼吸時患部之運動遲徐。打診上音之相差甚微。往往難於聽取。非熟練者不能。聽診上呼吸音微呈弱。或呈粗裂。或呈不定性。有時呈斷裂性呼吸音。當咳嗽之時。大多在瞬間呈無響性之小水泡音。此所謂肺尖加答兒之徵也。但亦有異於上述情形。而起於肺之下葉之肺結核者。此則於診查上。不可不精密者也。

（二）確定的肺癆　初期肺癆之局處加答兒症狀已判然者。即可確定爲肺癆。其病狀更進一步。即能明白其爲肺癆疾病。此時患者之肺組織陷於結核性浸潤。疾病若在一面者。在深呼吸時。呼吸運動較諸健康之一面爲緩慢。呼氣延長。屢現氣管枝音。且能聽取得中等大或小之水泡音。患部之聲音。振盪旺盛。

（三）完成期肺癆　此時期肺已形成空洞。故患部陷沒。呼吸之際。呼吸運動全無。打診上帶鼓音。一種特有之所見。即打診的音響變換。聽診上有高調之氣管音。及屢發空甕性呼吸音。吸氣往往銳利。有多數之賁沸性大水泡音。或大水泡音與中水泡音交發。

體溫無變化。大多上昇。朝晨正常。或在正常以下。薄暮達三十八度乃至四十度。名曰消耗熱。此熱在確定及完成期之間最顯著。屢屢始於惡寒發熱。終於發汗。又有朝間與夕間之體溫。相差一度乃至一度半者。此種之熱。名曰亞消耗熱。此熱見於初期肺癆者爲多。亦有在消耗熱亞消耗熱之中間。呈幾多不定型之熱候者。此外有一日間最低三十六度六七分最高三十七度三四分者。非用檢溫器。不易明瞭。因患者決不自訴熱感也。此熱初期肺癆之際見之。來於肺尖加答兒徵候之時機者爲多。此際患者大多神經過敏。些細小事。即易興奮。且自己常有罹重篤病症之苦慮。多數惱恨盜汗（盜汗從夜半至天曉者爲多）因之妨及睡眠。心神甚形困憊。此外胃之障礙。訴食慾不振。惡心。嘔吐。

肺癆之經過。以上述弛張性熱型緩慢進行者爲多。但亦有一種名奔馬性肺癆者。乃從急性之經過中件以稽留熱。患者多係衰弱者或併發症。一經遭罹。至多二週即死。但如此者亦甚稀云。

併發症分限局性、轉移性、及衰憊性三種。述之如左。

(一)限局性併發症中最頻繁者爲喀血。喀血有初期喀血與空洞喀血之分。初期喀血對於生命尙少危險。空洞喀血而血量較多。則易致失血而死。或血液塡充於氣管惹起窒息而死。又在本病之經過中所起之喀血。其量之程度。亦有種種。

限局性併發症有與纖維素性或漿液性肋膜炎併發者。出血性肋膜炎則在肋膜結核時見之。

本病之患者。五分之一必發氣胸。而水氣胸尤多。其滲出之物。以漿液性爲最多。氣胸原因於劇甚之咳嗽。身體之過勞。亦有起於安靜之時者。此因肋膜內皮之直下。有乾酪性樣病竈。穿通肋膜腔而起。其穿通之部位。大多起於肺上葉之下緣或肺中葉之上緣。乳腺及腋窩之間。此時患者突然覺劇烈之胸痛與呼吸困難。但穿通則由漸漸而起者。不伴顯著之痛苦。

(二)轉移性併發症發於諸多之臟器。或起於含有結核菌之喀痰。或起於結核菌從肺臟輸送至血管及淋巴管。名爲栓塞性者。

喉頭、咽頭、口腔粘膜及舌之結核性疾患。大多因喀痰瀦留於該部。致起結核傳染而來。因喀痰誤嚥。犯及腸粘膜之淋巴濾胞。故形成結核性潰瘍也。

血塞性續發結核。除前述器官之外。尙有現於其他諸臟器者。如腦膜、泌尿生殖器、腹膜等。肺癆患者因結核性腦膜炎或全身粟粒結核而死者甚多云。

(三)衰憊性併發症中。厥爲惡液質浮腫。及衰憊性靜脈血塞。此靜脈血塞。每發於股靜脈內。尤以左面股靜脈爲多。至其他諸種臟器中。乃由起澱粉樣變性所致。倘起腎臟之澱粉樣變性。則下肢起強度之浮腫。若腸粘膜起澱粉樣變性。不能制止時。則誘發下痢。

【療法】　肺尖加答兒之時期中。應用小柴胡湯及其加減方者最多。貧血甚。呈萎黃病狀之症狀者當歸芍藥散、黃耆建中湯、黃耆桂枝五物湯亦兼用之。但黃耆建中湯若久用之。反有病勢增惡之懼。

慢性喉頭加答兒之症狀。從證可用半夏厚朴湯、橘皮竹茹湯、麥門冬湯等。

慢性腸加答兒之症狀。除柴胡劑之外。亦可用生姜瀉心湯、甘草瀉心湯、黃芩湯、人參湯、大建中湯等。

如患洛伊馬基斯性筋痛、關節痛者。應用柴胡桂枝湯、四逆散、或桂枝茯苓丸、當歸芍藥散。攣急狀之疼痛而激者。可用一時權宜之計。與黃耆建中湯、或桂枝加芍藥湯。余曾診一右肩背有強急之狀。右腹直筋攣急而有疼痛之肺結核患者。與以黃耆建中二帖而見效。此不過一時權宜用之耳。不宜永久服用也。

呈神經衰弱症之症狀中。以胃阿篤尼症者爲多。屢屢證明胃內停水。此種患者宜用茯苓飲。胃內不停水。易疲勞。盜汗而兼不眠之苦者。應用酸棗仁湯。酸棗仁湯不限於結核。余對於盜汗不眠者屢屢用此方。而屢屢收奇效。但有下痢之傾向者。若與此方。反增下痢也。至於分量方面。用時亦宜注意。

初期喀血者。用瀉心湯、黃連阿膠湯、桃核承氣湯。此外亦可從證選用麥門冬湯、炙甘草湯、苦參湯、人參湯、甘草乾姜湯、柏葉湯等。余曾診一病。喀少量之血。西醫用手術不能止。診時發熱三十九度餘。咽乾枯燥。有上氣之證。與以麥門冬湯。僅二日而血即止。又凡發作性劇甚之咳嗽。全身流冷汗。手足厥冷。喀痰有紅絲者。與以甘草乾姜湯。症狀可以速治。（喀血可參照症候篇喀血條）

往來寒熱者。以用小柴胡爲定則。日暮時達三十八九度。日晡亦有潮熱者。應用小柴胡湯、或柴胡去半夏加栝蔞湯。其他如麥門冬湯、苦參湯亦可用之。身熱或煩熱者。可用以上方劑及其加減方。結核熱者。脇膜炎性者。用石膏配劑之方劑可奏效。肺結核用石膏劑與梔子劑者。比較爲少。又初期喀血之際。用白虎人參湯亦可奏效。已經形成空洞而喀血者。如用石膏劑。則見效者甚稀。

盜汗除用酸棗仁湯之外。可應用小柴胡湯及其加減方。前輩醫家。凡遇咳嗽之病。往往配用桔梗或五味子配劑之方劑。但桔梗往往妨害食慾而誘起惡心。或招喀血。濫用者不可不愼也。

病症進行中。從柴胡劑應用麥門冬湯、及炙甘草湯之時機爲多。凡頰上有限局性之潮紅。赤舌或無苔。乾燥。咽喉部有枯燥之氣味。腹部一體無力。大便多而不通快。軟便少日一二回。有殘剩之意味。感壓出之力不足者。麥門冬湯證也。以上證狀之外。兼動悸強。呼吸在淺表者。甘草湯之證也。以上二方證對於熱之高低。血痰之有無。可不必顧慮。但二方證亦爲陽虛證。非陰虛證也。凡有熱狀而無寒狀者用之。

實驗例

本病爲人人所忌。故患者姓名從略。左揭諸例。均爲西醫所難治者。至於輕度之加答兒。因無引例之必要。故亦從略。

（一）男、年三十。數年前罹輕度之肺尖加答兒。約在二個月前。忽然惡寒戰慄。發近四十度之高熱。請附近醫家診斷之結果。認爲流行感冒。與以發汗劑以圖下解。不料高熱依然在三十九度以上。經過十日。猶爲腸窒扶斯。用爲伊達兒檢查。反應爲陰性。經過十四五日。始出血痰。此時始診斷爲肺炎。開始用肺炎之注射與經布。然而血痰不止。體溫依然。加以一方漸次衰弱。於是有人勸入本院乞治於余。

初診在昭和七年十月四日。脈稍浮而底無力。近脈不頻數。體溫三十九三分。脈搏八十二至。無結核性疾患特有之速脈。舌鮮紅中有乾固狀態。經不足。因之唾液粘着於舌。致言語不能流暢。喀痰多泡沫。稍稍多量。則出血痰。右上葉微有小水泡音。呼氣延長。則右上葉發囉咖聲。腹部稍陷沒。而少抵抗。直腹筋左右均不攣急。大便每日浣腸則通。所下者爲軟便。每夜必盜汗。食慾少。

余與以麥門冬湯。翌日血痰止。便自然出。漸次口內濡。全身有元氣。十日之後。體溫降至三十八度下。漸次有食慾。一個月之後。降至三十七度六七分。盜汗亦止。但入於十二月。三十七度五六分之熱不去。咳嗽不止。聽診上仍爲小水泡音。因在小柴胡湯中兼用橘皮竹茹湯。前後七個月。漸次體溫恢復常態。咳嗽大半去。體重增加。漸漸能起步。自行來院。此時起下痢。腰椎覺痛。已屆肺癆去之時期。其肛門起炎。則用權宜處置。投與黃芩加半夏生姜湯、柴胡桂枝湯、桂枝茯苓丸。

(二)女、年二十四年前因肺結核病名而就醫。約一年前。訴腹痛與一日二三回之下痢。醫者診斷爲腸結核。每一年中。發一二次之大咯血。發高熱。平素則有微熱之程度。在余初診(昭和七年十月二十一日)之前約二週間。曾大咯血。心臟衰弱。浮腫。高熱。嘔吐。醫師宣告絕望。放棄投藥注射。家人亦相圍以待其死。鄰人有勸就本院乞治。

初診之日。顏色帶熱氣之潮紅而不蒼白。全身有輕度之浮腫。脈搏爲二十五至而細。心悸亢進。舌鮮紅色。溼而不口渴。右胸下部證明有輕濁音。發見呼吸音極微弱之部分。右腋下淋巴腺腫有一個。腹部無軟弱之態。胸脇苦滿在他覺的不能證明。直腹筋攣急。大便二三日一來。咯血已止。咳嗽殆無。右背之肩胛間部發見水泡音。胸部亦有水泡音。月經已二個月不通。

余對於此患者先用麥門冬湯。次轉方用柴胡去半夏加栝蔞湯。服後尿利增加。全身之浮腫去。食慾有。大便一日一行。元氣次第出來。但夕刻仍有近三十九度之熱。顏面潮紅。恰如酒醉之狀。因從十一月十三日始兼用桂枝茯苓丸。翌日下痢四次。熱亦急下。最高者三十七度二三分。入於十二月最高三十六度五六分。全身肥滿。一見如健康之人。於次年一月之下旬見月經。自後每月整調。此患者月經年無二三回。月經來時。必起大咯血。然自每月見經血後。咯血全無。輕熱亦無。反覺身體健旺矣。

月經不順與肺結核。兩者有微妙之關係。罹肺結核者在病狀進行中。月經屢屢。但反之。月經逆。顯出肺尖加答兒之症狀者。用桂枝茯苓丸多有效。又此種患者月經時期與推定。每月交移者。桃核承氣湯證也。經血下。則病自頓挫矣。

(三)此例已命迫旦夕。從昭和七年一月至十一月十七日受西醫之投藥。其後修得西式強健術在醫學之手中而漸次登上鬼籍。入余手時。已達結核末期。諸症蜂起。然倖能救起。殊足自快。其間經過複雜。詳細記述。殊覺不勝其煩。玆述處方之昊度並述當時之症狀。

七月一日投與黃耆建中湯二帖頓服。此時患者訴臥不得臥。呼吸咳嗽均不能。右面從肩胛部至腰部疼痛。晚汗甚。右直腹筋攣縮。只能行潛在呼吸。言語斷續。西醫診斷爲心臟衰弱。故注射噴篤棒。因之更形危險。自服黃耆建中湯二帖後。呼吸已不感困難。但同時咽乾口燥甚。發熱越三十九度。此亦黃耆建中湯之所致。翌日投與麥門冬湯。服後喀痰之排洩亦不感困難。體溫亦往來於三十七度三十八度之間。

七月十六日訴不眠。因兼用酸棗仁湯。

七月十八日心悸亢進。呼吸迫促甚。家人認爲轉歸之期已屆。咸苦悶不堪。招近鄰之醫師注射康浦兒。是日與以熊膽末。自後時時有此種情形發作。每發作時。與以熊膽末必奏效。從此日起。中止麥門冬湯而與炙甘草湯。

七月三十日兼用三物黃芩湯。因有蓐瘡故也。續服不滿一月。蓐瘡大半快癒。此時已在八月之末。熱度降至三十七度三四分左右。食慾亦有。一般狀態頗呈平安之象。

九月十三日又投與黃耆建中湯。因從七月一日起至現在胸背起痛故也。

九月二十日來一種無名狀之急迫性之咳嗽(咳嗽與噦逆症狀有區別)發作時。全身厥冷。流冷汗。不能發言語。亦不能飲水。口腔內有微細之泡沫。此日與甘草乾姜湯。自後凡發作時。投與甘草乾姜湯則輕快。

此患者左肺浸潤。右肺上葉亦浸潤。從九月上旬起。病狀非常輕快。或能得慶全功。惜乎十一月十七日服藥中止。又乞西醫治療。以後則未知其如何結局也。

備考

〔本間棗軒之說〕　最初日夜咳嗽見感冒之狀者。宜用小青龍湯合麻杏甘石湯。長服之雖不能根治。但可止一日之咳。日日往來寒熱。咳嗽氣急。脈浮數。見微痰之症狀者。柴胡桂枝湯之證也。胸脇掣痛。起居中覺氣息之閉塞者。柴胡枳桔湯爲宜。此種情形類似肺癰。不可不熟察。儒門事親中有勞行吐法之語。查疲勞非吐劑之證。惟胸痛甚者用吐酒石得效。而此遝云吐法。可知肺病實爲最有趣味之病矣。胸痛、喘咳、痰多者可用栝蔞枳實湯、竹茹温膽湯。或在痛處貼發泡膏亦宜。多出盜汗者。柴胡桂枝乾姜湯可得奇驗。血虛熱多。出盜汗者與當歸六黃湯。最初無寒熱而喀血者。涼膈散爲宜。勞證已備而吐血者。三黃湯加犀角、犀角地黃湯、柴胡四合湯之合方爲宜。長久不止者。用斷紅飲、花蘂石散、阿芙蓉液之類。潮熱、盜汗、咳嗽、脈散等諸證備者。選用緩痃湯、解勞散、蓁艽扶羸湯等。治癆之良劑。不過此三方耳。鼈甲爲治勞聖藥。楊氏家藏方中治勞之方。多有鼈甲組入之實驗。患勞者多食鼈。自能自愈。蝦蟆亦可食用。食蝦蟆可愈疳勞。其效能甚著。潮熱、咳嗽、聲嗄咽乾。身體羸瘦。津液枯竭者。養肺湯之主證也。清肺湯亦宜。如前證而咽喉微痛。吐白沫甚多。時時不能離痰盂者。加麥門冬湯或桔梗。或合用瀉血散亦宜。又用四陰煎、甘露飲等亦宜。疲勞甚而五心煩熱。舌胎黑而乾燥。衣被盡欲退者。是極虛中似實之證。所謂真寒假熱也。竹葉石膏湯爲宜。亦可用滋陰降火湯。久患勞而不欲飲食者。補中益氣湯爲宜。氣血虛耗者。人參養榮湯爲宜。

〔大塚按〕以上揭內科祕錄中虛勞、勞瘵骨蒸編之說。據今日諸家之議論。虛勞即今日之肺結核。余亦不贊成以虛勞與骨蒸勞瘵併爲一談。棗軒翁云。勞之別名雖多。古名虛勞。金匱載其治法云云。夫虛勞之虛。文字上之通稱也。若不別其病名如何。將金匱之方劑。運用於實際。而不問其爲虛勞肺勞。同一視之。不已矛盾矣乎。柴胡枳桔湯者。小柴胡湯方中去人參大棗、加桔梗、枳實、栝蔞仁也。瓜蔞枳實湯者。當歸、砂仁、木香、甘草、梔子、黃芩、陳皮、瓜蔞仁、枳實、茯苓、貝母、生姜、竹瀝也。竹茹温膽湯者。小柴胡湯合橘皮竹茹湯方中去黃芩、大棗、加茯苓、香附子、枳實、黃連、桔梗、麥門冬也。當歸六黃湯者。當歸、生地黃、熟地黃、黃柏、黃芩、黃耆、黃連也。涼膈散者。大黃、朴消、甘草、連翹、山梔子、黃芩、薄荷、桔梗也。三黃湯者。瀉心湯也。犀角地黃湯者。犀角、生地黃、芍藥、牡丹皮也。柴胡四物湯者。小柴胡湯加地黃、當歸、芍藥、川芎也。斷紅飲者。大麥、地黃、玫瑰花、甘草也。花蘂石散者。花蘂石入於童便與酒或醋而飲之也。緩痃湯者。柴胡桂枝乾姜湯加鼈甲芍藥也。解勞散者。四逆散加鼈甲、茯苓也。秦艽扶羸湯者。秦艽、鼈甲、人參、當歸、半夏、紫菀、甘草、柴胡、地骨、烏梅、大棗、生姜也。養肺湯者。人參、阿膠、桔梗、甘草、五味子、貝母、杏仁、茯苓、桑白、枳實、大棗、柴胡也。清肺湯者。桔梗、茯苓、陳皮、桑白、貝母、當歸、杏仁、山梔子、天門冬、麥門冬、五味子、甘草、黃芩、大棗、生姜也。瀉白散者。桑白、地骨皮、粳米、甘草也。四陰煎者。生地黃、麥門冬、芍藥、百合、砂仁、茯苓也。甘露飲者。枇杷葉、熟地黃、天門冬、枳殼、茵蔯、生地黃、麥門冬、石斛、甘草、黃芩也。滋陰降火湯者。當歸、白朮、熟地黃、天門冬、麥門冬、生地黃、陳皮、黃柏、知母、甘草、生姜、大棗也。補中益氣湯者。黃耆、甘草、人參、升麻、柴胡、橘皮、當歸、白朮也。人參養榮湯者。人參、白朮、茯苓、甘草、乾姜、大棗、當歸、芍藥、地黃、桂枝、黃耆、遠志、橘皮、五味子也。

〔雜病記聞〕 勞咳之病。因三焦之膜原。年久損壞。不表不裏。無上部。亦無下部。病在半表半裏少陽之部位。故其藥之立意。非疎通三焦。不可以治。三焦疎通之藥。本草千七百餘種中。僅有柴胡、升麻之類數品。病至重而藥至輕。是爲治勞咳之第一義。傷寒論藏結條中。舌上白胎滑者難治。其理同也。彼因寒邪不過表而入於裏時。其舌白胎而滑。邪不入胃。陽氣不入於表也。然則邪何處。曰入於臟腑中。入於胃則舌上現黑胎而乾燥。病雖重。然能般下劑。可以攻擊而勝。邪在表。則可以發汗治之。發汗吐下之藥中。多大力猛駿之品。病重者。猶能施療治之道。但入於臟腑或三焦者。其力已不足。難於當大敵。故不得不用消化疎通之法。凡勞咳而脈數、潮紅、盜汗、咳嗽等之症。醫家多常用小柴胡湯、四逆散、麻杏甘石湯、麻黃升麻湯、麥門冬湯、竹葉石膏湯、白虎加人參湯、竹茹溫膽湯、生脈散、逍遙散、益氣湯、柴胡養榮湯、清燥養榮湯、人參養榮湯、柴胡去半夏加瓜蔞湯。四物湯之類。所謂應勞咳脈症之方也。此外脈症之方。其奇驗者。尚多雜見於傷寒、金匱、時後方、外臺、千金以及

近世單方彙編等等民間之草藥亦有合理者但不知其理而漫用奇方或高價之藥徒足害病人耳此尤不可不知者也

第九章　心臟瓣膜症

【原因】　後天性心臟瓣膜障礙爲心臟疾患中之最頻繁者其症狀有種種總括之分爲左之二種

（甲）心臟瓣膜閉鎖不全

（乙）心臟瓣膜孔狹窄

此兩症屢屢併發於同一之瓣膜且大多不甚顯著不能辨其是甲是乙

後天性心臟瓣膜障礙發於左心室瓣膜者最多尤其在僧帽瓣上屢屢見之

本病之原因有種種其主要者爲心內膜炎與動脈硬化症最頻者爲來於心內膜炎之後而從急性傳染病來者亦多此中尤以急性關節洛伊馬基斯之經過中爲甚此外瓣膜瘤腫瘍形成瓣膜破裂過度之心筋緊張等亦爲本病之原因

【症候】　（甲）局處的心臟症候　大動脈瓣閉鎖不全之主徵爲舒張期的大動脈雜音左心室擴張肥大橈骨動脈上有速脈與硬脈

本病患者在數年之間不訴痛苦其外之快活不異於常態此因左心室之筋肉鞏固容易調節血液之障礙而能保持血液循環之故

自覺症爲不快之心悸動（體動則增劇）與眩暈顏貌多蒼白色屢屢反覆衄血

大動脈孔狹窄則起收縮期的大動脈雜音左心室擴張與肥大橈骨動脈上顯徐脈遲脈小脈顏面是蒼白色往往陷於腦貧血而致不省人事

僧帽瓣之閉鎖不全。則當左心室之收縮期中。血液不能循流於大動脈管內。一部向左心房內逆流。此際左心房受容之血量。非常之大。一因肺靜脈血。一因逆流之故。致血液充盈。左心房因之擴張。而其壁菲薄。但不顯著耳。

因肺靜脈及左心室兩方所來之血流。相合於左心房內。形成旋渦。故聽診上現收縮期雜音。其性平等。且如吹鳴。又因左心房之壁菲薄。致收縮力乏。而又容受肺靜脈及左心室所來之多量血液。致起鬱血症狀。此鬱血症狀。延及肺靜脈之範圍。達於肺毛細管及肺動脈。遂致波及右心室。於是右心室亦因鬱血而起擴張。又欲努力抑制。遂起肥大也。

右心室擴張。在打診上心臟濁音部增大。其右界超過胸骨左線。此際第二肺動脈音旺盛。胸骨體上起强盛之振顫。但右心室之擴張與肥大。在代償之機能盛時。往往不見。

左心室因本病而努力。血液在左心室收縮期中。從左心室向左心房逆流。在其舒張期時。一面容受左心室正常之血液。同時又容受逆流之血液。於是多量之血液。鬱積於左心室而起擴張矣。又在收縮期中。此多量之血液奔出之際。血液不向大動脈內順流。而向左心房逆流。左心室又不得不努以輸送此血量。故結局至招左心室之肥大。

本病在保持代償機能之間。脈搏正常。

僧帽瓣孔狹窄之主徵爲收縮期前雜音。或舒張期的雜音。並右心室之擴張與肥大。此外則爲心窩搏動。心窩搏動之範圍。甚爲廣大。

本病在左心室舒張之際。血液從左心房經僧帽瓣之狹孔。向廣大之左心室逆奔。形成旋渦。至發舒張期的雜音。此雜音通例能在心尖部顯然聽得。右心室移動於前方之時。在心尖部稍左上方可以著明。但音調雖有高時。而傳播於其他部分者則僅微。亦不傳達於動脈瓣孔。卻僅於左方之背部。

本症之雜音。粗糙而不軟純。呈轉輪狀或凹凸狀。

左心室之血液。爲狹窄之僧帽瓣孔所隔。致肺靜脈、肺毛細管、肺動脈起鬱血狀態。波及於右心室。右心室因含容多量之血液而呈擴張。打診上濁音界廣延於右方。右界超過胸骨右緣。而至左方。

橈骨動脈搏小而緊張力弱。且多不正。

三尖瓣閉鎖不全之主要症候。爲三尖瓣孔之收縮期的雜音。右心室之擴張肥大。陽性靜脈搏等。此陽性靜脈搏在診斷上殊有價值。

陽性靜脈搏者。當收縮期間。從右心室逆流於右心房之血液。因心筋收縮之力不衰。致入於兩大靜脈。故現靜脈搏也。

橈骨動脈搏細者。其緊張微弱也。

此外尚有三尖瓣孔狹窄。肺動脈瓣閉鎖不全。肺動脈瓣孔狹窄等。因其稀有。故省略。

(乙)全身靜脈鬱血　心筋衰弱、代償機障礙、心瓣膜障礙者。因心臟之擴張與肥大。至一定之度而止。則血液之循環適宜。代償亦適當。但心筋之力一有萎縮之時。而不能適應。於是代償機能亡失矣。此之謂代償機障礙。代償機一有障礙。遂呈全身靜脈鬱血之症狀矣。

(丙)拴塞性症狀　本病患者於代償機障礙之外。又形成血拴。屢屢陷於重篤。血拴形成之特徵。爲俄然發生痛苦。此血拴由於瓣膜之增殖物崩潰。混於血液而入動脈管。因輸送於遠隔之器官。致作成拴塞也。

脾臟動脈形成血拴。則當脾臟部發劇甚之疼痛。起戰慄。患者之顏貌變蒼白色。甚苦悶。伴以發熱、嘔吐。脾臟腫大。壓之訴疼痛。腎臟動脈之血拴。亦誘發嘔吐、戰慄及發熱。訴激甚之腎臟痛。屢屢漏血尿。

肝臟動脈之血拴甚稀。其主要症狀爲強度之黃疸。急激之肝臟縮小。

腸間膜動脈中作血拴。則俄然發腹部疼痛。起腹膜炎。排洩便血。

四肢動脈中作血栓。則位於閉塞的動脈管部之末梢的肢部。失脈搏而厥冷。若副行循環之形成不充分時。則該部起壞疽。

腦動脈之血栓。起於左頸動脈之枝流者最多。且常惹起奇兒皮斯氏竇動脈之閉塞。此種患者多失神卒倒。恰如腦出血發作之狀。醒覺之後。右側來偏癱。多陷於失語症。

網動時之血栓。則俄然起失明。

【療法】　心悸動眩暈衄血顏面蒼白者。用當歸芍藥散、苓桂朮甘湯、桂枝茯苓丸之類。現鬱血症狀。浮腫。喘鳴、訴尿不利。心下部證明有痞堅者。與以木防己湯。肝臟肥大。大小便不利者。用大柴胡湯、柴胡加芒硝湯之類。又肝不肥大而訴胸脇苦滿。大小便不利者。亦應用前方。或從證明苓桂朮甘湯、桃核承氣湯、桂枝茯苓丸、當歸芍藥散之類。或兼用。或合方亦可。此外柴胡加龍骨牡蠣湯可以去浮腫、動悸、神經過敏、小便不利。此際若胸脇苦滿。或胸腹須動。呼吸迫促者。亦可用桂枝甘草龍骨牡蠣湯、茯苓甘草湯之類。

參照「症候與治方」第八章第九章及動脈硬化症條。

第十章　心囊炎

【原因】　本病爲分裂菌侵入心囊內。逞發炎作用時所起。而誘助分裂菌傳染之誘因。爲（一）諸種之傳染。就中如急性關節洛伊馬基斯、或結核猩紅熱敗血症（二）寒冒、外傷及消耗性疾患。（三）鄰接器官之炎症（四）本病以外之心囊炎等。

【症候】　本病之症候。以局部之理學的變化爲主。全身症狀缺如。或甚不定。

纖維素性心囊炎。以心囊性摩擦音爲主徵。心囊摩擦音之特性爲表在性。其性帶爬抓狀。在心囊搏動期。大多斷續。完全一致者甚稀。心囊性摩擦音有時甚爲顯著。手掌可以觸知。甚至患者自己能感觸其在胸腔之內云。

心囊性雜音。大多限局於心囊濁音部。出於此部之外者甚稀。其音幽微。用聽診器壓之。方能聽得高調之音。又患者之體位變化。其音調亦變化。若患者前屈。則聽診時。其音明瞭而調高。

溼性心囊炎者。心囊內潴留液體。致心臟濁音部增大。且其形變化也。其病爲心臟濁音部上下左右增大。其左界超過心尖。伸至外方。常呈三角形。其尖端向上方。基底部位於下方。

因此心囊內之液。重而下降。超過心臟之邊緣、潴留於左右。經過久、液體之量增加時。則心尖搏動漸次消失。心音亦幽微矣。

上述本病有乾性溼性二種。其症狀現時。大多爲液性滲出物潴留於心囊內。同時形成纖維性滲出物。臨牀的檢查之際。能證明心臟濁音部增大。同時有心囊性摩擦音。但液性滲出物量多之時。摩擦音不聞全身症狀。體温屢屢上昇。心臟部中訴苦悶壓迫之感。又往往訴疼痛。脈搏頻數而不正。甚至失其緊張。

【療法】　余對於本病治驗例之一　十九歲之處女。已於半年前罹本病。入某醫院。醫師云無相當之辦法。各種用藥不效。於是來本院求治。

主證爲心臟部感苦悶壓迫。脈搏頻數。呼吸困難。有食慾。不口渴、月經自發病之後爲量至少。尿量亦減少。體温無昇降。

打診上心臟濁音部顯著增大。觸診於左右之下。顯然有胸脇苦滿之證明。直腹筋左右均攣急。以指壓於左腸骨窩之部分。發見頗敏感之部分。有縱之索條物。長約三橫指徑。闊不滿二橫指徑。所謂桃核承氣湯之正面腹證。聽診上不聞摩擦音。心音達極微之程度。

舌有淡黃之苔。見於根部。脈沉細數而結代。大便隔日一回。形硬。余以大柴胡湯合枳朮湯爲主方。兼用桃核承氣湯。投後連服一週。患者自覺的痛苦已輕快。尿量非常增加。胸脇苦滿輕減。心臟濁音亦縮小。脈搏之頻數漸去。一個月之後。自覺的呼吸迫促及其他之症狀。完全消散。此時全身現浮腫、下肢尤甚。於是時行一權宜之計。

投與木防己湯。二週之後。更續服前方。於是月經恢復如常。自覺的一切異常症。亦全無矣。

第十一章　脂肪心臟

【原因】　脂肪心臟。來於肥胖者爲多。過食與運動不足。亦屢爲本病之誘因。

【症候】　有脂肪心臟之患者。心臟部訴狹窄壓迫之感。常惱胸內苦悶。又在輕度之身體運動及精神興奮之際。心悸亢進。呼吸迫促。眩暈。及一時性失神。病勢進行。則夜呼吸迫促。打破好夢。苦惱不可名狀。所謂心臟性喘息也。

心臟濁音部增大。尤以向右方爲著。

疾病增惡。則呈心臟衰弱之徵。起全身之靜脈鬱血症狀而死。

【療法】　脂肪心臟之患者。大部分爲實證。如脈沉微而見陰虛證者。用藥大抵失敗。其實證可從證用大柴胡湯、大小承氣湯、木防己湯及其加去方。桃核承氣湯、大黃牡丹皮湯、大小陷胸湯等。

第十二章　食道炎及食道狹窄

甲　食道炎

【症狀】　臨牀上殆不示何等之症候。但或在嚥下之際訴胸骨部之疼痛。有時感灼熱。有時呈嚥下困難。

【療法】　撰用梔子豉湯、梔子乾姜湯、生姜瀉心湯、旋覆花代赭石湯、小陷胸湯等。飲酒甚豪之人。往往感食道灼熱及嚥下困難。此際大抵可用梔子豉湯治之。嘗有一十二歲之少年。於正月中喫燒餅。因吞食非常灼熱之一片。致起食道炎。嚥下作痛。與以梔子豉湯。二日而全治。若件以呑酸嘈雜等胃之症狀時。可用生姜瀉心湯、旋覆花代赭石湯、小陷胸湯等。

乙　食道狹窄附食道癌

【症候】有良性惡性二種。良性者。由於食道之慢性潰瘍。藥品之腐蝕。異物之誤嚥。及從食道外之壓迫而起。如起於甲狀腺腫。或動脈瘤等是也。惡性見於食道癌之際。本病狀態。則嚥下困難。吐逆。或食道之一定部感食品之介在等。狹窄甚時。僅得通流動食物。癌腫時。往往患部訴疼痛。或壓迫迴歸神經而起麻痺。致來聲音之障礙。此外陷於惡液質者。衰弱日加者。以及他部之癌腫者同此。

【療法】在食道癌之患者與以旋覆花代赭石湯。可得非常良效之成績。余曾診一五十八歲之男子。往診時。已呈衰弱。漸漸不能起牀之狀態。主證爲劍狀突起之下端感疼痛且覺嚥下困難。可成噫氣之狀。便血已不止半年。貧血甚。有心悸亢進與息切。時時吐出粘稠之粘液。吐時食物往往隨之而出。自投旋覆花代赭石湯之後。翌日而疼痛去。三日而血便止。一月之後。得在庭中散步矣。目下僅有時感嚥下困難。別無他苦。但後果已全治與否。則將俟諸異日而知矣。

備考

道友木村長久君對於西醫診斷爲食道癌之症。引用名古屋玄醫之利膈湯。短時日中完全治愈。利膈湯者。半夏、附子、山梔子、甘草、生姜之方也。楊氏家藏方中有二氣散之方。二氣散者。卽傷寒論之梔子乾薑湯也。此方之主治云二氣散者。治陰陽痞結咽膈噎塞。狀如梅核。妨礙飲食。久久不愈而翻胃者。其病證實相當於今日之食道癌也。

第十二章　胃加答兒

一　急性胃加答兒

【原因】　本病爲日常頻繁之疾病。其主要之原因。爲飲食不攝生也。如過量之飲食。冷熱失度之食餌。咀嚼之不充分。腐敗食物之攝收等。均爲本病之主要原因。

【症候】　本病之症候中最主要者。爲食思缺乏。與心下部感壓重膨滿。患者頻頻欲食香氣高之鹽味或鹽味之食物。口渴甚。目擊食物。心中已發生某種想像而惡心起矣。此外爲屢發嘔吐。甚至有吐出膽汁者。中等度之加答兒症。則屢屢發噯氣、吃逆。排洩酸味之瓦斯。

此外酸性之胃內容物。有時逆流於食道內。胃部或食道下部起灼熱之感。此之謂嘈囃。

局部之觸診。覺胃部膨滿。壓迫之發疼痛。且往往訴該部之緊張感與壓迫感。

胃液中鹽酸缺如。含有多量之粘液。胃之運動力減弱。食物久久停滯其內。

舌現舌苔。放不快之口臭。患者訴糊狀之味覺。

便通不正。或秘結。或下痢。尿利殘少。

疾病之中等者。不見全身症狀。患者感全身倦憊。訴輕度之頭痛。體溫三十七度五分左右。重症則全身感強度之倦怠。頭痛。眩暈。發三十八度之熱。

二　慢性胃加答兒

【原因】　本病之原因有種種。約其要。不過次之五項。

(一)食餌攝取之不良。

(二)不良之齒牙。

(三)濫用酒精。喫煙過度。

(四)來胃之鬱血狀態後諸種之疾患。

(五)其他之胃疾患。

【症候】本病之症候與急性胃加答兒同。但其狀不急激耳。大多爲食思缺乏。但有時起極甚之善饑症。且屢屢欲食有香氣之刺戟性食物。

口渴之來。亦較諸急性症爲稀。舌多被灰白色或褐色之苔。患者訴屢屢有糊狀或腐敗狀之味覺。又屢屢放不快之臭氣。唾液分泌往往亢進。

此外訴不快之噯氣、呃逆、嘈雜。噯氣從胃中出。瓦斯中有酸味之臭氣。患者胃部訴膨滿緊張之感。時時覺痛。甚者起激烈之疼痛。

嘔吐亦較諸急性症爲稀。吐物放酸性反應之臟臭。此與其謂爲由來於鹽酸。毋寧謂爲來自乳酸。

飲酒之人。屢屢在晨間惱嘔吐。吐出唾液狀物質。

從望診上。覺胃部膨滿。壓之發疼痛。亦有不少放輕度之振水音者。

胃之運動力減退。因之食物久久停滯胃中。胃粘膜之吸收作用亦緩徐。

便通不正。大多秘結。下痢者甚稀。尿之量減而濃厚。

患者之營養狀態漸次減退。若不與胃弛緩症併發者。則保存營養之時間比較稍久。尤其在飲酒之人。因脂肪沉着。外觀不甚羸瘦。

此外患者往往起精神之異狀。嫌忌與他人談話。思考力缺乏。不欲就業。自己對於生趣絕望。強迫觀念。屢屢襲來。其他則頭痛、頭部之搏動、及頭內朦朧之感。尤其屢屢有眩暈之苦惱。此種苦惱。特稱之曰冒性眩暈。又或發心悸亢進。心臟運動不正。心窩苦悶。狹心症。或起喘息之發作。

【療法】不問急性慢性。凡無食思。心下症有壓重膨滿之感。有嘔吐之傾向者。與半夏瀉心湯。吞酸嘈雜時。用生姜瀉心湯。噯氣甚時。與旋覆花代赭石湯。舌上現舌苔（大多灰白色或淡黃色）而放不快之口臭者。撰用以上之方劑及甘草瀉心湯等。發熱而訴全身倦怠者。用小柴胡湯、大柴胡湯、瀉心湯、承氣湯類。飲酒之人。早晨嘔吐者。多用生姜瀉心湯、小陷胸湯。
若振水音著明。伴胃阿篤尼症。或胃擴張之症狀者。用茯苓澤瀉湯、茯苓飲等。
起精神異常者。從證用以上方劑之外。並可用苓桂朮甘湯、苓桂五味甘草湯、半夏厚朴湯。
嘔吐激劇。飲食物不能受入時。先用小半夏湯、小半夏加茯苓湯。若宿食充滿胃中不下。呈微微欲吐之狀時。與瓜蒂散。卽可吐出。若進食魚肉。停滯胃中而不消化。又不能吐出時。與橘皮大黃朴消湯。

實驗例

急性症容易治癒。亦可引用症之治驗。左擧之例。曾登載於「古醫道」雜誌。茲再採錄之。

(一)小石川表町、某氏夫人、年三十一。數年來在慢性胃加答兒診斷之下。歷訪帝都之病院。荏苒光陰。迄不能根治。千思萬想。思及漢法醫藥。其夫嘗憶牛込區、橫寺町、有淺田氏。因往訪之。人云淺田氏早已物化。其邸亦已化爲灰燼。近鄰祇有德宗。乃西醫非漢醫也。惟逢坂下有漢醫。但不甚知其技倆。於是伴同夫人叩余寓居。
昭和七年八月十四日初診。全身稍淡黃褐。羸瘦。脈沉。舌根部有淡白之苔。稍乾燥。上腹部陷沒。腹部一體有膨滿之感。壓之訴鈍痛。同時訴惡心。食思殆無。好冷飲。頭重極。大便三日一行。尿量亦少。胃部證明有輕度之振水音。心悸眩暈之症狀無。月經整調。因投與半夏瀉心湯。
同年十月二十四日覆診。前投與半夏瀉心湯。每日服之。迄今從未有一日之間斷。以上之症狀患全愈。體重增加。一如昔日。

(二)芝區新橋、某男、年四十三歲。頭重。多夢不眠。心悸亢進。感疲勞。脅迫等之神經症狀。於昭和八年二月十四日叩余門求治。診其脈。沉中帶弦。舌爲厚之白苔。無食思。胃部有壓重之感。下腹有鈍痛。大便不正。胃中證明有振水音。
此君自訴在京帝國大學眞鍋內科診治半年餘。其間有黴毒之疑。曾在槐氏反應器檢查之終。爲陰性。目下就山下紅療院之治術。頭痛稍稍輕快。但其效果祇見於當日。終不能根治云。
余因與茯苓飲合半夏厚朴湯。服後數日。大便調整。食思稍有。
頭部亦見爽快。繼續服至同年七月十二日。以上諸症得完全消散。

備考

〔本間棗軒之說〕　內科祕錄、傷食之條曰。治法、仲景之療法。其毒在上焦者與瓜蒂散。在下焦者用大承氣湯。予從先師南陽之遺法專用中正湯。若毒深者投草兵丸、備急圓、紫圓之類、先取其快利。然後與以前方。吐下之後。右脇下急結者用柴胡湯爲宜。發黃者加茵蔯湯。傷食之後。脾散而消化不良。微微飲食。便覺心下飽悶而無飢餓之感。致出噫氣、吞酸等者。加味平胃散爲宜。

中正湯者。半夏、朮、藿香、橘皮、乾姜、厚朴、大黃、黃連、木香、甘草也。加味平胃散。參看胃擴張條。草兵者。巴豆、杏仁、百草霜也。即走馬湯加百草霜也。

〔有持桂里傷食之說〕　傷食之治法。祇有吐下二法。其中加以消導。（消化之意）平胃散與枇杷葉湯之類。消導之藥也。行吐下之二道中。從吐之變。變而爲下。或行吐而仍不吐時。則行下。但決無從下而變爲吐者。若傷食而與下劑。仍屬不下。致煩悶極甚者。用鍼灸熨法爲宜。熨法有種種。凡腹內鳴、噫氣、或矢氣、瀉下。爲始之疾患者。熨法於回春中行姜熨之法。即煎生姜之汁以熨之法也。又日本有葱熨之法。即葱之汁以熨之法也。葱熨姜熨。俱有功效。予因節省麻煩用滾沸湯熨之。亦收同一效果。此等熨法。不但可用於尋常之傷寒。在霍亂時與以備急圓、走馬湯之類而猶下。所謂揮霍撩亂之際。行此法亦可以助藥力之速下。

大凡傷食者。已於吐瀉後。發熱大渴引飲者。宜與平胃散之類。不可用解毒劑中之白虎湯或猪苓湯之類。

（大塚曰。如此情形之下。予等大抵運用小柴胡湯。）

瓜蒂散　鹽湯（凡多食而不消化。心腹堅滿而疼痛者。可與鹽湯。此方之成分。每鹽一合。入水三合。先將藥鍋置於火上。使熱氣通徹。然後將鹽塗於鍋內。乘熱投水煮之。一二沸之後。銳意頓服。以得吐爲度。若不吐。則用手指探入喉中。必吐出矣。）

千金方云。此法大有效果。爲俗人淺近之法。鄙而不用者。待死之道也。凡逢此病。即刻先用之爲宜。凡倉卒之間。難於辦藥之時。頓服極鹹之鹽湯一盞。其效較瓜蒂散爲捷而甚方便云。

大承氣湯

枳實大黃湯（小承氣湯加檳榔甘草）

桂枝藿香湯（桂枝　藿香　檳榔　木香　縮砂　茱萸　莪朮　甘草）　傷食之症輕。無吐下之必要者。以不用此方爲宜。

平胃散（蒼朮　厚朴　陳皮　甘草　大棗　生姜）　此方爲消導之劑。或可加莎草、縮砂、木香、藿香之類。倘水穀停滯可加神麯、麥芽。魚肉傷可加山查子。麵類傷可加杏仁。生冷瓜果傷可加桂枝、乾姜、附子之類。按此方爲宋代以後之新方。然凡造詣古聖之方域。與古方柴桂湯爲用之廣。堪稱伯仲。此方之症。食不消化。心下痞塞者用之。又吐下之後。食毒未全盡者亦用之。

香砂六君子湯（人參　蒼朮　茯苓　甘草　半夏　橘皮　香附子　藿香　砂仁）　大腹（上腹）有伏筋之狀。筋通任脈者。脾胃虛也。此其人者。必平生泄瀉、下痢、或不食、或飲食過度者也。宜調理脾胃。其中有建中、理中、六君子之類。此症切忌攻擊。若誤攻擊。則咽喉乾燥或渴。諸症從此生矣。

養脾圓（理中湯加茯苓　麥芽　縮砂　大棗　生姜）

附子理中湯（理中湯加附子）　生來羸弱之人。食毒未達內。不吐下則痛者。此時若用下劑。痛反加劇。與以此方。則愈。方可吐下而食毒去。此活變之法也。

（大塚曰。此時與大建中湯。則吐下屢屢輕快。此爲余之經驗。）

四順湯（四逆湯加人參）
四逆湯加猪膽汁湯
吳茱萸湯
良方吳茱萸湯（吳茱萸　木瓜　食鹽）
以上四方。爲治霍亂（卽吐痢）之劇者及霍亂轉筋之劑。其詳細參照霍亂條。
人糞汁　土漿（同地漿）也掘地作坎。其中沃以水。攪濁之。待其澄清而飲之。
大豆濃煮汁
以上三方。治食諸菌之中毒。悶亂欲死之方。
葛根黃連黃芩湯　能解酒毒。
玉穗湯（荊芥　橘皮　山查子）食鰹之類而中毒。頭痛。寒熱。面紅腫。或身生赤斑（蕁麻疹）者。用此劑治之。
龍生丸（石硫黃　胡椒　用以上二味糊爲丸。白湯送下。每服五、七粒。）
此爲魚村翁之試用方。余亦屢屢試用。甚有功效。用此丸則吐可早。

第十四章　胃潰瘍

【原因】　考本病之病理的原因。有種種不同。大凡健康之時。胃組織之抵抗力強。且血液有阿爾加里性反應。能中和鹽酸。胃粘膜上。不起變化。但一旦粘膜之一局處蒙侵害。血行障礙。鹽酸在該局部逞其作用。以致胃組織之抵抗不足。遂爲本病。
幼兒罹本病者甚稀。
玆舉本病原因中之重要者如次。
（一）萎黃病及貧血。屢屢爲本病之一原因。　萎黃病者。胃組織之抵抗力弱之故也。由此而呈胃酸多之症。又有血色素障礙而起之說。

(二)攝取過熱之食物。亦爲本病之誘因。

(三)胃部之外傷。亦屢屢爲本病之原因。 如打撲之傷。強度之嘔吐。多易起本病。

(四)傳染病。尤以肺結核及黴毒最易發本病。

(五)從大火傷而來之本病。 此恐係赤血球之分解。或血小板之拴塞。或胃粘膜血管之閉塞而來。

(六)攝取有害食物之食餌。亦促本病之發生。 例如澱粉性食物之攝取過度。酒精之濫用等。

【症候】 本病之症候中之最緊要者爲胃出血。起胃出血時。大多吐血。其吐出之物質呈褐赤色。一部分混凝固之殘餘食物。呈酸性反應。其吐出之量有種種。量微者。患者無異常之經過。量多者。患者之顏面變蒼白色。脈搏微弱。呈重搏性。心音幽微。呈收縮期的雜音。心室擴張。此外有排泄蛋白尿。下肢或顏面現輕度之浮腫。又腦貧血之結果。來眩暈、耳鳴、難聽、黑視、眼火閃發、心悸亢進、呼吸迫促、人事不省等。甚者起間代性痙攣。遂至於死。有時在胃出血之後起盲目。其他在胃出血之次。排泄黑色之糞便。

胃痛亦爲本病重要症候之一。大多來自發作性。限局於一局所。食物之後。驟然而起。而在攝取消化食物之後。其痛尤甚。觸診胃部。在發作性疼痛部位。訴限局之疼痛。但本病之疼痛。起於胃內容物之存在之時。倘胃中完全空虛。則潰瘍並不發痛。僅胃部感覺有不快之鈍痛狀態。胃痛之性狀亦有種種。或如灼熱。或如刺。或如鑽。又其痛雖限局於一局部。但亦放散至胸部、上膊、脊部。

嘔吐亦屢屢頻發。大多與胃痛之發作同起。噯氣嘈雜。亦爲往往兼見之症候。食慾大多無障礙。但因恐怕攝取食物後起疼痛。遂致嫌忌食物。口渴增進。舌呈滑澤之赤色。

【療法】 胃出血者。選用人參湯、柏葉湯、瀉心湯、桃核承氣湯、炙甘草湯。(參照吐血、下血條)

本病患者於吐血之外。大多嘔吐、訴胃痛。厚味之藥物。胃中大多不能容受。在嘔吐之時。先用甘草湯或大半夏湯。若嘔吐與胃出血同來。舌呈赤色而滑澤。胃部膨滿。感輕度之胃痛。吞酸嘈囃強者。用旋覆花代赭石湯。屢屢能奏偉效。

第十五章　胃癌

【原因】　胃癌之原因。今尚不明。而胃粘膜之刺戟如慢性胃加答兒、胃潰瘍、濫用酒精等實爲本病之誘因。本病在癌腫之中。約占半數。尤在四十歲至七十歲間。最易犯本病。

【症候】　自覺的局所症候。爲癌腫之所在部。其大之程度特異。初期胃癌。不過呈輕度之消化不良症狀。即患者訴食慾不振。稍進食物胃中即感膨滿壓重之苦惱。發噯氣。吐出之瓦斯。放腐敗性之臭氣。或食後嘔氣。時時胃痛。但痛之程度。不及胃潰瘍之劇甚。癌腫從幽門出來時。胃部感痙攣性之蠕動。殊覺不安。嘔吐屢來。吐出之物。初期不過爲不消化食物之殘片。病勢進步。則呈汚穢之暗赤色。甚至放不快之臭氣。腫脹顯然增大。其時大之動脈管破裂。致起大出血。倏忽致死。食慾隨病勢之進步而日益減。但有時反食慾亢進。大便多秘結。但在末期。反起頑固之下痢。

他覺的局所症狀。初期中不呈特別之變狀。病勢進步。在望診上能望見菲薄之腹壁有限局性之隆起。此即癌腫也。當呼吸之時。則上下動。若胃之小彎上起癌腫。則在吸息時。季脇下顯然可見。幽門癌則同時呈胃擴張。其時見心窩部一體膨大。胃之下界有弓狀現出於臍窩之上方或下方。舌現灰白色或褐黃色之苔。常乾燥。有時完全無舌苔。病勢進行。則全身營養障礙漸次增進。患者衰弱之度。逐日增加。皮膚呈蒼白色而乾燥。皮膚之彈力減殺。皮膚上生多數之小皺襞。皮下脂肪組織亦瘦削。筋肉之營養亦大損害。呈所謂癌腫性惡液質之狀。

【療法】 恩師湯本求真翁嘗於「古醫道」雜誌上報告診斷南大曹博士之胃癌。用小柴胡湯、大建中湯、當歸芍藥散之合方。於短期間。完全治愈。余亦曾診斷南大曹博士之幽門癌。始與茯苓澤瀉湯而胃擴張之症狀去。後與旋覆花代赭石湯而一切自覺之症狀消失。一個月餘。體重增加。此時患者口渴強。有胃內停水之著明。便秘。尿量減少。屢屢吐出飲食物。呼吸訴迫促。幽門部訴壓痛。觸之有腫瘤。余先考主訴胃痛、嘔吐。屢屢與半夏、地榆二味之煎劑。此法在藥物之厚重中。卻不受容而愈。且時時奏效。

備考

左項引用「內科祕錄」膈噎條之治法。因當時之所謂膈噎。與今日之胃癌或食道癌名稱雖異而實相同。其間雖稍有差異。然大體則同。

〔本間棗軒之說〕 此固爲不治之病。藥餌當然亦不奏效。但如其原因爲癇及起於四十歲以前者。百病之中。往往能救二三。名古屋玄醫之利膈湯。在傷寒論梔子豉湯條中云。胸中窒者。以此爲本。是主藥爲梔子也。先師枳園高階先生用利膈湯或梔子豉湯均有奇驗。予用半夏瀉心湯亦常收效。但亦有不能全治。暫苟延其命者。予雖常欲推究古方奏神驗而終不可得。故後世有人逢到膈噎難症。往往謹投古方。堅守百中求一生之議者焉。

名古屋玄醫之利膈湯。爲半夏、山梔子、附子、甘草、生姜。而枳園之利膈湯。爲茯苓、半夏、橘皮、甘草、蒼朮、乾姜、吳茱萸、牡蠣、生姜、梔子。

〔識病捷法〕 桃核承氣湯。治噎膈(與膈噎同)積血有效。

〔錦囊祕錄〕 周揚俊云。余每借用代赭旋覆湯(旋覆花代赭石湯)治反胃噎食(飲食後嘔吐之病)氣逆不降者。有神效。

第十六章　胃擴張

金匱要略云。朝食暮吐。暮食朝吐。宿穀不化者。名曰胃反。胃反正與胃擴張相當。又飜胃、反胃之義。與胃反同。

【原因】　胃擴張者。胃腔後天性擴大之症也。常伴以胃內容物之蓄積與醱酵。其原因類別爲左之五種。

(一)幽門狹窄。

(二)食物過大之充盈。

(三)胃壁之疾病。

(四)由於神經作用之胃筋纖維之衰弱。

(五)隣接器官與胃癒着之時。

【症候】　本病檢病方法中最簡便而正確者。爲用炭酸瓦斯膨脹胃之一法。其法將酒石酸一茶匙。以一盞盛之水溶解之。將此咽下之後。即用重炭酸那篤里烏麻一茶匙溶解於一盞之水中攝取之。經過一二秒時。胃部膨滿。望診上既能見本病之存在。而在打診上則發空氣枕狀之鼓音。大彎達於臍下。聽診上沿大彎能證明有小水泡性刺芝臾兒。

又患者當朝晨空腹時起立。飲二盃或三盃之水。則打診上見有胃弛緩症。其濁音界每移動於下方。胃擴張患者之胃之境界。一般普大。健康之人。其大彎在臍上一橫指至二橫指之間。有胃擴張病者。則大彎達臍部以下。甚至有達膀胱部者。胃之左界。達於左側前腋下線。右界越右側副胸骨線而及於右方。胃之小彎向下方沉下。肉眼能目擊之。

胃之大彎雖達於臍下。而側部之胃界。則無異於常時者。此非胃擴張。乃胃下垂症也。又胃部之境界左右上下均擴張。而爲先性之巨大者。則不能認爲胃擴張症。

本病用指頭衝擊患者胃部時，證明有著明之振水音。嘔吐不頻頻，但一次吐出之量，帶多量之強酸性。更帶刺戟性之膿臭。此外患者往往訴酸性之噯氣及吃逆嘈雜。胃之運動微緩。舌無苔。多帶赤色。屢屢訴煩渴，尿量減。大便多祕結

【療法】 茯苓澤瀉湯證最多。其他如茯苓飲、五苓散、吳茱萸湯、生姜瀉心湯等，亦可用之。

實驗例

(一)患者五十八歲。男子。二十九歲時罹脘疸，入病院爲生活者前後八年。失去數個趾指。漸次病苦。自後罹胃擴張。因氣候之變或飲食之消長，依然不能全愈。每年初夏時候。病勢增惡，屢屢併發脚氣病。

主證腹滿與呼吸迫促。口渴甚。舌白苔。大便祕。尿量亦少。吐一日一二回。其量頗多。每次近一面盆。吐後腹滿去。呼吸平靜。胃內著明停水。噯氣。腹中雷鳴。耳鳴不絕。低聲不聞。脚力頗弱。甚疲勞。尿中證明有糖。醫師云胃擴張中併發糖尿病之症也。

投與茯苓澤瀉湯。患者不努力進藥。稍稍輕快。藥即暫停。緩一二日再投藥。荏苒二年。近訴耳鳴尚有。至其他症狀，已大半消散矣。

備 考

〔本間棗軒之說〕 反胃之症重者。第一用減穀法。少進飲食，則脾胃雖衰弱，尚能消化也。又腹中不慣之食物。珍奇之物。消化較難。故宜專食稀粥等易消化之物品。多飲藥則起藥煩。故一帖之藥。宜於一日中分二次服之。藥方先用生姜瀉心湯、理中湯。不效時用化食養脾湯、香砂六君子湯、加味平胃散。若吐稀粥者。可以上列諸方吐，其有不納而微渴者，用茯苓澤瀉湯、五苓散、小半夏加茯苓湯。

所謂香砂六君子湯者。人參、朮、甘草、半夏、橘皮(六君子)香附子、藿香、縮砂也。化食養脾湯者。六君子中加砂仁神麴、麥芽、山查子也。加味平胃散者。朮、厚朴、橘皮、甘草、神麴、麥芽、山查子也。

〔時還讀我書續錄〕　苓桂甘棗湯治澼囊證（胃擴張）累年不愈。心下痛。吐宿水者甚驗。

第十七章　胃下垂及腸下垂症

【原因】　有先天性。有後天性。先天性者。生來虛弱。有細長之胸廓。（即上腹角之銳角之強者）或貧血性同時胃之運動力薄弱者爲多。後天性因分娩後之腹筋弛緩。或腹內臟器起慢性之疾患而發。本病單屬胃之下垂者甚稀。往往同時伴以腹內其他臟器之沉降。

【症候】　無一定之症候。自覺的症狀中而最多者。爲便秘與神經性狀。即頭重、眩暈、耳鳴、心悸亢進、不眠、疲勞倦怠等。胃部有壓重澎滿之感。食氣不振。噯氣、嘈囃等症。此因榮養障礙之故。

【療法】　本病訴便秘者。所謂陽實證之便秘。非下劑之適應症。却先用收斂藥。如芍藥或止瀉有效之黄芩以爲配劑。便通自佳。又胃阿篤尼症同時來者。用所謂溫藥。自能便通。本病之患者。屢屢訴小便頻數。苟大便變爲整調。則以上自覺的症狀。自能漸次消散也。

本病常用之方劑。爲小柴胡湯、半夏瀉心湯、甘草瀉心湯、生姜瀉心湯、茯苓飲、大建中湯等。胃阿篤尼症併發者。用胃阿篤尼症條所揭之方劑。

第十八章　胃緊張力衰弱症（胃阿篤尼症）

【原因】　來自先天性與續發於其他之胃疾患。

【症候】　自覺的症候。感胃部膨滿者最多。食慾雖有。但稍稍攝取食量。即有充滿之感。此外感噯氣。腹部無力。頭重、眩暈、耳鳴、他覺的症候。證明胃部有振水音。

【療法】　本病於診斷上重要之手段。爲患者之脈搏。凡阿篤尼之病狀顯著者其脈散弱。輕者脈亦較良。故在切脈時。已可預知胃內之有無停水矣。阿篤尼症者。胃內停水之症也。本病在傷寒論爲痰飲。用溫藥以溫通之。與溫藥以刺戟。則胃之筋肉有緊張力。胃內停水可以驅逐。故從證宜用苓桂朮甘湯、茯苓澤瀉湯、吳茱萸湯、茯苓飲、大建中湯、真武湯、人參湯等。

第十九章　胃酸過多症

【原因】　本症爲日常屢屢遭遇之疾患。二十四歲至四十歲之壯年罹之。尤以男子爲多。誘因爲精神之過勞或憂鬱等。此外如慢性腸疾患。膽汁分泌障礙。生殖器障礙等反射的。或過飲酒精、喫煙過度、多食香料等。多易起本病。

【症候】　本病通常發於徐徐。自覺症爲胃部感不快。壓重。吞酸嘈雜。大多訴疼痛。疼痛起於食後二三小時或空腹時。攝取少量之食品。則暫時緩和。嘈雜與疼痛。尤多起於攝取硬固之食品及野菜與失鹹味之強者。殘渣之多者。口內上昇酸性液。此外訴便秘。口渴。

【療法】　生姜瀉心湯、旋覆花代赭石湯、柴胡加龍骨牡蠣湯、小陷胸湯等。從選用之。

第二十章　腸加答兒

甲　急性腸加答兒

【症候】　本病之症狀。視所犯之局所。炎症之廣狹而異。大腸上起炎症則起下痢。小腸上起炎症則不下痢。又迴腸與結腸同時冒者曰迴結腸炎。因迴結腸炎而致腸管之運動旺盛。腸內容物速速輸送於腸管內。同時腸內容物因分解而發生之瓦斯。蓄積於腸管內。致腹部膨大。成爲鼓腸。故起腸鳴。此瓦斯之排洩。即爲甚臭之放屁。在放屁之先。大多腹痛。下痢時。屢屢伴裏急後重。糞便呈褐色、黃色綠色或灰色帶極稀薄之水性。其臭氣亦強。糞便中混粘液或血液。下痢一日十數回。或數十回。患者訴全身倦懣。增口渴。壓其腹部。則覺疼痛。尿量減少。

直腸炎則便意頻數。裏急後重。排便時訴疼痛與肛門之灼熱。

乙　慢性腸加答兒

【症候】　慢性炎症最常現之部分爲迴腸及結腸。

慢性迴結腸加答兒便通多不整。屢屢起便祕及下痢。便中混多量之粘液。此外訴腹鳴、鼓腸、腹痛等。與急性症之情形同。

本病之經過中。大多無熱。但其營養顯然障礙。筋肉瘦削。形容枯槁。又往往精神異常。或訴眩暈、心悸亢進等。

慢性直腸加答兒與急性之情形同。亦訴裏急腹重。大便往往失糞性。以粘液爲主。有時挾血液。

【療法】　急性大腸加答兒之初期與葛根湯發汗後大多頓挫。習慣性每年起一二回大腸加答兒。西醫用腸洗滌之手術。最短期間。亦非一個月以上不能全治。若與葛根湯以發汗。則數帖之藥。卽可氣振而全愈。「出汗能愈腸加答兒。實屬不可思議。」此近人之語也。其實非不可思議也。漢醫往往用側面攻擊或背面攻擊之術。以衝病敵之虛。一舉而殲滅羣魔。與西醫之專用正衝突毫無奇策者不同。中神琴溪會用治一般風邪之藥之桂枝湯以愈腸加答兒。淺見莫知其所以。竟有認爲迷信的行爲者。其中可以深長思也。

迴結腸加答兒訴腹鳴、鼓腸、腹痛下痢者。與甘草瀉心湯。若腹痛強而下痢亦甚者。用苓湯。嘔之狀增加者。與黃芩加半夏生姜湯。若不裏急後重。呈所謂水穀不分離之水瀉下痢者。可用猪苓湯、五苓散、人參湯等。

腹痛。裏急後重強。便中有膿血。示狂煩之狀者。用桃核承氣湯。裏急後重。肛門感灼熱者。用白頭翁湯。虛甚者與白頭翁加甘草阿膠湯。

病久體力虛衰。肛門不收。大便流下者。可用赤石脂禹餘糧湯、桃花湯之類。

若脈沉微、沉遲弱、或浮虛而微惡寒不熱。完穀下痢者。與真武湯。此外急性加答兒之際。宿食殘留於體內者。亦用大柴胡湯、大承氣湯等。

參照下痢、赤痢、霍亂等條。

第二十一章　盲腸炎

漢醫之腸癰與西醫之盲腸炎相對。

【原因】　本病大多俄然而起。右腸骨窩上形成劇痛與急性之腫瘍。其炎症單在盲腸者。名盲腸炎。在蟲樣突起上者。名蟲樣突起炎。又限局於盲腸及蟲樣突起之漿膜上者。名盲腸周圍炎。

蟲樣突起炎者。糞便堆積於蟲樣突起內而硬固。形成所謂假性糞石。刺戟該部之壁。則其上起炎症及壞死。但此炎症若傳播於鄰接腹膜。則起盲腸周圍炎。

盲腸周圍炎最頻繁之原因爲蟲樣突起炎。此外如子宮周圍炎、喇叭管炎、卵巢炎等。亦爲此病之誘因。

盲腸炎之原因主在大便祕結者。名滯糞性盲腸炎。

【症候】　盲腸突起炎及盲腸周圍炎者。右腸骨窩起突發性疼痛。其甚時。輕按之亦訴劇痛。腹部大多膨滿。包藏多量之瓦斯於腸管內。屢屢右腸骨窩上起強度之膨隆。觸診上。初期腹壁一體緊張而強。抵抗甚。但右腸骨窩上無腫瘍之狀。

自覺的症候。除右舉之外。訴嘔吐、噯氣、嘈雜。食氣消失。增煩渴。舌被淡黃白之苔。至往往放口臭。大便多秘結。初期中排洩水樣便。尿量減少。其色暗赤。熱度往往在三十九度至四十度。

本病之併發症如次。

(一)廣汎性急性腹膜炎。此爲最危險之症。腹壁一體訴疼痛。膨大。脈細數。體溫上昇。頻發嘔吐。全身症狀漸次增惡。

(二)含氣性腹膜炎。此症在蟲樣突起之穿孔上。空氣與糞便均進入於腹腔內。起強度之腹部膨滿。劇甚之腹痛。現肝脾濁音部之消失及全身虛脫症狀。

(三)利尿困難。亦一併發症也。此因盲腸周圍炎性傳播於機轉之膀胱漿膜而起。

(四)肋膜炎爲本病之併發症者亦不少。尤以右側肋膜炎爲多。此大多爲漿液性。其滲出物之吸收頗迅速。

(五)膿液穿漏。亦爲併發症之一。其穿孔起於種種之方向。如腸管穿孔、泌尿器穿孔、子宮穿孔、或腹壁穿孔等。

滯糞性盲腸炎者。在便祕之後。俄然右骨窩發疼痛。局部隆起如腫瘍狀。壓之訴劇痛。打診上呈與盲腸周圍炎性滲出物相異之濁音。不帶鼓音。此腫瘍不達於身體之中央部及肝臟下緣。腹部因糞便之瀦留及多量瓦斯之發生致膨滿而且緊張。無熱候。即或有之。亦僅微。

【療法】 滯糞性盲腸炎可投鴉片、馬非、噴德扑之類以鎮靜蠕動。此種病以外科的療法爲正道。且絕對的安全。此係西醫之說。但余等對於盲腸炎症。以大黃牡丹皮湯爲最多。大黃牡丹皮湯之證。爲右腸骨窩上觸之有腫瘍。其腫腸或自發痛。或壓之痛。腹壁一體緊張。舌多白苔或黃苔。乾燥。訴口渴。脈遲緊或洪數。金匱要略云脈洪數已化膿。不得不下。故余於此時與大黃牡丹皮湯屢收大效。次爲薏苡附子敗醬散。用此湯時。必時間經過已長。腹部已軟弱無抵抗。強犯營養局部之腫瘍上軟而不熱。脈細數微數。一言以蔽之。病勢陷於虛證時用之。因此時忌下劑也。

此外亦可從證選用大柴胡湯、桃核承氣湯、桂枝茯苓丸、大承氣湯、厚朴七物湯等。

西醫對於輕症之盲腸炎。不用手術。而以冰囊貼於腹部。往往有逾月不愈者。余對於此種患者用大建中湯或當歸芍藥散。屢收奇效。此種之痛。所謂弛緩症也。大多因水毒停滯腸管。故宜用溫藥以溫之。「古醫道」雜誌中曾有一文揭載。茲錄之如左。

輕症之盲腸炎。荏苒不愈者。投大建中湯而速治。此漢醫所謂久寒(陳久之水毒)停滯於腸。致盲腸部之附近發疝痛也。在患處貼冰囊以冷却之。病勢惡化不治。亦當然也。

戸塚町山口。從七十日前得盲腸炎。因係輕症。故不用手術。僅施以服藥及局部之冷却法。不料身體漸次衰弱。食思全無。大便秘結。因乞余診治。余與以大建中湯。服藥約二日後之午前。腹中大痛難堪。卽以電話請余。余曰病近於治矣。更囑連續服此藥。後五日由其幼兒背負以來。乞再用藥。診後。更命連服三天。而病遂愈矣。

盲腸炎卽用開腹術。在盲腸上。亦無何等變化。却如子宮附屬器之炎症。此余等所屢屢聞之者也。但若誤診之後。則下腹痛、便秘、腹部膨滿等之症狀蜂起。維用盡百方。不能全治也。凡有此症之人。其所訴之症狀。大抵相異。而在施用手術之後。其所感之苦惱。其狀一也。

今之名醫。多云盲腸爲有害無用之物。係二十年三十年之經驗。然則切除之。何以又往往不能蘇其再生。此點甚望吾醫家真摯而研究之也。

實驗例

(一)麴町區下六番町、郡司正一氏之母。年五十八歲。由近鄰之醫師斷定爲盲腸炎。除手術之外無良策。於是求治於湯本先生。由湯本先生病。介紹於余。

初診。昭和八年六月二十三日。在發病後之四日。脈滑而有力。舌上有淡黃白苔。乾燥。訴口渴。體溫三十八度五分。觸於右腸骨窩上。有手拳大之腫瘍。有自發痛。對於壓則過敏。大便自病後未有一回。食慾無。亦不嘔吐。投與大黃牡丹皮湯。次日卽二十四日。下痢八次。尿量增加。二十五日下痢三次。腫瘍軟。自發痛苦。體溫最高三十七度五分。二十六日下痢二次。體溫如尋常。能離牀。七月四日起步來院。診斷之下。腫瘍及壓痛全無。此患者服藥三日。卽能離牀云。

(二)目黑區中根町旭丘、小林某氏男。年十八歲。從道友權藤成章君之介紹。於昭和八年六月二十九日招余。

是日天曉時。訴腹痛。體温上昇達三十九度。有口渴煩燥之狀。大便秘。舌上有白苔而乾燥。脈緊。腹部一體有抵抗感。右腸骨窩特爲顯著。

投與大黃牡丹皮湯。從是夜至翌日。瀉下四行。翌日熱降。自發痛去。服藥至七月二日。計三天。理應稍稍靜養。乃此君不聽家人之勸告。盤桓於友朋之家而不歸。至七月十四日再發。腹痛倍於前日。注射嗎篤捧二筒。亦僅能鎮痛。體温近四十度。脈洪大而緊。再投與大黃牡丹皮湯。翌日瀉下。體温亦降。口渴煩燥減。續服十日而全治。

(三)與右同日。橫濱、本木之林氏。以至急電話。乞余作盲腸炎之藥。是日林氏在鄉里之祖母因盲腸炎危篤。去電報告。故林氏急電余也。因告知將冬瓜子、桃仁、牡丹皮、薏苡仁各別包之。看其如何情形。則用如何調合之法而與之。其後二週。林氏上京叩余門。謂僅一帖之藥。十四日間不通之大便快通。危篤已免。近日已在遊居之中也。

(四)嘗經淺田診療所施盲腸炎手術後。手術孔經十年。至今不癒。右脚攣急。起居不自由。因之失業。此日生活甚感困難。妻子到處乞方。聞余名。來乞余。

余於大黃牡丹皮湯合芍藥甘草湯中兼用伯州散投與之。一個月未滿。已得舍杖步行。但此患者因無錢購藥。苦不堪言。以後即轉居田舍。不知其消息云。

第二十二章　腸疊積症

本病可分麻痺性與痙攣性。但前者多於後者。

【症候】　本病之來起。腹部劇甚之疼痛。患者呻吟難堪。起發作性疝痛性狀之疼痛。疊積亦反覆達二十四小時至三十四小時。大多伴以嘔吐。大便稀薄如粘液狀。屢屢挾血液。肛門因括筋麻痺而撒開。不絕漏出粘液樣血樣糞便。又肛門牽引至內部。致其周圍之皮膚滑澤。

腸疊積症之診斷。爲臍部或右腸骨窩上發見緊張之腫瘍。此腫瘍爲長圓形而呈蠟乾狀。表面平滑。疾病之初期。不甚疼痛。此腫瘍有時稍稍變其位置。而增大其廣袤。此爲本病之特徵。有時一側之腸骨窩橫於他側。又通腹壁能觸知腸不蠕動。

發病後二三日。腸管內潴留之瓦斯。愈益顯著。腹壁之緊張。其度增劇。故此時欲從腹壁觸知腫瘍。甚屬困難。

本病中緊要之其他症候。爲患者全身之症狀。即四肢厥冷。眼球陷沒。頰肉落。鼻尖聳。前額蒙冷汗。眉間呈縱皺。現恐怕之狀。脈搏頻數且細小。

本病能喚起如左之危險症狀。

(一)吐糞症　此症最爲頻繁。因便祕頑固。放屁完全缺如。致來嘔吐。此嘔吐最初僅吐出胃內容物。漸次於吐出物中含膽汁。終至放糞臭之糞狀物。

(二)腹膜炎　此症從疊積部起。波及於全腹膜。故腹部膨滿。疼痛劇甚。

(三)腸穿孔。

(四)陷於壞死之腸脫落。不能則止而起腸出血。

(五)腸管狹窄及腸管閉塞。因腸管脫落部上有瘢痕組織。故腸管顯然狹窄。或來閉塞也。

【療法】　本病忽然現重篤之症狀。非初期也。宜從證選用附子粳米湯、大建中湯、大烏頭煎、烏頭湯、赤丸之類。一舉而可得效。本病起時便祕者。千萬不可用下劑。如大柴胡湯、大承氣湯、大黄牡丹皮湯、大陷胸等。切不可用。而宜用温藥熱藥。如附子、乾姜類之配劑。如前述之方。

余於鄉里開業時。曾診一婦人。初因子宮病施用開腹手術。其後現常習性之腸疊積症狀。診察時。腹部極軟弱。無何種抵抗。胃腸弛緩。有多量之停水。余初亦用不少藥方。結局使長服大建中合當歸芍藥散。十二年後。妊娠。所生產兒極健旺云。

第二十二章　腸寄生蟲病

蛔蟲　古書所載之蚘蟲。即今日之蛔蟲。此蟲類蚯蚓。生鮮時帶赤黃色。或帶灰黃色。

【症候】　本病無自的特有之症狀。或僅爲局處的。或爲反射的神經症狀。近來有主張本病有中毒之樣者。蓋經幾多試驗的結果。證明眼炎、皮膚刺戟症狀。爲蛔蟲之中毒也。

屬於局處的症狀爲腹痛。腹鳴。便通不整。肛門部感瘙癢。食慾缺乏。嘔吐。放不快之口臭等。

反射的症狀。以神經性徵候爲主。如眩暈、頭痛、瞳孔散大、痙攣、麻痺、舞蹈病、癲癇、聽神及視神之障礙等。患者屢屢煩鼻腔內之瘙癢。要用指尖搔爬。此外呈貧血症。甚羸瘦。眼球陷沒。

健康之腸壁。蒙蛔之損傷者。所見甚稀。但一旦形成團塊。則往往閉塞腸管。通常蛔蟲占居於小腸內。倘一度竄入其他臟器。即招危險。今將其主要之症狀列舉如左。

（一）侵入輸膽道時。則來鬱血性黃疸。間亦來肝臟膿瘍。

（二）形成膽石之一原因。即膽石中心發見蛔蟲。

（三）往往侵入胃中。起該部之壓迫及疼痛。

（四）有時超過於胃及食道之上方。入於咽頭內。占居於聲帶之上部。致睡眠時來窒息。

（五）或超過喉頭進入氣管枝。喚起肺臟膿瘍及肺臟壞疽。

（六）有時進入鼻腔、鼻淚管、入內耳。穿通鼓膜。出於耳外。時時欲以手指除之。

（七）罹潰瘍性變化。腸粘膜因自己之頭部壓迫。促進穿孔。

蟯蟲　本病之診斷。爲發見蟯蟲盛其卵蟲在糞便之中。（卵蟲的發見比較的少）蟯蟲之外形類乾酪蛆。其後端呈絲狀。

【症候】 局所的症候爲腹鳴、腹痛、便通不整、肛門上感瘙癢。食思缺損、口臭、惡心、嘔吐等。神經症狀爲頭痛、眩暈、瞳孔散大、癲癇、舞蹈病、麻痺、鼻腔煩癢等。又夜間從肛門而出。至翌朝發見於臥牀。有時超過會陰部侵入腟內及包皮下。喚起白帶下、龜頭炎等。

十二指腸蟲　十二指腸蟲爲圓柱狀。雄蟲多呈白色。長徑平均八、三粍。闊徑平均〇、四六粍。雌蟲呈淡黃色、或褐赤色、或赤色。比之雄蟲長而且大。占居於空腸廻腸者居多。

【症候】 本病之症候。爲貧血及貧血由來之症候。其症候因此寄生蟲吸吮血液而起。此種貧血。通例自感染本病後五週至六週而起。皮膚變蒼白色。檢其血液。赤血球之數。比通常減去五分之一。血色素暈然。且顯然減少。進於貧血之度時。身體之諸機能降退。患者略略動作。即容易疲勞。吸呼困難。訴心悸亢進。又容易發汗。貧血達於極度時。患者不能起坐。起牀之際。即來眩暈、耳鳴、視野暗黑及失神。

心臟右側擴大。所謂左心室之貧血性擴張。聽診之時。有收縮期的貧血性雜音。內頸靜脈之球部。有高調之獨樂音。

皮膚屢屢現浮腫。外皮及粘膜往往來出血。

食思減退。口渴增進。有時來反理的食慾。即非日常食物之物質如土塊、壁土等。亦所歡喜。便通不正。或秘結。或下痢。利尿大多增加。體溫有時降至正常以下。亦有時發熱。患者訴腹部壓重、膨滿及疼痛。形似鼓腸。

條蟲　條之種類甚多。臨牀上所必需認識者。爲有鉤條蟲、無鉤條蟲、廣節裂頭條蟲。本蟲寄生於腸內。人所不知。須俟見節片或全蟲體發見於糞便之中。始可知焉。但蟲全體與糞便同排洩者頗稀。須在熱性病之下痢及驅蟲療法之際。方能見之。

【症候】 本病全無自覺之症狀。但亦有便通不整、腹痛、腹鳴、腸內廻旋之感覺。唾液分泌過多。口臭、噯氣、嘈雜、惡心、嘔吐、善飢、食慾全無、羸瘦、蒼白、頭痛、眩暈等。

【療法】　蛔蟲可與鷓鴣菜。腹痛甚者用大建中湯、甘草粉蜜湯。蛔厥者用烏梅圓。（參照藥方解釋篇烏梅圓條）金匱要略云。蛔蟲之腹痛時。其脈洪大。通例腹痛甚時。脈沉緊或變弦。蛔蟲痛時則洪大。後藤艮山云。凡痛者脈多緊弦。然反洪大者。蛔蟲之所爲也。

患者腹痛。如不明其原因。可行今日糞便之檢查法。如發見蛔蟲卵時。必係蛔蟲之痛。

蟯蟲亦用鷓鴣菜湯。又金匱要略載用雄黃薰方。即用雄黃之末。將瓦筒二枚對合之。燃火於雄黃燒之。即以其燒者向肛門薰之之法也。較之今日西醫之用浣腸法者。手續輕而效果著。

十二指腸蟲用大建中湯、烏梅圓、大建中湯加榧子。貧血、呼吸迫促、動悸、眩暈、耳鳴、等者。從證用苓桂朮甘湯、真武湯、八味丸、當歸芍藥散、麥門冬湯、炙甘草湯之類。

條蟲用大建中湯、大建中湯加榧子、吳茱萸湯之類。或應用石榴根。凡欲達驅蟲之目的者。須於空腹時頓服爲要。

備考

〔本間棗軒之說〕　蚘蟲之藥。初用烏梅圓、甘草粉蜜湯、理中安蚘湯之類。後世方劑雖多。然其效莫能出鷓鴣菜之上。鷓鴣菜一下。諸證即脫然。近年西洋船來之搜猛希娜。其藥性可強健脾胃。對於下蚘蟲有奇效。（下略）

烏梅圓、甘草粉蜜湯、鷓鴣菜湯應用之目標不同。鷓鴣菜有效之病。其他未必有效。反之烏梅圓、甘草粉蜜湯亦然。所謂理中安蚘湯者。人參湯加烏梅花椒也。

〔和田東郭〕　蚘蟲之症。強熱不解者。如白虎湯之石膏劑。久久服之有效。又附子劑之證。應用附子而不效者。可用烏梅圓。大便不通者與鷓鴣菜湯。

第二十四章　黃疸

【原因】　黄疸爲肝臟及膽道疾患最頻繁之一症候。其原因摘舉要項如左。

(一)膽道狹窄。爲最頻繁之原因。

(二)肝臟內性門脈管分歧部。血壓顯然低下。大多來門脈血塞之結果。肝細胞形成之膽汁。不順流於肝臟毛細管。却逆流於門脈管。致惹起黄疸。

(三)横隔膜之右半。運動被障礙時。則横隔及肝臟之吸息的壓減退。膽汁流出於腸管內之力微弱。致膽汁鬱積於肝臟內性道而起本病。因之右側横隔膜起肋膜炎。間起黄疸。

(四)膽汁之分泌過量。充盈於腫道。膽汁排除於腸管不充分時。則其膽汁之部分。與血液均移行於淋巴管致成黄疸。此名膽汁分泌過多性黄疸。

由以上四原因所起之黄疸。名器械性黄疸。即鬱血性黄疸。一名吸收性黄疸。

(五)此外又有瀰漫性或停留性黄疸者。其通常爲肝細胞從血色素形成膽汁。膽道亦因此排出之作用形成病的狀態。亡失排洩之作用。膽汁不達於膽道。瀰漫於淋巴管及血管。惹起本病。

此原因之病之最頻繁者。爲膽道之閉塞。此膽道閉塞之原因大體如次。

(1)因胃腸加答兒而起者曰加答兒性黄疸。此因十二指腸粘膜之腫脹。輸尿管之開口部狹窄。或閉塞。或腸粘膜上形成粘液栓子。殘留於輸膽管。或輸膽管之粘膜與腸管粘膜。均陷於炎症。因腫脹而閉塞膽管。

(2)異物閉塞膽道。其最頻繁者爲膽石。亦有因肝臟奇斯篤馬或蛔蟲竄入輸膽管而致閉塞者但較少耳。

(3)膽道之瘢痕性及癌腫性狹窄。亦爲本症之原因。瘢痕性之狹窄。基因於膽道粘膜之損傷而起膽石。

(4)外部之壓。亦爲本病之原因。其最多者爲胃、腸、膵、腎上之腫瘍、遊走腎、腹膜炎性滲出物、肝臟動脈瘤、子宮及卵巢腫大等。又肛門部之淋巴腺上腫脹、亦足致膽道之狹窄。

【症候】　黄疸著明之症狀。爲皮膚及結膜之變黄。此症狀因膽汁色素侵入血液。在肝臟內吸收於直接血液。

但大多先入淋巴管。後進入血液中。

皮膚黃疸者。皮膚變黃色也。此因膽汁色素之量。循環於血液中。致皮膚呈淡黃色或銅褐色。或黃灰色。如呈黃褐色時則名黑色黃疸。皮膚菲薄。且富於血管之部分。呈黃疸最早。故最早現黃疸之部分爲顏面。而尤以顳顬部、前額部、鼻唇溝及頤部爲甚。下腿等表皮較厚之處。往往不顯黃疸之病。尤以勞動者因日光變色之故者爲甚。皮膚黃疸。初期僅由於膽汁色素。致血漿變黃。但疾病進化。表皮細胞亦蒙膽汁色素之浸潤。此膽汁色素呈褐色之顆粒。以至於凝結沈着。

粘膜黃疸最著明於眼球結膜。

黃疸尿呈褐色或暗褐色。間呈綠褐色。振盪之時。作色之泡沫。染於白紙、白布、亦呈黃色。

大便多秘。大如團塊。放腐敗性之臭氣。糞便之色因腸管內膽汁流出之減少或消失。致帶黃白色或灰白色。甚者往往帶銀色或放光輝。此層尤宜注意。

皮膚瘙癢。亦爲本病屢發之症。往往搔破皮膚而不自知。其癢尤以夜間爲甚。故往往睡眠不安。亦起心悸遲徐及徐脈。此外食思亡失。感覺苦味。訴不眠及精神奮昂等。舌有苔。皮膚粘膜網膜出血。

【療法】　黃疸之治劑。大多使用黃疸色之藥劑。與利水之劑及味淡如水之藥物共用。此種自然妙理。殊可驚而又甚有趣。

茵蔯蒿湯、茵蔯五苓散、枳實梔子大黃豉湯、梔子檗皮湯、大黃消石湯等黃疸治劑之定名也。患黃疸者便多秘。大便多堅硬。已如前述。故多用大黃之配劑。本病尤以肝臟、膽囊、膽道等障礙者爲多。故多呈胸脇苦滿之狀。所以多運用大柴胡湯、小柴胡湯、四逆散、柴胡加芒硝湯之類。此中尤以大柴胡湯、合茵蔯湯。爲余等使用之好方劑。

以上雖爲黃疸之治劑。治黃疸亦可兼治皮膚瘙癢。且雖非黃疸而訴皮膚瘙癢者。活用之。亦可奏效。

備考

〔本間棗軒之説〕　初發微惡寒而不發熱。但心下覺有痞鞕而不爽快。飲食亦與平日無異。在明窗之前觀其白睛。黄如梔子之色。小便亦呈黄色。如梔子黄蘗之煎汁。從白睛小便發黄。漸漸變爲胸部發黄而及於全身。病勢步步進行。漸覺心中懊憹。右脇下急脹。按之痛苦不堪。默默不欲飲食。或日暮微發潮熱。或全身瘙癢發疹。目眵亦黄。唾液之色亦黄而苦。擦破皮膚。則出黄水。汗亦黄色。染衣不褪。小便赤濁如皂莢汁。大便大多如黑漆。或灰白。與平常之色迥異。臭氣亦與平常之便不同。病勢更進一步。則右脇下硬腫如癥癖積聚之狀。其根核在脇内而向脇骨下行。不能稍容指頭。此時食思愈無。或嘔吐。或吐黑水。或目昏。身體羸瘦。脈微沉。面目及身體均呈極濃之黄色。黎黑如煙薰。皮膚枯燥而落黄屑。小便益見不利。全身現浮腫。腹脹滿如鼓脹。飲食不能。藥亦不能飲而死。死於黄疸者。大多必現水腫。不現者甚稀。但亦有羸瘦而死者。

急黄（大塚曰。此殆今日急性黄色肝萎縮歟。即急黄疸。）見於隋唐時代諸醫籍。其候迅速。疑急疫。其實非也。蓋本病因膽汁之通路。卒然焮腫壅閉。致膽汁逆流。故其證卒然在一二小時中。凡白睛。胸脇及小便等。齊變黄色。心中懊憹。脇下急脹。煩熱身重。譫語妄語。恰如狂人。口舌乾燥。有煩渴引飲之狀。脈浮緊。爲極甚之劇急症狀。此證不論少壯老大。俱難治愈。尤爲稀有之病。就予經歷。僅有數人。皆不得回春之術。（下略）

黄疸之病。夜間不能認出。即晝間黑暗之室。亦不能認出。須在明窗之下。細細熟視。方能瞭然。疫之發黄。先醫謂多從永臥牀褥或病室幽暗而來。余初甚疑。其後實驗之下。果然。脇下有塊痞者。肝膽閉塞之所致也。吐黑水者。大便呈黑色者。膽汁腐敗之所致也。大便灰色者。放異樣之臭氣者。膽汁注入之所致也。故苟能將通路漸漸開通。使膽汁回復本路。則小便之色自白。而大便可復黄色矣。今之診黄膽者。大多重視小便之色。以爲心得。而不重視大便之色。按金匱中有「大便之色正黑」一又有「大便必黑」一云云。用消石礬石之方後。病從大小便去。又曰小便正黄。大便正黑。正是候也。二千年前。已有査看大便之必要。實不得不感昔賢之精神也。（中略）黄疸

之小便。其泡沫染紙則黃者。可服大黃、黃芩、黃連、梔子、黃蘗等。則小便雖黃而泡沫則呈白色。(中略)

治法、初發、小便不利而發黃者。茵蔯五苓散爲宜。心下有痞鞕者。與小柴胡湯加茵蔯。脇下急脹。或鞕滿作塊癖者。用大柴胡湯、茵蔯蒿湯。黃疸之治藥中。以將軍劑(大黃劑之意)爲要藥。用攻下之勢使閉塞自行開通。若將軍之藥力不及時。可與大黃消石湯。若用下劑而猶不動者。用吐方爲宜。視其證之緩急選用瓜蒂、吐酒石、吐根之類。吐下二方交下。猶無微效。而塊癖愈大。面目變爲煙薰色之黑疸者。正傳之當歸白朮散有神驗。此方余家已歷傳八世。得奇驗者多。用諸藥而不效驗。小便愈不通利。心腹脹滿。全身浮腫。不思飲食。或乾嘔。或飲食後吐黑水者。茯苓飲加茵蔯爲宜。亦可用加減胃苓湯、分消湯、回春茵蔯散等。急黃發熱而有疫之樣者。麻黃五味湯爲宜。狂躁者與大青龍湯。脇下鞕滿或舌上有黃苔者。用茵蔯蒿湯、大黃消石湯、三黃湯加茵蔯。

當歸白朮散者。白朮、茯苓、當歸、黃芩、茵蔯、前胡、枳實、杏仁、甘草、半夏、大棗、生姜也。加減胃苓散者。猪苓、陳皮、赤茯苓、澤瀉、白朮、蒼朮、甘草、神麯、厚朴、木瓜、檳榔、腹皮、香附子、山查子、縮砂、燈心、生姜也。分消湯者。蒼朮、茯苓、橘皮、厚朴、枳實、猪苓、澤瀉、香附子、大腹皮、縮砂、木香、燈心草、生姜也。回春茵蔯散者。茵蔯、梔子、茯苓、猪苓、澤瀉、蒼朮、枳實、黃連、厚朴、滑石也。麻黃五味湯者。麻黃、葛根、石膏、生姜、茵蔯也。

(有持桂里之說)　黃疸之病。從鬱熱而生。猶之米入麯室。以火蒸之。致米成黃色之麯也。故治之病時。應禁酒、餅、油膩、魚鳥一切厚味。食之於服藥終無益。黃疸之色變黑。如煙塵。小便如膏。腹脹。飲食太少者。皆死候也。

桂枝加黃耆湯　黃家以通大小便爲大法。脈浮時。先發汗。但此方以陽浮陰弱之症爲宜。如浮緊洪數之類。則用許仁則療急黃之方(療急黃之方爲麻黃　葛根　石膏　生姜　茵蔯)

麻黃連翹赤小豆湯　麻黃連翹赤小豆湯本有八味。治瘀熱在裏發黃之方。喻氏將此改竄爲瘀熱在表之方。亦唯三味。(用麻黃　連翹　赤小豆)殊爲合理。

茵蔯蒿湯　發黃之病。古來以茵蔯爲專藥。但專用茵蔯一味。往往不癒。凡欲治疸。以先去裏瘀熱爲本。其次利小便。又其次治黃。則大熱解而黃退。梔子利小便。茵蔯治黃。三味相次。效用庶可全共。

茵蔯五苓散　古訓黃家宜利其小便。此方平淡。爲近世醫家通用之方。但五苓散非小便不利者無效。茵蔯蒿湯、大黃消石湯、亦小便不利症之治藥也。但此二方以腹滿爲主。小便不利爲客。

梔子蘗皮湯　蒸蒸之發熱。非翕翕之發熱者。專以此藥爲解熱之劑。

梔子大黃湯　此條治酒疸。但亦不必限於酒疸。凡諸疸心中懊憹或熱痛之症者。皆可用之。

大黃消石湯　此爲裏實之症。凡腹滿大而堅。小便不利。便色帶赤。裏熱甚明之重症用之。

小柴胡湯

大柴胡湯　黃疸之腹痛而嘔者。輕則用小柴胡湯。重則用大柴胡湯。黃家不嘔痛。胸脇妨脹者。用此湯甚宜。屢試屢效。

小建中湯　黃疸或小便自利。腹中急痛等。不拘男女。用小建中湯均宜。

腎氣丸　服分利之藥而黃不退。口淡。四肢軟弱。惡寒發熱。小便渾濁者。用此方甚宜。因專分利則脾胃敗。必至腎絕而死也。

茵蔯四逆湯（大塚曰。此方非古方。茵蔯　附子　乾姜　炙甘草也）

發黃之治法。盡詳於傷寒金匱。唯陰黃一症。仲景之方論亡佚。千古以來。唯王好古有茵蔯四逆之論。以補仲景之闕。曲盡其微妙。但予尙以爲此症實甘草乾姜附子足矣。

猪膏髮煎　猪膏於黃。爲不可缺之要品。醫宗金鑑云。余友駱天游病黃。腹大如鼓。百藥妄效。用猪膏四兩髮灰四兩。一劑而愈。外臺中引肘後云。黃疸者。一身面目。悉黃如橘柚。得熱以外冷迫之。熱因留於胃中。而生黃衣。療治之方。用猪脂一升。一味煎成。温熱時盡服之。一日三次。燥屎當下。

療黃疸方（生小麥苗擣絞取汁。飲六七合。晝夜三四飲。三四日便愈）生小麥苗者。小麥之蘗芽也。水煎用之亦可。

此外有從石菖根、莽草二味之方、絳礬丸、(絳礬　厚朴　橘皮　三稜　莪朮　黃連　苦辛　朮　甘草水莎用醋糊爲丸)順氣和中湯(茯苓飲之加減方)人參養榮湯、理中加茯苓湯亦可選用。

〔外臺秘要方〕集驗之大黃散(同瀉心湯)療黃疸之身體面目之皆黃者有效。

第二十五章　加答兒性膽管炎及膽囊炎

【原因】膽道加答兒。爲甚頻繁之疾患。其原因可分類如次。

(一)胃及十二指腸加答兒爲最頻繁之原因。因該部之炎症。存在於輸膽及其深部。波及於膽管故也。

(二)急性或慢性傳染病之後。有時亦發本病。如纖維素性肺炎、腸窒扶斯、丹毒、咽頭窒扶的里、黴毒之際。發本病是也。

(三)獨立之傳染。

(四)中毒亦爲本病之一原因。尤以燐中毒爲主要。

(五)膽道之鬱血。亦一原因。尤以慢性心臟疾患及呼吸器諸病。即所謂鬱血性加答兒者爲多。

(六)月經與本病之發生亦有關係。即婦人在月經來時或月經之前。膽道上來加答兒性變化是也。

(七)膽石之形成。亦能誘起膽道之加答兒。

(八)肝臟疾患亦爲本病之一原因。

【症候】本病之症候。由於膽汁之鬱積而來者。曰吸收性黃疸。由於膽道粘膜之腫脹及粘膜塞子而來者。曰加答兒性黃疸。

診斷上所必要者爲黃疸之原因。既往症及肝臟之診查。亦屬必要。大多踵食餌不攝生、惡心、嘔吐、便秘、或下痢等之前驅症呈胃十二指腸加答兒之症狀。

原發傳染性膽道加答兒。其全身之症狀顯著。肝臟及脾臟漸著增大。往往來膽血症。而至於死。

加答兒性黃疸之持續及過經。因原因而異。如爲胃十二指腸性黃疸。則一二週間。即可治愈。倘與不治之肝臟疾患併發者。雖不至死。然亦不能消失。

【療法】 茵蔯蒿湯、梔子豉湯類、大柴胡湯等均可選用。詳細情形。參照黃疸條。

第二十六章　膽石症

【原因】 不明。女子爲多。四十歲以上之女子。罹者尤多。

【症候】 本病有時全無疾苦。此之謂潛在性膽石症。但大多誘起膽石疝。膽石疝之起。起於膽石從膽囊而出。強通過於膽管之時。此際膽石嵌頓於膽管。致起膽汁之鬱積及疼痛。但膽石從肝內膽管轉移於膽時。則膽石疝不起。倘膽管從肝臟內至腸漸次增其口徑。則膽汁之鬱積亦不來。

膽石症之主徵爲疼痛。有時衹限局於膽囊部。即右直腹筋外緣之右季肋下接觸之部位。大多放散於心窩、右側肩胛部及右腕等其他之體部。疼痛之發作性度增加。則患者叫喊不絕。或呻吟不已。顏貌頻促。呈恐怕之狀。前額被冷汗。有時甚至神識亡失。全身筋肉起間代性之痙攣。又反射作用上往往伴戰慄。或誘起嘔吐。體溫常昇騰。

黃疸爲本病緊要之一症候。發病後平均經過三日始現。

膽石疝長短之持續不一。短者一二小時。長則亘及數週。期間長者往往訴疼痛。倘時時激增。則來衰脫症狀。

【療法】 余對於此病。常用柴胡湯加石膏而奏效。有時於大柴胡湯或大柴胡加茵蔯山梔子中兼用白虎湯。

實驗例

(一)往年余隨湯本先生自晚至夜候診於日本橋區濱町之更生醫院。所長平石貞市博士以蛔蟲之研究而得學位者也。平石博士同時又兼營優生病院。適優生病院中來一膽石症之男子。平石博士本以利翁法爲其特殊伎倆。不料施行無效。每日發疝痛狀之疼痛。漢法無相當之藥。一日院長偶談及此事。湯本先生因作大柴胡湯合大黃牡丹皮湯加石膏。送至病院。服藥後二日。發作大輕減。服藥四日。痛苦全去。倫篤攀寫真上膽石之大。比入院時減去其半云。

(二)淀橋三丁目之松本氏。近十數年來心窩部感發作性之劇痛。某醫師謂爲胃痙攣。某醫師謂爲膽石疝。本年五月。起強度之發作。無鎭靜之模樣。因入日比谷胃腸病院。院中斷爲膽石疝。治療不效。轉入芝之鈴木胃腸病院。亦診斷爲膽石疝。發作時每反覆施行利翁亦不輕快。身體漸次衰弱。進院乞治於余。初診在腹診上顯然右直腹筋痙攣。膽囊部住有抵抗鈍重之感。與以大柴胡湯。服藥二次。發作不來。已全治矣。

(三)此嘗揭載於「古醫道」雜誌中。板橋區志村町、板橋氏之母。年六十。五個月之前。不能離牀。時時心下部劇痛。醫云胃痙攣。反覆注射。注射後。惡心嘔吐強。身體頗覺衰弱。脈沉緊。稍似黃疸。大便多秘。三四日一行。舌上有黃苔而不乾燥。右胸下有抵抗壓痛。余告以此膽石疝痛也。與四逆散。一帖服後。發作襲氣不堪劇痛。發熱達四十度。更乞余往診。診得膽囊部上有拇指大之膨隆。甚疼痛。舌苔白而乾燥。煩渴引飲。與白虎加人參湯。翌日熱收。疼痛去。更於大柴胡湯中兼用白虎加人參湯。發作不再來。服藥一個月。卽能從事家事。與平生無異。

膽石疝痛、腎結石等中大抵現石膏之證。先輩已言之矣。余對於膽石疝痛用大柴胡湯中兼白虎人參湯。屢屢著效。但因發作猝然。故對於漢法醫之不甚信仰者。往往中止服藥。轉乞西醫。甚至惡罵漢醫者。此不僅膽石疝痛爲然。凡慢性疼痛性之疾患。一旦增痛。往往見之。

第二十七章　結核性腹膜炎

【原因】 結核性腹膜炎。爲慢性腹膜炎中最頻繁之疾患。常有續發的症狀。此外亦有繼發於臟器之結核性疾患者。其中漿液膜之結核性炎症之一分症來者甚多。亦多有與結核性肋膜炎心囊炎及結核性肋膜炎併發者。

此外與腸結核或腹部淋巴腺結核，屢有關係。亦有現肺癆或全身粟粒結核之併發症者。婦人泌尿生殖器尤以喇叭管、卵巢、及其他子宮附屬物之結核。爲本病之起點。

【症候】 本病往往形成滲出物。其液大多爲漿液性。血性或鈍膿性、敗膿性、含脂性者甚稀。患者大多徐徐增加腹圍。其時全無痛性。或感僅微之刺摘。腹部膨滿愈甚。胸內狹迫及呼吸困難愈愈增加。此時發熱甚不定。或全不發熱。或昇降不正。常常至極低之度。

診其腹部。純觸知腹腔內滲出物之波動。患者於仰臥時可得之。打診上。前腹壁證明有高調之鼓音。側腹壁有濁音。但若側臥轉位時。其上側腹壁則變爲高調性之鼓音。尤其接觸於腹壁諸部。證明其知覺過敏。體溫上昇。頗多不定。有時最高僅三十七度三四分。昇昂者亦不過三十八度或三十八度五分。患者往往發汗。或盗汗。貧血羸瘦。逐日增進。

有時前腹部之臍附近。其面凹凸。且能觸知硬固之索狀物。此際該部能觸知而且能聽得腹膜炎性摩擦音。本症經過緩慢。有時遷延至一年以上。

【療法】 本病之特徵在腹圍之增大。即腹滿之顯現是也。腹滿亦有實證與虛證。但在實證中應用大小承氣湯或大陷胸湯者甚稀。

本病屢屢併發肋膜炎。在初期腹滿之程度。有輕度之壓痛與有抵抗之時期。選用四逆散、小柴胡湯合枳實芍藥散、小柴胡湯合小陷胸湯、大柴胡湯等。從證用之。

腹滿已甚。胸內狹迫及呼吸困難時。除上舉諸湯外。可從證選用梔子厚朴湯、梔子厚朴合枳朮湯、梔子厚朴湯合小半夏加茯苓湯、厚朴七物湯、四逆散合梔子厚朴湯、厚朴生姜半夏甘草人參湯等。如以上諸方無效。又體力未衰脫者。可投與大黃牡丹皮湯。

以上對於滲出性、成形性者從證選用之。體力已衰脫而羸瘦貧血盜汗。在臍之附近。能觸知有凹凸而硬固之索狀物者。運用大黃䗪蟲丸。八味丸之類。

實驗例

前年余診一少女。訴腹滿與腹痛。右側廻盲部附近。有甚壓痛之證明。究為盲腸周圍乎。抑為結核性腹膜炎乎。甚難斷定。然病名可以不問而知其為大黃牡丹皮湯證。已屬無疑。余既確定治方。卽與投藥。其後經過中。患者併流注膿瘍之結核性腹膜炎症。治療半途中。大腿之後面與臍部。來瘻孔而排膿。且起右股之股關節炎。一時陷於步行困難。余始終一貫。亘一年半中。常用大黃牡丹皮湯。兼用伯州散。連服之下。終於治愈。僅殘餘右足之伸長與股關節之少微畸形耳。其中患者每日下痢三回乃至五回。而在一年半中。不少衰弱。却見強壯。所以結核性病。對於下劑並不禁忌。所困難者。陰陽虛實。難於確定。所用方劑。難於確合耳。

第二十八章　腸結核

【原因】　本病多數為食餌性結核。而續發於肺結核者亦甚多。原發性起於飲食牛畜之乳肉與其調製物。

【症候】　本病病機雖已蔓延。亦不現何等之疾苦者曰。潛在性腸結核。但有時亦起劇甚之腸痛。此種腸痛。現於右腸骨窩者最多。每在食後經過之時間。其痛輒來。壓於該部。則疼痛增劇。

便通屢屢不整。或來頑固之便秘。大多因制止而頻發下痢。初期之疾病。大便與其他單純之腸加答兒無異。僅為不消化便與粘液耳。此時期欲診定其為本病。勢頗不易。祇有從其他臟器上證明有結核性變化之存在。為斷。且其下痢對於止瀉法極頑固。而右腸骨窩及臍窩之腹壁無力。失其緊張。以此情形。推斷為本病耳。但病勢進化。則大便中混血液。更進化。則大便呈汁粉之性狀。其下痢往往頻發於近曉。故名雞鳴下痢。
有時結核組織崩壞。血管破裂。若穿通腸壁。俄然起腸出血或腸穿孔。倘此崩壞之組織隣接於腸漿膜時。則或起廣汎性或限局性之腹膜炎。

小兒之原發性腸結核。往往呈特有之徵候者。名腸間膜癆。其主徵爲全身羸瘦。貧血。頑固之消耗熱。四肢及胸部瘦削。腹部顯然鼓脹膨滿。有時腸間膜腺累累腫大。外部能觸知之。肝臟大多腫大。大便通不整。

【療法】 腸結核患者之腹部一帶虛軟。尤其在臍之附近。以拳抵之。常覺腹底下沉。如搗餅之軟。毫無抵抗。且氣味惡而乾。因皷脹或腹滿。所以抵抗極弱也。

腹診既如上述。則下痢。脈細數者。虛證也。除虛證甚少。陽虛證之病。亦甚難治。

又腸結核之患者。大部分續發肺結核。此時治療上更加困難。

從腹證上見腸結核者最多。投與大建中湯、人參湯之類。但此等方劑。爲除虛證之治劑。輕輕投之。反有危險。余依病證。攷慮分量。屢屢運用小柴胡湯。

腸結核之初期。腹部軟弱。左右之直腹筋強之攣急。迫於心下。左右腹筋之空隙。虛軟而上浮。與前述情形迥然不同。本年二月余曾診得此種病之婦人。（右肺下葉浸潤。呼吸迫促。全身有輕度之浮腫。下痢一日數行。）投與小柴胡湯合真武湯而大見效。又父執長野氏以麻黃一味煎汁治愈腸結核。此亦足資考慮之資料也。

第二十九章　腎臟炎

甲　急性汎發性腎臟炎

【原因】 （一）傳染性原因最頻繁者。見於諸般之傳染病之際。

（二）寒冷性原因所發之寒冷性。（洛伊馬基斯）名急性腎臟炎。

(三)外傷性原因而發者。名外傷性急性腎臟炎。

(四)由於傳播性原因而發者。名傳播性腎臟炎。此種腎臟炎。亦屬於傳染性腎臟炎。起於痳疾、膀胱炎、腎臟周圍炎等。

(五)中毒性原因。來自中毒性急性腎臟炎。此因服用某藥劑或某毒物。或由吸下。或由塗擦皮膚而起。慢性皮疹及皮膚遭火傷之後而來之腎臟炎。亦為中毒性。

【症候】 本病從諸多之腎臟疾患。如尿之性狀而能下其診斷。即尿帶血性。生血樣沉渣。有時呈淡黃色之肉羹汁狀。屢屢帶赤褐色或黑褐色。但頻頻現血液尿。此際宜注意。蛋白尿之現存。及尿沉渣中有無腎臟圓柱。圓形細胞。細尿管上皮。

尿之理學的性狀。亦屬必要。尿量減至千五百瓩以下。其色濃厚。比重增大。

皮膚浮腫。為本病患者屢見之症候。初發者。見於顏面上。或僅限局於該部。眼瞼腫脹。眼瞼裂顯然狹小。但亦有全身皮膚發強度之浮腫者。漿膜腔亦屢屢浮腫。見胸水及腹水者亦不少。

患者大多呈強度之蒼白色。檢其血液。在發病後短時日中。赤血球及白色素已減少。

大動脈系之血壓變化。亦現急速。其度增大。舒張期大動脈音旺盛。屢屢帶鼓音。橈骨動脈緊張。此因血中存留之新陳代謝物質刺戟心筋而發。此外為左心室肥大。動脈血壓亢進。

體溫不變。大多昇騰。間有昇至攝氏三十九度或三十九度以上。患者屢屢訴筋肉及關節上之牽引性疼痛。睡眠不安。食氣缺乏。口渴增進。又排尿困難。尤其是屢屢尿意頻數。而排尿時則來疼痛。

本病之持續。有長短種種之不同。傳染病(例如見於纖維素性肺炎之際)急性腎炎在一二日間即消散者亦不少。但此際宜注意者。急性腎炎暫時治愈。而其原因的疾苦依然留存或增惡。此種情形。往往持續四週至八週之久。而亦有荏苒亘八個月以上者。

乙 慢性實質性腎臟炎

【原因】 本病之原因不知。大多爲獨立的疾患。間有起於急性腎臟炎者。傳染性及中毒性原因。爲本病之主要。如馬刺里亞、肺癆、黴毒、慢性化膿症、鉛中毒、酒精濫用等是。本病大人罹之者爲多。

【症候】 尿之變狀。最爲主要。即尿之量減。呈暗色或帶黃赤色。其比重頗大。達一〇二〇以上。蛋白之量亦多。達五%或五%以上。間於經過中排泄正常之尿量。此外尿中有多量之沉渣。以鏡檢之。有腎圓柱、圓形細胞、細尿管上皮細胞。尤其緊要者。發見腎臟圓柱狀中有多數之脂化之細胞、顆粒細胞、及脂肪小滴。中之赤血球、血色素減少。患者呈蒼白色。皮膚腫脹。漿膜腔中。亦屢屢充盈滲漏液。

本病大多徐徐而起。以顏面蒼白及皮膚浮腫。遂爲疾病之端緒。體温之昇騰。無併發症者不現。此外來動脈血壓之增進。但急性腎臟炎及萎縮腎則比較的稀。患者大多食思亡失。便通不整。

本病之經過大多緩慢。有時遷延數年之久。其間如來急性增惡。則血液中富尿。恰如呈急性腎臟炎樣之症。本病間有移行於續發性腎臟萎縮者。

丙 慢性間質性腎臟炎

腎臟萎縮 本病因慢性之經過。間生質性結締織炎症之增殖。此增殖使結締織暫時減少。腎臟之廣袤。常以此而減。故本病名腎臟萎縮。但腎臟萎縮有原發症與續發症之區別。原發症中更有壯年性與老年性之區別。

【原因】 本病之原因有傳染性、中毒性、及退行性。

屬於傳染性者。現於馬刺里亞、及黴毒之傳染病之後。間亦有因膀胱炎及淋疾而成本症者。

鉛毒萎縮腎者。鉛之中毒也。脈管硬化性萎縮腎者。退行機轉之結果也。大多見於年高者。續發性萎縮腎者。起於慢性腎臟炎也。

冒寒、濕潤、飲用酒精。可誘發本病。

【症候】　本病現於隱然皮膚不現浮腫。故大多須經檢尿手續。始能知本病之實在。但本病之存在。亦有可疑之症候。如心悸亢進。恆久性頭痛。視力減退。反覆鼻血。聲音嘶嗄。嘔吐頻繁。頑固之濕疹。皮膚瘙癢等。此外如急癇痙攣發作。及俄然發生胸出血等。亦本病實在之表示也。

尿之量增加。一日達三立至五立。患者在夜間睡眠中。屢屢頻催尿意。其色呈淡黃。屢屢交綠色。又覺輕度之溷濁。放置之。表面則生泡沫。尿中有諸多之異物。如蛋白、糖分、膽汁色素。多含有之。尿之比重。減至一〇一五以下。有時竟至一〇〇二。其反應爲弱酸性。逝渣甚多。或竟缺如。以鏡檢之。有廣狹種種之物。或如玻璃。或有少數之顆粒狀與圓柱狀。蛋白量甚少。經數日或數週間。完全不見。

因上述之狀態。故往往有誤診爲單純性尿崩症者。因尿崩症亦屬尿量增加。比重減少也。但蛋白之現出。心臟及脈搏之變化。網膜變化等則缺如。此即與本病區別之點也。

血行器之變狀。亦爲本病必要之症候。左心室肥大。常能證明之。心尖搏動如扛舉性。抵抗顯著。第二大動音帶礦性。屢屢伴左心室之擴張。心尖搏動在左側乳腺或其外方從第五肋間腔現於下方。此外則漸次來左心室之擴張及肥大。

網膜變化在本病爲全數五分之一。

患者之顏貌呈蒼白色。急速陷於羸瘦。稍稍爲輕度之運動。即容易感疲勞。訴心悸亢進。皮膚漸著乾燥。上皮有剝脫之傾向。屢屢生頑固之濕疹。食思大多缺乏。口渴亢進。口腔內訴乾燥感覺。舌上訴粘稠感覺。

本病患者之脈搏顯然硬固。觸之如有針條之感。

【療法】　急性汎發性腎臟炎之初期。現浮腫。脈浮緊。頭痛。發熱。（有時不必發熱）筋或關節。訴牽引性之疼痛。口渴。煩燥。排尿困難等。用大青龍湯以發汗。其時胸水腹水同時消失矣。此種症狀。多現於體質好之人。大青龍湯以發汗。是一頓挫的療法。故得速效。

幼年之急性汎發性腎臟炎。屢屢現五苓散之證。即浮腫。尿利減少。口渴。及吐。與頭痛。此五苓散之證也。五苓散之口渴。與大青龍湯之口渴。一見即能區別。五苓散證之吐。大多呑入後即吐。而脈象則兩者雖皆浮。但五苓散之脈浮而散。不緊也。(其詳請參閱藥方解說編)

皮膚病內攻性腎臟炎。屢屢應用麻黃連軺赤小豆湯。此方比諸大青龍湯之症狀較緩和。煩燥口渴之程度輕。脈不緊迫。

除以上方劑之外。可從證選用「症候與治方」第九章浮腫條下所揭載之方劑。

慢性實質性腎臟炎。訴頭痛頭重、耳鳴、心悸、眩暈。顏色蒼白。尿利減少。手足厥冷者。與當歸芍藥散。予用此方。曾消失蛋白。特於眩暈甚者。與苓桂朮甘湯合方。婦人訴腰脚冷痛者。與苓桂姜朮甘湯合方。訴胃部膨滿。食氣不振。時有嘔氣者。證明胃內有停水也。有胃阿篤尼之狀者。與茯苓飲。其時加頭重、不眠、心悸、眩暈等之神經症狀者。與苓桂朮甘湯或半夏厚朴湯之合方。余曾診一男子。十數年來苦患氣管枝喘息。肺氣腫。併發慢性腎臟炎。從診與小青龍湯。服後喘息肺氣腫先愈。連服一個月後。蛋白全消。漢方中消失蛋白之藥無一定之藥。從證處方。蛋白亦消失。此際患者從西醫家言。不禁攝取一切之刺戟性飲食物。服用乾姜細辛等刺戟性溫性藥物。感多大之不安。要知從證擬方。正如小刀之細工。毫無末梢的杞憂問題。西醫不知病之陰陽虛實。雜投藥劑。斯亦愚矣。

有浮腫者。除用以上諸方外。可從證參照「症候與治方」第九章諸方選用之。

萎縮腎者。大多選用動脈硬化症之治方。

心悸亢進。恆久性頭痛。視力減退。反覆衄血者。與桂枝茯苓丸。桃核承氣湯。兼用瀉心湯。頑固之濕疹。訴皮膚搔癢等。除以上之方外。選用白虎湯類、真武湯類、梔子豉湯類。

第二十章　腎臟結石

【原因】罹本病者。男子多於女子。此在日常之營養品中與結石之形成。不無影響。而肉類及酒類之濫用。尤易促起本病。而全身新陳代謝機之疾患。亦與本病有一定之關係。痛風患者。多罹腎石。基斯金患者間患基斯金結石。其實例也。亦有來於遺傳性者。此外如凝血、寄生蟲卵。亦招腎石之形成。而腎部之外傷致腎盂出血時。亦能誘發本病。輸尿道中諸般之疾患。亦能促進腎石之形成。尤以尿鬱積及尿分解而來者爲多。但腎石形成之機轉則不明確。

【症候】腎石或腎砂。不呈何種之疾苦。在剖檢之際。偶然發現者。此名潛在性腎臟結石。此外大多呈腎盂炎或腎盂腎臟炎之症候。在施用手術之際。若向外方穿孔。始能發見其結石。而在此際。尿中發見多量之結晶性沉渣。其先不得不疑爲腎臟結石。非從細檢其沉渣之性狀。及結石之化學的成分。不能知之。腎臟部之疼痛。爲屢屢見之症候。於廣汎性中放散。久之間亦誤認爲腰痛或肋間神經痛。本病患者現一種固有之體位。即上體向前方屈曲而步行。肩胛向患側偏倚。脊柱突隆於健側。避脊柱之迴旋及屈曲運動而營強直性之步行。有時經數週至數月時間及長久之惡心。惱嘔吐。後始現本病之症候。又本病現慢性膀胱加答兒之症候。此外尙有少數之患者罹尿血。尿中見多量之結晶狀沉渣。本病最頻繁之症候爲腎石疝。此症候當腎石去腎盂通輸尿管而至於膀胱時。腎石嵌頓於輸尿管內而起。此際患者俄然訴腎臟部劇甚之疼痛。此疼痛往往放散於遠隔之部位。尤以膀胱部。龜頭及大腿爲多。疼痛之性狀不一。疼痛時。患者之顏貌呈恐怖狀態。皮膚因反射的血管痙攣而呈蒼白色。且厥冷。伴以粘稠之冷汗。脈動脈上發痙攣時。則患者亡失神識。至於起間代性筋肉痙攣。此外往往伴戰慄、發熱、及嘔吐。

疝痛發作時。對於尿之變狀。殊堪注意。其時尿量減少。或來無尿之症。此無尿之症。因偏側之輸尿管閉塞。健康之腎臟受反射性刺戟。致妨礙其作用之故。此無尿症亘數日之長時間。乃起尿毒症。又在疝痛發作之際。往往放多量之血尿。爲時持續甚久。此血尿之原因。由於嵌頓之結石損傷腎臟粘膜而然。結石若離輸尿管或還於腎盂。或下至膀胱時。則疝痛之發作消散。利尿再呈多量。血尿亦漸次消失矣。但結石若從膀胱而出通於尿道時。則又喚起膀胱及尿道劇甚之疼痛焉。

腎石疝發作之持續。長短不同。或止數時間。或經數日。若腎盂中存多數之結石。或結石從輸尿管還歸於腎盂時。則反覆來腎石疝之發作。腎石疝之發作。通常者不至於死。惟重篤之危險症狀。結石嵌頓於輸尿管。不赴上方。亦不赴下方。致成輸尿管之炎症。壞疽及穿孔。因而發穿孔性腹膜炎者。死之症候也。腎石將輸尿管完全閉塞時。則尿鬱積於腎盂內。致成急性腎盂水腫。此際腎臟部上。得顯然觸知腎臟腫塊。但亦有不能觸知者。

【療法】 疝痛發作之際。腹診上腹筋如板之硬固。身體前傾。當深呼吸則增痛者。此所謂呼吸在淺表也。此際先與芍藥甘草湯。在此時機。西醫往往使用莫爾希納、噴篤撲、阿篤洛批等注射之。雖覺不快。然並無何種危險之副作用。而奏效之時間則甚寫遠。但若兼用本方。往往奏效神速。予嘗反覆注射莫爾希納、阿篤洛批等。量極多。時極近。猶不能鎭痛。與此方一帖。立見功效。其見效之時間。不過服後未滿三十分鐘耳。此非偶然。就腹證上確係鎭痛之明證也。

欲圖利尿而排除石者。以猪苓湯爲宜。若尿利減少。排尿困難。且血尿者。服用此方。亦能快癒。又發作時屢屢訴便秘者。此際從證選用調胃承氣湯、桃核承氣湯、大小承氣湯、大黄牡丹皮湯、大柴胡湯之類。則排便而同時尿量頓增加。疼痛如拭去矣。本病之患者。大多現桃核承氣湯、大黄牡丹皮湯之證。因此方之特長。有根治腎石之希望。此則特堪注目者也。

予於已往數年。診得一止發無時之腎石疝痛症。發作時。腹部亦軟弱如綿之男子。其年五十七歲。與八味丸而著效。於此可知腎石疝發作時。其奏效之藥。不必限於芍藥甘草湯、猪苓散、桃核承氣湯之類。如患者當發作之時。脈軟弱。（通常在發作之時。脈沉弦或緊）腹筋不緊張。儘可與通例稍異也。

第三十一章　腎盂炎

【原因】　本病之原因。分細菌中毒二種。就中以細菌者爲頻繁。本病往往有與腎臟炎同時發者。此名腎盂腎臟炎。

本病之發病素。除普通之發炎菌之外。並普通大腸菌。其他肺炎重球菌。結核桿菌及窒扶斯菌。亦能喚起本病。分裂菌從膀胱而出。至輸尿管。遂達腎盂者。甚多。故腎盂炎中屢有膀胱及輸尿管之炎症。

【症候】　本病之診斷。往往頗覺困難。只能下推測的診斷。但本病中如兼腎臟膀胱或尿道之疾患時。則本病固有之尿候。由腎臟膀胱或尿道之尿候變狀所蔽。對於獨立性腎盂炎尤其對於局部性腎臟變化及尿之變狀。

局部性腎臟變化之中。頻繁者爲腎臟部之緊張。壓迫及疼痛。如壓迫該部。則疼痛劇增。

尿之變狀。因炎症之種類而異。最輕者。尿中含有多量之粘液。用鏡檢之。發見棍棒狀及尾狀之上皮細胞之沍渣。此上皮細胞來自膀胱之深層。若屋瓦狀之排列。同時缺扁平上皮細胞。腎盂炎之所致也。

化膿性腎盂炎者。尿之沍渣中含多核性膿球。腎臟不冒時。濾過之尿不含蛋白質。或僅有痕跡。

膀胱炎及尿道炎之際。以上之尿變狀亦來。腎盂炎中特有者。爲局部的腎臟痛。

出血性腎盂炎起血尿。有圓柱狀之凝血。又腎盂炎屢屢併發腎臟水腫。此際俄然劇甚之腎臟痛。惡寒。發熱。嘔吐。排泄透明之尿。其量甚微。腎盂炎之原因。有急性。亞急性。若慢性之經過。慢性症多帶化膿性。常與化膿性腎臟炎同來。由尿毒症尿腐敗症近圍穿孔。或澱粉樣變性而死者甚多。

【療法】本病中以往來寒熱。胸脇苦滿。默默不思飲食。心煩，呈喜嘔之狀者爲多。此時可用小柴胡湯。多口渴乾燥。多煩渴引飲者。用小柴胡湯加石膏。白虎加人參湯。又發病後經四五日以上始便秘者。大柴胡湯之證也。若同時併發加答兒者。兼用猪苓湯。

第三十二章　糖尿病

往時稱消渴者。酷似本病之症狀也。金匱要略腎氣丸條。男子消渴小便反多。飲以一斗。小便亦一斗云。

【原因】本病在血液中積滯過剩之葡萄糖。從尿中爲持久的排泄者也。間亦現遺傳的疾患。其中尤以中樞神經病。相互而來者甚多。尤以希斯篤里神經衰弱癲癇或神經病等爲最多。

神經的興奮。屢屢爲本病之引誘。又精神系統之器械的振盪。如墮落。打擊。汽車負傷等。亦易致本病。亦有與神經疾患。或慢性之消化器疾患。並聯而起者。

此外攝取含水炭素久而量多時。亦能致本病。

本病見於小兒者稀。往往見於二十歲以上之男子。尤其在五十歲至六十歲者爲多。又罹本病之富裕者較貧乏者爲多。

【症候】本病大多經過緩慢。而少急性之經過。其俄然而起者。則呈重篤之症候。

本病惟一之確徵。爲證明尿中含有葡萄糖。其他多量之利尿。尿比重增加。煩渴。食氣亢進。進行性羸瘦。皮膚煩痒。慢性陰部瘙痒。恒久性顯疹。慢性癤瘡。四十歲以內之白內障。果物樣口臭。其他爲昏睡狀態。頑固之兩側神經痛。腱反射消失。脊髓癆樣症狀等。往往見之。

尿之變狀。爲本病診斷上最緊要者。尿量增加至一日三立至八立。患者放尿頻繁。夜間不能安眠。排泄淡黃色之尿。放尿後表面殘有泡沫。此泡沫爲本病之一特徵。蛋白。膽汁色素之外示糖分之存在。尿量與尿比重俱增加。拘急增大。達一〇三〇乃至一〇四〇。或超過之。尿量不增加。比重却減少者甚稀。尿呈酸性反應。倘放置空氣中。其酸度益加顯著。

患者飢餓。訴煩渴。雖攝取多量之食物。亦漸次陷於衰脫。但有時其營養發生無障礙。亦見佳良。故本病可分瘦削性糖尿症及肥胖性糖尿症二種。本病患者煩渴特甚。飲用多量之液體。尿之排泄亦多。口腔乾燥及有粘稠之感。全失發汗之傾向。皮膚乾燥粗糙。蔽有細小之表皮屑片。體溫往往較平常低下。

本病之併發症頗多。爲炎症及中毒性二種。

皮膚上發煩痒。生慢性顯疹。癤瘡等。其他從輕微之外傷。爲致皮膚生壞疽之原因。此壞疽現於下肢之中趾部。

毛髮往往乾燥。帶碎乾性。有時生禿髮病。

眼目之疾病頗頻繁。其中最屢現者。爲白內障。此外爲弱視。視神經疾患、虹彩炎、眼筋麻痺等均無。但起網膜炎。

齒牙亦屢蒙其侵害。陷於齲齒。其他口腔炎亦往往見之。

肺臟爲屢侵之臟器。本病患者。多數爲肺結核而斃。而患肺壞疽者亦多。胃擴張爲稀見之併發症。肝臟亦往往腫大。或來急性及慢性腎臟炎之症候。

生殖器之變狀。往往見之。疾病之初期則淫慾亢進。漸次精液之形成消失。成陰萎症。婦人則室不耐煩痒。男子起包皮炎。

神經症狀中第一舉。爲頑固之神經痛。就中以坐骨神經痛爲最多。尤其屢犯兩側。有時起多發性神經炎。招來腱反射消失。末梢性運動麻痺、皮膚知覺消失等。

本病最重篤危險症狀之一。爲糖尿病性中毒。此名糖尿病性昏睡。在本症之先。尿中呈犄魯海兒脫氏鹽化鐵反應。患者之尿及呼吸若林檎。或有歐推兒椽之芬芳性臭氣。至其病室內時。即能知之。此際患者突然陷於人事不省。屬最長大氣息。顯着營深呼吸。或發強度之譫語。加之呈發揚狀態。此致死的轉歸能。陷腦及胸麻痺也。

現於數時間內。或一二日間。間有一時輕快。但未幾又增惡。

【療法】 陽症最多用石膏配劑之方劑。如白虎加人參湯、竹葉石膏湯、或用大柴胡湯加石膏。小柴胡湯加石膏之類。亦往往柴胡加龍骨牡蠣湯、大黃消石湯、麥門冬湯之類。亦可用之。反之。陰證則用八味丸。

本病之煩渴者。起於尿量過多。液體缺乏。與治小便不利而煩渴之方劑。如用五苓散、猪苓湯者甚少。却多用石膏劑。用石膏劑後。煩渴煩痒止。尿中之糖量減少。白內障去。其他之併發症亦屢屢輕快。本病感腰痛。或坐骨神經痛者。用八味丸往往收效。

瘙痒用石膏劑無效。則用梔子豉湯之類。不能制止者。如八味丸、真武湯附子劑爲必要之方。尿量過多。因患者夜間不能安眠。用附子多奏效。用則尿量能出於意外之減少。

猶有併發症之各方。參照各疾病條下。

實驗例

(一)日本橋兜町。某株式證券會社置藉。男子。四十二歲。東京大地震災後。罹糖尿病。未全治。荏苒至今。顏色黎黑。有如垢之斑點。體重曾近二十貫。現僅十四貫左右也。

前胸。肩胛間部。上膊之皮膚生癜風。

自覺之症候。爲陰萎與無力。眼欠舒。時時口中流出潰瘍。左側之坐骨神經痛。衂血頻繁。從肩至頸強。頭重等、口渴達煩渴程度。多尿量。近來之血壓。在二百米里之上。大便一日一行。

脈左右俱緊。右稍浮。左稍沉。舌根附近見淡黃色苔。腹部無軟弱之狀。特觸之亦無抵抗之狀。

患者服藥及二十二個月。僅殘留輕症之坐骨神經痛。及眼症。此外已全輕快。尿亦無糖之證明。

初診當時捉每個之症狀。所謂病之治標也。加以本治之方。而其症全治。

當初衂血之血壓有亢進症狀。兼用瀉心湯、桂枝茯苓丸、在某中途訴吞酸嘈雜。乃與柴胡加龍骨牡蠣湯。坐骨神經痛甚時。用烏頭湯。稍稍用別種之治療方針。此後六個月間。連服大黃消石湯。病勢漸漸擊退大半。血壓最高者。右百三十至四十米里。左百三十五至四十五米里。此亦有趣之事也。附記之。

(二一)近隣雜貨店之主人。偶然於醫生治療頸部瘤腫之際。發現尿中含糖。始知罹糖尿病。非自覺症之過程也。時時頸部出癤腫。荏苒經年未治癒。口渴。但不至煩渴引飲之程度。舌一面白苔。稍乾燥。腹診上。左右之直腹痙攣急。心下部有抵抗。證明胸脇苦滿。儼然桃核承氣湯之腹症也。脈稍沉有力。大便一日一行。

患者喜服漢方藥。求藥某所。不大見效。漢方無糖尿症之藥。爲因病名不一。祇可下抽象的治方。但罹糖尿病者。往往生者甚少。余既以此藥告之。乃與大柴胡湯加石膏合桃核承氣湯。服藥一週。尿中之糖消失。此後每日不發見糖之反應矣。

和田東郭用大柴胡湯加石膏治頭髮之拔落云。森立之用大柴胡湯治陰萎有效。此亦有趣之事也。

備考

〔本間棗軒之說〕　消渴古人單稱消。金匱要略始有消渴云云。傷寒之消渴乃謂一時煩渴。無真正之消渴。(中略)仲景氏之書中。凡婦人二字標出於書首者。其中僅限婦人之病。無男子之病。以此考之。則消渴亦限於男子之病也。於婦人者甚稀。檢閱藥室雜說中。消渴之治驗者數十人。盡男子也。療治婦女之消渴者。僅二三人而已。(中略)治法依前述論。統爲不治之症。但輕症者能節飲食。不怠服藥。百人之中亦可救其二三焉。初發者用白虎加人參湯。多房失精及疝家等。常患腰痛。或下焦虛冷。少腹拘急。發消渴者。八味地黃丸(腎氣丸)有奇驗。津液涸渴。氣血耗散者。選用竹葉石膏湯。麥門冬飲子、天女散等。飽食後腹脹滿者。用五味平胃散。便秘腹脹者。用調胃承氣湯、麻子仁丸、蘆薈丸。施用蜜煎導。灌腸法亦宜。常服牛酪。飲葛根粉、葛根水等。亦爲止渴之一手段也。

麥門冬飲子者。麥門冬、人參、知母、生地黃、茯神、五味子、瓜蔞根、葛根、甘草、竹葉也。天女散者、天花粉、地黃、葛根、麥門冬、甘草、五味子、粳米也。

〔有持桂里之説〕　字書云。痟即消渴病。蓋痟從消字而出。消者飲煩渴。恰如旱天灌水日下曝冰之消也。消渴二字相連。爲良好之病名。此病古分紀於肺、胃、腎、三部。呼之爲三焦渴。大抵湯水多而食少。大便如常者。上焦渴也。多飲湯水又常多食。小便赤黃色者。中焦渴也。渴而好湯。小便如濁物之膏者。下焦渴也。此病前哲或謂係胃熱之症。或謂積久飲酒所致。各持一説。鄙意觀之。酒食色慾皆足患此也。

消渴久不愈則成雀目（夜盲症）或脊發癰。

白虎加人參湯　此治所謂上焦渴之上消方者也。友人青園患消渴。舌白苔而燥。脈緩。用此方得奇驗。

調胃承氣湯　消穀善飢。大便鞕。所謂中消之症。此方治之。（大塚曰。抵當湯治消渴亦有效。）

腎氣丸　此方爲下消之治劑。下消精髓枯竭之故。引水自救也。吾師云。消渴之證脈似陽而實陰。故用腎氣丸。余初聞之茫然。歷多年乃神悟。吾師之所謂陰陽。即仲景之所論浮沉者也。又脈書所言。微細如蛛絲非陰脈也。此事非可面提口授。惟學者留意研究自能知之。（大塚曰。八味丸證之患者。其最高血壓在生理以下者爲多。足資參考。）

外臺中療消渴口苦舌乾者之方（麥門冬　茅根　烏梅　括蔞　小麥　竹茹）

生津湯（麥門冬　黃芪　括蔞根　甘草　人參　黃連　牡蠣　地黃　知母）

前方用於輕症。後者用於苦消渴嘈雜者爲宜。

錢氏白朮散（人參　白朮　茯苓　藿香　木香　甘草　葛根）

繅絲湯（煮蠶繭之湯）

蝸牛散（燒存性。服用其末。）

鉛用散
括蔞藿香丸
益元湯（石膏　黃柏　地黃　括蔞根　地骨皮）
外臺療消渴方下除括蔞藿麥丸外之七方皆後世之方也。運用之或有危險故不錄。消渴者通例等於今日之糖尿病。尿崩症。其他口渴多尿之疾病。亦包含於此病名中。此等之藥物力能止渴。卽糖尿病之效藥也。
活人事證方）　神功散（同芍藥甘草湯）治消渴有效。

第三十三章　脚氣

【原因】　真原因不明。維他命不足。爲本病誘因中之一。
【症候】　本病之主徵。爲運動及知覺障礙。並心臟患之症狀。症狀有輕重種種之別。最輕度之患者。惟僅自覺作事上不感何等之疾苦。其重症。則患者訴疾苦之甚。疾病頗有急性的經過。至致死的轉歸。
本病大別爲左四種。
（一）神經性症　本病徐徐而起。且病初之症狀輕微。大多不能明示起始之趨勢。患者亘數日或週餘後則全身倦怠。惡寒。頭痛等。或以加答兒症狀爲前驅。如鼻加答兒。氣管枝加答兒。或胃腸障礙。而露本病。迨夫本病之固有症候出現後。此等症狀卽消散。
本病固有之症候爲脚氣（尤其是下腿）感倦憊與萎弱。步行時容易疲勞。時於排腸筋緊張之時。感疼痛。患者訴頭痛。口渴。容易脫汗。其次脚部。手指。口圍感知覺麻鈍。下腿現輕度之浮腫。下腹部則知覺障礙。眼瞼耳殼亦現之。隨病勢同進行。而伸展於下肢一般。手指。前膊等。
暫時患者訴心悸亢進。心窩苦悶。心悸亢進。爲疾病之初期。只現於運動時。其後於安靜時亦起。食慾缺乏。利尿減少。大便秘結。

膝蓋腱反射於疾病之初期中亢進。其後漸次減弱或竟消失。又脚部之粗大力減退。故患者容易蹎仆。脈搏數增加。速而且軟。

(二)萎縮性症　本病亦如神經性病。脚部感萎弱。腓腸筋之緊張。徐徐而起。後脚部之萎弱逐日漸進。遂致大腿股關節。成輕度之屈曲位置。下腿從膝蓋以下。成鉛直懸垂。足部呈內翻馬足狀。其他見脊髓癆之際。呈浦拉海篤洛麻裴兒喀氏症狀。早夜侵害上肢之運動。而現該筋肉之萎縮。拇指球及小指球。殊扁平。甚至凹沒陷於上述之狀態。患者。每不能動作。致縛於病褥。

知覺障礙亦神經性病。脈搏及心臟異常。浮腫僅存或全缺。腱反射亦大減弱或全消失。

其他間亦有陷於萎縮及筋肉攣急性攣縮者。此尤多見於腓腸筋。

本病經過甚緩慢。有亘數月或年餘者。

(三)水腫性症　本病或如神經性症。脚部徐發萎弱。或起萎縮性症。患者之步行漸次困難。但在萎縮性症之際。不呈顯著之運動麻痺及筋肉萎縮。但浮腫爲本病之特徵。先逐日現於脚部。廣延於身體各部。遂及於漿膜腔。患者訴強度之心悸亢進。呼吸促迫。心窩苦悶。利尿顯著減少。大便秘結。

心臟尤其左心擴張。往往爲心囊水腫所蔽。不能認出其真正之擴張。

(四)急性惡性症或心臟性症　本症之特徵爲急性心臟機能不全。好襲少壯之人。即於健康時。本症俄然而起。或以輕症脚氣之症候。爲之前驅。速來病勢之惡化。患者心悸亢進。心窩苦悶。呼吸促迫。體溫上升。食思全失。煩渴。惡心。嘔吐。利尿減少。顏貌污穢蒼白色。大便常秘結。

其他患者訴脚部倦憊及重感。腓腹筋緊張。壓之覺疼痛。又下肢現輕度之浮腫。知覺麻鈍。脚部之運動麻痺激增。心悸亢進。心窩苦悶逐日顯著增惡。患者訴胸內如爆裂樣之苦楚。眼目。口腔。鼻腔開大。瞳孔散大。其顏貌甚險惡。

心囊及其他之漿膜腔現水腫。但此水腫性症。則增加心動之數。心臟部及心窩部見亢發性之博動。心尖之音幽微而曇濁。第二肺動脈音亦曇濁。頸動脈跳動。橈骨動脈頻數且軟。上下指端厥冷。呈紫藍色。肺臟陷於急性氣腫。心臟濁音部狹小。甚時完全消失。橫膈膜及其他之呼吸筋呈不全麻痺狀。呼吸大大促迫。體溫過下降。患者精神亡失。遂在肺水腫之症狀下而斃。

【療法】 神經性症感下腿之倦怠與萎弱。出行之際容易疲勞。頭重。口渴。脫汗加以下腿浮腫。知覺麻鈍等。可與越婢加朮湯。病勢進步。浮腫伸展全身。心悸亢進。胸脇苦滿。利尿減少。大便秘結者。與大柴胡湯、柴胡加芒硝湯。

萎縮性症。用桂枝加附子湯、桂枝附子湯、八味丸、當歸芍藥散、當歸四逆湯、桂枝芍藥知母湯之類。

水腫性症。初發腳部萎弱。下腿浮腫者。與越婢加朮湯。若脈浮緊。口渴煩燥。全身現浮腫。無自汗之症。利尿減少者。與大青龍湯。胸脇苦滿。心悸亢進。呼吸促迫。利尿減少。大便秘結者。與大柴胡湯、柴胡加芒硝湯。若浮腫強烈。心下有堅硬如板之痞狀。食氣缺乏。顏色如土。心悸亢進。呼吸促迫。喘息利尿減少之候者。與木防己湯。服下猶不效時。與木防己去石膏加茯苓芒硝湯。

心臟性症與以上諸症逈異。病勢急激。多衝心之懼。本病總犯陽實證。初期即爲下劑之適應症。若胸脇苦滿。心悸亢進。呼吸促迫。體溫上升。食思亡失。煩渴。惡心。嘔吐。大便秘結。利尿減少之候。先與大柴胡湯。惡飲食。飲之嘔吐。不能納入時。與瓜蒂散以吐之。若腹滿之甚。喘鳴促迫。大小便不利者。與大承氣湯。心下如石之堅硬。肩背凝結。呼吸促迫甚。煩躁。心中有懊憹之狀。大小便不利者。速與大陷胸湯。危迫眉睫。有衝心之兆者。與走馬湯。若陽極變陰。脈已變沉遲。煩躁。厥冷。現吐逆之狀。投與吳茱萸湯。能救十中之一焉。

備考

〔朱氏集驗方〕　去杖湯（與芍藥甘草湯同）治脚弱無力。行步艱難有效。友人戴明遠用之。有效驗。

大塚曰。魏氏家藏方之六半湯（芍藥甘草湯同）條。治脚氣行步不能云云。此方亦常有應用之機會也。

〔外臺〕　生姜半夏湯治脚氣入心。悶絕欲死者爲宜。

〔醫事小言〕　腹攣急及於痺時用桂枝加苓朮附湯。足不腫而其初氣急者。最懼之候不得不診察其有無衝心之兆。　微帶寒熱。舌上有苔。渴而小便不利。咳喘脚弱者。越婢加朮湯之證也。　心下堅塊如凝。小腹不見格別。或手足不腫脹。無異常之兆而水腫者。用木防己加茯苓芒硝湯。本方去石膏。但熱渴者不去爲宜。全身軟腫。呼吸障礙者。用防己黄耆湯。　從胸至喉發腫。音聲變態者。凶兆也。　腫少有。小便數日不利。但其腫甚堅。煩渴者。水毒伏於內衝心甚急也。　不能平臥者。衝心之候也。肩息者亦然。　胸間之動氣強大。人迎之脈強大者。衝心之候也。　言語氣息不足者。亦衝心之象也。

〔類聚方廣義〕　脚氣致萎弱。不能起立。麻痺之特甚者。不用烏頭、附子入方劑。無效。此用烏頭湯爲宜。

〔本間棗軒〕　脚氣衝心之漸近者。用茯苓飲合吳茱萸湯。有奇驗。此方咽下嘔氣忽止。飲食亦納。小便亦快利。予多年試用此方。救急頗多。

第二十四章　拔沒篤氏病

【原因】　本病因甲狀腺機能之病的亢進。成自家中毒症。多來於女子。但幼年時不現。遺傳的素因與本病之發生。有重大關係。本病之患者。其兩親或祖先。大多有神經或精神之疾患。其他之全身病。如糖尿病。心臟疾患。結核患等之家族。發生本病者甚多。其他神經病之經過中發生者間亦有之。精神的興奮。急性傳染病等。亦爲本病之誘因。

【症候】　本病之特徵爲心悸亢進。甲狀腺腫大。眼球突出及振顫。

心悸亢進。即心臟急速症。爲本病之症候中最早促患者之注意之一症。疾病之初期。惟身體及精神之亢奮踵起。安靜時。比較的不著明。病症進化。遂達持久性。患者覺腹內不快。搏動之感。訴恐怖。胸內緊迫及苦悶。心臟收縮之數。在健全時六十至八十。本病之心臟收縮數。則在百二十以上。其時與脈搏同速。其他心動頻數。發作性顯著。同時心動旺盛。胸壁顯著振動。其他口蓋弓。脾臟腎臟等亦呈搏動。心動既如上述之強盛。於是漸次心筋之擴張。及肥大。間亦可聽得收縮期的心臟雜音。

甲狀腺腫大。亦爲心悸亢進之前驅。大多發於其後。或多同時來者。此腫大常現於兩側。亦有先發於左側。而後來於右側者。此甲狀腺腫大。爲純粹之脈管性腺腫。基因於脈管。尤其於動脈及靜脈之擴張及延期於甲狀腺腫。分述六徵於次。

(一)著明而得望見之搏動。　(二)觸之知振顫。　(三)著明而能聽得吹鳴性之雜音。　(四)動脈管之擴大。
(五)脈管之破壞性易。　(六)脈管內之血液對於壓易排除。

眼球突出每常現於兩側。眼目漸次從眼窩突出。其時眼瞼完全不能閉鎖。不能掩蔽眼球。

眼球機能陷於機能不全。尤其是視軸輳合機能更失其功能。此名真歐皮烏斯症候。亦有眼球與眼瞼之運動不相符合者。名曰喀雷夫歐斯氏症候。更有眼瞼開大。與之刺戟。其瞬目減少。或缺少者。名曰司脫兒維喀氏症。

振顫時常見之。其眼動小而且速。

又往往呼吸困難。喘息發作。及咯血。顏貌呈蒼白色。眼球帶藍青色。體質多纖弱。呈神經質。容易興奮。屢屢訴不眠。其他發汗甚易。分泌唾液。及尿之排泄量增加。有時併發黃斑。白斑。鞏皮病。限局性皮膚浮腫。蕁麻疹。關節浮腫等。又來多量如水之嘔吐。其重篤劇甚者下痢。

【療法】　動悸。不眠。發汗過多。神經過敏。見物易驚。胸脇苦滿。肩凝等。與柴胡加龍骨牡蠣湯。若胸脇不苦滿而訴以上之甲狀。甲狀腺之部分有壓迫感。或喉頭有狹窄感者。與半夏厚朴湯。耳鳴眩暈之甚者。苓桂朮甘湯。當歸芍藥散之類。合方與之。脈浮大。心悸亢進。呼吸促迫。口渴。舌乾。眼球突出者。與越婢加半夏湯。症狀進化。呈枯燥之狀。應用炙甘草湯。失眠之甚者。從證選用酸棗仁湯。梔子豉湯、瀉心湯、茯苓飲合苓桂甘棗湯或茯苓飲合酸棗仁湯之類。以上之方劑服後。仍心悸不靜時。頓服桂枝甘草湯或桂枝甘草龍骨牡蠣湯。

實驗例

(一)幡谷町田中氏之妻。三年前患肋膜炎。癒後心悸亢進。耳鳴。肩凝。治法已盡。終不輕快。有一醫生下黴毒之診斷。注射薩魯佚兒生之外別無良法云。但病家尚遲疑未定。偶有一人知之。遂勸來余處乞診。余一見而知為拔沒篤氏病。左為初診日大略所舉之現症。昭和七年三月三日初診。

身高長。稍羸瘦。眼瞼裂開大。眼球中有光澤。甲狀腺肥大。脈促而有力。心下悸。與臍動均著明。筋肉搐搦。大便一日一行。尿意頻數。口渴。有舌苔。主訴耳鳴頭重。目下最痛苦者。為月經之前。以上症狀更增惡。

投與大柴胡湯加石膏合當歸芍藥散。耳鳴、頭重、肩凝均輕快。但訴下腹痛。食慾減退。四月二十五日。轉用小柴胡湯加石膏合當歸芍藥散。

續服不滿三個月。自覺痛苦消失。眼球復歸於正常。甲狀腺大減退。頰部現筋肉。還復數年前之狀。家族皆驚喜不止。

(二)同道荒木性次君之知友某之妻。乞診拔沒篤氏病。余與荒木君傾心相謀。盡術以治之。亦能稍輕快。但未至全癒。服藥一月餘。以效遲故。去而就西醫。此後余每診拔沒篤氏病。病家必誓能依余方續服半年以上者。方為投劑。西醫更有何種治法。尚不疑為效遲。漢醫之治一月不瘳者。即以為效遲而去。以此觀之。西醫真有一種魔術的魅力矣。

第二十五章　神經病

神經痛者。所患神經之範圍上有廣延之疼痛。現出發作性。或增惡化。疼痛發作之數。及持續無一定。疼痛之性狀亦不一。或如鑽。或如灼。或如碎。雖強壯男子。亦必絕叫嗚咽。不能營心身之勞動。亦有妨礙睡眠者。

大多神經痛在維雷氏壓點。壓迫此壓點。則招來所患之神經疼痛發作。若更增劇者。

皮膚之知覺。大多在所患神經之範圍而起障礙。初期呈知覺過敏。後期則知覺亡失。

脈管運動神經。分泌神經。及營養神經。亦往往同時障礙。其他激甚廣大之疼痛。則放散於皮膚部分。或來間代性。或來強直性之筋肉痙攣。

解剖的變化多陰性。祇於某場合呈神經炎性變化。

神經痛之原因。有寒冒性。外傷性。傳染性及中毒性之區別。

又有反射性神經痛者。是起於遠隔器官之前驅疾病。屢見於婦女生殖器之疾患。

吾人所最多遭遇者。為顏面神經痛及坐骨神經痛。

甲　顏面神經痛

【原因】　本病為最頻繁之神經痛。因三叉神經分枝。通過多多之骨幹。且其末梢之所在淺表。易蒙傷害。

感冒性三叉神經痛。發生於受冷之氣候。或遭遇風雨者。比較的少有。

傳染性三叉神經痛。適來於馬剌亞里神經痛。此外來於腸窒扶斯。因夫魯恩柴及黴毒等。

中毒性三叉神經痛因中鉛、水銀之毒而來。又痛風起於糖尿病之際。外傷性三叉神經痛甚多。若三叉神經之挫傷。又刺創。頭蓋骨之膜炎。腫瘍之壓迫。神經幹之腫瘍侵蝕。齒牙、顎骨、鼻腔、前額腔、眼及耳等之炎症等。為其原因。有時本病繼起頭蓋底之疾患。如見腦膜之黴毒性急性炎症及肥厚。腦底腫瘍。腦動脈瘤等。

本病以男子比女子爲多。又肥胖貧血神經者亦多。

【症候】　本病常發於偏側。但亦因恆久性而漸次及於其他處者。此際最初冒者爲一側之神經。大多疼痛消失。

同時冒三叉神經之全三枝者少有。最多者不過發三叉神經之某一枝中之一枝。就中最多者爲上眼窩神經。

疼痛發作之時。間有前驅症。發毛皮感覺蟻行感覺冷感強直感覺等。

疼痛之性狀急烈時。或如灼。或如碎。或如鑽。其發作之持續及反覆之頻疎。並無一定。

皮膚之知覺。始而敏銳。後漸麻鈍。或竟亡失。

血管運動機障礙。初期大多脈管痙攣。皮膚變蒼白色。未幾見該部脈管之開張。因此而皮膚潮紅及訴灼熱。

分泌障礙亦爲往往發生症候。淚汁及鼻汁之分泌增加。甚至出衂血。其他唾液汗液之分泌亦顯著。

乙坐骨神經痛　本病外傷及感冒爲最頻繁之原因。爲諸神經痛中之最多見者。

感冒性之原因爲露臥濕地或冷石上。或沉溺水中。或其他之野營等。

外傷性之原因爲墜落、衝突、打擊、久時之跪坐。或乘馬。及峻路之長行。行運過勞、大腿之骨折及脫臼、坐骨神經部之腫脹及滲出物、子宮及卵巢之轉位及腫瘍、子宮周圍炎、子宮背炎、妊娠、直腸內糞便滯積、骨盤腔之腫瘍、脊椎之脫臼、骨折及腫瘍、脊髓膜之出血炎症及腫瘍等。

傳染之原因亦來自本病。如馬剌利亞黴毒。有時如淋疾、腸窒扶斯回復期。急性關節洛伊馬茶斯等。

中毒性之原因。往往見於糖尿病之際。

【症候】　本病多來於偏側。有時則從偏側而及於他側。或始即兩側齊發。其來於兩側者。爲脊髓勞之一症候。極難治癒。本病容易診斷。當問診何神經痛之範圍。得患者坐神經骨之路徑。其疼痛從臀部之坐骨神經之派出部。沿大腿及下腿之後面波及足蹠。

部分的坐骨神經痛者。沿大腿之後面。或腓腸部。或只限局於足蹠之疼痛也。

壓點腸骨後上棘之高接於薦骨之近旁部分。臀部之下緣。出於坐骨神經之坐骨截痕部分。大轉子之直後。大腿後側之中央後股皮神經分歧之部分。膝膕部。腓骨頭之直下。內外踝緣之後側等。

患者起立時。脊柱多向患側面弓曲。稀有向健側彎曲者。罹患側之脚部之筋肉。漸次陷於不動性萎縮。

命患者伸展下肢之膝蓋關節屈曲股關節時。大腿之後面發劇痛。則該坐骨神經亦伸展。此症候在本病之診斷上頗重要。

【療法】　從證運用桂枝湯之加減。局所有潮熱。灼熱感。淚液。鼻液增加。與葛根湯。疼痛劇甚。煩躁。口渴。選用越婢湯、大青龍湯。局所有冷感。皮膚蒼白。脈沉細沉遲者。與麻黃附子細辛湯。

病情頑固。荏苒不愈者。從證選用桂枝芍藥知母湯、烏頭湯、附子湯之類。

神經痛之中。所謂基因於瘀血者。余名之爲血證性神經痛。選用桂枝茯苓丸、桃核承氣湯、當歸芍藥散之類。

坐骨神經痛以應用桂枝茯苓丸、桃核承氣湯、當歸芍藥散之時爲多。其他則顏面神經痛條下之方劑亦可選用。嘗治糖尿病。與八味丸亦奏效。吾友荒木性次君與苓姜朮甘湯。

速治老人之頑固坐骨神經痛。神經痛之頑固者。通常附子湯。不能見效。苓姜朮甘湯亦有奇效。發作性疼痛劇甚。不能動。亦不能觸指者。運用芍藥甘草附子湯、甘草附子湯、烏頭湯之類。或單與甘草湯。總之疼痛之甚者。大抵不能速治。其輕微者。易治癒也。

慢性症則須經過時日。亦有因投劑而往往疼痛增劇者。臨牀家往往遭遇之。投藥之前。須先告患者以宗旨。慢性與急性之不同。使患者理解。漢法多因此而損名者。此宜特爲注意者也。

備考

〔小青囊〕　理中湯治受寒邪與腰痛。

〔楊氏家藏方〕 水玉湯（小半夏湯同）治眉稜骨痛不能忍者有效。此因痰疾之所致也。

第三十六章 末梢性神經麻痺

〔原因〕 末梢性麻痺之疾患。爲頻繁之疾患。其原因分寒冒性。外傷性。中毒性及傳染性四種。末梢性麻痺之疎頻。依各個神經而異。其神經之徑路有表在性。在長遠之長程中。蒙感冒及外傷者爲最頻繁。其陷於麻痺者亦愈多。故顏面神經及橈骨神經之麻痺。爲吾人所最多遭遇者。祇中毒性麻痺一種。或係毒物。吾人未能加以説明。在條件之下。侵一定之神經。陷於麻痺。例如見鉛中毒之際。兩側橈骨神經麻痺是也。

〔症候〕 末梢性麻痺容易認識。何則。蓋不論何處。均能見其所屬之筋肉。現運動障礙。或一肢之神經。及所屬之筋肉。均陷於麻痺。此亦大多爲末梢性之原因。故該麻痺肢之神經呈變狀。反之若兩側之上肢及兩側之下肢。或四肢均陷於麻痺者。其原因在脊髓。此名截癱。又偏側之上下肢現麻痺者。其原因在腦髓。此名偏癱。

甲 顏面神經麻痺

〔原因〕 本病爲最頻繁末梢性麻痺之一。其原因分如次之數種。

（一）中毒性顏面神經麻痺。此中尤多鉛中毒。

（二）傳染性顏面神經麻痺。此除癩病者發之外。尙有發於窒夫的里丹毒。腸窒扶斯黴毒。赤痢及其他帶狀匐行疹。多發性神經炎。流行性感冒。產褥等。

（三）感冒神經顏面神經麻痺爲頗頻繁之症。本病症百分之七十二由於顏面接觸冷氣。

（四）外傷性顏面神經麻痺。亦爲頻繁者。初生兒於分娩之際。用鉗子手術。壓迫顏面。致起本病。此中最多者爲耳疾。由岩様骨之結核性破壞傳布於夫阿洛芝浦氏管。經過其內。壓迫顏面神經幹。遂崩壞之。以成本病。其他起於頸部淋巴腺。顎下淋巴腺。或耳下腺之腫大或化膿。壓迫顏面神經。或破壞而顏面之受切創。打創。外科手術。鎗創等亦爲本病之　因。有時遇頭蓋底之壓迫。亦能喚起本病。如硬腦膜之黴毒慢性炎症。肥厚。腦底之腫瘍。如腦動脈瘤。

(五)症候的顏面神經麻痺現癩病。白血病。痛風。糖尿病。延髓及腦髓疾患。多發性神經炎。幼年性筋肉萎縮症候之一病狀。

神經性之人及酒客易罹本病。此因神經組織之抵抗力減退之故。

【症候】　本病症候中之必發者。爲顏面神經麻痺。其他顏面神經從運動枝分佈於口蓋筋及馬鐙骨。來自懸雍垂及口蓋弓之傾斜。或聽覺異常。或味覺纖維性。亦從淺大岩樣神經之三叉性神經來於顏面神經。鼓索神經再從顏面神經而出。致味覺障礙。亦本病中之一症候。又淚液腺及唾液腺分泌神經纖維。亦出於顏面神經。致淚液及唾液之分泌障礙。亦見於本病。

顏面筋肉之麻痺。爲本病必發之症候。與上述症候顏面神經幹之部位相異。顏面之患側既變其姿容。一見便知本病之存在。即該部之皮膚失皺襞。平滑。眼瞼開裂比健側廣大。患者眼瞼之閉鎖障礙。又往往下眼瞼外翻。患者不絕惱流淚。今試患者營嗤笑運動時。患側全失其運動。其狀如假面。

今欲逐次精密徵視每個之顏面筋麻痺。患者一定營顏面筋運動。前額之患側失皺襞。健側現水平之橫皺。患側蹙額之際。依然不變形。

皺眉筋麻痺者。患側之眉間失皺襞也。眉比健側底下。患側之瞬目消失。顏面顯著傾斜。以指尖試之。或接觸於眼瞼角膜。不起反射的瞬目。尤其當患者閉眼時。健側之眼能開合。患側之眼開放不動。顏面之傾斜愈顯。

鼻尖健側傾斜。鼻孔患側狹小。

口裂及頤部牽引於健側。口角之口角舉筋因而麻痺。而患側下垂。又患側之口裂不能閉鎖。口笛。噓嘯。吐唾作用。口尖不能挺出。從裂口逸出空氣。飲食之際。食物容易從患側之裂口溢出。於是患者之頭部不能不傾於後方。

頰筋麻痺則障礙咀嚼運動。頰部不能營充分之緊張。頰粘膜咀嚼運動之際。嵌入齒列間而傷之。又食物堆積於齒齦頰粘膜之間。患者不得不以手指抉出。或從外方壓迫頰部。驅逐出口腔。

味覺障礙者。從顏面神經之膝狀節與鼓索神經之顏面神經分歧部分之間生障礙也。常冒於舌之前方三分之二之部位。或唾液之分泌減退。口腔之患側。屢感乾燥。淚液之分泌亡失。

顏面神經麻痺往往發前驅症。如眩暈頭痛。感頭內朦朧。耳鳴難聽及耳痛等。此等之前驅症。直至發病。

本病有輕症中等症重症三種之區別。輕症顏面神經麻痺。可見電氣與奮性之變化。施特種之療法。大抵經二三週間。自可治癒。中等症呈部分的變化反應。治癒須四週至六週。重症顏面神經麻痺。現出完全的電氣性反應。漸次顏面筋瘦削。有致終生不癒者。

顏面神經麻痺大多來於偏側。現兩側者稀。

乙橈骨神經麻痺

【原因】 外傷爲本病源中最多者。其他感冒、傳染病、中毒。亦本病發生之原因也。

【症候】 本病之來。手及指現特有之變狀。上肢上舉於地平線。則其手之手掌面屈曲。同時內轉。拇指外轉且稍彎曲。而指節手掌面亦屈曲。

本病恆多俄然而起。有時其前驅症。現知覺異常。

【療法】 顏面神經麻痺之初期。其輕症者。可用桂枝加黃耆湯、黃耆桂枝五物湯、桂枝加附子湯、桂枝加朮附湯、桂姜棗草黃辛附湯之類。

橈骨神經麻痺。亦可用以上方劑。

備考

〔傷寒六書〕諸虛寒乘。鬱冒不仁（不仁之仁即無中心之貌。轉麻痺之意也）血氣虛弱。不能周流一身者。是正氣中伏邪氣。故肢體頑麻不仁。厥如死屍也。用桂枝麻黃各半湯。

大塚曰。厥者不仁之甚也。今謂知覺消失也。

〔本間棗軒之說〕麻痺之一症。屬於中風癎證之微漸。而不備中風癎證之正證。難定爲中風。亦不能認爲癎症也。又有似痛風處。古人則別立其病門。金匱要略中之中風歷節篇中。痺亦列入。但臂不遂者入痺也。其病情爲偏臂或兩側麻痺萎弱羸瘦。血色無紅活。或痛不能舉或不能伸屈。非中風。非痛風。無惡寒發熱之證。飲食如常。因循而永不愈。或發於脚。大多其始爲兩脚或一脚之指痺。漸漸由膝而上。或萎弱。或掣痛。瘦而細。血氣凝滯變色。步行困難。而致殘廢。其病臂者。先用桂朮附湯。桂枝加苓朮附湯。葛根加朮附湯。及桂枝芍藥知母湯。無效時。再用大防風湯。獨活寄生湯等。脚之治法治用以上諸方。又可隨證用六物附子湯。腎氣丸之類。（下略）

大防風湯者。地黃。芍藥。當歸。川芎。黃耆。白朮。附子。人參。獨活。牛膝。杜仲。甘草也。六物附子湯者。苓桂朮甘湯加防己附子也。獨活寄生湯者。獨活。寄生。杜仲。牛膝。細辛。秦艽。茯苓。桂心。防風。川芎。乾地黃。人參。甘草。當歸。芍藥也。

第二十七章　動脈硬化症

【原因】　本病之主要原因。爲酒精中毒及黴毒。尤其以幼年時之黴毒。易喚起本病。但不因黴毒固有之變化而來。故不得不與黴毒動脈炎有區別。其他脂肪過多症。糖尿病。痛風。肺癆。鉛及尼古丁金中毒。亦喚起本病。酒精比之黴毒爲少。

熱性傳染病中尤其是關節洛衣馬𦶒斯。馬剌利亞發生本病者不少。

遺傳亦決不可輕視。脈管彈力性之良否。有遺傳的關係。年齡亦與脈管彈力之變化。有最要緊之關係。年高則由脈管退行性變化之傾向。因發本病者亦甚多。

【症候】本病患者之皮膚乏彈力。富皺襞。筋肉萎縮。骨質菲薄。血行器官呈本病固有之狀態。動脈管強固。脈搏扁平。脈波之昇降頗遲緩。

心臟多呈著明之變化。若全身之血管硬化。以致全身血壓之亢進。其結果心臟肥大。擴張。甚至惹起心筋之衰弱。實際上全身之動脈不悉呈硬化性變狀。唯呈上行大動脈之動脈硬化症。左心室肥大擴張。又兼以冠狀動脈硬化症時。此爲隨附之疾苦。

上行大動脈硬化症。所患之動脈管擴張及延展。屢於喉頭窩容易觸知其搏動。打診上於胸骨之右緣。約有三仙米之廣袤。呈鼓性濁音。聽診上有收縮期的雜音。此雜音與大動脈瓣孔狹窄之際。所現異點之雜音。有相異之點。其性甚柔軟。其始與心臟收縮期一致。且多兼大動脈第二音之有響性旺盛。

又上行大動脈之硬化症。屢有冠狀動脈硬化症。隨兼大動脈瓣閉鎖不全。或大動脈瓣孔狹窄。

下行大動脈硬化症。腹壁菲薄而柔軟時。觸診上呈蛇行狀。現硬固之脈管。遇輕度之壓迫。觸知其容易起端。

上下肢動脈硬化症。所患之動脈硬固。呈蛇行狀。脈搏小。或全缺。其他所營之肢部之運動性。知覺性。脈管運動性。及營養性機能受障礙。尤其著明下肢動脈硬化症之際。所見之變狀。發現所謂間歇性跛行症。患者於該部有異常之感覺。訴熱感、冷感、疼痛及緊張之感。運動下肢。每常增劇其度。遂至運動中止。又硬化症達強度。所患之動脈閉塞時。其所屬之末梢部致生壞疽。

腦動脈硬化症。爲所患之腦髓循環遇障礙。遂示所謂動脈硬化症性腦髓軟化症。現出諸種之局所症狀及全身症狀。又患者呈類似腦神經衰弱之症狀。感頭痛。眩暈。全身倦怠。

本病腦溢血亦爲最頻繁之原因。

【療法】動脈硬化症之患者。陽證與實證爲多。用冷藥寒藥瀉下藥之配劑爲多。如石膏、大黃、芒硝、山梔子之類組入方劑。

本病呈神經衰弱症之症狀。感頭痛、眩暈、不眠不安、且時時衄血者。用瀉心湯、梔子豉湯之類。如心臟喘息。心下堅硬。顏色惡。口渴。心悸。小便不利等。與木防己湯。服之一旦輕快者。再與木防己去石膏加茯苓芒硝湯。石膏與茯苓與芒硝有互相關聯之作用。可考究上之二方而運用之。

間歇性跛行症。可用桂枝茯苓丸、或當歸芍藥散、當歸四逆湯之類。從證兼用附子湯或合方。若有壞疽之傾向者。亦運用以上之方劑。

有動脈硬化之傾向者。全身肥滿。腹部有膨滿之傾向者。從證從人用大承氣湯、大柴胡湯、大黃消石湯、大黃牡丹皮湯之類。連服之。可減輕全身之症狀。能軟脈力。

阿篤雷那林可硬化動脈。使用於動脈硬化之時。須細心注意。是否確爲阿篤雷那林症。若近似阿篤雷那林而爲歐夫歐特林證。則亦危險之藥品也。其原料恐有麻黃。

余對於證明顯著動脈硬化之患者。其血壓常在二百以上。爲一個七十三歲之男子。患病已半年以上。投與越婢加半夏湯、木防己湯。旋即氣管枝喘息心臟性喘息和緩。目下猶健在云。麻黃一味。有無硬化動脈作用。雖不得而知。然從證適當用之。則甚無危險也。

往年有一男子年六十餘歲。患上症(指水腫)。余一診之。與甘草麻黃湯。服之一夜出汗而死。後讀濟生方患氣促久不瘥。遂致水腫者。與甘草麻黃湯有效。但此藥可發表。老人虛人不可輕用。余當時年少未熟方脈。讀濟生方後。始大悔愧前非云。

第二十八章　腦溢血

【原因】　本病基因於最小腦動脈之病的變化。形成粟粒動脈瘤。此病有頗有破裂之傾向。或自然破裂。或因補助原因促進破裂。本病以四十歲以上者爲多。亦爲頻繁腦疾患之一。

壯年時之血管疾病。見於心臟瓣膜障礙。腎臟炎。酒精中毒。黴毒及其他傳染疾病之際。脂肪過多。且身體短矮有短頸者。比瘦人爲多。故短矮之體質。名卒中質體。但無重要之理由。恐爲脂肪過多。呈血管變狀也。本病或見於家族遺傳的。是亦血管變狀傳遺的發生。腦出血亦來於安靜時或睡眠時。多爲一定的補助原因而促進。補助原因爲大動脈系統之血壓一時性的亢進轉機。即憤怒、俄然精神興奮。荷重、怒責、飽食、酒精飲用。久時之前屈體位等。其他腎臟炎。及大動脈閉鎖不全。左心室肥大。動脈硬化症等。亦能促本病發生。外氣亦與本病之發生有關係。初冬多見腦溢血。此因寒冷所致。皮膚血管上之血液。內臟中充盈血液故也。

【症候】　本病定型的症候。分多數的病期。即前兆期、卒中發作、反應期、隆廢症候及續發性短縮。但此各期不必每常定備。

(一)前兆期　此時期頸內充血、眩暈、頭內搏動、精神興奮、記憶力減退、眼火閃發、重聽。間有一時性之失語症。患者有數時間或數日間身體之偏側中發現蟻行感覺。或知覺麻鈍。或一肢無此等之感覺。其他一肢。或身體之半側。發覺一時性萎縮。或知覺麻痺。

(二)卒中發作　患者突然卒倒。亡失神識。此人事不省之時間。達數小時或數週時之持續。其度頗強。刺戟皮膚。不呈反應作用。瞳孔往往兩側大小有異。對於光線之反應甚遲鈍。呼吸帶鼾聲。時現不正之基歐因、斯德枯氏呼吸式。患側之口脣呼吸時每翩翩動搖。顏面多呈強度之潮紅。表示血液之灌溉。又往往呈蒼白色。陷於虛脫之狀。體溫於初發作之二三時間內。播氏一二度之下降。後再復於平溫。或稍稍上升。脈多強度之中含緊張而充實。顏面蒼白而細小。緊張弱。多爲緩徐中調節不整。診斷上之必要者。爲麻痺側之皮膚反射。如提睾筋反射。臀筋反射。肩胛反射等之消失。反之。乳房反射則多存在。比之健側。其度常弱。腱反射亦常於此期消失。且現高度之人事不省。屢見尿之失禁。利尿之起。始二十四小時內。其量常增加。有時證明含蛋白及糖分。或患者反覆嘔吐。又或起半側或全身之間代性痙攣。其他時則現強迫的體促。頭部及眼目向同側之方向。其他又現全身之痙攣性振顫。

又現一時性眩暈短時之失神。劇甚之嘔吐。此名頓挫性卒中發作。又半側麻痺等爲卒中發作前驅。此種出血。其初血量甚少先侵害運動性路徑。其後血量增加。由是起卒中發作。此種卒中發作。屢屢有其誘因。俄然由腦內充血。器械的振盪症。其一例也。此外如急速腦壓之亢進。亦爲卒中發作之誘因。

從卒中發作而至醒覺。其狀有種種。或俄然而來。或徐徐而起。或全不醒覺。因腦壓亢進。達於最高之度。乃陷於人事不省。遂至因心臟或呼吸麻痺至於死之轉歸。

(三)反應期　此期患者呈顯著之不安。體溫升騰至平常以上。脈搏頻數。皮膚發汗。訴頭痛。輾轉牀上。發輕度之譫妄。此症狀常有一二日之持續。

以上所述爲發作及反應期腦溢血之定型的症狀。有時惟單純留神經亡失。僅呈神識朦朧輕度者。神識呈第四期之墜廢症狀。此種發作狀態之輕重。由於其出血範圍之遲速與多少。及其位置而定。

(四)墜廢症狀　此症候由於出血之部位而異。其主要者。爲腱反射之亢進。大多發現於發作後三四日。或數小時之後。內囊中崩壞時。他方面則來偏癱。見顏面神經上肢及下肢之運動麻痺。特堪注目者。爲顏面神經中之前頭筋。皺眉筋。眼瞼輪匝筋。蒙其侵害。或常從上肢強度侵及下肢。以致知覺全缺。但亦不過一時性之知覺亡失耳。然內囊後脚之後部三分之一崩壞時。則招永久性之知覺亡失。

檢查運動麻痺之狀。其背部之筋。呈偏側麻痺。肩胛骨下垂。患側之胸廓。其呼吸運動微弱。患側腹壁之努責作用力亦微弱。患側之聲帶運動亦困難。又現交感神經麻痺之症狀。而見顏面偏側潮紅。偏側發汗。眼球陷沒。眼瞼裂狹小。瞳孔縮小等。

疾病追從時日而進。麻痺症狀之一部分。或急速或徐緩消失。麻痺之最早且大而解脫最緩者。厥爲下肢麻痺。此因僅僅殘留腓骨神經之麻痺。往往使患者足尖步行。又屢屢足尖曳引至足。上肢麻痺之緩解者僅微。就中以前膊背面之伸筋消失麻痺症狀。爲最困難。麻痺患久。乃致筋肉之不動性萎縮。

（五）續發性短縮症狀　此症狀起因於脊髓錐狀體徑路之續發的變性。手指屈曲。伸展困難。前膊多屈曲。且取迴前之位置。稀有伸展者。上膊呈內轉位置。膝蓋腱。三頭膊筋腱反射及骨膜反射顯然旺盛。

本病有再發之危險。又本病之患者。漸次陷於癡鈍。有涕泣之傾向。精神的感應屢屢變化。其他陷於健忘症。膀胱及直腸亦易失禁。遂致體力衰弱。至死的轉歸。

【療法】　平素有頭內充血感。眩暈。精神亢奮不安。便秘。肩凝等之症狀者。服用瀉心湯、黃連解毒湯之類。以防病之未然。有年齡之婦人。最多患以上之症狀。身體漸次有肥滿之傾向者。從證服以上之方劑之外。可用桃核承氣湯、桂枝茯苓丸之類。心脇下痞滿。胸脇有苦滿之狀。及耳鳴頭痛。便秘等。與大柴胡湯。腹部膨滿。抵抗力強。脈沉實便秘者。與承氣之類。其他凡食毒。血毒。水毒。瀦滯鬱積。目的除在疎通而投藥方者之外。從證可用當歸芍藥散、大黃硝石湯、大黃牡丹皮湯以上之方劑。一度罹本病已輕快者。有再發之危懼者。亦可選用之。石膏劑有歆脈作用。凡兼動脈硬化症者。儘可從證運用之。當歸芍藥散所以預防腦溢血。甚有意外之效。余於本方。有去手足之希毗雷感。消散眩暈。屢能降下血壓。一婦人患慢性腎臟炎。最高血壓一百八十至二百。服本方時。必氣分良好。而止有左手足希毗雷頭重。眩暈。又對於已襲腦溢血。此後時之人事不省。卒倒之一男子。最高血壓在二百五十內外。右手感希毗雷。訴脫力。與此方合大柴胡湯。血壓從百六十下降。發作消散。目下能活動於業務。而不見何種障礙。至如何之證用當歸芍藥散。望就藥方解說篇考察之。

腦溢血之預防。參照前章動脈硬化症條。

卒中發作。陷於人事不省。痰喘壅塞。說者謂用瓜蒂散。就余之經驗。則推獎走馬湯、紫圓之類。但發作後數小時。體溫上升及四十度者。不論如何之脈症。可斷言其絕無有效之藥。又屢挾嘔吐。豫後不良者。余對於此種之劇症。無相當之投藥。

但卒中發作至醒。入於反應期中。從證選用次之諸方。

心氣不安顏面充血頭痛煩躁。體溫上升。脈浮大動數。或洪數者。用瀉心湯、葛根黃連黃芩湯。口渴甚而煩躁者。用白虎湯、竹葉石膏湯之類。煩躁不眠及下臍不適者。用梔子豉湯。頭痛。頭眩強煩躁者。用侯氏黑散。煩驚發譫語。不能轉側者。用柴胡加龍骨牡蠣湯。大便祕結者。用調胃承氣湯。若有上衝之氣味者。用桃核承氣湯。

脈浮而無寒熱。妄行獨語如狂者。與防己地黃湯。自知身體不能動。亦不能發言語。痛處不自感覺身體拘急不能轉側。大小便變異者。與續命湯。

麻痺搐搦久而未愈。手足屈伸運動不自由者。應用附子劑之定證也。如選用桂枝芍藥知母湯、真武湯、近效方朮湯、桂枝加朮附湯、桂姜棗草黃辛附湯、八味丸之類。

金匱要略。中風歷節病之條下。選用千金三黃湯、越婢加朮湯、風引湯之類。

備考

〔有持桂里之說〕　中風古來殊無明辨。始於素問病源。千金、外臺諸書。其大意不過內虛風侵之意。劉河間。李東垣、朱丹溪諸輩之論出。與昔人不同。其見識超絕千古。依鄙見考之。中風爲內因之病。無外來之邪。實如三子之論。但病發有由癇而來者。由疝變者。或由於瘀血結毒（結毒分陳久黴毒第三期黴毒）而來者。其原因雖不一。要之皆起於血氣衰敗也。

參連湯　卒中風。患心胸。脈浮大數動者。先與此方。亦用瀉心湯。

瀉心湯　此方能救急治緩亦能。誠良劑也。

附子瀉心湯　瀉心湯之症。爲但不欲食其甚時不欲食。進飯藥即欲睡。或手微冷等症亦同此方。

風引湯　參照「症候之治方」第十一章。

古今錄驗續命湯　此病無盛熱。但脈之浮者。先取表亦宜。故如續命湯等。不可全廢。如脈不浮。熱不盛者。猶可用此湯。

大柴胡湯　中風腹滿拘攣者。與此湯口眼喎斜。身體不遂而緩。言語蹇澁者。此乃古方之妙用也。

烏頭湯　從疝而變中風。手足踡攣。或半身不遂。當用此方。烏頭湯與續命湯同爲發劑。續命湯治脈之浮大者。烏頭湯治脈之弦緊者。此爲吾門百試百效之法。又按此方亦治踡攣。續命湯治拘急不得轉側。桂枝附子湯治四肢微急。即緩與急少有相差。率皆此類之症云。

真武湯　此方治手足之振搖。或喎僻(口眼喎斜)不遂。其脈沉者。

黄耆桂枝五物湯　血痺者。血凝不流也。此種之痺。乃痺中頑麻之謂。此方主治之。

大承氣湯　食厥中有從宿食卒中風之症者。此中風之萌起。發於飲食滯留也。故用吐下之藥後。大多遍體現枯。或言語蹇澁。但其發時。與尋常之中風異。胸滿而痛。呈苦悶狀者。亟與大承氣湯攻之。急要時用備急圓走馬湯。

〔療治茶談〕　四十歲以上之人。別無病象。發洪大之脈者。大多爲中風之萌象。速宜灸治服藥。蓋此其前兆也。

〔叢桂亭醫事小言〕　俄然眩暈而倒。脈浮弦。面赤色。手足帶麻痺。言舌少澁。全爲中風。但自眩暈發者。用白虎加人參湯或參連白虎湯。眩暈非用白虎湯不爲功。三黄湯(瀉心湯)苓桂朮甘湯。亦可適宜用之。但非如白虎湯之有意外之驗也。

〔芳翁醫談〕　偏枯(半身不遂)中風言語蹇澁者。當與麥門冬湯加石膏。此治大逆上氣咽喉不利。師家之常法也。大凡治偏枯中風。一閑齋翁用石膏。

〔類聚方廣義〕　中風。卒倒。人事不省。身熱。牙關緊急。脈洪大者。或鼾而大息。頻頻欠伸者。及醒起後半身不遂。言語不能者。或口喎斜。言語蹇澁。流涎。泣笑不常者。或神思恍惚者。多用瀉心湯。

就食時之老人。卒然暈倒。人事不省者。此際可認其心下滿與四肢厥冷。面無血色。額上流冷汗。脈伏如絕。其狀如中風者。名曰食鬱食厥。用附子瀉心湯爲宜。

〔橘窗書影〕余嘗謂中風之實證者。皆屬金匱之熱癱癎。其重者用風引湯、柴胡龍骨牡蠣湯、去鉛丹加鈎藤、芍藥甘草、羚羊角。輕者用四逆散加棕櫚葉、紅花、白殭蠶。及抑肝散加芍藥、黄連、羚羊角。而不全治者則至少。其屬大小續命湯、朮附(指桂枝加朮附葛根加朮附等)之症者。即能生存。亦不免於廢人耳。

第三十九章　癲癎

【原因】本病區別爲特發性(即尋常性癲癎)與症候的(即戞克松氏癲癎)兩種。尋常性癲癎定型的狀態。起於人事不省及全身之間代性痙攣之發作。由於腦皮質中運動中樞及精神的中樞之一時性充血而起。症候的癲癎。起於腫瘍形成、出血、膿瘍、寄生蟲、嵌入之骨片等刺戟腦皮質運動中樞。見全身之間代性痙攣或限局性痙攣。此症當特有之痙攣發作時。神識往往全不消失。其全身痙攣。每節從同一肢部始。特發性癲癎。爲頗頻繁之疾患。女子罹此疾者。比男子爲多。

本病常與遺傳性有關。但無世世蒙本病之襲來者。

本病之素因。亦間有來於先天性。凡兩親之有酒精中毒之傾向者。其小兒易發癲癎。尤以罹有酒精麻痺之傾向者爲甚。

分娩時之障礙。亦爲本病之原因。如分娩困難之情形等是。

傳染病亦爲本病之誘因。尤以黴毒爲甚。

中毒亦爲本病之原因。此即中毒性癲癎是也。其最頻繁者爲酒精之濫用。

頭蓋之外傷。全身振盪。亦往往與本病之發生有關聯。

精神的感動。例如驚愕、恐怖、喜悅、精神過勞等。亦足誘發本病。

實際上極必要者。反射的癲癇也。此疾患從腦髓遠隔之臟器上起疾病。由此疾病反射的作用。感應於腦髓而起。其著名者。由於瘢痕組織之癒合。致壓迫神經而起。除去之。則症如消散。此其一例證也。此外如鼻腔、咽頭、耳內之茸腫形成。或耳內有異物、糞便鬱積、腸寄生蟲、包莖、包皮結石子宮轉位、妊娠、心臟疾患等。亦招來本病焉。

【症候】　本病初發於七歲及至二十歲之間。

癲癇之症候。有次舉三種之區別。

甲重症癲癇

本病來定型的癲癇發作。其起時突然襲來。或有呈一定的前驅症者。此前驅症有遠隔性與直達性二種。

(一)遠隔性前驅症。來於發作襲之數日以前。患者易憤怒。小事輒亢奮。睡眠不安。健忘症。呈癡鈍之症狀。

(二)直達性前驅症。又名攪風癲。大多見於癲癇之發作以前數秒之時。此攪風癲更有次之分類。

(1)知覺性攪風癲。起種種之知覺變常症、瘙痒感覺、冷感、心窩苦悶、腹部膨滿、噯氣、腹鳴等。但此種疾患比較的稀有。

(2)運動性攪風癲。起筋肉之短縮、攣縮、或麻痺。初發時。每常在同一肢部。從運動性皮質中樞之部位。正規的波及於其他之肢部。

(3)脈管運動性攪風癲。起脈管筋肉之痙攣。致皮膚之蒼白與厥冷。

(4)感覺性攪風癲。來自耳鳴、耳響、聲音難聽取。不快之嗅覺及味覺、視覺障礙等。患者所現之色澤。則紅色尤多。有時見可恐之幻覺形體陷於暴躁。

癲癇發作。大抵以號叫始。患者俄然亡失神識而倒。此神識之亡失。程度頗強。當患者發作之際。雖其身陷沒於火中。蒙劇甚之火傷。尙屬不能自知。發作起時。顏面及全身之皮膚呈蒼白色。全身之筋肉現強直性之痙攣。經數秒時之後。始見間代性之筋肉痙攣。此際眼球振盪。遂迴轉於內上方。顏面筋肉。極度傾斜。下顎骨與上顎骨互相接著。移動於側方。起強度之間代性。鬪牙之音。遠處即能聽得之。舌輾轉於口腔內。嵌入列齒之間。屢遭損傷。排出染著血樣之唾液。而泡沫狀之唾液。亦從口唇之間流出。此恐係因嚥下筋。起間代性痙攣。不能嚥下唾液之所致。背部筋肉之間代性痙攣。亦現顯著之全身痙攣。患者輾轉反側。呼吸為不正之結滯。往往放鼾聲、咽雷樣之騷鳴。肢部營種種運動。拇指插下放其餘諸指中。致拇指之伸展甚為困難。筋肉收縮之力極強大。往往發生脫臼、骨傷等。頭部筋肉之痙攣。程度頗強。阻礙頸靜脈之血行。外頸靜脈現指節大之青色索狀物。

此外急性眼球突出。強度之結膜充血。顏面紫藍色等。亦因同一之理而起。皮膚上亦容易出血。

在強直性痙攣之時期。瞳孔擴大。在間代性筋肉痙攣之際。則瞳孔縮小。但光線上其知覺與奮性及反應。則完全消失焉。

癲癇發作。持續至十秒至五分鐘之間。其後筋肉痙攣。遂漸次緩解。而至消失。患者徐徐醒覺。不自知其發作時之如何情狀也。

或一種患者。於發作後無幾時即醒覺。在發作之前。覺心神爽快。發作之後。易憤怒。帶亢奮性。或發妄覺、幻覺。破壞身邊之物。甚者放火殺人。但醒覺之後仍屬不悟者。此種狀態。名曰癲癇後狀態。此狀態間亦有亘數日而不消散者。癲癇發作起於晝間者曰晝間癲癇。反之。起於夜間者曰夜間癲癇。

乙輕症癲癇

本病尤屢現癲癇性虛神。患者之顏貌俄然變蒼白。一二秒時間之神識亡失。患者或閉其眼。或瞬其目。或當步行、寫字、讀書、奏樂、裁縫等施行手技時。若發作之疾患。則忽然停止其運動。及再現神識時。經若干時之深息或欠伸。始能再行運動。但對於發作時之諸徵。則不能自知焉。

癲癇性眩暈。亦為輕症癲癇之一種。患者起眩暈之發作。身體曲屈。或凭几以防其身之轉倒。此眩暈發作。亦不外來於輕度之神識消失之發作性也。
強直性及間代性筋肉痙攣。若起於一二之筋肉。其度弱。或持續時間短。神識消失之度輕者。亦爲輕症癲癇之一種。

丙類似癲癇症

本症名癲癇樣狀態。其種類甚多。

(一)行犯罪之事如壞亂風俗、放火、殺人等類。似癲癇之徵候。此時患者神識亡失。所作之事。醒覺後。似知而不甚知者。

(二)屢現運動機之變調。如向前直走。不知所至。或旋轉迴環。無所底止。自己毫不知覺者。此名疾走性癲癇。

(三)自過度之發汗而來者。名癲癇發汗。此外尙有癲癇樣之頭痛、昏睡、振顫、失明、神經痛、偏側知覺亡失等之發作性病。

【療法】 癲癇患者。大概體格強壯之實證者爲多。若腹大滿而便祕。脈沉實者與大承氣湯。此證之患者爲大食家。消化力本強。因侵入風邪等所致。故與大承氣湯同時宜減食。則發作之襲來自減。頭重及其他之神經症狀亦可以消失。若胸脇苦滿。心下有急迫狀態。脈沉實。大便祕者。與大柴胡湯。如胸滿煩驚。小便不利。或胸腹之動加時。與柴胡加龍骨牡蠣湯。如更逆上。不安不眠者兼用瀉心湯。瀉心湯一方。有鎭癲之效。

金匱要略中有藜蘆甘草湯之方。其條下云。病人常以手指腫動。此人身體瞤瞤者。藜蘆甘草湯主之。此藜蘆甘草湯之方論已闕。淺田栗園翁所著金匱要略辨正云。

以手指臂動之文義難通。且方亦闕。諸家亦無明辨。余嘗診一婦人。將按其脈。此婦忽奮指臂撲余膝。恬然無羞慚之色。身體振振然動。予診斷爲臟躁。(等於歇斯的里)作甘麥大棗湯。連服而不效。久之加咳嗽。予此時徧査諸家方書。得藜蘆湯而用之。服後吐多量之痰涎。舊患頓愈。

此藜蘆湯乃藜蘆甘草二味也。依淺田翁之治驗。藜蘆湯應用於癲癇。但若用瓜蒂散吐而不效者。用藜蘆湯亦無理也。

余前年診一婦人。十數年來頭重、心悸、不眠。時起癲癇發作。陷於人事不省。先治月經過少。與桂枝茯苓丸。頭重、心悸、不眠之患先消失矣。

參照「症候與治方」第十一章。

備考

〔本間棗軒之說〕　癲之病。發於猝然。因顛仆之故。取其名焉。癇之義未詳。行餘醫言中云。癇者病發簡慢之稱也。未免強解。史記酷吏傳有濟南瞯氏宗人三百餘家。註中有瞯音閒。小兒之癇病也。說文云癇者戴目能見也。戴目爲癇之主證。故取名曰癇云。其因多父母之遺孽。引血脈而發者。譬諸父母患癇者。其子孫必患癇。且傳其子孫之親族也。（中略）癇之證候。千態萬狀。變化無極。故有五癇、八癇、十二癇、二十五癇之目。皆本於病狀而名。統而言之。總而括之。不過陽癇與陰癇之二證耳。

陽癇即屬急病。卒然暈倒。人事不省。四肢搐搦。經看護者之扶摸反致躁擾。口眼喎僻。鼓頷股栗。一身無處不搖。眼直視上竄。口動。牙關緊急。水藥俱不入。咽喉生閣閣之聲。涎潮壅盛。氣息高。或吐涎沫。或吐頑痰。脈沉微。四肢微冷。須臾發熱出汗。脈浮大。搐搦亦止。反覆欠伸。如睡眠中。高喚纔應。欲醒不醒。醒則復發幾回。

陰癇即緩證也。發於身體之一部。但發一證。不發諸證。即諸證備者。來時亦甚緩慢。（中略）

【治法】　卒倒而牙關緊急。四肢搐搦。人事不省。墜地如死。脈存胃氣者必能回生。先用三黃湯（瀉心湯）或參連湯或加熊膽或與回生散。口噤不能入藥汁者。可從鼻注入。凡人事不省之病人。會厭不蓋氣道。飲食誤入肺中則卒死。故藥汁宜徐斟酌用之。欠伸而精神回復。發熱出汗。脈浮數者。抑肝散或加羚羊角爲宜。虛里之悸動高。精神較復。尙屬恍惚。或驚或怯。或妄語。或不寐。或瘈瘲不止者。可用三黃湯加辰砂、柴胡加龍骨牡蠣湯、大柴胡湯加鈴羊角、侯氏黑散、鈴羊角等。

卒然口眼喎僻、微腫變色者。宜刺以去敗血。或刺其絡。且與涼膈散。但喎斜而不腫者。鈴羊角為宜。熱已解而眩暈未止。心下痞鞕。欲嘔。吐涎沫。或矢氣多出者。用半夏瀉心湯加茯苓有神驗。虛里及臍旁之悸動亢進。逆氣屢屢衝於心下欲死者。用苓桂朮甘湯。或三黃湯、茯桂甘棗湯、奔豚湯等。凡癇病用寒涼鎮墜之藥後。氣逆、眩暈、頭項強。四肢痹癡或麻木或不遂。或攣急或精神恍惚或憂鬱或悲傷或喜笑等之證。荏苒久久不愈者。沉香天麻湯為宜。

無癇之症候。但日夜喜笑不止者。是亦癇也。甘麥大棗湯為宜。

回生散者。香附子、紫檀、人參、白檀、鬱金、甘草、胡椒也。抑肝散者。柴胡、甘草、當歸、川芎、茯苓、朮、鈎藤也。涼膈散者。大黃、朴消、甘草、連翹、梔子、黃芩、薄荷葉也。沉香天麻湯者。沉香、益智、天麻、防風、半夏、附子、獨活、羌活、甘草、當歸、殭蠶、生姜也。

〔傷寒類方〕 柴胡加龍骨牡蠣湯。能下肝膽之驚痰。以主治癲癇必效。

〔惠美寧固〕 一男子頭與兩手振掉不止。已二三年。腹中無異。飲食亦無異常。余思此仲景師之所謂四肢聶聶之類也。與以防己茯苓湯而愈。

〔腹證奇覽〕 癲癇吐涎沫。見水而發者。五苓散主治之。見火而發者。黃連湯主治之。

第四十章 神經衰弱症

【原因】 本病發於神經系統之病的興奮及倦怠。

遺傳在本病之發生上。大有關係。此不獨為本病之遺傳。即如其他之中樞性官能的神經病或器質的神經疾患。凡家族中有此疾患者。往往遺傳而生此疾。

有時先天性中亦有本病之素質。例如兩親爲大量飲酒者。或受胎之際罹重篤之疾患者。此等小兒。即享受有本病之素因者也。

但本病大多爲後天性疾患。幼年期已有本病之基礎者。例如在學校中因精神過勞。過劇之名譽心。體育之不注意。濫行手淫等是。

慢性疾患。尤其隨兼以津液之亡失者。亦爲本病之原因。內臟下垂症亦屢屢誘發本病。此外因頻繁之分娩。長久年月之授乳。亦能喚起本病。

【症候】　本病之症候。或俄然而來。或漸次發生。逐日而增加其劇度。有時因主發於一二臟器之神經症狀。呈如局處的臟器疾患之狀。而致本病之存在者。

本病必發之症狀。爲腦性障礙。此之謂腦神經衰弱症。患者在精神的勞動之際。容易倦怠。感頭內朦朧。頭重頭內搏動。頭痛等。思考力減退。對於事物乏深思熟慮之力。讀書之際。對於書中意義不能瞭解。由此等之症狀。漸次增劇其度。以後遇僅微之精神勞動。即感疲乏。漸致患者憂慮自力之微弱。勇氣失喪。嫌忌精神的事業。或在當行之時。露恐怖、與奮及發汗等。眠睡大受障礙。就褥後。不容易即睡。即能入睡。而時間甚短。且睡中屢屢襲來不安之惡夢。

頭內朦朧及頭重。成爲久持性。其進一步。則頭目眩暈。往往陷於恐怖狀態。

脊髓性症狀。亦屢屢見之。患者脊柱全部或一局所之疼痛。但雖敲打或壓迫。不發見其壓點。此種狀態。名曰脊髓過敏症。又往往有薦骨部上灼熱之感者。此外少數之患者。有感軀體之周圍。有帶狀之感覺。此種患者。往往抱「莫非是重篤之脊髓疾患乎。抑脊髓癆乎」之恐怖。如遇四肢之知覺異常。或膀胱及生殖器機能之神經的障礙時。則愈益增加其恐怖之念。此外屢屢見瞳孔之不同。但對於光線之反射作用則存在。大多反比健康時爲過敏。

膝蓋腱反射大多亢進。但有時則減退。甚或消失。
脈管運動性及分泌障礙。亦爲屢見之症候。蒼白及潮紅相踵。交發頗爲急速。又有發汗之傾向。握其手掌。往往有冷汗。此外更招胃液分泌之障礙。見分泌過多。及鹽酸過多。尿利亦大多增量。其色透明稀薄。比重亦低。
皮膚知覺變常症亦往往現之。尤其多爲蟻行感覺、冷覺、刺衝性疼痛、灼熱等。
耳鳴、耳響、難聽、眼火閃發、視力減退。亦爲屢見之症候。
皮膚知覺過敏症及亡失。亦爲頻繁之症候。患者屢覺筋肉疼痛。步行不安。容易蹉跌。或在步行之際。發劇烈之疼痛。因此故。欲久時就褥。此即疼痛性無力症也。
患者又有食思缺乏。或反之。罹善飢症。此外在攝取食物之際。頗有不快之感覺。持續於全消化之時間。甚至現神經性消化不良症。即胃部訴不快壓迫之感。起胃痛。惱胃部膨滿。頻發鬱氣。顏面著潮紅。頭內有充血及搏動之感。此外眩暈、心窩苦悶、心悸亢進等。
腸機能亦遭障礙。腹鳴、鼓腸、便通不整。
此外患者有咳嗽刺戟。喉頭之瘙痒感覺及疼痛。有時發痙攣性失聲症。或兼喘息樣發作。
尿中含有多量之燐酸鹽。呈所謂燐酸尿之狀。患者多數因膀胱知覺過敏。排尿之頻數。或反之。感利尿困難。此因膀胱壓縮筋衰弱。括約筋因痙攣性收縮之故。若括約筋麻痺則起尿之淋瀝。
生殖器亦屢見障礙症狀。或患者色慾之亢進。而交接之後。心身又甚覺倦怠。或恨遺精。有時患者陷於色慾亡失症。此外訴精神的陰萎。精液漏。攝護腺漏等。
【療法】 吾人日常遭遇最多之神經衰弱症爲胃疾患。尤以胃內停水即胃阿篤尼症、胃下垂症爲最多。此種患者。最多所患之症狀爲頭重、耳鳴、心悸亢進、眩暈、疲勞倦怠、不眠、食氣不振等。胃中必有振水音之證明。觸診於腹部。覺抵抗甚少。（抵抗低而無力）屢見腹筋之拘攣。與臍下之動。停水少而頭眩心悸甚者。茯苓桂枝白朮甘草湯爲宜。予數年前得左擧之治驗。

神經衰弱症。(兼有胃下垂)佐世保市高木□□子、(二十七歲)主證發作時襲來頭重與眩暈。約三個月前。發作甚激。身體搖搖欲倒。不能步行之狀態者居多。暫時在夫之任地佐世保市。不思歸鄉。乞余診。診時有胃之下垂症。振水音著明。從證與苓桂朮甘湯分五日服之。服後尿量隨病之輕快而增加。第六日步行來院。更與苓桂朮甘湯分五日服之。此後即不復來院。一個月之後。遇其母於途。詢之已全愈矣(錄自古醫道)

若胃部膨滿噯氣食思亡失頭重、心悸、眩暈、不眠等之症狀者。與茯苓飲。或其中用苓桂朮甘湯之合方。又若心下痞鞕。腹中雷鳴。食氣不振。便通不整之狀。不眠。精神不安者與甘草瀉心湯。又腹部膨滿。煩驚、心悸亢進、不眠、吞酸嘈囃等之症者。與柴胡龍骨牡蠣湯。

咳嗽刺戟。喉頭有瘙痒感覺及疼痛。或失聲症者。與半夏厚朴湯。

遺精者。可用桂枝加龍骨牡蠣湯、八味丸、當歸芍藥散、天雄散之類。陰萎者。亦選用以上之方劑。森立之翁用大柴胡湯治陰萎。余亦倣之。用大柴胡湯以救頑固之不眠。動脈硬化症之原因呈神經衰弱症樣之症狀者。應用梔子豉湯、瀉心湯類者最多。此不眠之治法。可參照「症候與治方」第十一章。

金匱要略中百合狐惑陰陽毒病證治篇中百合之病。古來說者甚少。使用其中之方者亦稀。今就百合病觀之。論曰。百合病者。百脈一宗。悉其病致之也。意欲食復不能食。常默然欲臥不能臥。欲行不能行。就狐惑病觀之。狐惑之病狀。如傷寒之默默欲眠。目不得閉。臥起不安。不能飲食。聞食臭而惡。其面目乍赤乍黑乍白。蝕在上部則聲嘶。

以上二論。爲百合病、狐惑病之症也。其病象類似今日之歇斯的里、神經衰弱症、稀撲孔豆里之病。

備考

〔類聚方廣義〕稟性薄弱之人。色慾過多則血精減耗。身體羸瘦。面無血色。身常微熱。四肢倦怠。脣口乾燥。小腹弦急。胸腹動甚，迨甚熱。不死何待。若永服桂枝加龍骨牡蠣湯。嚴愼閨房之事。保嗇調攝。庶幾可以骨肉回生。否則惟有待死而已。

第四十一章　歇斯的里

【原因】　本病爲世間人人可知之疾病。往時謂僅婦人發生者誤也。本病大概發於春機發動期以後。有時幼時亦見之。

本病往往現遺傳的疾患。或與其餘之神經疾患併發。其他如精神的興奮。心身之衰弱。諸種之中毒。亦誘發本病。

【症候】　本病症候之發生上有緊要之關係者。爲病的觀念。故本病並不現存。唯由想像而起。尤其意思屢屢被其侵襲。患者若能有除去本病疾苦之意思。即能見本病之治愈。故以本病爲基因於大腦皮質障礙之定論。見解頗爲正當云。

本病之障礙。起於諸種之神經範圍。運動性、知覺性、脈管運動性、營養性、分泌性、感覺性、精神性症狀。現其刺戟及麻痺徵候。其起時或祇一二之障礙。或汎發全般之障礙。至強弱頻疎等等。則千差萬別。渺無一定。尤其此等之症狀。往往或忽隱沒。或忽出現。一時看去爲頗重篤之變狀。而在瞬息之間。或消散。或輕快。

運動障礙中可記述者曰歇斯的里性麻痺。歇斯的里性痙攣。及歇斯的里性短縮。

歇斯的里性麻痺。現偏癱狀。或現截癱狀。或現單癱狀。又有偏癱中。麻痺一側之知覺併以失亡者。顏面筋及眼球筋之麻痺極稀。而喉頭筋肉之陷於歇斯的里性麻痺者則甚頻繁。此外或由於膀胱壓縮筋麻痺而來滯尿。或由於膀胱括約筋麻痺而成淋瀝。至間代性及強直性筋肉痙攣亦屢屢見之。其範圍持續及強弱則類別甚多。極無一定。又屢屢見眼瞼痙攣。點頭痙攣。搐搦性痙攣。此外患者緊扼感覺。從胃部或下腹部上行。此恐係起因於食道筋肉之上行性痙攣。故名曰歇斯的里球。此爲診斷上重要之症狀。

筋肉短縮。在上肢特現於屈筋。下肢特現於伸筋。此外亦有現咬筋之短縮者。此之謂歇斯的里性牙關緊急云。又因項部筋之向偏側短縮致成斜頸之病。舌筋之向偏側短縮致成舌之傾斜。背筋之短縮見脊柱之屈曲者。

知覺障礙爲本病頻繁之症狀。就中以皮膚知覺亡失爲最多。此皮膚之知覺亡失。或限局於一定之部位。與皮膚神經之解剖的區域不合致。或來於肢部之球狀或帶狀。或冒及全肢。或現其半側。此名歇斯的里性半側知覺亡失云。

皮膚知覺過敏。亦屢屢見之。此亦與皮膚知覺亡失相伴而來。或代之而來。而在限局之一點。知覺過敏者。往往而然。卵巢部爲最頻發之局部。所謂卵巢痛者是也。此外脊柱亦發限局性知覺過敏。尤以頸椎、及胸椎爲甚。又屢現神經痛。或諸般之知覺異常症。而顱項骨之中央。亦往往發生疼痛。此之謂歇斯的里性頭痛。其或有頭之中央限局性之寒冷者。此名歇斯的里卵云。粘膜之來自知覺障礙者亦甚多。尤其最頻繁者爲咽喉粘膜之知覺亡失。而喉頭粘膜之呈知覺變常症者亦不少焉。因此之故。致成歇斯的里性咳嗽及歇斯的里性言語困難焉。

脈管運動性及分泌性障礙中可記述者。爲皮膚之蒼白色及潮紅。並所謂青藍色浮腫及唾液分泌過多。排尿異常。青藍色浮腫來於上肢者尤多。所患肢部呈青藍色。如浮腫狀之腫脹。排尿則數日間全閉。此名歇斯的里性尿閉症。此際則嘔吐多量之水樣物以代償之。吐物中含有多量之尿素。反之。或在僅少時日之間。排洩多量之尿。其尿如水樣之稀薄。比重甚輕。此之謂痙攣尿。此外由於胃腸粘膜之分泌障礙而成胃液分泌過多症、鹽酸過多、粘液性下痢、及膜樣腸炎。有時因皮膚之血管破裂。致溢出血液。名曰血汗。此外或發香汗症。或胃及氣管枝粘膜之出血。現歇斯的里性吐血及咯血者。

五官器能障礙中尤屬屢見者爲視野縮小。就中對於綠色之視野狹小。最爲頻繁。或來色盲、弱視、及黑視。往往現於偏側、有時來偏側之難聽或耳聾。或耳鳴、耳響、耳躁。有時來嗅覺過敏症。嗅覺亡失症。嗅覺錯誤症。味覺過敏症。味覺錯誤症。及味覺亡失症。此外有時見喘息狀態。心悸亢進。呃逆、噯氣、胃痛、腸痛、腸鳴、鼓腸等。

精神異常。亦屢屢見之。患者甚易興奮或反之。其性遲鈍。呈無慾狀態。

本病症候之發生上最緊者。爲意思之缺乏。即患者或不直立。或不能步行。或欲行而不行。但臥時頗能營强大之筋肉運動。或有數年間臥於病牀而不步行者。因步行時有劇甚之疼痛也。此症名曰疼痛性無力症。

此外應特書者爲筋肉痙攣之歇斯的里發作。此名之曰歇斯的里性癲癇。此歇斯的里性癲癇之强弱、持續與夫頻疎之分。甚無一定。其狀類似癲癇發間代性筋肉痙攣。然與癲癇之發作有異。其神識不亡失。不過稍稍朦朧而已。

【療法】　本病症狀雜多。既不統一。亦不連絡。從證用藥。亦不遑枚舉。茲僅能舉其日常多用之方劑。如半夏厚朴湯非治歇斯的里球而治痙攣、麻痺者也。對於歇斯的里性言語不能症。歇斯的里性喘息。歇斯的里性咳嗽。歇斯的里性發汗過多。歇斯的里性唾液過多。歇斯的里性嘔吐等均得治之。余鄉里中有一農家之婦人患以上之症狀而不能步行。且以上之症狀互相出沒。數年之間。醫治無效。與此劑。收神效。

其次爲甘草瀉心湯。此方從金匱要略狐惑病之論運用之。

此外如苓桂甘棗湯、甘麥大棗湯、奔豚湯之類。可以預防歇斯的里性癲癇、歇斯的里之發作與根治。

參照「症候與治方」第十一章及神經衰弱之條。

第四十二章　赤痢

本病主流行於亞熱帶及熱帶地方。特徵爲腹痛、裏急後重、排洩血樣之粘液便。爲傳染性之大腸疾患。

【原因】　本病因食未熟之果物。而誘發者。往往有之。但如此攝生之過失。雖不常發本病。然實可助長阿米巴或赤痢菌之繁殖也。

【症候】　本病之潛伏期。長短不定。但大概在一週間。至重篤之症。則其期甚短。赤痢症狀中最重要者。爲便通及糞便之性狀。患者之便意頻繁襲來。往往一晝夜間。便適達八十次乃至一百次。加之強激之便意窘迫之感覺。患者身體有不能離便器之狀態。此狀態名曰裏急後重。但每次之排便量極微。大多不足一食匙。便通之際。大多以腹中之雷鳴與下腹之刺痛爲前驅。檢視肛門。其開口往往深陷沒於內方。以指插入肛門時。肛門括約筋爲痙攣的收縮。覺有絞扼樣之感。此際患者有劇烈之疼痛。此外在排便之際。腸內容物觸於括約筋上。有疼痛難堪之感。

赤痢之糞便甚稀薄。但初期往往雜以非常硬之糞塊。加答兒性赤痢在糞便中屢屢有血點。或在血緣見混在之粘液塊。此外發見蛙卵或膨脹之砂吾米類之粘液塊。一日中糞便之量達一立。其大便漸次失糞臭。放類於精液之臭氣。

化膿性赤痢。在糞便中見有膿之混在。其膿中屢屢有黃色之碎屑及斷片。放置於便器內。則沉降於器底。壞死性赤痢。其糞便含有多量之血液。或類似赤肉之水性浸出液。或見纖維素性肺炎之鐵色痰之樣。有時其便呈帶黑色。放腐肉樣之惡臭。

體溫在疾病之初期。昇至三十八度以上或三十九度。大多經一二三日。其熱始解。但須持續至一週或一週以上。始復平溫。脈搏頻數。

顏面早枯瘦。眼目帶灰色之陰影狀。舌乾燥。生舌苔。口中發惡臭。此外食慾亡失。同時口渴增進。往往惱噯氣、惡心、嘔吐。

腹部則其初屢屢膨脹。但漸次陷沒。觸診至左腸骨窩S字狀彎曲之部。覺一致之壓痛。且每常證明有硬固之索狀樣之腫塊。此腫塊在初期爲有痙攣性之收縮腸管。經日則有浸潤之情形者爲多。
赤痢在數日內或二三週內即可治愈。但亦有移行於慢性赤痢者。
阿米巴性赤痢。大多排洩混在暗紅色血液之液狀便。通常爲慢性之經過。
赤痢之併發症可分二類。一爲直接從腸之變化而起。所謂有局處性者也。一則起於發炎病素侵入遠隔器官。所謂赤痢轉移症者是也。
(一)局所的併發症有限局性或廣汎性腹膜炎、直腸周圍炎、完全直腸瘻等。
(二)赤痢轉移症中其最頻繁者。有肝臟膿瘍與多發性關節炎。在阿米巴赤痢之際。肝臟膿瘍尤多頻發。此病除發生於赤痢病狀之際外。在赤痢病治愈後始見。有時與肝臟膿瘍同形成肺膿瘍。
多發性關節炎。大多類似急性關節洛伊馬基斯。在種種之關節上起腫脹、灼熱及疼痛。有時一二關節上來化膿。其結果起全身腐敗症或關節之強直。此外現耳下腺炎、神經炎、脊髓炎。亦赤痢中之經過也。
【療法】 發病之初期與葛根湯。務丁寧使其發汗。可奏意外奇效。裏急後重。肛門括約筋有痙攣的收縮傾向之際。觸於S字狀彎曲之部。屢屢有一致之便固之索狀物。對於壓多過敏者。此際與桃核承氣湯。能緩解窘迫的症狀。
口渴口臭。舌現黃苔而乾燥。心下痞鞕。胸脇有苦滿之狀者用大柴胡湯。全身有熱感。尤其肛門灼熱。裏急後重者。與白頭翁湯。病勢進步。見粘血便或膿血便。身體疲勞而猶裏急後重不止者。與白頭翁加甘草阿膠湯。若噯氣、惡心、嘔吐者。運用小半夏加茯苓湯、小半夏湯加黃連生姜瀉心湯之類。
大勢挫後。從證選用小柴胡湯、小柴胡湯合三物黃芩湯、黃芩湯、甘草瀉心湯、人參湯之類。
併發症之治療甚多。參照各疾病之條下。

備考

〔本間棗軒之說〕　最初惡寒發熱。脈浮數。腹中痛。水瀉下痢及五六次。忽現裏急後重不快利之狀。數數上廁。但大便不出。唯見如涕如眵之腸垢。與血交下。或竟下血。舌上出白苔。或渴或嘔。而無食思。小兒經二三日。腹力易脫。大人亦比他病亦早露疲勞。其初邪氣著腸。用發表之手段。可取全效。凡有惡寒脈浮數等之表證者。其先頻服葛根湯。其次與黃芩湯加葛根黃連。即黃芩湯與葛根黃連黃芩湯之合方也。此於治熱痢有奇效。下痢漸次多。腹痛甚。稍見脫狀者。選用桂枝人參湯或逆挽湯。

諸病下痢。舌不生苔。但痢(赤痢之意)有白苔或黃苔。其毒深者。見黑苔或乾燥欲裂。或譫語。腹微滿而撮痛。數數上廁。裏急後重甚。離廁則便意來甚。或長居廁間。不欲相離。所下者皆係膿血。腥臭如餒鯫。遂致脫肛不納。強納之。復忽脫。此症世稱疫痢。實別於普通之痢。痢之重症者也。傷寒論下痢譫語者。與小承氣湯。其先宜蕩滌之而用合壁飲。保命集及溫疫論所載芍藥湯。感證集腋之檳榔順氣湯。均可選用之。裏急後重者。不妨加檳榔木香。但不及大黃為有效耳。(中略)

每日發潮熱。渴欲飲水。不忌食物。或乾嘔。或不能飲苦味之藥。小便與大便時同出。外此別無小便。且澁滯而不快利者。柴苓湯為宜。前件諸證俱備。且腹微滿而急痛。裏急後重甚者。與大柴胡湯。

經日熱已下。下痢亦從減。但下多膿血。似藏毒者。傷寒所謂便膿血桃花湯之證也。可用千金之大桃花湯或春林赤石脂湯為宜。患痢數十日。熱既解。唯下痢不止者。真人養臟湯為宜。或與補中益氣湯。間服阿芙蓉。或灸天樞。

痢疾愈下愈疲。病家思欲早早制止。買服調痢丸、痢病丸、活兒丸等之鴉片劑。下痢雖立止。但卒然腹滿嘔吐。四肢逆冷。諸證並起。至於死者。往往有之。續瘍科祕錄辨其害云。痢毒著腸。數數下痢。有如淋疾。小便頻數。掃除其毒而下痢不止。此時若與澁藥以止其下痢。所得大害。為必然之事。却宜報以下劑。除去其毒。則下痢亦從而減矣。(下略)

逆挽湯者。桂枝人參湯合茯苓飲去橘皮也。合甓飲者。小承氣湯合黃芩湯也。保命集之芍藥湯爲瀉心湯合芍藥甘草湯加枳實、當歸、木香、檳榔。溫疫論之芍藥湯爲芍藥、當歸、檳榔、厚朴、甘草、生姜。此中或加大黃、檳榔順氣散者。小承氣湯中之枳實代以檳榔加芍藥也。柴苓湯者。小柴胡湯合五苓散也。千金大桃花湯者。桃花湯合附子理中湯加當歸、龍骨、牡蠣、芍藥、去粳米也。補中益氣湯者。小柴胡湯去黃芩、半夏、加白朮、當歸、陳皮、升麻、黃芪也。春林軒之赤石脂湯者。其中加石脂也。養臟湯者。芍藥、當歸、人參、白朮、肉蔻、肉桂、甘草、木香、訶子皮、罌粟殼也。

〔有持桂里之說〕　痢之初發。不忌脈之浮數。但痢之末期。則忌浮數。（大塚曰。初期之浮數者。表證也。有太陽病之脈狀。故不忌浮數。末期之浮數者。陰虛證也。（例如四逆湯輩之脈狀。故忌之。）細數者。不可爲也。痢之脈不沉實者。善候也。蓋病均以脈爲目的。其中尤以痢疾須以脈爲標準。故此病如見惡脈。斷不能視爲輕症。

論曰。脈沉弦者。下重之候也。沉弦者。內中積滿之候也。通例下痢之脈常微弱。今見沉弦者。病毒積滯之故也。故疝癖亦見沉弦之時。內有毒也。疝亦有下痢之症者。有下重也。是以虛極之症。亦有下重者。施治得見功效。雖似陰症而下重者。畢竟爲陽症也。

痢疾而嘔吐。雖極虛者亦多得治。因嘔吐亦起於內中有毒故也。虛極而嘔吐但不下重者。是爲不治之症。病人入於醫者之手。凡嘔吐而又下重者。十中能救二三。此症北尾春圃諄諄告人。不宜用附子。而宜用白頭翁之類。或用下劑。

桂枝湯　吾邦（指日本自國）近來行古醫方者。對於痢疾。有專用葛根湯之趨勢。自謂已闡明醫道。此說一起。世之刀圭者流。遂誤會其旨。對於痢之初發者。輒不詳察其脈症。無方不用葛根湯矣。此實可謂疎忽之至。蓋此病初起。有發汗者。有不發汗者。發汗者之中。有桂枝之症。有葛根之症。豈能一律局定一方。故發汗者。可從太陽病脈浮云云之章。可下者。可本少陰病自利清水云云之條治之。

葛根湯　痢疾發熱少腹痛強者。用桂枝加大黃湯爲宜。若熱強而腹亦痛者。用葛根湯爲宜。又葛根湯之證爲熱度增強。自汗出。不惡寒。腹稍痛。脈甚者。用葛根黃芩黃連湯爲宜。表症解後。病情較輕者。用黃芩湯加大黃黃連爲宜。中脘猶覺有物如滿之氣味者用厚朴七物湯。若或心下強痛。大便中交下赤色之物時。用大承氣湯爲宜。

若用葛根湯後。脇下痞鞕滿者。用大柴胡湯。倘熱不解時。用柴胡加芒硝湯。便血甚者。用黃連阿膠湯。服後猶不止者。與桃花湯。若便糞如膿者。黃芩湯爲宜。又有一種熱強而不渴者。此乃白頭翁湯之證。非用下劑之症也。凡痢疾大抵有毒在毒未盡時。切不可用神丸。(阿芙蓉　木香　黃連　乳香　沒藥　沉香)須待毒盡用之則佳。以上爲陽症之要訣。至於陰症方面。則用真武湯、附子理中湯之類。在用真武之時機。可兼用神丸。功效可以早著。又有因於瘀血者。其腹痛與平常異。往往痛於少腹。(下腹)污物呈紫黑色。此病以桃核承氣湯爲宜。腹中不痛。但下瘀物者。用當歸四逆湯。

桂枝人參湯　初起泄瀉(見症候與治方第三章下痢之條)與痢疾混合。或泄瀉一兩日遂下膿血之痢者。用此方甚宜。

葛根黃連黃芩湯

黃芩湯

黃芩加半夏生姜湯

河間芍藥湯(黃芩湯去大棗加當歸　黃連　木香　檳榔　官桂　大黃)

黃連湯　此方以腹痛而有嘔氣爲目標。此腹痛之部位。從心下至臍上。

半夏瀉心湯

參連湯

蘗皮湯(黃柏　梔子　黃連　阿膠)(又一方中加烏梅)　此方應用於膿血痢之熱甚者。

白頭翁湯
白頭翁加甘草阿膠湯
大柴胡湯
四逆散　用大柴胡湯後熱勢大挫。但猶腹痛拘攣者。用此方甚宜。
厚朴七物湯
調胃承氣湯　三承氣（指大小調胃之三承氣湯）之內制裏急後重之力。以方爲最。大柴胡湯、白頭翁湯之症、窘迫已愈者。用此方最宜。
大承氣湯　此方正面之主治。比於厚朴七物湯。但無外症而腹滿強者用之。腹滿強。亦痢毒之愈甚者也。大承氣之腹痛在上。痛不甚劇。亦有在少腹（下腹）者。非此湯所主治也。下痢已差。後更經年月日而間之復發者。大抵此湯之所主治也。此外休息痢而有腹候者。亦此湯之症也。（休息痢者。病愈而復發。發而愈。愈而復發之病也。）
桃核承氣湯
大黃牡丹皮湯
桂枝加芍藥湯
小建中湯
錢氏白朮散（人參　白朮　茯苓　藿香　木香　甘草　葛根）　小兒之痢。大半解而不令解。口乾而渴者。早用白朮散爲宜。
桃花湯　此方用於膿血痢之久久不止。便有膿血。小腹痛者爲宜。此膿血痢有陰症與陽症之別。陽症適用蘗皮湯、白頭翁加甘草阿膠湯。陰症適用桃花湯。

痢疾久則成陰症之狀。其痛在大腹者。用理中湯、四逆湯、白通湯。此際不可用赤石脂禹餘糧湯之類。又曰久而腸不滑。只下真之膿血者。桃花湯之正症也。

下重雖亦有裏寒症。但可決爲概係熱症。亦有痢中始終不痛者。此時以逐毒爲宜。逐毒而下痢止。亦不後重。（但有下重）又遺屎者（遺屎爲十度中之一二三度）亦以止後重遺屎爲宜。大概陽症中多赤物少白物。裏寒而用赤石脂之時。則交下白物者爲多。此名滑腸。不後重也。

真武湯　此方運用於痢疾而具種種陰症者。凡自利而不自覺其下者。或小便不便。脚上有腫氣者。痢之見真武湯證之一二例者。或遺屎者。多爲此方之症。遺屎無陽症。（中風、癇等陽症之遺屎。因身不自由而致。與此症不同。）凡痢疾泄瀉之遺屎。十度內不過一二度。倘越三度。則非陽症。是陰症也。且此亦不限於痢。凡熱病下痢。恍惚欲上便器。而已不自覺其遺屎者。倘越三度以上。卽爲真武四逆之症矣。

真武之證有舌證。其舌十之七八有純紅。痢疾遇舌赤者惡證也。初起卽有是種狀態者必至危險。其狀先淡紅。自後恰如產後之舌而有滑澤。此舌如見湯者。極惡之證也。是故痢疾應知舌之白乎黃乎抑爲黑乎而決定其吉凶。

白通湯　真武湯不效。益近於脫症。而下痢猶不止。卽如神丸或赤石脂禹餘糧之類不能治者。與此方有偉效。

駐車圓（黃連　乾姜　當歸　阿膠）此方對於痢毒未盡而成陰症裏寒者用之爲宜。大體陰證所下之物。亦如陽症之下魚腦髓或輕之膿血。凡無此者。可與此方。此方對於下物之色之目的甚宜。而於產後之痢尤宜。白頭翁加甘草阿膠湯症也。此方對於陰陽合併之症也。俱於產之痢疾有特效。

香連丸（黃連　木香　肉豆蔻）此方能止腹痛。有除後重之力。

紫丸（紫圓）

以上爲桂里翁痢疾論之大略。自古以來。對於治療痢之學說。言者甚多。予信桂里翁之諸說最爲剴切。故不厭

其煩詳爲引説。雖方之取舍選擇。視乎其人。然苟能熟察翁之所説。達痢疾治療之奧義。予敢信其決能奏有效之途徑也。（大塚）

〔證治準繩〕 仲景之建中湯（指小建中湯）無赤痢、白痢、舊新之區別。但治腹中之大痛者有神效。其脈弦急。或濇浮而大按之空虛。或乏舉按之力者。有此湯治之。

〔入門良方〕 小承氣湯對於痢之初發積氣甚盛。腹痛難耐。或不脹悶。裏急後重度度入圊（廁）而不快通。窘迫之甚者。甚相宜。

〔名醫方考〕 桃仁承氣湯實爲痢疾初起主治之藥。或其初已失與下劑之時期。反用收斂之藥。致邪熱內蓄。不能血行。腹痛甚而欲死者。急此方攻之。

〔外臺秘要方〕 赤痢或白痢。日下痢數十行者。不問老人小兒、以甘草一味。水煎頓服之爲宜。

〔魏氏家藏方〕 二宜丸（甘草乾姜湯）治赤白痢有效。以蜜丸服之。

〔津田玄仙之説〕 痢疾中有邪實之痢。腐肉之痢。二證之分。至爲緊要。苟不知此點。決難無過。邪實之痢者。諸邪會集於大腸。下青白等之穢物。外證不熱。脈實而數。口渴舌有苔。有種種之實證。入廁必苦於有後重之氣味。是證宜用傷寒論之白頭翁湯或芍藥湯、或芩連湯等涼劑。去邪之品味。以去其會集之腸邪。此則無論何人。無不知爲痢病正面通治之法也。腐肉之痢者。大腸中之氣邪不下。則元氣虛脱。大腸之內皮。因之而腐。其肉下落。致成腐肉痢之虛證。血亦隨之而多下。此極虛之危症也。其外證亦手足厥冷。好熱湯與冷物。脈勿論已。即其他各方面。無處不呈虛證。後重比之邪實之證且甚之。糞中向無臭味。此爲虛實分別之大概。但邪氣之中因元氣虛而下赤肉者。其時必從邪氣之脈。而不見虛脈。此時世醫。往往難辨虛實。遂用錢氏白朮散以敷衍之。抑亦不思大便中下膿血之點滴者。非腐肉痢之下地乎。輕者桂附之中。加相當之劑。重者與溫補劑。決無所用其疑焉。

〔類聚方廣義〕 痢疾有大熱。腹滿。痛如錐刺。口舌乾燥。或脣舌破裂。大便一日百數十行。或便中交下膿血者。

大承氣湯主治之。

〔東郭醫談〕　桃花湯有用於痢病之心得。有裏急後重。晝夜六十行之症。用此湯後。翌日便膿血止。呈水瀉樣。晝夜十行或五六七行。甚者便膿血之人而便血。赤石脂亦有大效。桃花湯在痢病之始發熱甚時。間不用之。半熱之時。用之即有效。故少陽篇之桃花湯條有從二三日至四五日云云。予用桃花湯並不用湯。而用散藥以白湯吞之。少陽病等難用附子之症。每煎用眞武湯而兼用桃花湯之散云。桃花湯方之命名其義有二。一因此方所煎之湯。其色似桃花。一則因赤石脂一名桃花石之故。

〔時還讀我書〕　痢疾之渴者。大多好飲極熱之湯。此際用寒下之劑爲宜。至欲熱屬陰之說。可以不拘。寒下之劑。如大黃芒硝。性寒而下達之劑也。

手足逆冷手尖冷者。熱證也。陽脫於上。熱痢下而不下。虛極者。必手冷至肩。足僅不過踝。此證宜用溫補之劑。

〔證治摘要〕　痢下久久不愈。心中悸煩。臥不能睡。便中不混膿血者。黃連阿膠湯爲宜。痢疾已久。腸中裏面之外皮腐爛。下赤白如魚腦之痢者。速與大黃牡丹皮湯或薏苡附子敗醬散。

第四十二章　霍亂

霍亂之主徵爲急性吐瀉。其狀疑似虎力拉。本病或爲傷食之一種。或有暑氣侵襲之傾向。本尾臺榕堂所著霍亂治略。編於此編。其中有乾霍亂者。乃腹痛煩悶而不吐下之症也。本章則就吐瀉爲主徵而說述之。

【原因】　本病大多在酷暑之候。從飲食之不攝生而誘發本病之病原菌不明。

【症候】　本病現於俄然之間。有時以全身倦怠。食思不振。嘔氣等爲前驅。本病大多起於夜間。患者因心窩苦悶及嘔氣等打破睡夢。腹部感雷鳴及疼痛。頻發下痢。病勢增加。則起數次之嘔氣。數小時之內。達二十次乃至四十次。所吐之物及糞便與虎力拉之物無甚區別。因之患者呈重篤之虛脫症狀。皮膚厥冷。被以粘稠之冷汗。

鼻梁隆起。眼球陷沒。至呈所謂虎力拉性兔眼。脈搏頻數且細小。心音幽微。此外患者有極甚之煩渴。有掣痛性筋痙攣之苦。體力尙存者。其煩悶之狀。實不忍卒觀。其痙攣與虎力拉之情形同。發於腓腸筋者最多。尿利大減其量。甚至有時閉止。

本病通例常亘二十四小時至十八小時之持續。吐瀉漸減其度。口渴止。皮膚復平温。筋痛消失。脈搏復故。利尿量增。虛脫之狀態消散。反之。至致死的轉歸者。則吐瀉亦止。但患者發現不快之呃逆。煩悶。其虛脫之狀愈形增加。皮膚厥冷之度亦增。脈搏益益細數。心音不能聽得。遂至死亡。

【療法】 其初腹痛。二三日或四五日之間。日日行三五次之下痢者。大多無甚大患。可以治愈。腹不痛而痢暴下者。皆篤劇之症也。其腹痛者乃正氣排斥邪氣。邪氣相距。故發痛也。不痛而暴下者。邪勢甚劇。正氣不能相持。譬之弱將遇勁敵。未及一戰。即棄戈曳甲而走也。

初期中不論腹痛寒熱之有無。如見其機。宜早用葛根加朮湯。温覆之。使十分發汗。則嘔吐不發。若嘔吐已發而不甚者。可自由施行後之措置。蓋此病一發嘔吐。即不能納藥。用盡心思。無適當治法。故往往死焉。故在初期中。看護者宜叮嚀病人。喻其速發大汗。若已見嘔氣者。葛根加半夏湯中用加倍之生姜。發汗可愈。毒不甚者。始終用葛根加朮湯。自能恢復。

發汗後下痢不止。心下痞鞕。腹痛而小便不利。好熱飲者。用人參湯。下痢甚。四肢微冷。或惡寒者。人參湯中加附子。前證而發熱惡風。四肢惰痛者用桂枝人參湯。下痢發熱。口舌乾燥。渴而好冷水。或飲後即吐者用五苓散、茯苓澤瀉湯等冷服之。嘔吐極甚而不止者。先用小半夏加茯苓湯、生姜半夏湯等冷服之。使止嘔吐。最爲緊要。嘔吐不止。但對於適當之主方無用。或嘔吐不止。下痢甚。一切藥汁均不能入者。用温石温其腹部腰部。在神穴、天樞、關元等穴。數數以艾灸之。炷大爲宜。其灸以腹內温。胸膈鬆開。嘔氣亦止爲度。又嘔甚而心胸煩悶。挾蛔蟲者。能體認其狀情。兼用烏梅圓爲宜。下痢甚且嘔。腹中水鳴。或腹痛。小便不利。四肢冷。或有攣痛者。眞武加半夏湯、卽眞武湯小半夏湯之合方爲宜。下痢不止。厥冷煩躁。四肢轉筋。腹拘攣。面色靑。肉脫。眼凹聲嘶者。四逆湯。從證用四逆加人參湯。下痢轉筋益甚。厥冷過臂膝。精神衰弱。脫汗如綴珠。脈細微或沉伏不見者。用通脈四逆湯。前證而心胸之氣閉。乾嘔。煩躁甚。或發呃逆者。通脈四逆加猪膽汁湯爲宜。此證多死。若下痢與乾嘔均止。厥冷、煩躁、轉筋、自汗、呃逆不止。小便不利者。茯苓四逆湯爲宜。此證亦多死。但用此方後。若小便通利。大便之色帶黃味。諸症漸次退者。回生之機也。吐下厥冷漸減。心胸中發煩熱。渴而好飲冷水者。用石膏黃連甘草湯、白虎加桂枝湯爲宜。若心下痞塞者。與白虎加人參湯。前證中加乾嘔、痰喘或呃逆者。竹葉石膏湯爲宜。吐藥者。冷服納之。諸方皆然。若胸腹鬱熱。吐渴均甚。且煩躁者。與冷水。則煩躁能穩。嘔吐能止。

初起發熱。身體解惰。腹痛。或拘攣。微利者。是無大患。用桂枝加芍藥湯。溫被覆之。使發汗可愈。腹中結實而痛者。用桂枝加芍藥大黃湯。反能快通而止下痢。若寒熱往來。胸滿。嘔吐。心下痞鞕。腹中拘攣。或腹痛下痢者。用大柴胡湯。此病對於腹中凝結阻滯。宜早疎利。腹中和。則下痢自止。譬猶表證者用葛根加半夏湯以發汗。則嘔與下痢自止。同一理由。

嘔而心下痞鞕。腹中雷鳴。下痢。或下痢中雜血者。與半夏瀉心湯。嘔吐劇者。用生姜瀉心湯。心煩不安者。用甘草瀉心湯。口渴而不嘔吐。便血不止。好飲冷水者。與白頭翁加甘草阿膠湯爲宜。

嘔吐下痢。爲此病之常態。能審寒熱虛實。選用甘草乾姜湯、附子粳米湯、吳茱萸湯、黃連湯、乾姜黃連黃芩人參湯爲宜。嘔吐甚時。灸神穴、天樞等穴。藥中加伏龍肝之煎汁。煎而冷飲之。或卽用伏龍肝一味之煎汁。待能稍納藥汁。再用本方適當之藥。其中仍宜兼用止嘔之劑。

發斑疹或疙者。選用葛根加石膏湯、葛根加朮附湯、麻桂各半湯、大靑龍湯。使斑毒十分排托。以防內陷。斑之形狀大小不同。其色紅鮮者吉。紫黑者凶。斑黑者。從尺澤、委中兩穴放血爲宜。卽無斑而身體之血色黯紅者。現靑筋、紅筋者。多血之肥胖者。皆以放血爲宜。但多少方面。宜加酌量爲是。

吐瀉後。大熱煩躁。譫語。大渴。舌乾黃黑。心胸苦悶。不能安眠。大便秘閉。或變泄痢下重等之證者。隨證選用白虎湯、大柴胡湯、大柴胡加芒硝湯、調胃承氣湯、大小承氣湯。病證轉變。不隨施治之法者。無起死回生之望。平素好酒肉者。或平素大便秘結者。或病前數日。大便秘結。停滯於腹中者。或平日貪啜水麵果物者。或一時痛飲過食者。或在傷食病中感受厲氣者。均隨其症選用備急圓、紫圓、瀉心湯、調胃承氣湯、大小承氣湯以逐除宿毒之停滯。能驅出闖入之邪氣。下痢自止矣。又水毒穢物。停在胸膈胃中。欲吐而不能吐者。用瓜蒂散爲宜。

備考

〔傷寒六書〕　霍亂而不吐下。腹痛甚。頭痛發熱者。與桂枝加大黃湯下之。此名乾霍亂。死者居多。

〔千金方〕　小青龍湯治婦人之霍亂者也。

〔外臺秘要方〕　霍亂而四肢逆冷。吐少嘔多者。附子粳米湯主治之。

〔時後方〕　梔子豉湯對於霍亂吐下之後。心腹煩滿者有效。

〔聖濟總錄〕　半夏人參湯（與大半夏湯同）對於霍亂逆滿。心下痞塞甚宜。

〔和田東郭〕　霍亂中用巴豆劑或備急丸之症。其脈閉而有力。腹之上皮。或有力。或無力。此因濕熱鬱結於內。故見上厥。或吐利。吐而不利。或不利。或煩躁悶亂。反覆顛亂者用之。（此條見乾霍亂之治方）

〔證治摘要〕　因暑而身熱口乾煩躁、心神恍惚、小便赤澁、大便泄瀉者。五苓散爲宜。自己按之而水瀉下痢者。加滑石有效。

轉筋者。理中湯中加石膏。脈沉細。轉筋煩躁。發熱者。亦當以無熱治之。大抵霍亂而口渴轉筋者。熱症也。四逆湯證亦轉筋者。但不甚輕耳。

霍亂而四肢厥冷。吐少嘔多者。用附子粳米湯。心下痞者。用甘草瀉心湯。

第四十四章　腸窒扶斯

本病起於固有之窒扶斯菌。呈一定之熱型及腸症狀。大概經過一定之期日。變爲急性傳染性疾患。其病狀之經過。與漢法之傷寒一致。故可云傷寒之治方。即腸窒扶斯之治方。

【原因】　本病之病原。爲窒扶斯桿菌。主犯二十歲至四十歲之壯健者。而家族之罹患者。尤易爲本病之素因。

【症候】　本病之潛伏期爲八日乃至二十日。前兆期或全缺如。或者惡寒及不整之輕熱。全身倦怠。食思亡失。不眠及神經痛。而後頭神經或三叉分歧之神經。其痛尤甚。而大腿筋之疼痛者亦極多。

由前述之諸徵候。因一回之戰慄。或頻回之惡寒。即現稽留熱。自後呈窒扶斯之症狀。即窒扶斯舌、薔薇疹、窒扶斯性下痢、脾臟腫大、窒扶斯便及血清反應等。

本病之熱。通例有固有之經過。此爲診斷上重要之事。在發病之第一週中。(腸粘膜之淋巴濾胞罹髓樣腫脹之時期)熱漸次如階段之昇騰。第二週(髓樣上浸潤腸淋巴濾胞上形成壞疽及窒扶斯腐痂之時期)中。熱達三十九度乃至四十度之稽留。第三週(腸粘膜上形成潰瘍之時期)中一日中之體溫著著變化。第四週(窒扶斯潰瘍上形成瘢痕之時期)中。體溫之昇降。更爲著明。此際一日中最高之度。與前同一。而最低之度則漸次低降。其後熱度漸次下降。終於平溫。但此熱型亦有呈種種之破格者。此疾病之強弱。與併發症之有無。及輕重有關。無併發症之輕症。其稽留熱之持續甚短小。或全經過不短小。而熱不稽留。常爲弛張狀態。

腸窒扶斯之脈搏。比之體溫之數少。體溫雖高至三十九度以上。而脈搏則屢屢在百之內外。又重症患者之脈搏。在經過之後半。呈顯著之重搏性。回復期中更有顯然之重搏性或帶三搏性。

此外口渴。食思缺乏。呼吸數之增進。及尿量之減少等。皮膚在前半期中。乾燥而且灼熱。但至第四週中。屢屢見多量之發汗。因此皮膚上現多數之結晶性粟粒疹。就中以下腹部之側面尤甚。以手撫摩之。能獨知無數微細之粗糙面。

舌因展出之故。著著振顫。且在發病之初日。舌大抵粘着濕潤。從舌背上至尖端現灰色、灰黃色、灰褐色、或煤灰色之苔。近於第一週之終末。舌上乾燥、且現非常之赤色。屢屢現煉瓦狀之赤色。

在第一週之終末。皮膚上現赤色類內形之斑。卽薔薇疹。其大平均如豌豆。大多微微隆起。以指壓之。則消退。此斑最初發現於胸部與腹部之境界。經驗上常發於脾臟及肝臟部。但亦有發於其外之腹部及胸部。並及全背。有時亦生於頭部及四肢。至發生於顏面者則甚鮮。其數亦非常不同。往往與窒扶斯流行之性質相異。此薔薇疹之發見。爲腸窒扶斯之正規。在診斷上極爲重要。每箇薔薇疹之存在。爲三日至七日。消失後。皮膚稍稍落屑。有時熱全消退後。又來新恢期而發生薔薇疹者。

窒扶斯患者之腹部。恆有輕重不定之膨滿。此因腸管內發生多量之瓦斯所致。又迴腸部往往對於壓感甚銳敏。按壓之時。發生鳩鳴之音。此音卽名爲迴腸音。此因液狀之內容物及氣泡充盈於腸管內。壓之則起是聲之故也。

脾臟在第一週之後半以後。則肥大。

大便在發病之初日。大多祕結。通例當第一週之終末始大痢。從此以後。一晝夜中排洩二回或至六回之稀薄便。窒扶斯患者之糞便。呈黃綠色。阿爾加里性反應。靜置之。則有淡黃色麵包心狀之滓渣沉降。其外觀似豌豆羹汁。故名豌豆羹便云。

窒扶斯患者之面貌。屢屢爲極特徵的。所謂窒扶斯面貌者是也。窒扶斯性之面貌。究屬如何。記述之雖甚困難。但患者對於外界之刺戟。毫無反應。呈所謂無慾狀態。口稍開放。目取第一視位。不稍振動。此外則患者之舌展出。其挺出之舌。振顫久而不退入。

本病有時見再發。此再發之所以。恐係患者從外部新得病毒。加以留存於局處之傳染毒以爲誘因。致發動而起。此誘因爲過早離牀。飲食之不攝生。及精神的亢奮等。亦有不得何等誘因之證明者。初病與再發之間。經過無熱之中間期。極不同。

又屢屢當最初疾患經過未了之前。更見體溫之昇騰者。此種情形。名曰再燃。與眞正之再發有別。再發之持續時間甚短。且其症狀亦較初病時爲輕快。

腸窒扶斯之異常症有電擊性窒扶斯。頓挫性窒扶斯。輕症窒扶斯。無熱性窒扶斯。逍遙性窒扶斯等。

腸窒扶斯之併發症（一）或者全身傳染之輕重。及疾病之持續有異。（二）或者腸壁上與潰瘍的機轉有關聯。（三）或者窒扶斯桿菌或其他發病素侵入之結果而來。其中尤以連鎖狀球菌及其外之臟器被侵入爲甚。

（一）重篤之全身傳染。往往現腦官能之障礙。故此時有腸窒扶斯代神經熱之名稱。患者昏懵。且發不穩之譫語。甚至舉臂亢奮。高聲罵詈。亂打自己之周圍。逞其暴力。口吐噴沫。監視稍怠。輒從病室逸走。或自窗轉落之街。此種狀態。往時名敏捷性神經熱。反於此者。名曰遲鈍性神經熱云。（考察陽與陰讝語與鄭聲之區別。）遲鈍性神經熱之患者昏懵。但其狀態安靜。祇不過喃喃發不明之言語。故名喃語性譫妄。此症之患者。與外界全無干與。不要求飲食物。飲食物須經旁人之催促。膀胱過充。非經他人催促不排尿。雖其體位最不便宜。亦能亘數小時而不變。有時一二手指爲痙攣的動。且手背及前膊上之腱亦跳動。（此所謂腱跳動）或以手指撮引被褥。恰如撮絨毛之狀。此之所謂捜衣摸牀。

其次爲衰疲性靜脈栓塞。此在左股靜脈最審見之。此症現脚之疼痛、冷感。及衰弱。患部上之皮膚現水腫。呈皮膚靜脈之擴張及蛇行。皮膚之溫度低降。

（二）基因於腸漿膜之炎症及潰瘍性變化之併發症中。第一者爲下痢之增進。或窒扶斯患者於廿四小時內。排洩十回至十五回之稀薄便。致生衰弱死亡之危險。此外持久性便秘。亦算入併發症中。此因容易誘起窒扶斯腐痂之剝脫及腸出血。甚至腸破裂。故亦頗爲嫌忌之症。有時竟致發脹鼓脹。此因瓦斯過充。腸管爲下腹膨脹示破裂之狀。橫隔膜、肺臟及心臟強排壓於上方。往往生窒息死之危險。腸出血大多起於第三週以前。此因窒扶斯腐痂下之血管未充分。中有血栓塊。在未閉鎖前。該腐痂剝脫而起。其糞便呈黑赤色血痕狀之觀。或混淆其他之腸內容物。或爲純血液性。在純血液性之場合。屢屢見凝固之血餅塊。出血之量達一立或至二立。失血強度之時。患者之面貌呈屍色。體溫低降。往往在平溫以下。且意識昏懵。至此際。右腸骨窩屢屢呈濁音。在熟練之醫士。祇須觀察患者特徵的外貌。更一檢其糞便。即能推察得腸出血之存在矣。出血之甚者。在未排洩血便以前。已至於死之轉歸矣。

凡腸出血在某症祇一回之便血。他症往往持續一日至三日。亦有一時中止。逾二三日後再發者。其甚者亦有反覆數次云。

腸窒扶斯潰瘍。進入之部分甚深。往往接近於腸漿膜。易於誘發腸穿孔及穿孔性腹膜炎。

(三)炎性併發症。爲窒扶斯桿菌或連鎖狀球菌或其他之病的侵入而起與否。祇須依炎性滲出物之細菌學的檢查。便可決定。窒扶斯桿菌在膿灶中。得保持其數年之生活力。又腸窒扶斯之經過中。不論何種內臟。得襲炎性併發症。茲揭一二例如次。

氣管枝加答兒爲極頻繁之併發症。現於第一週之終末。或第二週之始。有時見肺炎。

耳下腺炎在本病併發症中頗爲頻繁。大多犯其一側。兩側同時來者甚稀。本症大多見於發病之第二週或第三週之終末。亦有至恢復期始發現者。

耳炎亦爲本病常見之併發症。往往成鼓膜之穿孔。

蓐瘡最多。往往生於薦骨部、大轉子上。

此外尙有急性腎臟炎、恩奇那等。亦常見之。

【療法】 本病之療法。有漢法千古之聖典。已詳述於傷寒論中。今就本章所現之症候。擬述其方法如次。但不免有蛇足之譏耳。

前兆期通例現太陽病證。（老人虛弱人始現陰證） 卽頭痛、惡寒、輕熱。全身倦怠。此其中用桂枝湯、葛根湯、麻黃湯之類。麻黃湯之條下。有身疼腰痛。骨節疼痛云云。此時期所現之症狀。與神經病之症狀一致。

熱如階段狀之上進者。小柴胡湯之證也。此時舌上現白苔。食慾亡失。脾臟肝臟腫大。耳鳴、頭痛等。舌現黃苔而乾燥。舌尖赤。大便秘者與大柴胡湯。熱上稽留。亦所謂潮熱。大便秘。讝語。有搜衣摸牀之狀。亢奮高聲罵詈。亂打自己之周圍。或從病室逸走等之狀者。用承氣湯類。若無宿食停滯之候。熱熾而口渴。現如上之症狀時。應用白虎湯。

遲鈍性之發喃語性譫妄。不求飲食物。或膀胱過充而不排尿。或臥不適宜之地位。身體亘數小時不變其體位者。有陰症之意。但亦有陽極似陰。動極則靜者。故宜參照脈、腹、舌等。用真武湯或承氣湯之類。

腸管內發生多量之瓦斯。苦腹部膨滿時。用大小承氣湯、梔子厚朴湯、厚朴七物湯、厚朴生姜半夏甘草人參湯之類。

下痢之時。腹部仍堅實。脈沉實者。確爲陽實之症。應用大柴胡湯、承氣湯之類。一日下數回至十數回水樣之痢。心下痞。小便呈不利之狀者。用人參湯。若心下痞鞕。腹中有雷鳴之狀者。用甘草瀉心湯。已陷於陰虛。脈沉微。惡寒。有手足厥冷等之狀而下痢者。用真武湯、四逆加人參湯之類。

腸出血不止者。用黃土湯、黃歸膠艾湯、人參湯、四逆加人參湯。

此外之併發症。可參照各疾病之條。適宜用藥。

備考

〔雜病紀聞〕 平生壯實之人。患傷寒。其症亦劇。此因正氣與邪氣相爭之故。平常虛弱之人。其症亦輕。此因正氣弱。相爭之力乏之故。傷寒之爲期。大抵七八日。壞症則大抵二十日而愈。而其調理雖經四五十日。不能復其平生之康健。身體壯實者。次要百日。百日之間。宜堅愼暑寒飲食心勞房事。若此期不能養生。則終生虛弱矣。至於治療之大法。最初惡寒頭痛甚。口鼻乾。有嘔氣發熱。身體痛者。傷寒之太陽症也。一晝夜用葛根湯五六帖。覆以被取其汗。其病見重時。用麻黃湯。先覆以厚被。再服以藥。更啜熱粥以取汗。發散之藥等咽下宜順速。覆被後藥力已到。則汗發如流水。大抵經用三四日之發散劑。則惡寒頭痛止。表證去。而爲半表半裏之症。倘經三四日發散劑。而惡寒頭痛猶不止者。仍用發散劑。早在表症之間者。移用柴胡湯。此柴胡大抵早則二日。遲則七八日。表症之目的。爲惡寒發熱嘔益甚。舌上有厚黃苔。小便之色赤者。柴胡之證也。四五日中現出柴胡症者。用小柴胡湯。七八九日食益不進。譫語煩渴。大便五六日不通者。此屬陽明裏症也。此時如有不少之柴胡症殘留者。用大柴胡湯。若譫語甚。舌苔黑。遍身晝夜出汗者。用大承氣湯使譫語輕而止其汗。其調理之藥。見虛候之時。則以益氣湯調理之。此爲傷寒療治之大道。又最初見陰症者。用桂枝湯發表之。虛候甚者。用桂枝加附子湯、麻黃附子細辛湯、麻黃附子甘草湯等發散之。太陰症纔一二日即入於裏爲少陰症。不見裏症者。從症用真武湯、附子湯、四逆湯之類。厥陰病者。其經絡之症雖不多。但非厥陰病之厥冷。不得用附子劑。凡陽氣裏包之病。猶火之入壺中。急蓋其蓋。則火氣穿通裏穴。若火盛而竟開蓋。則火可消滅。故傷寒論中有用麻黃升麻湯者。此麻黃升麻爲疎通表裏腠理之藥。猶之對於蓋火之壺。爲之穿穴也。其佐藥組合聊助陽滋潤津液之藥。如見手足厥冷。不得用附子乾姜之類。用之厥冷反益甚。甚至促其命期。

傷寒最初之治療。第一發散。既移於柴胡湯後。即不宜發表。因表虛之人。苟稍稍發表。即汗出如流者。用桂枝加附子湯以逐汗。最初數日。汗出如流。津液無大便秘者。知爲陽明病。宜快用下劑。又最初如陽症。津液乾燥。七八日後。舌上現黃苔。或反之。苔去舌薄色赤。舌之皺點去如陰莖龜頭之肌。喜吞極熱之湯者。是落於陰症之候也。用生脈散。(後世多以麥門冬爲主藥)脈現虛候者。用附子粳米湯。

婦人傷寒熱甚時。經水來。其熱大。熱入血室(子宮)必發狂。或起痙病、角弓反張。口噤等。熱俄去。則又變症。譫語。發狂。精神不正者。柴胡湯爲宜。或柴胡湯中或加紅花。甚有效。痙病古人用葛根湯。此症如已用過發表劑者。用桂枝加大黃湯。從少陽病之時分。而現經水發痙者。大柴胡湯爲宜。

少陽症之時。或陽明症之時。嘔逆甚者。用柴胡劑或小半夏加茯苓湯。如嘔益甚。致嘔出蚘蟲者。此時考用鷓鴣菜湯或理中安蚘湯。蚘盡則嘔止。

少陽病時渴甚。舌上現厚黃苔。實煩者。用石膏湯。用石膏而腹痛者。即不應用石膏。凡石膏對於適當之病。咽下即有快覺。

陽明病時。用大黃劑。下痢而病人覺急快者。實證也。與下劑適應。下痢後腹無力。覺不快者。即不應用下劑。

少陰病時。脈微沉虛大。舌薄而赤。大便溏。足微腫等。此皆虛寒之候。用附子劑。附子劑不應。服後反脈力減。或腹滿。心下痞塞。或精神濛濛。或痰喘發動。或現上逆目赤等。是等皆不應用溫補之劑。宜另用他藥。

陳存仁編校

皇漢醫學叢書

傷寒之研究

中西惟忠著

傷寒之研究

提要

本書爲惟忠子氏所著。其謂張師仲景。好修方技。稽羅往昔方法。集爲大成。號曰傷寒論。作萬世之規則。所謂傷寒論者。方術傳於書之創作也。傷寒論之所載而傳者。卽往昔之方術也。其於脈證。有名有數。與其行文敍法。不與後之方書同其撰也。所謂寒者。邪之名詞。分析其義。可分五歧。有指邪氣者。曰傷寒。曰寒去欲解。曰寒實。曰被寒。曰胸有寒。曰裏有寒。曰寒格。有指痰飲者。曰寒飲。曰久寒。曰胃上有寒。有指吐利者。曰寒分。曰寒下。曰裏寒。曰臟有寒。曰寒多。有對熱爲言者。曰惡寒。曰往來寒熱。曰寒少。有對溫爲言者。曰手足寒。曰厥寒。曰臟寒。寒之歧爲五義。統爲傷寒。一寒之邪名。能分數者之疾。此所以有傷寒之研究之著述也。

傷寒之研究目次

傷寒之研究卷一

平安　中西惟忠子文甫著

題名辨

醫藥之道。蓋昉於農黃氏云。素靈二書。雖名於黃岐氏乎。非實有其問。而實爲之對者也。惟於行文之間。假以爲之體裁。猶後人設於或問。以明義於答也。不知其出于何人之手耶。醫之稱農黃氏也。亦猶道家之稱黃老。惟神其所由耳。素靈固非黃岐氏之所撰也。農黃氏邈矣。尙書之肇于唐虞也。學者必考信于此。則素靈之果成于黃岐氏耶。先于尙書。年世其幾何。雖道之不同。而文辭之不相肖。其何太遠也。說者以爲先秦之僞撰。或以爲六朝之辭氣。此皆似有所見者也。乃今審其文脈。固不能升於六朝之上。然猶可考于今者。雜存乎其間。則非可全廢也。蓋當其撰之之始也。幸有古語之傳者。且補綴。且敷演。首之尾之。羽之毛之。以成其篇而已。故今將欲讀其書。以考信于此。豈可不善擇哉。夫醫者事之爲也。爲之存於人。存於人之故。必俟其人。苟非其人。道不虛行。往昔之於事之爲也。不傳之書。而傳於言。是以史之所載。雖有和緩俞附文摰扁倉之輩。徒稱其名。又何有其事之爲之可考其書于今哉。如八十一難。傳云扁鵲之所述。雖然。史記無作難經之言。或云吳呂廣之所僞撰。然則其非正書審矣。又何可考之于今哉。當秦之時。雖坑儒焚書乎。醫幸免其厄。則其書不可不全傳也。而今素靈及八十一難之書。既已如此。則醫之於古。傳之於書者固希。醫之於古。果不傳之書。而傳於言也。然則其適傳之於書。亦必其禁方。而非其道之盡于此者也。何以覩其術之所爲者。故非俟其人而口授面命。則必有所不盡焉。如長桑君之於秦越人。豈不然耶。當西漢之時。儒術承焚坑之餘。而惟醫術其舊爾。然則其書之不可傳者儒也。而及全于儒。其書之可傳者醫也。而不全于醫何耶。此其始所有也。故雖已焚乎匿於彼藏於此。猶得其全。其始所無也。故雖免厄乎。本無可匿。又無可藏。何以得其全。豈非其傳于書者固希哉。及東漢之時。有張氏仲景者。身爲長沙太守。好修方技。稽往昔之方法。集大成以建之規則。號曰傷寒論。傷寒論者。方術之傳于書之創也。方術之傳于書者。獨創于張仲景氏。而其可考于今者。惟是而已。故傷寒論者。萬世之規則也。是以竊比之於作者。稱長沙醫聖。以爲方法之祖也。又有金匱要略及玉函經。私疑其云金匱。云玉函者。本是傷寒論之美稱。而非有此二書也。既比其人於聖。則亦不得不比其書於金玉也。仲景氏之所傳。惟是傷寒論而已。傷寒之於論。莫適非變。愈適而愈變。是以遂及于雜脈證也。後人不辨此之旨。謂必當別有論雜病之書。然奈其無有何。因幸有金匱及玉函之稱。剽竊其及于雜病者於論中。繼之以附會。此其書之所以僞撰也。且王燾氏之纂外臺祕要方。引金匱要略之所載。皆以爲傷寒論。則此時猶未有要略。其果成于唐以降者。益足以證矣。因此而觀之。仲景氏之所傳。惟是傷寒論而已。雖然年逝世更。傷寒論亦既非仲景氏之舊。乃今之所傳。出于晉太醫令王氏叔和。當是之時。簡册之散軼也。憂其遂亡滅。輯集以流之于世。叔和氏之撰次斯論也。雖固無意于攙入其言。以紊其眞。而未始上之於梨棗而公行于天下。則其後之殘缺錯亂。固已太多。而旁發其所窺之意者。展轉謬寫。而混淆正文。以致後人之迷盱亦已不少。夫仲景氏之所載而傳者。往昔之方術也。乃其於脈證。有名有數。與其行文之法。固不與後之方書同其撰也。藉使叔和氏。溷之以其似者。玉石本自有分。又何患其磊砢乎。於是觸類推例。邀之於交互。而臨於左右。拆句領章。爲之段落。則知脈證之具于名數。與其行文之法。果不可同後之方書視之也。然後流耀而含英。乃珠乃玉。如眎諸掌上焉。又何眩曜瓦礫乎。夫脈證者。方之所之也。而術之於變化。未嘗不循其轉機焉。仲景氏之所以規則於萬世也。脈證之於轉機。不可素度也。惟仲景氏能度而察之。察入神焉。處方之於變化。不可素定也。惟仲景氏能定而應之。應致妙焉。神之與妙。體之於我。而後仲景氏之術。可得而臨于今矣。故欲修仲景氏之術者。此之不可不務焉。欲務于此者。不可不由于規則焉。仲景氏之建規則也。統邪以寒矣。歧爲五名。而有內外焉。有輕重焉。陰陽以辨內外。風寒以析輕重。陰陽各三。而其相交者爲合。其及者爲併。繫之于三陽。盡其變態百出焉。是爲三陽三陰也。陽曰浮。陰曰沉。風曰緩。寒曰緊。或數或遲。或滑或濇。以候內外。以診輕重。是爲脈之分也。熱五綱而十二名。惡風寒爲三道。頭痛頭眩。嘔吐喘咳。疼痛腹痛。腹滿瘀血。及汗之與厥。則各二道。而消渴之與煩躁。則各四道。燥屎宿食之一而爲八。下利之二而爲六。精而曰虛。邪而曰實。實爲譫語。虛爲鄭聲。有正焉。有屬焉。是爲證之別也。或先脈而後證。或先證而後脈。脈或兼證。證或兼脈。揷以例之辭。於前於後。挈因命證。方證互略。枉而還之。隔而接之。是爲行文之法也。夫邪之雖一平。殊內外。異輕重。爲三爲六。自百而千。千轉萬移。莫有窮極。始于傷寒。而終于雜脈證脈證之具于名數與其行文之法。莫不該備而盡焉。此仲景氏之所建。而萬世之規則也。自非其入神致妙。爲能至于此哉。不可不由以審焉。往昔之方術。儼然可臨于今者若此。藉使叔和氏溷似者於其間。又何所眩曜。失其眞者乎。若徒說脈而遺證。論證而闕方。且追且搜。不中繩墨者。此不直叔和氏之爲也。出于其末流之手。亦未可量也。余於是乎擇以斥之。乃余之所類而例也。所擇以斥也。名數之與夫行文之法。舉以辨之。推以正之。所以有辨正之著也。辨正之於著。明於名數。爲先務。所以有名數之解也。此二者。皆所自玩也。何必示之於人。若其示之。必罪余爲拘縛章句爾。雖然。二千歲之下。人與骨皆已朽。所恃者章句。不恃章句。將何所折衷乎。縱令我獲拘縛之罪。固所不辭也。或者同僻之士。有一取乎我。其愉快。亦所不期矣。

傷寒也者。爲邪所傷害也。謂邪而爲寒。蓋古義也。故寒也者。邪之名也。而邪之傷害人。最多端矣。雖其多端矣。約之則不出于三陽三陰焉。三陽淺深之狀也。三陰緩急之態也。約此六者。則不出于陰陽焉。陰陽內外之分也。約此二者。則不出于風寒焉。風寒輕重之別也。統此二者。則不出于一寒焉。寒也者。邪之名也。而邪之傷害人。雖多端矣。約之於三陽三陰。以統於一寒也。如此。夫惟統之也。一寒而已。題之所以命曰傷寒也。而其所以命曰論者。蓋論也者。論定之義。與論語之論略同。而非議論之論也。預舉事形。稽諸古訓。而斷之方法。以供他日之用。此之謂論定也。乃今傷寒之於方論。預設病狀。而具之處方。義亦相似矣。題之所以命曰傷寒論也。

自序辨

古之人既能修之於我。而究其極致。則著書以述其意也。未必顯於當世。而期之於身後也。後之人頗有其所窺乎。或發其指歸於卷端。題以爲序。

所以題以爲序者。蓋擬詩書之題序也。是故在秦漢以上。雖有諸子百家。而未嘗聞自序其書也。莊周之於天下。其爲之似乎。未嘗言序也。司馬遷之於史記。自爲之序。則不啻似之已。雖然。其次之於卷後。而謂之傳者。自有其旨。豈類于後之題序乎哉。至乎輓近。急於希售。是其自序之所以昉耶。而今仲景氏之自序于卷首者何耶。竊尋其文意。脈理不屬。且其言曰。撰用素問九卷。八十一難。陰陽大論。胎臚藥錄。幷平脈證辨。爲傷寒雜病論。乃今質諸終篇。未嘗有本于此者。或似于此。固無足信者矣。至他如五藏府俞。經絡陰陽。及人迎趺陽。三部九候。明堂闕庭等之言。亦皆不與本論相愜也。而其不出于仲景氏之手矣。是必後之黠者。不推仲景氏之本旨。僞擬以欺人者耳。且夫素難之果成于東漢以降乎。豈可復與仲景氏之言相愜乎哉。

脈法及平脈法辨

辨脈之法。及其平脈之法。蓋出于王叔和氏也。王叔和氏之於脈診。蓋獲之於天性耶。乃其所著之脈經若干篇。獨極其精微焉。而凡二十有四。分爲七表八裏九道也。配之以三焦五藏六府。三其部位。九其診候。以眎病應。以推生剋。權虛實。察死生。纖細密悉。莫所不臻矣。此自非獲于其天性。烏能至于此乎哉。獨得之道。非所以覺之于他人也。張仲景氏之於脈法。

則獨不然。曰在陽則脈浮。在陰則脈沉。大抵浮沉以統之。緩緊遲數滑濇。相差以係之。故浮沉陰陽之位。而陰陽疾病之位也。而緩緊遲數滑濇。悉係于浮沉。於是乎或陽或陰。先定其位。而後輕重緩急之機。觀於其所屬。則可以攷矣。不特此而已。須與證相愜。不茍誣於我。此之爲善攷而善盡矣。惟仲景氏之脈法爲爾。仲景氏未嘗分七表八裏九道也。未嘗配三焦五藏六府也。未嘗及三部九候也。本論之中。其或僅及三部陰陽乎。既黜于仲景氏之本旨也。辨詳于脈候篇。夫仲景氏之脈法之概若此。又烏可以叔和氏之脈診混之乎哉。叔和氏之獨極精微于此也。私淑于張仲景氏也。竊尋其心曲。本當無意乎混之于此。使人眩惑也。惟以其天性之獲于脈診。或至于本論。得意之處。旁發其脈法。將以試己之技耶。烏知後人之不謬寫而遂傳于今乎。夫然。故欲讀仲景氏之書。而修其術於我者。不可不擇焉。擇之有差。不於理而必於事。事存乎辭。而辭之愜事。事之愜人。可取以臨矣。是之謂善擇也。若其於理也。不徒不得乎辭。既不愜事。又奚愜人矣。是之謂不善擇也。今夫如辨脈平脈二法。則不得不與本論相乖也。且如其大浮數動滑爲陽。沉濇弱弦微爲陰。似則似矣。雖然。陰陽本是表裏之統名也。沉浮陰陽之位。而緩緊遲數滑濇悉係焉。則其以大動爲陽之位。以濇微爲陰之位猶可。數滑之不可一爲陽也。弱弦之不可一爲陰也。其謂之何矣。夫數滑弱弦。相與係之于陰陽。以差之者也。而今一之於陽。一之於陰者。此蓋一種之陰陽。而非仲景氏所取于表裏之統名者也。如本論曰陽浮而陰弱。曰陰陽俱緊。曰陽脈濇陰脈弦。皆謂疾病之位。而不謂其所候之處。則又與彼背馳矣。同是一陰陽也。於彼如彼。在此如此。何其無定準也。而後之言脈之陰陽者。或以尺寸。或以浮沉。乃其所謂浮沉者。不以其人而以己之指也。以指之故。加之以中。嗚呼是何其言之謬乎。浮沉本是陰陽之位。而自存乎其人。豈可求之於己之指乎。其所謂尺寸。亦惟一脈一動。而無有異也。脈之於動。本是一身之活機。而其所由起。在于臍中。所謂腎間之動是也。而謂起于臍下非矣。上自頭頂。而下抵于四末。莫所往不到焉。莫所遠不逮焉。此乃人之所以生也。夫一身之活機。既起于臍中。頭頂而四末。莫所不到而逮。則其於動也。雖欲不一焉得乎。況於尺寸之脈路。出于同一平。惟少陰與趺陽之來應。低昂少異爾。此其以脈路之所纏繞而來之別也。亦惟自存乎其人。豈可復求之於己之指乎。尺寸亦惟一脈一動。而無有異也。藉令據尺寸及浮中沉等之說。則如陽浮陰弱。陰陽俱緊。爲尺寸可。爲浮沉亦可。而其名于表裏。終不可見也。如陽脈陰脈。惟尺寸可言。而浮沉不可二。表裏不可見也。何則陰陽本名于脈焉者也。名于脈焉者。即名于疾病焉也。非名于指焉者也。若乃脈之於浮沉、自存乎其人。則指之切之也。不敢不從之也。惟脈不爲指之浮沉、指能浮沉於脈乎。因是觀之。陰陽之爲說。或尺寸。或浮沉、紛紛乎不知所適從矣。然則陰陽之義、將何之取乎。夫陰陽。表裏之統名也。寒熱陰陽之分也。浮沉。陰陽之位也。風寒。輕重之別也。緩緊。風寒之析也。是故表爲陽。裏爲陰。陽曰熱。陰曰寒。浮則陽。沉則陰。風寒繫焉。緩緊屬焉。於是乎緩緊之爲風寒。風寒之爲輕重。或浮或沉。熱乎寒乎。惟陰陽爲統之矣。故曰陰陽表裏之統名也、夫既浮沉之爲陰陽之位也。所謂陰陽俱緊者。獨似可言也。陰陽之果不在于指。而在于脈也、繫浮沉於緊。則其陽其陰。足以辨其位矣。乃言陰陽。而浮沉自在其中也。且緊之爲脈。浮沉相差以係之也。故曰陰陽俱緊、此獨似舉其概而例之者也。是之爲陰陽之辨矣。叔和氏之于脈診。雖獨極其精微之若彼乎。於仲景氏之脈法。其不相依也若此矣。此固其所建之不同也。以不同而欲同之也。豈其不乖乎。故欲讀仲景氏之書。而修其術於我者。不可不善擇焉。已而善擇焉。則仲景氏之脈法。彰然如指諸掌也。又何從叔和氏之脈診矣乎哉。叔和氏之獲之于天性。而能至于此也。吾之固所不能也。雖吾之已所不能乎。人又或能之也。至其能之也。豈讓乎叔和氏乎。若乃辨脈平脈二法。則脈經之餘論。而叔和氏之金科玉條也。又何取乎仲景氏乎。仲景氏之脈法。既具于本論。當就而審焉爾。且叔和氏果無意乎混之于此使人眩惑也。雖余之所取舍之若之也。亦豈多恨矣乎哉。

傷寒例辨

傷寒之例蓋亦出于王叔和氏也。其所據而例。肇于陰陽大論。旁及素問八十一難。加之以其所窺。此獨契于題序所謂撰用者耶。如其所謂傷寒溫暑。及時行疫毒冬溫等之別。非不纖悉。如大左於仲景氏之所論何。又獨以傷寒爲觸冒冬時嚴寒之病。則如春夏之病何。於是乎至有春溫夏熱之說也。又云四時之氣。皆能爲病也。非其時而有其氣。以病人者。名爲時行疫毒。此豈謂盡無之乎。雖然按斗曆占之之法。吾是之未能信矣。乃索之於本論。未有愜于此者。蓋張仲景氏之所論。風寒皆邪之假名。而輕重之別已。寒之所以爲重者。以其最成殺厲之氣也。風之所以爲輕者。以其不若寒之太甚也。故風寒皆假以名于邪者也。夫既有風寒之名。而未見其形。於是乎假陰陽以形其內外。內外既形。而未得其狀。於是乎分其陰陽。各以爲三。以狀其大體。大體既狀。而猶未委曲。於是乎三陽三陰。各委曲其脈證。千狀萬形。莫所不至焉。然後內外輕重之脈證。委曲于此。則何更問四時。而後處之。是故不但觸冒冬時嚴寒之病。雖溫暑及時行疫毒冬溫。求之於脈證。則莫不悉具于其中焉。洽爾于四時。因是而觀之。方仲景氏之時。未有春溫夏熱。及時行疫毒冬溫等之別也。推之於六氣。而命之名。以別之者。蓋亦搬于叔和氏也。人之生於天地之間。誰不受其氣。則推之以六氣者。不爲無其理也。雖然。病之與人俱活。不可推之以理者固衆。縱得之於理。惟在其變態。而不二乎邪。自外自內。何離乎陰陽。或輕或重。何出乎風寒。亦各有其脈證具。則雖變態之千萬乎。必求之於脈證。隨以處之。其又何乖也。仲景氏之於術。不問四時。而取于一邪。千萬其脈證。而極其變態。能極其變態之故。又遂之于雜脈證。奚獨傷寒也。夫如此也。則春溫夏熱。及時行疫毒冬溫等之別。固不足據矣。況於按斗曆占之之法哉。且夫仲景氏之所論而博也。內外輕重之脈證。千狀萬形。往乎來乎。靡往非例焉。靡來非例焉。既而委曲于此也。又復曷須傷寒之例。且其例中顯言搜採仲景舊論。且千金外臺諸書。亦多引之。爲叔和之語。得傷寒之例之出于叔和氏也。益足以證矣。然則此固叔和氏之例。而非仲景氏之例也。何以與本論相愜矣。傷寒之例。亦豈足據哉。亦豈足據哉。

痓濕暍辨

痓濕暍之於脈證也。曰傷寒所致。復曰與傷寒相似。抑此何言哉。既曰太陽痓濕暍。太陽病之外。豈復有所謂痓濕暍者耶。若必爲傷寒之所致。則其爲相似者果非耶。若必爲相似者之果是耶。奚翅痓濕暍。奈霍亂及瘧等之相似何。此獨何以遺于此耶。傷寒所致太陽六字。果不可讀矣。彰彰平明哉。出于後人之爲也。夫仲景氏之統脈證也。惟是陰陽而已。已而千狀萬態。莫所不盡焉。是以不外于奔豚結胸。火逆水逆。發黃蚘厥等。豈惟痙濕暍之別論哉。有金匱要略者。分部設門。以論雜脈證。而痙濕暍爲始。此蓋後人謬讀傷寒之論。謂惟論觸冒冬時嚴寒之卒病。則必有論雜病之書。於是搜取其散落者一二於諸家。未足以成篇。因又剽竊論中及雜脈證者。僞撰以爲金匱要略耳。何以明金匱要略之爲僞撰也。痙濕暍皆冠以太陽病三字。此當其剽竊之時。猶循其舊。忘削去三字。而獨削去其論中之原文。太陽下篇。風濕二條。亦剽竊之。而忘削去其原文。幸足以辨其本旨矣。因此而觀之。痙濕暍本自在于太陽篇者。彰彰乎明哉。且傷寒論有中風。金匱要略亦有中風。名同而病異。此以一而兼二耶。太陽有奔豚。少陰有下利。爲詳且盡。而亦復載焉。此右取而左忘耶。取唐以降之方。附之各門之後。此前知身後數百年耶。藉令仲景氏之聖。亦豈若此其明乎。其他複出之與其容疑焉者。不可指數矣。誰謂金匱要略之非僞撰耶。其曰傷寒所致。復曰與傷寒相似。別而論之者。非仲景氏之本旨。豈不彰明哉。雖然。觀乎傷寒論有小建中湯。無大建中湯大小半夏湯及越婢湯等之特具于金匱要略。則仲景氏之遺方。不爲不存于此。金匱要略之不可全廢也。要不過十之二三。宜淘汰以輔其術而已矣。乃今辨正傷寒論。措痓濕暍。而自太陽篇始者。所以復仲景氏之舊也。處方之悉具于金匱要略。則不如就彼而求之之便。故不辨于此矣。

汗吐下辨

如篇末載可發汗。不可發汗。可吐。不可吐。可下。不可下。汗吐下後等之辨。豈其不可乎。雖然。其可與不可。既載於本篇。而無所不盡焉。而今又復辨之於篇末者。豈非爲蛇添足乎。截長綴短。補之以其家說者。豈亦出乎王叔和氏之工巧耶。大類乎辨脈平脈二法及傷寒例者也。夫既本篇之所載。可取以例。則又何加焉。惟至如其於可下之辨。載大承氣湯及大柴胡湯之證六七條。則本篇之所闕。此可以補之。然則惟此之辨。不可廢也。而亦載之于金匱要略。此豈本篇之既闕。而存之于此耶。將金匱要略之所載。取之於此耶。又將獨存乎金匱要略者。假之於此耶。要之金匱要略之雖不可信。而比之於此辨可下者。抑猶古也。其不可全廢也。姑讓之於彼。固亦無不可矣。然則惟此之辨。不可廢也。亦廢之可矣。其他可發汗。不可發汗。可吐。不可吐。可下。不可下。汗吐下後等之辨。雖似無不可。固已遠於古也。又何足據乎。又何足據乎。

傷寒之研究卷二

平安　中西惟忠子文甫著

寒五名

凡人之所病者。通謂之疾。指曰邪。名曰寒。寒卽邪之名也。而義之所歧。凡五焉。邪有輕重。而統以爲寒。析以爲風。風其最輕焉者也。寒其最重焉者也。故風自寒析。惟寒統之矣。是乃傷寒中風之辨也。寒又有內外之別矣。而其自外焉者。必能爲熱。此爲之陽也。其自內焉者。必能爲寒。此之爲陰也。寒卽裏寒之寒。以吐利言之矣。是乃內外之辨也。寒也者。邪之名也。而義之所歧。凡五焉。有指邪氣者。有指痰飲者。有指吐利者。或對熱。或對溫。如曰傷寒。曰寒去欲解。曰寒實。曰被寒。曰胸有寒。曰裏有寒。曰寒格。則皆指邪氣者也。如曰寒飲。曰久寒。曰胃上有寒。則皆指痰飲者也。如曰寒分。曰寒下。曰裏寒。曰藏有寒。曰寒多。則皆指吐利者也。如曰惡寒。曰往來寒熱。曰寒少。則皆對熱者也。如曰手足寒。曰厥寒。曰藏寒。則皆對溫者也。凡寒之歧爲五義者若此矣。而統爲傷寒。析爲中風。外焉而熱。內焉而寒。雖如不均。而其實則一也。一也者何。一寒而已。寒也者。邪之名也。能爲此數者之疾。而病人者。惟邪而已。故以寒爲邪之名者。正義爲然矣。後之說傷寒者。深泥寒字。以爲非觸冒冬時嚴寒之氣。則不得名爲寒也。於是乎遂至有其卽病者爲傷寒。不卽病。而其寒毒藏於肌膚。至春變爲溫病。至夏變爲暑病之說。嗚呼。此何以知其卽病之與其不卽病。而其寒毒之藏於肌膚。至春至夏而變乎。倘能知焉乎。不若速施之治。而不使其寒毒之藏於肌膚也。又何俟其至春至夏而變乎。誰謂素難之不妄乎。今審仲景氏之所論。未嘗問四時。雖其邪之或自外焉。或自內焉。而統名爲傷寒焉。寒也者。邪之名也。故不問四時。統名爲傷寒者。是爲正義矣。奚翅觸冒冬時嚴寒之氣焉已矣哉。傷寒之名。蓋自古有之矣。仲景氏據而述焉已矣。風溫溫病。雖載之於太陽篇。而徒論其被下被火之逆。不及其方法也。然則其所謂風溫溫病者。何方之處乎。此惟以寒爲嚴寒之寒。不辨傷寒中風之爲輕重。與自內自外之爲寒熱。而不知一寒之統名於邪之爲古義。而強爲之說者也。不可從矣。

三陽三陰

三陽三陰者。表裏之統名也。外內之分也。凡疾病之於變。千狀萬態。不可得而窮極焉。雖然。其所統者。不出乎陰陽也。雖乃不出乎陰陽。而又不能無淺深緩急。於是各岐而爲三矣。而又喚三陽以表裏。是惟喚之在三陽。而非謂陰陽以統之表裏也。夫三陽之爲表也固矣。而其所主在熱。而其脈則浮。然其熱亦不一。而其所名而喚者凡十二。而其所統者五。雖乃統之於五。而非若配之五藏之類也。要亦不出其表裏之二焉。惡寒發熱。爲太陽爲表。是其在三陽。最淺而最緩也。往來寒熱。爲少陽爲表裏。是其在三陽。其表稍深於太陽。而其裏稍淺於陽明。所以爲之半也。此二者。必兼惡風寒也。論曰。有熱惡寒者。發於陽是也。身熱惡熱潮熱。爲陽明爲裏。是其在三陽。最深而最急也。此獨無有惡風寒也。若尙有焉。則是爲其表未解也。例曰微惡寒者。表未解是也。故太陽爲表之表。而陽明爲表之裏也。若乃以其淺深緩急之次。則當自太陽及少陽。自少陽及陽明。而反篇少陽於後者。蓋欲先示其爲表裏也。三陰之爲裏也固矣。而其所主在寒。而其脈則沉。寒卽裏寒之寒。而以吐利厥冷言之也。然其寒亦不一。而其以淺深緩急歧而爲三者。亦猶三陽也。而不可復以表裏言之也。則直擧其形狀而示之也。腹滿而吐。食不下。自利腹痛。手足溫而不渴。是爲太陰。此其於三陰。甚淺而甚緩也。此無有發熱也。若脈浮發熱。則取之於表也。例曰。太陰病。脈浮者。可發汗。宜桂枝湯是也。脈微細。但欲寐。欲吐不吐。心煩。自利而渴。手足寒。或咽中痛。是爲少陰。比之太陰。則稍深而稍急也。此亦無有發熱也。若反發熱。則亦取之於表也。論曰。少陰病。始得之。反發熱。脈沉者。麻黃附子細辛湯主之。又曰。少陰病。得之二三日。麻黃附子甘草湯微發汗、以二三日無裏證、故微發汗是也、脈太微。或全無。消渴。氣上撞心、心中疼熱。饑不欲食。吐利甚。四支厥逆。是爲厥陰。比之少陰。則太深而太急也。此雖有發熱微熱外熱。而皆屬身熱。頗殊太陽之發熱也。且其脈之與厥冷。亦不相似也遠矣。三陰亦有惡風寒。而無發熱爲其分。論曰。無熱惡寒者。發於陰是也。此專乎少陰而言之也。如厥陰則篤危之極也。而有寒有熱焉。少陰亦不爲不篤危。而不若厥陰之甚。少陰亦不爲無寒熱。而不若厥陰之甚。不惟寒之極能爲厥。而熱之極亦能爲厥。是以特擅之厥陰也。雖均爲厥乎。寒熱之分。不可不辨矣。夫三陽之主熱也。惟以惡風寒。辨其表裏。三陰之主寒也。惟以發熱辨其表裏。此爲法矣。且有始于熱而之于寒者。有客于寒而主于熱者。乃三陽中論三陰之方證。三陰中載三陽之方證。交往交來。而能變能化。是乃張仲景氏之術之機活也。亦不可不審矣。由是而觀之。雖於三陰不言表裏。而在其淺深緩急之次。太陰則裏之初也。少陰則裏之本也。厥陰則裏之末也。本末。猶表裏也。若以三陽三陰。合而言之。三陽則始。而三陰則終也。而三陽爲表裏。三陰爲本末。惟少陽太陰爲之間。而少陽間于二陽。太陰間于陰陽。此其所以篇少陽於後。媲之于太陰也。凡是皆統之於陰陽。各歧而爲三。次其淺深緩急。以示之轉機。使人易辨別者也。夫三陽三陰者。表裏之統名也。外內之分也。而表裏之外。非更有陰陽也。如曰發於陽。曰發於陰。曰陰陽俱虛。曰陰陽自和。皆以三陽三陰言之。豈在表裏之外乎。夫疾病之於變。雖千狀萬態。不可得而窮極乎。靡不惟陰陽之統焉。體之於大。而爲陰陽。體之於小。而爲表裏。大以創之。小以成之矣。故陰陽者。表裏之統名也。表裏豈非外內之分乎。後世陰陽之說。紛紛紜紜。加之以五行。欲以中仲景氏之論。豈其不益迂也矣哉。

六經之名。出于素問。本是經絡之義。各有其部位存焉。蓋自古有之矣。仲景氏乃假此以分表裏之部位。配其脈證。而爲之統名也。惟是假之於經絡。是以視以爲經絡。則莫之非經絡也。雖然。尋仲景氏之所論。專在外內之分。而非取之於經絡。則其於本旨。宜喚爲三陽三陰爾。又奚以六經稱之之爲。或曰或稱六經或喚三陽三陰。本是一也。則稱六經宜如無害然。奚更喚三陽三陰之爲。曰不然。六經本以經絡名焉。而仲景氏假之表裏之統名。則雖其所指之不異。而其所推之不同也。故取之經絡焉。則遠推之於理也。取之表裏焉。則邇推之於事也。推於事之與推於理也。固非無徑庭矣。與其趨理於遠。寧從事於邇。是故不稱六經。而喚爲三陽三陰者。此蓋仲景氏之本旨也。

傷寒中風

三陽三陰。本是爲辨傷寒之狀而所設也。凡疾病之將速至篤危者。孰若傷寒之最太甚也。是故先于百病者。惟傷寒而已。張仲景氏之建規則也。以傷寒爲主焉。惟是以傷寒爲主。而又既不能無輕重也。於是乎謂其重者爲寒。謂其輕者爲風。寒曰傷。風曰中。亦惟輕重之別已。乃其於脈證也。亦既不能無寒熱也。於是乎謂熱爲陽。謂寒爲陰。陽曰浮。陰曰沉。亦惟寒熱之分已。乃其熱之與寒。亦既不得不之而復之也。於是乎各歧而爲三。雖乃歧而爲三。而又既不得不相交或及也。於是乎立合之與倂。以盡其變矣。而其又復愈之而愈變也。變之又變。不得不遂之于雜脈證矣。夫既歧陰陽各三。而名三陽以表裏。以確其淺深也。如三陰。則緩急直至。故辨及表裏者矣。張仲景氏之建規則也。以傷寒爲主焉。而又辨其輕重。而出中風也。則傷寒中風。惟是輕重之別已。然後凡之所統也。惟在寒熱之分。而不出于陰陽二者焉。夫惟統之於陰陽。而建之規則也。若此。可謂簡且約矣。能察其機。而制其變者。其惟張仲景氏之術耶。苟欲爲仲景氏之所爲也。盾其規則。將焉是依。不可不慎而守也。慎之不外。守之不內。是之謂能循規則矣。若夫傷寒中風之於別也。惟舉其脈證於太陽之篇首。而不舉之於陽明以下何耶。傷寒中風。惟是輕重之別已。而三陽三陰。各有其脈證具焉。則其於脈證。未嘗無輕重焉。然則各就其脈證。而較其輕重。則傷寒中風之别。可以辨知焉爾矣。於三陽三陰。太陽爲之首。故舉其脈證于此。而示其輕重之别。以例于陽明以下。至于厥陰也。

合病併病

三陽三陰。以統其外内也。又繫三陽以合併二者。而辨其相交或及也。於是乎脈證無有所遺焉。蓋合也者、謂在其始也。而既已太陽陽明及少陽之脈證之相交見者也。併也者、謂未離於太陽之脈證。荐及于陽明少陽者也。之二者之於輕重緩急也。合病爲最重最急矣。併病之於合病。雖若稍輕稍緩乎。不若太陽之最輕最緩也。故併病亦不爲不重且急矣。以其荐及于陽明少陽也。合病之所以最重最急者。以其始而既已交于陽明少陰也。此皆三陽之變脈證也。乃其治之也。亦各有法焉。故其於合病也。論曰、太陽與陽明合病者。必自下利。葛根湯主之。又曰。不下利。但嘔者。葛根加半夏湯主之。此皆雖其邪之既在于陽明。誘諸其表於發汗者也。又曰。太陽與陽明合病。喘而胸滿者。不可下。麻黄湯主之。此雖其邪之實于胃、先誘諸其表於發汗。然後下之者也。又曰。太陽與少陽合病。自下利者。黄芩湯主之、此以其邪之客于中位。不宜發汗。亦不宜下。故惟於中間而制之者也。又曰。三陽合病。腹滿身重。難以轉側。口不仁而面垢。譫語遺尿。若自汗出者。白虎湯主之。此以其邪之熾于二陽。不宜發汗。亦不宜下。故挫其勢於裏者也。是皆治合病之法也。其於併病也。例曰。二陽併病。太陽初得病時。發其汗。汗先出不徹。因轉屬陽明。續自微汗出。不惡寒。若太陽病證不罷者。不可下。下之爲逆。如此可小發汗。此雖其既及于陽明。而其表之未除也。必先其表而後其裏。故復例之曰。外證未解者。不可下也。下之爲逆。論曰。二陽併病。太陽證罷。但發潮熱。手足漐漐汗出。大便難而讝語者。下之則愈。宜大承氣湯。此竢其表之已除。而後攻其裏者也。此其一則太陽證未罷。一則太陽證已罷。純于陽明。此皆先表而後裏者也。例曰。太陽與少陽併病。頭項強痛。或眩冒。時如結胸。心下痞鞕者。當刺大椎第一間。肺俞肝俞。愼不可發汗。發汗則讝語。又曰。太陽少陽併病。心下鞕。頸項強而眩者。當刺大椎肺俞肝俞。愼勿下之。又曰。少陽不可發汗吐下。發汗則讝語。吐下則悸而驚。論曰。本太陽病不解。轉入少陽者。脇下鞕滿。乾嘔不能食。往來寒熱。尚未吐下。脈沉緊者。與小柴胡湯。此以其客于中位。發汗吐下。皆非其所宜。故惟于中間而制之者也。是皆治併病之法也。二者之於治法。其有先後若此。故合併之設名。以別之者。以此其治法有先後也。

夫既三陽有合併之名。而三陰獨無有者何耶。曰合併之爲名。其相交或及者也。而三陽有之。則三陰亦不得無言焉。惟不設其名耳。設其名者。以治法之有先後也。不設其名者。以治法之一於救裏。而無有先後也。故仲景氏之設名也。莫不關於治法焉。故三陽三陰之於名。此其治法之綱。而合病併病之於名。此其治法之目也。三陽之相交或及也。比之三陰。雖急而猶緩。此其治法。所以有先後也。三陰之相交或及也。其證雖緩。却是已急。此其治法。所以一於救裏也。故非惟三陽有合病併病。三陰亦有之。惟不設其名耳。三陽之設合併之名也。必關於治法焉。假如二陽併病。其始也是太陽證。而既及于陽明。則陽明似可攻。然太陽未離。則先發其汗。而後攻其陽明。此之爲法也。於是既離於太陽也。謂之陽明病。既純于陽明也。無有併之名。故併病者。未離於太陽之名也。如太陽少陽併病。及少陽陽明併病。則於少陽制之。此之爲法也。併之於名。豈非關治法之有先後乎。如三陽合病。則或於少陽制之。假攻陽明。不以承氣。而以白虎。此之爲法也。故例曰。發汗則躁。心憒憒反讝語。此言桂麻之不可行也。又曰。下之則額上生汗。手足逆冷。此言承氣之不中攻之也。合之於名。亦豈非關治法之有先後乎。他尚有不曰合病併病。而所謂合病併病者。亦當因此而推之而已。三陰之不設合併之名也。直舉其脈證。以具之治法。惟於太陰及少陰。其治法有一二似有先後之序者。論曰。太陰病。脈浮者。可發汗。宜桂枝湯。又曰。少陰病。始得之。反發熱。脈沉者。麻黃附子細辛湯主之。又曰少陰病。得之二三日。麻黃附子甘草湯微發汗。以二三日無裏證。故微發汗也。此或以脈浮。或以發熱。皆取之于表也。於厥陰。則變先後之序。先其裏而後其表。論曰。下利腹脹滿。身體疼痛。先溫其裏。乃攻其表。又曰傷寒醫下之。續得下利。清穀不止。身疼痛。急當救裏。後身疼痛。清便自調者。急當救表。例曰。下利清穀。不可攻表。汗出必脹滿。此以身體疼痛爲表也。又霍亂之於治法亦然。是皆陰陽之相交或及者。而治法之有先後者也。他尙有其相交或及。或自熱而之寒。或表寒而裏熱者。凡是等之類。若命之名。則亦當曰陰陽之合病併病。而今不設其名者。以治法之一於救裏也。其有先後者。僅不過二三。何則。陰陽之脈證。與治法之殊異。固不可同其名也。而其有合併之實。亦不可異其治法。是以三陰不言合病併病。而亦有治法有先後者也。夫三陽表也。而其中有表裏。以先後其治。三陰裏也。其治法一於救裏。故不言表裏。是故三陰不言合病併病。亦猶其不言表裏也。時或言裏證者。不得已者也。要在于隨脈證。則又何煩命之名。拘此而施其治之爲。惟是體之於大。此之爲陰陽。體之於小。此之爲表裏。雖其脈證之裂及于百千乎。莫不統而盡焉。故如合病併病。亦皆依于茲矣。如曰轉屬。曰轉入。曰轉繫。則惟於併病乎言之也。假令其始于太陽。荐及于陽明少陽也。二證之相併。是其併病也。既離於太陽。而純于陽明少陽。是之爲轉也。既轉而未純。是之爲屬也。故轉入者。其既純焉者也。轉屬轉繫者。其未純焉者也。可見併病之輕于合病。合病之重于併病也。乃其於治法。先太陽而後陽明。非太陽則少陽。惟其一證而一方。仲景氏之所為。大抵為然。豈有並二三而治之之術也哉。其析陽明而為三。建太陽陽明。少陽陽明。正陽陽明之目者。蓋出乎後人之杜撰也。其如正陽陽明。則姑舍旃。惟其為太陽陽明。為少陽陽明者。此何所異乎併病也。夫既載合併二者於三陽。而辨其相交或及也。莫不盡而竭焉。而又復載之於陽明篇首。更曰太陽陽明。曰少陽陽明。以混之名。最為無謂也。要之皆是三陽之變脈證。則繫之以合併二者。以歸之於其一證而一方之治法。庶乎不遺而恨焉。豈可獨私之於陽明。析以為三。更建之目焉矣哉。

冒首

邪之於人也。不一而止焉。或自外。或自內。或輕或重。淺深之狀。緩急之態。奚止什佰而已哉。於是乎重為寒。輕為風。其自外者為陽。其自內者為陰。陽主乎熱。陰主乎寒。熱之匹乎三。以析淺深之狀。寒之匹乎三。以序緩急之態。然後有傷寒。有中風。而三陽三陰之部位定矣。部位既定。而熱莫不趨。寒莫不極。熱有合併。寒有兩厥。變耶變耶。雖之于千萬。無有所遺也。三陽三陰之於部位。各有其脈證具焉。乃舉其脈證於各篇之發端。以例之于各篇之每條。曰太陽之為病。脈浮。頭項強痛而惡寒。曰陽明之為病。冒家實也。曰少陽之爲病。口苦咽乾。目眩也。曰太陰之爲病。腹滿而吐食不下。自利益甚。時腹自痛。曰少陰之爲病。脈微細。但欲寐也。曰厥陰之爲病。消渴。氣上撞心。心中疼熱。饑而不欲食是也。各篇之每條。引之以爲冒首。曰太陽病。曰陽明病。曰少陽病。曰太陰病。曰少陰病。曰厥陰病是也。三陽三陰之爲病。雖異其脈證。而其邪卽傷寒中風也。夫傷寒中風。輕重之別也。三陽三陰。內外之分也。傷寒中風爲之經。三陽三陰爲之緯。是故特舉其脈證於太陽之發端。以示其爲輕重之別。以例于陽明以下。至于厥陰。曰脈緩者名爲中風。曰脈陰陽俱緊者。名爲傷寒是也。陽明以下。至于厥陰。亦例之以爲冒首。各篇之中。曰傷寒。曰中風。皆是也。故傷寒中風者。邪之名也。以明其通者也。三陽三陰者。其部位也。以明其別者也。而今繫中風傷寒之名於各篇之部位。則又如具一脈證然。然此未必然也。惟爲其欲各就其部位。而見其輕重故也。凡冒首曰太陽病。曰陽明病。曰少陽病。曰太陰病。曰少陰病。曰厥陰病。曰傷寒。曰中風之類。皆統其脈證而言之也固矣。各有其旨存焉。豈徒任意而發之者哉。姑以太陽言之。惟標其本位者。是之爲太陽病也。此或爲中風。或爲傷寒。其病之所在。不出于太陽本位者也。如桂枝湯。麻黃湯。葛根湯。桂枝加葛根湯。桂枝麻黃各半湯。桂枝二越婢一湯。大青龍湯等是也。又有通于傷寒中風二者。曰太陽病者。

如大小柴胡湯等是也。又有其病仍不解。復加他證者。通之猶曰太陽病者。如桂枝去桂加茯苓白朮湯。葛根黄連黄芩湯。桂枝加厚朴杏子湯。桃核承氣湯。抵當湯。大陷胸湯。十棗湯。眞武湯。桂枝人參湯等是也。又有前證已愈之後。更見他證者。亦通之猶曰太陽病者。如桂枝湯。其氣上衝者 桂枝去芍藥湯。及去芍藥加附子湯。五苓散等是也。此皆通于發汗後吐後下後而言之也。又有直曰發汗後。曰吐後。曰下之後。曰發汗吐下後。曰大汗出後。而不及冒首者。如茯苓桂枝甘草大棗湯。桂枝加芍藥生薑人參新加湯。厚朴生薑甘草半夏人參湯。梔子豉湯。調胃承氣湯。白虎加人參湯。乾薑附子湯等是也。此其前證已愈之後。更見他證者。通而言之也。故皆曰後。又有直曰發汗若下之。曰發汗若下之。病尚不解。曰發汗病不解。曰發汗過多。曰大汗出。而不及冒首者。如梔子豉湯。茯苓四逆湯。芍藥甘草附子湯。桂枝甘草湯。桂枝二麻黄一湯等是也。此皆其病之仍不解。或復加他證者。亦通而言之也。故皆不曰後。又不惟標其本位之重者。或之于陽明。或之于少陽。或于少陰。或于厥陰者。皆通之爲傷寒也。如麻黄湯。大小青龍湯。小建中湯。茯苓桂枝白朮甘草湯。大小柴胡湯。柴胡桂枝乾薑湯。柴胡桂枝湯。柴胡加芒硝湯。柴胡加龍骨牡蠣湯屬焉。 半夏瀉心湯。生薑瀉心湯。甘草瀉心湯。旋覆代赭石湯屬焉。 大黄黄連瀉心湯。附子瀉心湯屬焉 赤石脂禹餘糧湯。五苓散。黄連湯。梔子豉湯。梔子甘草豉湯。梔子生薑豉湯。梔子厚朴湯。梔子乾薑湯屬焉。 大陷胸湯。小陷胸湯屬焉調胃承氣湯。大小承氣湯。白虎湯。白虎加人參湯屬焉桂枝附子湯。甘草附子湯屬焉芍藥甘草湯。甘草乾薑湯。四逆湯通脈四逆湯。茯苓四逆湯屬焉。等是也。又標其輕者。各繫之於其本位。以爲中風也。曰太陽中風。曰陽明中風。曰少陽中風。曰太陰中風。曰少陰中風。曰厥陰中風是也。此二者。惟標其輕重而已。夫三陽三陰之於部位。本是爲傷寒中風之設也。傷寒中風者。邪之名也。而未有其形之可見。於是外內與淺深。與緩急各歧而爲三。以形之也。有形而後輕重自見矣。此其所以繫三陽三陰以傷寒中風也。要之傷寒之於變也博。是以其之于他者太多。以其重也。中風亦非無變也。而不如是之甚。是以各繫之于其本位而已。以其輕也。其實則凡曰太陽病。曰陽明病。曰少陽病。曰太陰病。曰少陰病。曰厥陰病者。皆或以傷寒言。或以中風言也。又何深拘泥之爲。雖然。不識此分別。則不能審其位之在何之部。而果輕耶果重耶。然則此其分別。亦復何容忽諸哉。又有傷寒中風連言者。如小柴胡湯。甘草瀉心湯是也。此以其始之雖於傷寒乎。雖於中風乎。遂及于此者言之也。又有謂合病併病。曰太陽病下之。或曰發汗若下之。或曰發汗吐下之後。而不及冒首者。如調胃承氣湯。大小承氣湯。大小柴胡湯等是也。凡不及冒首者。或有聯牽上冒首來。當就而審焉已矣。又有單曰病。或曰病人者。此以其例于他者。與其有說于此者。與其在初也。脈證相措而位未可定者言之也。如例曰病有發熱惡寒者。發於陽也。無熱惡寒者。發於陰也。則其例于它者也。如論曰病人藏無他病。時發熱。自汗出而不愈者。先其時發汗則愈。則其有說于此者也。如論曰病發熱頭痛。脈反沉。若不瘥、身體疼痛。當救其裏。則其在初也。脈證相錯而位未可定者也。凡是皆在太陽者之概也。陽明以下。至于厥陰。亦皆可准知焉已矣。惟少陰不曰傷寒、似乎可疑。然既有中風。則不得言無焉。乃今推其曰少陰病者。咸是傷寒、而標其本位者也。是故曰始得之。曰一二日。曰二三日。以明其創于茲也。又奚疑之爲。厥之歧爲兩也。惟寒之與熱。寒能爲厥、熱亦能爲厥。所以歧爲兩也。大抵三陽主乎熱、三陰主乎寒。無論寒之爲厥、至如熱之爲厥。則其所主、當在于陽明而已。而今措其所主。而一之於厥陰者何耶。夫雖熱之趨于陽明。而厥固非陽明之位也。何以篇之于陽明乎。三陽三陰。本是取證於外。以定其部位者也。厥者外證也。雖內有兩歧乎。不得不取之於外也。雖則取之於外乎。他有可以候之證而具。則又奚可混乎。此其所以一于厥陰也。若果篇之于陽明。則不啻不中其位。得無以寒爲熱之泥乎。乃今一之於厥陰。猶不得無以熱爲寒之惑也。我將臨之以他可以候之證而已。雖厥之一于外。而寒熱果殊于內矣。豈可且泥且惑以混之哉。厥之於寒熱也。寒爲其本位。雖熱之非其本位乎。臨之於外。而一之於此。

不以厥陰爲冒首。而咸以傷寒爲冒首者。以其重之極故也。故特於厥陰篇。咸曰傷寒。而曰厥陰病者少。亦惟爲之故也。可見傷寒之重。自有輕重。中風之輕。亦自有輕重。及其之變也。其輕者漸重。其重者遂危。熱之所趨。寒之所極。經緯于三陽三陰。而千萬不遺也。

正屬

三陽三陰之於脈證。有正焉。有屬焉。而治法必從之。何謂正乎。專而無所兼。是之爲正。如太陽之脈浮。頭項強痛而惡寒。陽明之胃家實。少陽之口苦咽乾目眩。此則三陽之正脈證也。何謂屬乎。或兼或不專。是爲之屬。如日本太陽初得病時。發其汗。汗先出不徹。因轉屬陽明。曰服柴胡湯已渴者。屬陽明。曰蒸蒸發熱者屬胃。曰傷寒脈弦細。頭痛發熱者屬少陽。此則三陽之屬脈證也。而三陰之於正之於屬。亦猶三陽。可以准知矣。而三陽三陰之於脈證。有正焉。有屬焉。而治法必從之。惟於太陽與厥陰。無屬脈證何也。太陽則病之始也。重爲傷寒。輕爲中風。交名合。及名併。此有及于彼。而彼無及于此。太陽之所以無屬脈證也。厥陰則病之終也。彼若及于此。則既已危。此何復及于彼。厥陰之所以無屬脈證也。

脈候

脈之爲候也。其所統。亦惟不出于陰陽焉。陽曰浮。陰曰沉。如緩緊遲數滑濇。莫不係於浮沉。譬如經之與緯。浮沉爲經。而以此先定陰陽之病位也。緩緊遲數滑濇爲緯。而以此繼察其輕重緩急也。是故三陽而浮。三陰而沉。緩爲中風。緊爲傷寒。此脈候之概也。而其所候之處。以寸口爲本脈。趺陽少陰副之。此三者。古之遺法也。而脈法大備焉。若其陰陽人迎關尺之義。此皆醫法末路之失也。何以言之。凡脈候。有以陰陽言者。有以三部言者。而其所謂陰陽亦不一也。說者以爲浮沉。或以爲尺寸。浮沉卽舉按之義。尺寸卽上下之別也。夫陰陽也者。表裏之統名。而假以辨之證者也。而今復假之於診法。何其妄也。若此陰陽。但爲浮沉之義則猶可。必取之舉按則不可。何則。浮沉惟其動之昂低者。而自在于彼。自在于彼。則候之而自知。何必由我之且舉且按乎。古聞切脈。未聞舉按。而況於以陰陽爲舉按之義乎。故但爲浮沉之義則猶可。必取之舉按則不可。夫陰陽也者。表裏之統名。而假以辨之證者也。而今又復假之於尺寸。何其紛也。取譬之不邇。則無弗罔。而其趨于多歧也。亦無弗迷。本是一陰陽也。一譬之表裏。而再譬之浮沉。而三譬之尺寸。則其弗罔且迷者幾希。脈診之所以不彰於今也。今夫審張仲景氏之所論。惟曰脈浮。浮緊。浮緩。浮數。而不指其所候之在何處也。惟曰脈沉。沉緊。沉細。沉微。而不指其所候之在何處也。凡若此類。皆不逮陰陽寸關尺者也。而其以陰陽者。僅三四。其以寸關尺者。

亦不過五六。然則其惟曰脈浮脈沉者之最多。而其逮陰陽寸關尺者之最少也。若必以陰陽寸關尺。爲不可不候者。則其惟曰脈浮脈沉而不指其所候之在何處也。何其粗且略耶。三部亦其說之不一也。或取三指一寸九分之間。或取寸口至尺澤。分陽分陰。藏與府之配。而察虛實死生也。亦爲可疑矣。素靈無寸關尺之說。但有寸口人迎。而仲景氏不言人迎。時言趺陽少陰也。由是而觀之。則古之於脈法。未嘗逮陰陽寸關尺也。陰陽寸關尺。或肇于晉王叔和氏耶。而叔和氏之於脈法。立七表八裏九道。合爲二十有四。而今攷之仲景氏之書。陰陽寸關尺。及二十有四之目。皆現而存者何耶。叔和氏之巧脈診。私取其脈法。以配之于本論。自試其技者。遂謬而混焉者耶。不爾。何惟曰脈浮脈沉者之最多。而逮陰陽寸關尺者之最少耶。若必以陰陽寸關尺。爲不可不候者。則何惟曰脈浮脈沉。而不指其所候之在何處也。此豈非粗且略耶。古之於脈法。其詳不可得而知矣。雖然。觀乎其惟曰脈浮脈沉者之最多。且不指其所候之在何處。則其所候之處。必當在寸口也。而未必若後世三指取三部。惟其候之也。潛心於茲。無敢失之輕易矣。素靈無寸關尺之說。但有寸口人迎。而仲景氏不言人迎。時言趺陽少陰也。則其所候之處。特爲在寸口者。此爲不誣也。緣之以趺陽少陰。則脈法大備焉。庶幾不大繆於古耶。若夫三部之說。或取三指一寸九分之間。或取寸口至尺澤。分陽分陰。藏與府之配。而察虛實死生者。非不纖悉也。而今試按其所謂三部者。三指之所應。未嘗不一動也。則其雖寸口至尺澤。亦無不皆然焉。然則其特爲在寸口者。不必以三指。雖二指或一指。亦何不可之有。不特於寸口。趺陽少陰。亦惟隨切隨察。何必三指取三部之爲。至如叔和氏之輩。立七表八裏九道。合爲二十有四。則不爲不相似。亦総不可施於事。則何從如此之煩爲。夫脈證者。疾病之轉機。而相依不離者也。故脈必須證。證必須脈。然後疾病莫攸隱匿焉。古者稱醫爲脈家。如扁鵲倉公輩。亦皆以脈其選也。仲景氏之於方論。亦復舉脈證。以爲處方之準據。則又何廢脈之爲。

熱五道十二名

三陽之所主。在于熱焉。熱之所名而喚者。凡十有二。而其大綱凡五焉。大綱凡五。而其所統不出于表裏矣。一曰惡寒發熱。二曰往來寒熱。三曰身熱。四曰惡熱。五曰潮熱。此五者。熱之大綱也。不可不辨矣。有表熱。有外熱。有微熱。是皆屬身熱也。有裏熱。有煩熱。有瘀熱。有蒸蒸發熱。是皆屬惡熱也。此七者。熱之小目也。亦不可不辨矣。雖然。或屬身熱。或屬惡熱。則大綱不過于五焉。然後惡寒發熱。往來寒熱。此二者爲表。以其有惡寒也。身熱。惡熱。潮熱。此三者爲裏。以其無惡寒也。然則雖其凡之綱于五焉。而其所統不出于表裏矣。蓋惡寒發熱者。惡寒且發熱也。而其熱全在于大表。翕翕者也。是爲太陽。往來寒熱者。熱之與寒。互往而互來也。而其熱在于胸脇之間。使人心煩喜嘔者也。是爲少陽。身熱者。胸腹之常熱也。而其熱在于肌膚。使人身重微煩者也。惡熱者。惡如惡寒。惡心之惡。而其熱全在于分肉。鬱鬱如蒸。炎炎如焮。能使人常煩者也。潮熱者。其發之必有時也。猶如潮汐之以時來去也。而其熱專結于裏。時又熏于肉。亦能使人煩躁者也。此三者爲陽明。陽明者。三陽之極也。故其熱之及也。或膚或肉或裏。惟其極爲然矣。三陰之主寒也。尚有表熱外熱發熱微熱等。雖然。其脈之與證。固與三陽不同也。而三陰之於脈證。沉微細。而手足寒。甚則無脈。而四支厥逆。故雖有表熱外熱發熱微熱等。非如三陽之脈浮。一身手足盡溫也。是之爲其別。亦不可不辨矣。又有曰熱入血室者。此亦爲一種之目也。而或屬往來寒熱。或屬潮熱。又有曰無大熱者。此非若上所舉之五之數也。大卽大表之大。非大小之大。故無大熱者。謂無表證也。卽指太陽之發熱惡寒而言之矣。又如曰熱結。曰結熱。曰熱實。曰協熱。曰合熱。曰熱越。曰熱利之類。亦皆非如上所舉之五之數也。辨詳于各條之下。

先于此。或請問熱之辨。余答以五綱十二名。或曰五綱十二名。既聞其教矣。然於其情狀。猶有未盡者。願書以再教我。我幸以此辨之。吾子其勿辭哉。余不得止。書以與之。乃今搜得其稿於巾衍。此雖與前之所辨或重複乎。直附于此。以便于初學云。

惡寒發熱　惡寒之中且發熱。發熱之中且惡寒也。

一日二三度發　發熱之中且惡寒。熱多而寒少。其發作也。日至二三度。而與往來寒熱頗異。故論曰。如瘧狀。此以其二三度發作言之也。又曰其人不嘔。此以其異于往來寒熱言之也。

日再發　同上而稍輕矣。故不至二三而再。再也者。不過一二之辭。二三也者。踰再次之辭也。二三之所以爲重也。

時發熱　此惟時時發熱已。與潮熱之期時而發大異矣。蓋發熱者。在大表而翕翕者也。潮熱者。在分肉而蒸蒸者也。大表淺矣。故未至煩躁也。分肉深矣。故使人煩躁也。此豈非大異乎。

往來寒熱　寒止即熱。熱止即寒。互而發者也。而其自熱而之寒也。非無間也。惟是爲間。而復繼發之如初。所以名曰往來也。

發作有時　此其寒與熱之休作。必以時者也。或以午後發。至未申之間而休。或以未申之間發。至酉戌之間而休。或暮時而發。夜半而休。或夜半而發。至天明而休。凡若此類。皆以名焉。此與潮熱相似而頗異。潮熱之必以時也。既結於裏。而蒸蒸於分肉。故無有寒。而發爲惡熱煩躁也。若乃發作有時也。猶專於胸脇。而翕翕于肌表。故寒熱互發。未至煩躁也。此之爲其分矣。

潮熱　熱之發也。必有時矣。猶潮汐之來去以時也。所以名曰潮也。且其於常也。必身熱。當其發也。必惡熱。所以使人煩躁也。不但於日晡所。或於午未申之間。亦可以名之矣。若必於日晡所而名矣。則惟曰潮熱足矣。復何煩日晡所字乎。其實則有於日晡所者。有於午未申之間者。又有日晡所發熱者。惟是潮熱之蒸蒸於分肉。此爲正陽明也。惟是發熱之翕翕於肌表。此爲屬陽明也。雖均之於日晡所乎。或肌表。或分肉。淺深之分。不可無辨矣。所以更冠日晡所字。以辨潮熱發熱之分也。

惡寒三道

惡寒之於別。凡三道焉。有發於陽者。有發於陰者。有因精氣虛者。此三道者。爲惡寒之別也。而其發於陽者。必脈浮。而有熱。是即桂枝麻黃之所之也。例曰。有發熱惡寒者。發於陽也。其發於陰者。必脈沉而無熱。是即附子之所之也。例曰。無熱惡寒者。發於陰也。其因精氣虛者。必在於表裏已解之後也。例曰。脈微而惡寒者。此陰陽俱虛。又曰發汗後。惡寒者虛故也。此既非病之所使也。固無有藥之可以治矣。故例曰。不可更發汗更下更吐也。然則何以平。惟飲食之養而已。古語曰。養精以穀肉果菜。此即其法也。

夫藥也者。制變焉者也。故病已愈之後。猶且因循服藥而不罷者。固非法也。况乎無故而常服藥乎。惡風惡寒。亦惟輕重之別已。雖然。考仲景氏之所論。傷寒言惡風。中風言惡寒。互而不拘也。然試辨其輕重。纔風於身。則忽洒淅毛穴聳起。不風則否。是爲惡風也。不在其風於身之與否。寒既自內而發。不但毛聳。雖襲衣被之數枚乎。嗇嗇如身將縮狀。是爲惡寒也。此其輕重之辨也。雖然。觀乎仲景氏既互言而不拘。則欲以此而強辨傷寒中風者。太拘且泥矣。

惡寒之於陰陽。其治法分爲二十有四焉。其發於陽者。凡十有七。論曰。太陽中風。陽浮而陰弱。嗇嗇惡寒。淅淅惡風。鼻鳴乾嘔者。曰太陽病。頭痛發熱。汗出惡風者。皆桂枝湯主之。曰太陽病。頭痛發熱。身疼腰痛。骨節疼痛。惡風。無汗而喘者。麻黃湯主之。曰太陽病。項背強几几。無汗惡風者。葛根湯主之。曰太陽病。項背強几几。反汗出惡風者。桂枝加葛根湯主之。曰太陽病。脈浮緊。發熱惡寒。身疼痛。不汗出而煩躁者。大青龍湯主之。曰太陽病。得之八九日。如瘧狀。發熱惡寒。熱多寒少。其人不嘔。清便欲自可。曰二三度發。宜桂枝麻黃各半湯。曰若形如瘧。日再發。宜桂枝二麻黃一湯。曰太陽病。發熱惡寒。熱多寒少。宜桂枝二越婢一湯。曰傷寒中風五六日。往來寒熱。胸脇苦滿。默默不欲飲食。心煩喜嘔。曰傷寒四五日。身熱惡風。頸項強。脇下滿。手足溫而渴者。皆小柴胡湯主之。曰傷寒六七日。發熱微惡寒。支節煩疼。微嘔。心下支結。外證未去者。柴胡加桂枝湯主之。曰傷寒十餘日。熱結在裏。復往來寒熱者。與大柴胡湯。曰傷寒五六日。已發汗。而復下之。胸脇滿。微結。小便不利。渴而不嘔。但頭汗出。往來寒熱。心煩者。此爲未解也。柴胡桂枝乾薑湯主之。曰傷寒若吐若下後。七八日不解。熱結在裏。表裏俱熱。時時惡風。大渴。舌上乾燥而煩。欲飲水數升者。曰傷寒無大熱。口燥渴。心煩。背微惡寒者。皆白虎加人參湯主之。此其發於陽者。而其治法。或專于表。或制之于中位者也。其遂之于陰位者凡二論。曰太陽病。發汗遂漏不止。其人惡風。小便難。四支微急。難以屈伸者。桂枝加附子湯主之。曰太陽病。下之後。脈促。胸滿。微惡寒者。桂枝去芍藥加附子湯主之。此其遂之于陰位者。而其治法。猶主陽而及陰者也。其陰陽相錯者一論。曰風濕相搏。骨節煩疼。掣痛不得屈伸。近之則痛劇。汗出短氣。小便不利。惡風不欲去衣。或身微腫者。甘草附子湯主之。此其陰陽相錯者。而其治法。陰陽併治者也。其發於陰者凡五論。曰心下痞。而復惡寒。汗出者。附子瀉心湯主之。曰少陰病一二日。口中和。其背惡寒者。附子湯主之。曰大汗出。熱不去。內拘急。四肢疼。又下利厥逆而惡寒者。曰吐利汗出。發熱惡寒。四肢拘急。手足厥冷者。皆四逆湯主之。曰惡寒。脈微而復利。利止亡血也。

四逆加人參湯主之。此其發於陰者。而其治法。皆專于陰者也。惡寒之於陰陽。其治法之分若此。不可不審矣。

夫三陽之自外也。其所主在于熱。而其所候專在于惡寒。故以惡寒爲外候之標準也。是故於太陽之篇首。姑措發熱。而獨舉惡寒以示其爲標準也。惡寒既爲外候之標準也。莫論其爲太陽。於少陽則爲往來。於陽明則獨無有矣。少陽之爲往來也。以其在胸脇也。陽明之獨無有也。以其入於胃也。若其有之也。猶取之於表。必先發其汗。惟俟惡寒止。爲專于陽明之候。而後攻其裏。此爲法也。故例曰。若汗多。微發熱惡寒者。外未解也。其熱不潮。未可與承氣湯。又曰。陽明病。脈遲。汗出多。微惡寒者。表未解也。可發汗。宜桂枝湯。又曰。陽明病。脈浮。無汗而喘者。發汗則愈。宜麻黃湯。又大陷胸湯曰。脈浮而動數。頭痛發熱。微盜汗出。而反惡寒者。表未解也。大黃黃連瀉心湯曰。心下痞。惡寒者。表未解也。不可攻痞。當先解表。十棗湯曰。汗出不惡寒者。此表解裏未和也。此惡寒果爲外候之標準也。所以於太陽之篇首。姑措發熱。而獨舉惡寒也。是故凡曰表證。曰外證。曰表不解。曰外已解者。皆指太陽之發熱惡寒言之也。於脈。脈則必浮。故例曰。脈浮者。病在表。可發汗。又曰。脈浮數者。可發汗。又曰。脈浮數者。法當汗出而愈。又曰。脈浮宜以汗解。脈之於例。亦惟爲然矣。三陰之自內也。其所主在于寒。而其所候之法。在于析其有熱否。以發熱爲外候之標準也。是故論曰。少陰病。始得之反發熱。脈沉。又曰以二三日無裏證故微發汗也。發熱之果爲外候之標準也。莫論其爲少陰。姑以發熱。取之於表。曰無裏證。以明其以發熱爲外候之標準也。於是微發其汗。此爲法也。又曰。太陰病。脈浮者。可發汗。亦取之於表者也。由是觀之。發熱果爲外候之標準也。惟厥陰則寒之極也。熱之極也。故雖或發熱惡寒乎。頗異於太陽也。何以見其異乎。太陽則脈浮。手足自溫。厥陰而脈微欲絕。四支厥逆。所以爲異也。惡寒之於別。或發於陽。或發於陰。或因精氣虛而治法各以其類。分惡寒之別。豈可不審矣哉。

頭痛頭眩各二道

頭痛頭眩。亦皆有陰陽之別。而頭痛則專于太陽。而厥陰與焉。頭眩則專于少陽。而少陰與焉。何謂頭痛則專于太陽。而厥陰與焉。例曰。太陽之爲病。脈浮。頭項強痛而惡寒。論曰。太陽病。頭痛發熱。汗出惡風者。桂枝湯主之。曰太陽病。頭痛發熱。身疼腰痛。骨節疼痛。惡風。無汗而喘者。麻黃湯主之。此豈非專于太陽乎。論曰。病發熱頭痛。脈反沉。若不差。身體疼痛。當救其裏。宜四逆湯。曰乾嘔吐涎沫。頭痛者。吳茱萸湯主之。此豈非厥陰與焉乎。頭痛之於陰陽也若此矣。陰陽也者。惟是寒熱之別也。何謂頭眩則專于少陽。而少陰與焉。例曰。少陽之爲病。口苦咽乾目眩也。論曰。傷寒若吐若下後。心下逆滿。氣上衝胸。起則頭眩。脈沉緊。茯苓桂枝白朮甘草湯主之。此豈非專于少陽乎。論曰。太陽病。發汗。汗出不解。其人仍發熱。心下悸。頭眩。身瞤動。振振。欲擗地者。真武湯主之。例曰。少陰病。下利止而頭眩。時時自冒者死。此豈非少陰與焉乎。頭眩之於陰陽也。若此矣。陰陽也者。亦惟寒熱之別也。又霍亂之於頭痛也。論曰。霍亂頭痛發熱。身疼痛。熱多欲飲水者。五苓散主之。此發於陽也。又曰。寒多不用水者。理中丸主之。此發於陰也。霍亂之有陰陽。亦不出乎寒熱之外也。頭痛之專于太陽也。又有延及於陽明少陽者。論曰。傷寒不大便六七日。頭痛有熱者。與承氣湯。其小便清者。知不在裏。仍在表也。若頭痛者必衄。宜桂枝湯。此其於不大便。雖既爲陽明。而其於頭痛。猶未離太陽。於是又因其小便之清濁。而益審其病位者也。故不標其病位。而曰傷寒。此豈非頭痛之延及于陽明乎。論又曰。傷寒脈弦細。頭痛發熱者。屬少陽。此其於脈弦細。雖既爲少陽。而其於頭痛發熱。猶未離太陽者也。故亦不標其病位。而曰傷寒。曰屬。此豈非頭痛之延及于少陽乎。論又曰。太陽中風。下利嘔逆。表解者。乃可攻之。其人漐漐汗出。發作有時。頭痛。心下痞鞕滿。引脇下痛。乾嘔短氣。汗出不惡寒者。此表解裏未和也。十棗湯主之。此其於病位。當爲少陽。此而若惡寒。

則宜先與小柴胡湯而已。論又曰。太陽病。脈浮而動數。頭痛發熱。微盜汗出而惡寒者。表未解也。此其於病位。亦當爲少陽。此二者。皆雖標以太陽。而其於頭痛。亦惟延及于少陽者也。

嘔吐各二道 附噦

嘔吐之有陰陽也。亦惟熱之與寒。凡各二道焉。而治法則三十有六也。熱之爲嘔吐也。以其或及于胃。或偪于胃。或素心下有水氣。爲彼所激也。此爲自外使之也。故取之於陽。寒之爲嘔吐也。亦以其或及于胃。或偪于胃。或素心下有水氣。爲彼所激也。此爲自內使之也。故取之於陰。惟熱則脈必浮。若或不浮。固不得爲沉。惟寒則脈必沉。縱至微細。固不能爲浮。一寒一熱。是爲陰陽之別。凡之所以各爲二道也。若夫二者之爲嘔吐也。固有輕重焉。於是或嘔。或吐。或欲嘔。或欲吐。或嘔逆。或吐逆。或嘔吐。或欲嘔吐。或乾嘔。差其所名。以分其輕重。名分不可不辨矣。蓋嘔者。有欲吐之意而作聲也。吐者。有物卽出也。欲嘔者。胸中憒憒。殆將作聲者也。欲吐者。有物將出而未出者也。嘔逆吐逆者。欲嘔欲吐。而其氣衝於上者也。嘔吐者。有聲而物出也。欲嘔吐者。聲物將兼出者也。乾嘔者。無物而徒作聲也。此爲其名分矣。名分彰。而輕重可較。輕重較。而處方惟的。名分豈可不辨乎。嘔吐之於證也。又有主客焉。專乎此而兼乎彼。是爲之主也。專乎彼而兼乎此是爲之客也。惟是在其勢而已。故勢在于此。則必於此。勢在于彼。則必於彼。此其於處方。隨其勢而制之者也。主客何外乎輕重。輕重何離乎寒熱。寒熱也者。陰陽之謂也。故凡察證之務。始於寒熱。中於輕重。終於主客。轉機之本也。處方之要也。不可不審焉。亦不可不愼焉。嘔吐之於陰陽也。治法則三十有六者何謂也。其在陽位而嘔者。凡九焉。論曰。太陽與陽明合病。不下利。但嘔者。葛根加半夏湯主之。曰傷寒中風五六日。往來寒熱。胸脇苦滿。默默不欲飲食。心煩。喜嘔者。小柴胡湯主之。曰傷寒五六日。嘔而發熱者。柴胡證具。而以他藥下之。柴胡證仍在者。復與柴胡湯。此雖已下之。不爲逆。必蒸蒸而振。卻發熱汗出而解。曰陽明病。脇下鞕滿。不大便而嘔。舌上白胎者。可與小柴胡湯。曰嘔不止。鬱鬱微煩者。與大柴胡湯。下之則愈。曰傷寒十三日不解。胸脇滿而嘔。日晡所發潮熱。潮熱者實也。先宜小柴胡湯以解外。後以柴胡加芒硝湯主之。曰傷寒六七日。發熱微惡寒。支節煩疼。微嘔。心下支結。外證未去者。柴胡加桂枝湯主之。曰太陽與少陽合病。自下利。若嘔者。黃芩加半夏生薑湯主之。曰發汗吐下後。虛煩不得眠。若嘔者。梔子生薑豉湯主之。其在陰位而嘔者。凡五焉。論曰。少陰病。腹痛小便不利。四肢沉重疼痛。自下利者。此爲有水氣。其人或不下利。或嘔者。眞武湯主之。曰少陰病。下利六七日。欬而嘔渴。心煩不得眠者。猪苓湯主之。曰少陰病。下利。脈微澀。嘔而汗出。必數更衣。反少者。當溫其上灸之。（按溫其上。蓋與四逆湯以溫之也。）曰令病者靜而復時煩。須臾止。得食而嘔。又煩者。蚘聞食臭出。其人當自吐蚘。蚘厥者。烏梅圓主之。曰嘔而脈弱。小便復利。身有微熱。見厥者難治。四逆湯主之。此嘔之別于二道。而治法之以寒熱異者也。其在陽位而吐者。凡二焉。論曰。中風發熱。六七日不解而煩。有表裏證。渴欲飲水。水入則吐者。名曰水逆。曰霍亂頭痛發熱。熱多欲飲水者。皆五苓散主之。其在陰位而吐者。凡五焉。論曰。少陰病。吐利。手足厥冷。煩躁欲死者。吳茱萸湯主之。曰少陰病。飲食入口則吐。心中溫溫欲吐。復不能吐。始得之。手足寒。脈弦遲者。此胸中實。不可下也。當吐之。（按此蓋瓜蒂散之所之也）曰傷寒本自寒下。醫復吐下之。寒格更逆吐下。若食入口卽吐者。乾薑黃連黃芩人參湯主之。曰吐利汗出。發熱惡寒。四肢拘急。手足厥冷者。四逆湯主之。曰霍亂。寒多不用水者。理中丸主之。此吐之別于二道。而治法之以寒熱異者也。其在陽位而欲嘔者。各一焉。論曰。食穀欲嘔者。屬陽明也。吳茱萸湯主之。曰太陽病。過經十餘日。心下溫溫欲吐。而胸中痛。大便反溏。腹微滿。鬱鬱微煩。先此時。自極吐下者。與調胃承氣湯。此欲嘔欲吐者之偏于陽位而治法各亦以其輕重異者也。其在陽位而嘔吐。欲嘔吐者。各一焉。論曰。傷寒汗出不解。心下痞鞕。嘔吐而下利者。大柴胡湯主之。曰傷寒胸中有熱。胃中有邪氣。腹中痛。欲嘔吐者。黄連湯主之。此嘔吐及欲嘔吐者之偏于陽位。而治法各亦以其輕重異者也。其在陽位而嘔逆者。凡二焉。論曰。太陽病。或已發熱。或未發熱。必惡寒。體痛嘔逆。脉浮緊者。此雖爲名傷寒之例。於法必是麻黄湯之所之也。曰太陽中風。下利嘔逆。表解者。乃可攻之。其人漐漐汗出。發作有時。頭痛。心下痞鞕滿。引脇下痛。乾嘔短氣。汗出不惡寒者。此表解裏未和也。十棗湯主之。其之陰位而吐逆者一焉。論曰。傷寒。脉浮。自汗出。小便數。心煩。微惡寒。脚攣急。反與桂枝湯。欲攻其表。此誤也。得之便厥。咽中乾。煩躁吐逆者。作甘草乾薑湯與之。此嘔逆吐逆之別于二道。而嘔逆之暴急在陽。吐逆之深劇在陰。是陰陽之分也。而其於治法。亦以寒熱異者也。其在陽位而乾嘔者。凡四焉。論曰。太陽中風。陽浮而陰弱。嗇嗇惡寒。淅淅惡風。翕翕發熱。鼻鳴乾嘔者。桂枝湯主之。曰傷寒表不解。心下有水氣。乾嘔。發熱而咳者。小青龍湯主之。曰傷寒中風。醫反下之。其人下利日數十行。穀不化。腹中雷鳴。心下痞鞕而滿。乾嘔。心煩不得安者。甘草瀉心湯主之。曰本太陽病不解。轉入少陽。脇下鞕滿。乾嘔不能食。往來寒熱。尚未吐下。脉沉緊者。與小柴胡湯。其在陰位而乾嘔者。凡四焉。論曰。少陰病。下利清穀。裏寒外熱。手足厥逆。脉微欲絶。身反不惡寒。其人或乾嘔者。通脉四逆湯主之。曰若膈上有寒飲。乾嘔者。急温之。宜四逆湯。曰乾嘔吐涎沫。頭痛者。吳茱萸湯主之。曰少陰病。下利。脈微者。與白通湯。利不止。厥逆無脈。乾嘔煩者。白通加猪膽汁湯主之。此乾嘔之別于二道。而治法亦以寒熱異者也。嘔吐之於陰陽也。輕重之差。主客之勢。治法之分爲二三十有六者如此。轉機之本也。處方之要也。察證之務。豈可不審焉哉。亦豈可不愼焉哉。

噦者噦逆也。後之所謂呃逆也。解爲乾嘔者非也。論中有噦。有乾嘔。噦果乾嘔。當但曰噦。何更曰乾嘔也。噦乾嘔。自異其證。義亦自不同。豈可混乎。然其嘔噦並言。即乾嘔之義。字書云。有聲無物曰噦。因解爲乾嘔耳。蓋噦逆者。氣逆上衝。吃吃作聲也。素問曰。胃爲氣逆爲噦。仲景氏以胃中虛冷言之也。論曰。食穀者噦。曰與水則噦。曰飮水則噦。曰下之早則噦。曰攻其熱必噦。曰時時噦。曰加噦者不治。曰噦而腹滿之類。此皆後之所謂呃逆。而非乾嘔也。故噦者噦逆也。然不載其治法矣。又以咳逆爲呃逆者。是後世之所擬。而非其正名也。曰噦。曰呃。曰咳。一證而二三其名。則來者之不眩惑者幾希矣。

咳喘各二道

咳喘之岐以陰陽也。凡各二道焉。亦必以熱以寒。猶嘔吐耳。此二者之爲咳爲喘者。或自外。或自內。雖均爲咳爲喘乎。寒熱之分。不可不辨矣。咳之爲證。雖云有陰有陽。而輕重隨之。亦唯可以爲一證耳。唯喘也有所異。喘之爲證。獨多乎熱。而少乎寒也。熱之聚會乎爲喘。寒之奔騰乎爲喘。熱之極也。寒之極也。惟其於極。寒之爲甚。故寒之於喘爲極之極也。危殆之至也。既是爲極之極。所以獨多乎熱而少乎寒也。於熱乎猶可救。於寒乎不可救也。是故三陽有治法。而三陰無治法也。喘之爲證。不可不畏矣。咳之於陰陽也。治法凡五焉。而其於陽也。凡二焉。論曰。傷寒表不解。心下有水氣。乾嘔發熱而咳者。小青龍湯主之。曰傷寒中風五六日。往來寒熱。胸脇苦滿。默默不欲飲食。心煩喜嘔。或欬者。小柴胡湯主之。其於陰也。凡三焉。論曰。少陰病。腹痛小便不利。四肢沉重疼痛。自下利。或欬者。眞武湯主之。曰少陰病。下利六七日。欬而嘔渴。心煩不得眠者。猪苓湯主之。曰少陰病。四逆。其人或欬或悸。或小便不利。或腹中痛。或泄利下重者。四逆散主之。此五者。皆咳之治法。而陰陽之別也。不可不審矣。喘之於陰陽也。熱可救。而寒不可救。故治法之關於此者。惟在陽位。凡十有二焉。論曰太陽病。頭痛發熱。身疼腰痛。骨節疼痛。惡風。無汗而喘者。麻黄湯主之。曰太陽與陽明合病。喘而胸滿者。不可下。宜麻黄湯主之。曰傷寒心下有水氣。欬而微喘。發熱不渴者。小青龍湯主之。曰太陽病。桂枝證。醫反下之。利遂不止。脈促者。表未解也。喘而汗出者。葛根黄連黄芩湯主之。曰太陽病。下之微喘者。表未解故也。桂枝加厚朴杏仁湯主之。曰發汗後。不可更行桂枝湯。汗出而喘。無大熱者。麻黃杏仁甘草石膏湯主之。曰陽明中風。口苦咽乾。腹滿微喘。發熱惡寒。脈浮而緊。曰陽明病。脈浮而緊。咽燥口苦。腹滿而喘。發熱。汗出而不惡寒。反惡熱身重。若渴欲飲水。口乾舌燥者。白虎加人參湯主之。若脈浮。發熱。渴欲飲水。小便不利者。猪苓湯主之。曰陽明病。脈浮。無汗而喘者。發汗則愈。宜麻黃湯。曰陽明病。脈遲。雖汗出。不惡寒者。其身必重。短氣。腹滿而喘。有潮熱者。此外欲解。可攻裏也。曰傷寒四五日。脈沉而喘滿。汗出讝語者。以有燥屎在胃中也。須下之。曰病人小便不利。大便乍難乍易。時有微熱。喘冒不能臥者。有燥屎也。皆宜大承氣湯。此十有二者。皆關于喘之治法。而惟在陽位者也。喘之爲證。熱之極也。寒之極也。而在太陽則熱之所延及。猶專于表而未及于極也。故發汗以治之也。至陽明。則熱之所聚會。已專于裏而殊極于此。故下之以救之也。既下之。尚恐其不及。不及則斃。故例曰。劇者發則不識人。循衣摸牀。惕而不安。微喘直視。脈弦者生。濇者死。又曰。直視讝語。喘滿者死。惟熱之極爲然。豈可不畏乎。至厥陰。則寒之所奔騰。已甚于內。而最極于此。所以爲極之極也。危殆莫甚焉。其能可救乎。故例曰。下利。手足厥冷。無脈者。灸之不溫。若脈不還。反微喘者死。惟寒之極爲然。豈亦可不畏乎。如喘家。則不在此數也。論曰。喘家作桂枝湯。加厚朴杏子佳。此惟在一時之處。而非通治喘之謂也。言其人若當其有表證也。處之以此爲佳耳。故如喘家。則不在此數也。

傷寒之研究卷三

平安　中西惟忠子文甫著

疼痛二道

疼痛之有陰陽也。其凡二道焉。而治法。則其綱五矣。何謂其凡二道也。乃其於陽也。必乎熱。是桂枝麻黃之所之也。其於陰也。必乎寒。是附子之所之也。必乎熱者。主其發之也。必乎寒者。主其溫之也。此爲疼痛之別矣。而治法則其綱五者何謂也。一者制在于陽位也。二者在于陽位。而始及于陰位也。三者陰陽相雜也。四者制在于陰位也。五者制在于陰位。而波及于陽位也。此五綱者。有次有序。審其條目。以臨其病。以處其方。則千變萬轉。一而萬萬而一。會其有極。歸其有極也。而其條目分爲十有八。其制在于陽位者。凡三焉。論曰。太陽病。頭痛發熱。身疼腰痛。骨節疼痛。惡風。無汗而喘者。麻黃湯主之。曰太陽病。脈浮緊。發熱惡寒。身疼痛。不汗出而煩躁者。大青龍湯主之。曰傷寒六七日。發熱微惡寒。支節煩疼。微嘔。心下支結。外證未去者。柴胡加桂枝湯主之。此其制在于陽位者之治法也。其在于陽位。而始及于陰位者。凡二焉。論曰。太陽病。發汗。遂漏不止。其人惡風。小便難。四支微急。難以屈伸者。桂枝加附子湯主之。曰發汗後。身疼痛。脈沉遲者。桂枝加芍藥生薑人參新加湯主之。此其在于陽位。而始及于陰位者之治法也。其陰陽相雜者。凡四焉。論曰。傷寒八九日。風濕相搏。身體疼煩。不能自轉側。不嘔不渴。脈浮虛而濇者。桂枝附子湯主之。若其人大便鞕。小便自利者。去桂枝加白朮湯主之。曰風濕相搏。骨節煩疼。掣痛不得屈伸。近之則痛劇。汗出短氣。小便不利。惡風不欲去衣。或身微腫者。甘草附子湯主之。曰霍亂頭痛。身疼痛。熱多欲飲水者。五苓散主之。此其陰陽相雜者之治法也。其劑在于陰位者。凡五焉。論曰。少陰病身體痛。手足寒。骨節痛。脈沉者。附子湯主之。曰少陰病。二三日不已。至四五日。腹痛小便不利。四肢沉重疼痛。自下利者。眞武湯主之。曰大汗出。熱不去。內拘急。四肢疼。又下利厥冷而惡寒者。曰吐利汗出。發熱惡寒。四肢拘急。手足厥冷者。皆四逆湯主之。曰吐已下斷。汗出而厥。四肢拘急不解。脈微欲絕者。通脈四逆加猪膽汁湯主之。此其在于陰位者之治法也。其劑在于陰位。而波及于陽位者。凡四焉。論曰。傷寒醫下之。續得下利清穀不止。身疼痛者。急當救裏。後身疼痛。清便自調者。急當救表。救裏宜四逆湯。救表宜桂枝湯。曰病發熱頭痛。脈反沉。若不差。身體疼痛。當救其裏。宜四逆湯。曰下利腹脹滿。身體疼痛者。先溫其裏。乃攻其表。溫裏四逆湯。攻表桂枝湯。曰霍亂頭痛發熱。身疼痛。寒多不用水者。理中丸主之。吐利止。而身痛不休者。

當消息和解其外。宜桂枝湯。此其劇在于陰位。而波及于陽位者之治法也。疼痛之於陰陽。亦惟寒熱之分。而其治法之所由歧如此矣。不可不審焉。且桂枝麻黃之所之也。雖均之在于陽位。而各有其分存焉。則亦不可無辨矣。乃其熱之熾且重者。此爲麻黃之所之也。其熱之不甚且輕者。此爲桂枝之所之也。故惟於桂枝乎。曰爲解肌。曰消息和解其外。然則桂枝之所之也。在其尤輕者也。故桂枝而伍之於附子。雖之于陰陽相雜者。而其證尤甚于陰位。而附子之爲主。於是乎其用附子。或至二枚三枚。又或因大便鞕。去桂枝而加朮。此以其不甚于陽位故也。又先四逆湯理中丸。而後桂枝湯者。亦惟劇于陰位。而微于陽位者也。桂枝麻黃之於辨。輕重之分。大抵爲然。亦不可不審焉。又如瘡家之身疼痛。不在于此數也。

煩躁四道

煩躁之歧以陰陽也。亦猶疼痛之別矣。而又有因大汗出。或下利者。有因火逆者。凡四道焉。乃其於陽也。必以熱。是卽大青龍湯。白虎湯。承氣湯。陷胸湯等之所之也。其於陰也。必以寒。是卽乾薑甘草湯。乾薑附子湯。四逆湯。茯苓四逆湯。通脈四逆湯。吳茱萸湯等之所之也。此二道之別。煩躁之最重者也。其因大汗出。或下利者。必以渴之與小便不利。是卽五苓散。豬苓湯等之所之也。而一則在陽位。一則在陰位者也。其因火逆者。或驚狂。

或清血。或腰以下重而痺。是卽桂枝去芍藥加蜀漆牡蠣龍骨救逆湯。桂枝甘草龍骨牡蠣湯等之所之也。而尙在陽位者也。此四道者。煩躁之別也。不可不審矣。如梔子豉湯之於反覆轉倒。則煩躁之太甚者也。如梔子厚朴湯。救逆湯之於起臥不安。則煩躁之稍輕者也。如大柴胡湯。調胃承氣湯。梔子乾薑湯之於微煩。則但煩而不躁者也。而其於證。非無輕重。亦皆在陽位者也。亦不可不審矣。不曰少而曰微。微如幽微之微。隱邃而不大顯之義。與少小異。如微熱亦然。故屬之身熱也。煩但訓熱者。未盡其義也。蓋不可情狀。而困悶擾撓。謂之煩也。躁也者。擾動展轉四支也。故雖煩躁連言。而義之自別如此矣。論中有不煩而躁者。可以見已。他如曰反煩不解。曰更煩。曰心煩。曰胸煩。曰心中滿而煩。曰心中懊憹而煩。曰虛煩。曰鬱鬱微煩。曰煩熱。曰煩渴。曰煩疼。曰煩滿。曰煩驚。曰煩悸。曰發煩之類。亦皆取義於此而名焉。豈可但訓熱之爲盡也矣哉。

汗二道 附發汗之辨

凡汗之別。其本爲二道也。一爲陽。一爲陰。陽主熱。陰主寒。而其治法之綱七。而其目則三十有八也。汗本是一身之津液也。而其所委源。全在于胃焉。故胃焉者。津液之原也。乃其漏乎外也。名以爲汗。夫汗之發於外一也。而或熱或寒。各殊其候。既各殊其候。而一於津液焉。雖熱之可畏。不若寒之太甚。此陰陽之所以分也。三陽之主熱而有汗也。在太陽。則發熱惡寒。漐漐汗出。此其邪之在肌表。而其最淺者也。在陽明。則不惡寒。反惡熱。濈然汗出。此其邪之既入于胃。而其最深者也。在少陽。則往來寒熱。非頭汗則盜汗出。此其邪之在胸脇。而深于太陽。淺于陽明者也。三陰之主寒而有汗也。專於厥陰。其於太陰與少陰也。治法則不與焉。於太陰則不在身。而但在頭。但在頭者。必發黃。由瘀熱也。治法則猶屬于陽明也。於少陰。則雖曰屬。治法則視于厥陰也。故於太陰與少陰也。治法則不與焉。於厥陰。則雖或發熱。脈不來。四支厥冷。大汗出。此其篤革之極。將外馳內竭者也。豈非寒熱之殊其候。而一於津液。雖熱之可畏。不若寒之太甚乎。此其陰陽之辨也。於是其於太陽也。發之以桂枝。以葛根。此以其在肌表也。其於陽明也。或挫之以白虎。或下之以承氣。此以其在于胃也。其於少陽也。制之以柴胡。此以其在胸脇也。於太陰。則治法在陽明。於少陰。則治法在厥陰。其於厥陰也。固非可汗。亦非可下。援收之牢固之。使其不外馳內竭者。惟四逆之力也。而其力之尚不能衡其勢。於是乎有通脈及加猪膽汁之略也。此豈非特篤革之極乎。是其治法之概也。乃立之綱。而其目附之。何謂七綱三十有八目乎。其一爲純于表之綱。而其目凡七焉。論曰。太陽病。頭痛發熱。汗出惡風者。桂枝湯主之。曰太陽病。項背強几几。反汗出。惡風者。桂枝加葛根湯主之。曰服桂枝湯。大汗出。脈洪大者。與桂枝湯如前法。曰病人藏無他病。時發熱。自汗出不愈者。先其時發汗則愈。宜桂枝湯。曰傷寒汗出而渴者。五苓散主之。不渴者。茯苓甘草湯主之。曰陽明病。脈遲。汗出多。微惡寒者。表未解也。可發汗。宜桂枝湯。此皆純于表者也。其二爲自裏達表之綱。而其目凡十焉。論曰陽明病。其人多汗。以津液外出。胃中躁。大便必鞕。鞕則讝語。小承氣湯主之。曰陽明病。脈遲。雖汗出。不惡寒者。其身必重。短氣。腹滿而喘。有潮熱者。此外欲解。可攻裏也。手足濈然而汗出者。此大便已鞕也。曰傷寒四五日。脈沉而喘滿。汗出讝語者。以有燥屎在胃中也。須下之。曰二陽併病。太陽證罷。但發潮熱。手足漐漐汗出。大便難而讝語者。下之則愈。皆大承氣湯主之。曰三陽合病。腹滿身重。難以轉側。口不仁而面垢。讝語遺尿。若自汗出者。白虎湯主之。曰陽明病。脈浮而緊。咽燥口苦。腹滿而喘。發熱汗出。不惡寒。反惡熱。身重。若渴欲飲水。口乾舌燥者。白虎加人參湯主之。若脈浮發熱。渴欲飲水。小便不利者。猪苓湯主之。曰陽明病。汗出多而渴者。不可與猪苓湯。按此蓋白虎加人參湯之所之也 曰陽明病。自汗出。若發汗。小便自利者。此爲津液內竭。雖鞕不可攻之。當須自欲大便。宜蜜煎導而通之。若土瓜根及與大猪膽汁。皆可爲導。曰陽明病。下之。其外有熱。手足溫。不結胸。心中懊憹。饑不能食。但頭汗出者。梔子豉湯主之。

曰陽明病。發熱汗出。此爲熱越。不能發黄也。但頭汗出。身無汗。劑頸而還。小便不利。渴引水漿者。此爲瘀熱在裏。身必發黄。茵陳蒿湯主之。按此二條。皆陽明之變證也。此皆自裏達表者也。其三爲自表裏間而達表之綱。而其目凡六焉。論曰。傷寒五六日。已發汗而復下之。胸脇滿微結。小便不利。渴而不嘔。但頭汗出。往來寒熱。心煩者。此爲未解也。柴胡桂枝乾薑湯主之。曰傷寒發熱。汗出不解。心下痞鞕。嘔吐而下利者。大柴胡湯主之。曰傷寒十餘日。熱結在裏。復往來寒熱者。與大柴胡湯。但頭微汗出者。此爲水結在胸脇也。曰太陽病。脈浮而動數。頭痛發熱。微盜汗出。而反惡寒者。表未解也。按此蓋小柴胡湯之所之也曰三陽合病。脈浮大。但欲睡眠。目合則汗。按此蓋柴胡證之脫簡者也曰太陽中風。下利嘔逆。表解者乃可攻之。其人漐漐汗出。發作有時。頭痛。心下痞鞕滿。引脇下痛。乾嘔短氣。汗出不惡寒者。此表解裏未和也。十棗湯主之。此皆自表裏間而達表者也。其四爲仍在陽位。而稍已轉之綱。而其目凡三焉。論曰。太陽病。桂枝證。醫反下之。利遂不止。脈促者。表未解也。喘而汗出者。葛根黄連黄芩湯主之。曰發汗後。不可更行桂枝湯。汗出而喘。無大熱者。可與麻黄杏仁甘草石膏湯。曰太陽病。發汗後。大汗出。胃中乾。煩躁不得眠。若脈浮。小便不利。微熱消渴者。與五苓散主之。此皆仍在陽位而稍已轉者也。其五爲陰陽相錯之綱。而其目凡三焉。論曰。太陽病。發汗遂漏不止。

其人惡風。小便難。四支微急。難以屈伸者。桂枝加附子湯主之。曰傷寒。脈浮。自汗出。小便數。心煩微惡寒。脚攣急。按此蓋桂枝加附子湯之所之也　曰風濕相搏。骨節煩疼。掣痛不得屈伸。近之則痛劇。汗出短氣。小便不利。惡風不欲去衣。或身微腫者。甘草附子湯主之。此皆陰陽相錯者也。其六爲逐之于陰位之綱。而其目凡二焉。論曰。太陽病發汗。汗出不解。其人仍發熱。心下悸。頭眩。身瞤動振振。欲擗地者。眞武湯主之。曰心下痞。而復惡寒。汗出者。附子瀉心湯主之。此皆逐之于陰位者也。其七爲純于陰之綱。而其目凡八焉。論曰。病人脈陰陽俱緊。反汗出者。此屬少陰。曰少陰病。下利。脈微澀。嘔而汗出。必數更衣。反少者。當溫其上灸之。曰傷寒六七日不利。便發熱而利。其人汗出不止者死。按此三條。蓋皆四逆湯之所之也。　曰大汗出。熱不去。內拘急。四肢疼。又下利厥逆而惡寒者。曰大汗。若大下利而厥冷者。曰吐利汗出。發熱惡寒。四肢拘急。手足厥冷者。曰既吐且利。小便復利。而大汗出。下利清穀。內寒外熱。脈微欲絕者。皆四逆湯主之。曰下利清穀。裏寒外熱。汗出而厥者。通脈四逆湯主之。曰吐已下斷。汗出而厥。四肢拘急不解。脈微欲絕者。通脈四逆加猪膽汁湯主之。此皆純于陰者也。是之爲七綱三十有八目也。汗之有陰陽也。其於寒與熱。治法之備如此。不可不辨焉。大抵發汗之法在二三日。而日分一劑三服。其輕者。一服汗出病瘥。停後服。不必盡劑。其重者。半日許令三服盡。晝夜服至二三劑。此爲其大法矣。至其不解者。不止二三日。雖八九日十日以上。尚可發汗也。若其在二三日。而心悸者。不可發汗。當與小建中湯。又其在二三日。已發汗不解。蒸蒸發熱者。當與調胃承氣湯。若雖既及陽明。仍發熱惡寒。則亦尚可發汗。至其不惡寒惡熱。當下之。此爲其變法矣。脈證之轉機。固不可以幾。豈惟汗下哉。不可不審察焉。夫太陽之發之於汗也。陽明之祛之於下也。汗下皆耗津液之道也。此何以行之乎。以其不得止也。何以不得止乎。以其非此則無可除之道也。是故其行之在一旦。而不敢強也。因戒其發汗曰。不可令如水流漓。病必不除。又曰。若一服汗出病瘥。停後服。又曰脈微弱者。不可發汗。戒其下之。曰微和胃氣。勿令大泄下。又曰。若更衣者。勿服之。又曰。若一服讝語止。更莫復服。又曰不轉失氣者。愼不可攻也。惟治法爲爾。此豈非其行之在一旦。而不敢強乎。若果強之。則解不之于陰位焉。於是乎皐或發汗遂漏不止。或發汗過多。或發汗若下之。或大汗出後。或大下之後等之變脈證。而各具其變治法矣。少陽之制之於中位也。此何以不行汗下乎。以其不在表。亦不在裏。故汗下皆非其所宜也。因戒之曰。少陽不可發汗。又曰。愼勿下之。亦惟治法爲爾。雖爾。能得其肯綮。則或發熱汗出而解。故例曰。若柴胡證不罷者。復與柴胡湯。必蒸蒸而振。卻發熱汗出而解。夫行發汗之藥。而汗出。固其所也。柴胡本是非發汗之藥。而反發汗。則於法得無背馳乎。此殊不然。以其非發汗之藥。故雖汗出乎。於法無有背馳矣。若果行之發汗之藥。則雖汗出乎。病必不除矣。故雖均汗出乎。在得其肯綮與否。而有除與否之差也。不啻汗出而解爲然。其於得屎而解。亦無不皆然矣。脈證之轉機。固不可以幾。豈惟汗下哉。不可不審察焉。

消渴四道 附承氣白虎之辨

消渴亦有陰陽矣。而治之之法。分爲四道焉。其於陽也。惟專於二陽。而熾於陽明。太陽不與也。其於陰也。惟專於二陰。而甚於厥陰。太陰不與也。蓋三陽之主熱也。太陽則表之表。而太輕且緩。故未與于此矣。少陽則間乎表裏。而重於太陽。而輕於陽明。故既及于此矣。陽明則表之裏。而愈重且急。故最熾于此矣。此因其津液之爲熱所耗故也。三陰之主寒也。太陰則裏之初。而稍輕且緩。故未與于此矣。少陰則裏之本。而重於太陰。而輕於厥陰。故既及于此矣。厥陰則裏之末。而益重且急。故甚于此矣。此因其津液之爲寒所耗故也。此爲消渴之別焉。消渴之爲病。或熱或寒。雖固有其別。而其耗津液則一也。夫惟一也。是以逼三方於陰陽。而隨其證也。各有法焉。渴欲飲水。口乾舌燥。無論其小便。是乃白虎湯之所之也。若其小便不利。是乃猪苓湯之所之也。若小便不利。有表證。是乃五苓散之所之也。

三方之各隨其證也如此。此之爲三法焉。又意欲飲水反不渴。是乃文蛤散之所之也。此雖均欲飲水。而反不渴。則於證最爲輕矣。乃與之而不差。於是繼及五苓散而已。此既曰不渴。則雖如不類乎。觀乎其繼及五苓散。則亦爲不太相遠。當屬爲一法。合上三法。而爲治消渴之四法焉。又身黄小便不利。渴引水漿者。是爲茵陳蒿湯之所之也。乃如其曰。渴引水漿則類矣。而不曰欲飲水則不類也。惟以其所主之不在于此。而在于發黄也。又熱利下重。欲飲水者。是爲白頭翁湯之所之也。乃如其曰欲飲水則類矣。而不曰渴則不類也。亦惟以其所主之不在于此。而在于下利也。又少陰病。口燥咽乾者。及自利清水。色純青。心下必痛。口乾燥者。是皆爲大承氣湯之所之也。乃如其曰口燥咽乾。曰口乾燥。則類矣而不曰渴。不曰欲飲水則不類也。亦惟以其所主之不在于此。而在於熱與利也。又如小青龍湯。小柴胡湯。柴胡桂枝乾薑湯等。亦皆兼治渴。惟兼治之。故亦爲不類矣。凡之六者。皆類而不類。故不取之於專治渴之法也。又有雖渴欲飲水。或小便不利乎。不可必施治焉者。例曰發汗後。大汗出。胃中乾。煩躁不得眠。欲得飲水者。少少與飲之。令胃氣和則愈。又曰厥陰病渴欲飲水者。少少與之愈。又曰。大下之。復發汗。小便不利者。亡津液故也。勿治之。得小便利。必自愈。夫渴之與小便不利。固與于病焉。而又或有不與于病焉者。乃其與于病焉者。藥之所能治也。其不與于病焉者。非藥之所能治也。故以先與之水。而不施治爲法焉。可見其愼於藥而不苟施也。於是乎知所謂調理之劑。古之所必無也。故不審其所由。而强施之治則妄也。與其强施之爲妄也。不若先其所由是審之無謬也。夫然後尙不愈。於是乎施治。亦爲未晚也。例又曰。渴欲飮水。少少與之。但以法救之。渴者宜五苓散是也。不可不愼矣。

有曰渴欲飮水數升。口乾舌燥者。有惟曰口燥舌乾。而不曰欲飮水者。此二者。固易混焉。易混而又既異焉。既異之故。方法亦從異焉。不可不辨矣。乃如其曰。欲飮水數升。則無論其數飮。雖未必至數升。而有欲大得水以甘心之意。以故形容其情狀爾。不爾。既曰渴。而復曰欲飮水數升者。似乎複而重矣。故其渴而欲飮水數升者。此則白虎湯之所之也。如其惟曰口燥舌乾。而不曰欲飮水。則雖本無其欲大飮之意乎。惟其乾燥之太甚。非濕以潤之。必有所不堪。以故時飮而快意爾。不爾。不曰渴。又不曰欲飮水者。似乎遺而失矣。故其不渴而不欲多飮水者。此則承氣湯之所之也。此二者之易混也若此。若此而又既異也若此。夫若此之故。方法之從異也。亦若此焉。此二湯之所之之辨也。夫既辨此之辨。而後又有辨焉。亦不可不辨矣。大抵此二者之於證。皆陽明也。陽明也者。主乎胃焉。胃焉者。津液之府也。而熱極于茲矣。是故熱既及于胃。則律液爲其所驅。而汗自出。口乾燥而渴。大便非難則鞕。此其熱之客于肌膚。名爲身熱。若熱既入于胃。則津液愈所耗。而汗愈多。口愈燥。舌愈乾。大渴而煩。或譫語。大便非鞕則不大便。此其熱之鬱于分肉。名爲惡熱。若熱既結于胃。則津液益所竭。而汗亦多。口益燥。舌益乾。譫語煩躁。非不大便則燥屎。此其熱之常匿而微顯。以時大發。名爲潮熱。惟陽明也者。熱之極也。是以詳悉其情狀。歧名以爲三者。亦足以見其輕重矣。雖乃有其熱之或及或入或結之別乎。其及乎口燥舌乾之與于津液則一也。而如其既及者與既入者。則渴欲飲水。至乎其既結者。則不欲多飲。此似乎其所以輕者反重。其所以重者反輕何耶。惟其既及者與既入者之所以渴欲飲水者。此其熱之猶在于膚之與肉。而勢達乎外者也。於是乎渴欲飲水爾。較之其結者。則爲稍輕矣。惟其既結者之所以不欲多飲者。此其熱之常匿而微顯。但當其大發之時。少不得不渴。則鮮其達乎外之勢者也。於是乎不欲多飲爾。較之其及者與入者。則爲太重矣。一則以渴欲飲水爲之證。與之白虎湯。以挫其既及既入之熱也。一則以不欲多飲爲之證。與之承氣湯。以走其既結之熱也。或挫之。或走之。雖術之如不齊乎。至于其救津液則一也。是之爲後之辨焉。夫雖既能辨前之所辨之辨。而又不復辨此之辨。則何術之施也矣哉。

故亦不可不辨矣。

又有因瘀血而口燥舌乾。或消渴者。亦不爲不易混。而脈證各有其分具焉。則又何可混也矣哉。辨詳于瘀血之篇。可以審焉已矣。

腹滿二道

腹滿亦有陰陽矣。其凡二道焉。而治法則十有九也。陽之主熱也。陰之主寒也。熱之與寒。皆爲腹滿焉。而太陽少陽之在于肌表與胸脇也。則不及于此矣。惟發汗吐下之後。或爲腹滿者。既是非其本位也。至于陽明。乃爲腹滿者。以其熱之實于胃也。腹滿本是太陰之所分。而非陽明之所分也。陽明之薄于太陰。而其熱之熾。遂延于其隣。以爲腹滿者也。此其於腹滿。是之爲陽位矣。太陰之爲腹滿者。以其寒之客于腹。此爲其正位也。少陰厥陰之爲腹滿者。此二者亦不遠于太陰。而其寒之凝。升達于其上者也。此其於腹滿。是之爲陰位矣。陰陽之別。在于寒之與熱。寒熱之分。在于胃實之與自利。腹診之差。在于鞕之與濡。脈候之辨。在于浮之與沉。此爲其概矣。腹滿之雖太陰之所分乎。析爲寒熱二者焉。熱之極于胃實也。雖滿之在于腹乎。下之而瘳。故其於方劑。以承氣湯爲之主也。寒之極于自利也。雖滿之在于腹乎。溫之而痊。故其於方劑。以四逆湯爲之主也。即其在于陽位者之於治法。凡八焉。論曰。陽明病。脈遲。雖汗出。不惡寒者。其身必重。短氣。腹滿而喘。有潮熱者。此外欲解可攻裏也。手足濈然而汗出者。此大便已鞕也。大承氣湯主之。曰若腹大滿不通者。可與小承氣湯。微和胃氣。勿令大泄下。曰發汗不解。腹滿痛者。急下之。曰大下後。六七日不大便。煩不解。腹滿痛者。此有燥屎也。曰腹滿不減。減不足言。當下之。皆宜大承氣湯。曰傷寒七八日。身黄如橘子色。小便不利。腹微滿者。茵陳蒿湯主之。曰太陽病。重發汗。而復下之。不大便五六日。舌上燥而渴。日晡所小有潮熱。從心下至少腹鞕滿而痛。不可近者。大陷胸湯主之。曰傷寒吐後。腹脹滿者。與調胃承氣湯。此皆其在于陽位者之治法也。其在于陽位。而證之相交者之於治法。凡四焉。論曰。陽明中風。口苦咽乾。腹滿微喘。發熱惡寒。脈浮而緊。曰陽明病。脈浮而緊。咽燥口苦。腹滿而喘。發熱汗出不惡寒。反惡熱。身重。若渴欲飲水。口乾舌燥者。白虎加人參湯主之。若脈浮發熱。渴欲飲水。小便不利者。猪苓湯主之。曰三陽合病。腹滿身重。難以轉側。口不仁而面垢。譫語遺尿。若自汗出者。白虎湯主之。曰陽明中風。脈弦浮大而短氣。腹部滿。脇下及心痛。又按之氣不通。鼻乾不得汗。嗜臥。一身及面目悉黄。小便難。有潮熱。時噦。耳前後腫。刺之小差。外不解。病過十日。脈續浮者。與小柴胡湯。此皆其在于陽位。而證之相交者之治法也。其在于陽位。而不及胃實者之於治法。凡二焉。論曰。發汗後。腹脹滿者。厚朴生薑甘草半夏人參湯主之。曰傷寒下後。心煩。腹滿。臥起不安者。梔子厚朴湯主之。此皆其在于陽位。而不及胃實者之治法也。其在于陽位。而似于陰位者之於治法也。論曰。太陽病。過經十餘日。心下溫溫欲吐。而胸中痛。大便反溏。腹微滿。鬱鬱微煩。先此時。自極吐下者。與調胃承氣湯是也。其自陽位而遂之于陰位者。及其不大便者之於治法也。論曰。本太陽病。醫反下之。因而腹滿時痛者。屬太陰。桂枝加芍藥湯主之。大實痛者。桂枝加大黃湯主之是也。其在于陰位者之於治法也。論曰。下利腹脹滿。身體疼痛者。先溫其裏。宜四逆湯是也。其在于陰位。而不大便者之於治法也。論曰。少陰病。六七日。腹脹不大便者。急下之。宜大承氣湯是也。腹滿之有陰陽。而其治法之分爲十有九者若此。不可不審焉。且桂枝加大黃湯之於大實痛也。大承氣湯之於不大便也。亦不可無辨矣。彼則本太陽病。醫反下之。遂及于此而已。故不曰太陰病。而曰屬。而其於證。非若口乾舌燥之比也。於是乎知其大實痛之非燥屎也。所以行大黃芍藥也。此則其六七日之前。蓋眞武湯或附子湯之證。遂及于此而已。故直曰少陰病。而其於證。必口乾舌燥者也。於是乎知其不大便之果燥屎也。所以行之大黃芒硝也。之二者之於辨。亦不可不審焉。

腹痛二道

腹痛之有陰陽也。亦惟以熱以寒。其凡二道焉。而治法則十有二也。乃其寒與熱之爲腹痛也。亦與其爲腹滿。無以大異矣。腹痛腹滿。本是太陰之所分。而其定位也。雖然熱之或及于此也。寒之或逼于此也。不得不滿。亦不得不痛。此二者之所以有陰陽也。乃其在于陽位。而不實于胃者之於治法。凡三焉。論曰。傷寒陽脈濇。陰脈弦。腹中急痛者。法當先與小建中湯。不差者。與小柴胡湯。曰傷寒胸中有熱。胃中有邪氣。腹中痛。欲嘔吐者。黃連湯主之是也。其在于陽位。而實于胃者之於治法。凡三焉。論曰。病人不大便五六日。繞臍痛。煩躁發作有時者。此有燥屎。故使不大便也。曰發汗不解。腹滿痛者。急下之。曰大下後。六七日不大便。煩不解。腹滿痛者。此有燥屎也。皆宜大承氣湯是也。其自陽位。而之于陰位者之於治法。凡二焉。論曰。太陽病。醫反下之。因而腹滿時痛者。屬太陰。桂枝加芍藥湯主之。大實痛者。桂枝加大黃湯主之是也。其在于陰位者之於治法。凡四焉。論曰。少陰病。二三日不已。至四五日。腹痛。小便不利。四肢沉重疼痛。自下利者。此爲有水氣。眞武湯主之。曰少陰病。二三日至四五日。腹痛小便不利。下利不止。便膿血者。桃花湯主之。曰少陰病四逆。其人或欬。或悸。或小便不利。或腹中痛。或泄利下重者。四逆散主之。曰少陰病。下利清穀。裏寒外熱。手足厥逆。脈微欲絕。身反不惡寒。或腹痛者。通脈四逆湯主之是也。腹痛之有陰陽。而其治法之分爲十有二者若此。亦不可不審焉。又如寒疝及蚘蟲等之於腹痛。雖不在於此數乎。要皆屬于寒者也。是以其於方劑。必用附子烏頭乾薑蜀椒之類。可以見已。

燥屎宿食八道

燥屎宿食之爲匹也。其候之之目。凡八道焉。而其治法則一也。熱之入于胃。卽是燥屎宿食之所成也。熱之入于胃。其熱但熾而未成物。此之謂白虎。旣已成物而有形。此之謂承氣也。論曰。陽明病。讝語有潮熱。反不能食者。胃中必有燥屎五六枚也。此其一也。曰不大便五六日。繞臍痛。煩躁發作有時者。此有燥屎。故使不大便也。此其二也。曰小便不利。大便乍難乍易。時有微熱。喘冒不能臥者。有燥屎也。此其三也。曰傷寒五六日。脈沉而喘滿。汗出讝語者。以有燥屎在胃中也。此其四也。曰大下後六七日不大便。煩不解。腹滿痛者。此有燥屎也。所以然者。本有宿食故也。此其五也。曰下利讝語者。有燥屎也。此其六也。曰下利脈滑而數者。有宿食也。此其七也。曰下利不欲食者。以有宿食故也。此其八也。皆宜大小承氣湯。燥屎宿食之爲匹也。雖分爲八。而其治法則一也。治法之雖一。而八者不可不分焉。燥屎本是因宿食之爲熱所焦而成焉者也。蓋素有宿食。而熱入于胃。則爲其勢所扇激。而津液必走乎外。涸乎內。宿食遂焦。此燥屎之所以成也而其所以爲匹也。而其所以一治法也。若夫熱之獨恣其勢於內。則亦能足焦胃也。詎謂屎之益燥。獨能不焦胃乎。二者不或食養之繼。終將係于命期。是故屎之燥。不可不下也。熱之勢。不可不挫也。承氣以下之。白虎以挫之。是之爲治法也。屎之成燥也。熱之恣勢也。唯在其緩急。而本非有二途。則其於治法。亦當一之而已。此何以二之耶。夫屎之物而有形。熱之邪而無形。不可得而一也。有形之故。下而去之於外也。無形之故。挫以禦之於內也。此其所以二之也。熱之雖一乎。其未得物之初。孰與其得物之熾耶。譬猶火之違就其燥焉。當其未得物之初也。漑之以水。則鮮其不滅矣。此卽白虎湯之挫之也。及其得物之熾也。漑之未足以滅。不若急徹去夫燥之物。不使其違就也。此卽承氣湯之下之也。或漑以水。或徹去物。至其救火則一也。乃挫之。乃下之。及其除熱則一也。惟仲景氏之術爲然。仲景氏之於術。獨具于其候之目與其治法。則其可據以行于今者。亦惟此而已。故燥屎宿食之爲匹也。於其候之目與其治法。豈可不審焉矣哉。豈可不審焉矣哉。

瘀血二道

瘀血之成于熱也。其綱凡二道焉。而吐衄及打撲墜損不與也。熱或入血室。或結膀胱。則能腐其血。血之腐也。由于瘀熱。故命血以瘀也。而或血室。

或膀胱、處方之隨其候而異。此其綱之所以爲二道也。乃其入血室也、其候之之目、凡四焉。曰經水適來、胸脇下滿、如結胸狀、譫語。一也。曰經水適斷、如瘧狀、往來寒熱、發作有時。二也。曰晝日明了、暮則譫語、如見鬼狀。三也。曰下血譫語。四也。是皆小柴胡湯之證也。其結膀胱也、其候之之目、凡八焉。曰其人如狂、少腹急結、血自下。一也。曰其人發狂、少腹鞕滿、小便自利。二也。曰其人善忘、屎雖鞕、大便反易、其色必黑。三也。曰消穀善饑、不大便、四也。曰一身手足盡熱、便血、五也。曰唇萎舌青、口燥、但欲漱水而不欲嚥、胸滿無寒熱、腹不滿而言我滿、六也。曰如熱狀、煩滿、口乾燥而渴、反無熱、七也。曰下利數十日不止、暮卽發熱、少腹裏急、腹滿、手掌煩熱、唇口乾燥、八也。是卽桃核承氣湯、抵當湯之證也。大抵此二湯之於別、在其新久之與其輕重也。血自下與畜血、急結與鞕滿、此爲新久輕重之別也。口燥、但欲漱水而不欲嚥、此大類乎承氣湯之證、惟無寒熱、腹不滿、爲其別也。雖或渴乎、反無熱、此頗異乎白虎湯之證。雖或發熱乎、少腹裏急、亦爲其別也。若其入血室與結膀胱、此二者之於別、一則上在于胸脇、一則下在于少腹。經水適來與血自下、經水適斷與久爲畜血、是之爲其別也。瘀血之於候也、其綱凡二道、而其入血室之目四、其結膀胱之目八、而其於別也若此。不可不審焉。又如經水不利及過多等、則不在此之數也。

下利六道

下利之爲證。雖區以衆多。而其所統。亦惟在寒之與熱。寒之與熱。二者之所以爲下利者。寒始受之於裏者。而其爲吐利腹痛。固其所也。惟熱雖始受之於表乎。遂內及于胃。則亦能爲嘔爲下利。勢之使然也。頗似寒而異。何以見其異乎。此則惟熱是主之爲異。寒則不主乎熱矣。雖下利之相似。而寒熱之果異。豈可混乎。寒熱也者。陰陽之謂也。此二者之於綱。歧以爲六焉。有合病之自下利者。有併病之自下利者。或本不可下而反下之。利遂不止。猶在于陽位也。或未可下而數下之。利不止。遂之于陰位也。或因裏熱也。或因裏寒也。此之爲六綱也。而其目則四十有二焉。是乃隨其轉機而制之者也。不可不辨矣。合病之自下利者凡三焉。論曰。太陽與陽明合病者。必自下利。葛根湯主之。曰太陽與少陽合病。自下利者。黃芩湯主之。曰陽明少陽合病。必下利。其脈滑而數者。有宿食也。大承氣湯主之。此三者。皆合病之自下利者也。併病之自下利者凡五焉。論曰。傷寒發熱。汗出不解。心下痞鞕。嘔吐而下利者。大柴胡湯主之。曰太陽病。過經十餘日。心下溫溫欲吐。胸中痛。大便反溏。腹微滿。鬱鬱微煩。先此時自極吐下者。與調胃承氣湯。曰若自下利。脈反和者。此爲內實也。宜調胃承氣湯。曰陽明病。發潮熱。大便溏。小便自可。胸脇滿不去者。小柴胡湯主之。曰傷寒汗出解之後。心下痞鞕。乾噫食臭。脇下有水氣。腹中雷鳴下利者。生薑瀉心湯主之。此五者。皆併病之自下利者也。本不可下而反下之。利遂不止。猶在于陽位者。凡二焉。論曰。太陽病。桂枝證。醫反下之。利遂不止。脈促者。表未解也。喘而汗出者。葛根黃連黃芩湯主之。曰傷寒中風。醫反下之。其人下利日數十行。穀不化。腹中雷鳴。心下痞鞕而滿。乾嘔心煩不得安。甘草瀉心湯主之。此二者。皆本不可下而反下之。利遂不止。猶在于陽位者也。未可下而數下之。利不止。遂之于陰位者。凡五焉。論曰。太陽病。外證未除而數下之。遂協熱而利。利下不止。心下痞鞕。表裏不解者。桂枝人參湯主之。曰傷寒服湯藥。下利不止。心中痞鞕。服瀉心湯已。復以他藥下之。利不止。醫以理中與之。利益甚。赤石脂禹餘糧湯主之。曰傷寒。醫下之。續得下利。清穀不止。身疼痛者。急當救裏。曰脈浮而遲。表熱裏寒。下利清穀者。皆宜四逆湯。曰假令已下之。脈數不解。而下不止。協熱而便膿血者。桃花湯主之。此五者。皆未可下而數下之。利不止。遂之于陰位者也。因裏熱者。凡十焉。論曰。少陰病。自利清水。色純青。心下必痛。口乾燥者。急下之。宜大承氣湯。曰少陰病。下利六七日。欬而嘔渴。心煩不得眠者。猪苓湯主之。曰少陰病。四逆。其人或欬。或悸。或小便不利。或腹中痛。或泄利下重者。四逆散主之。曰熱利下重者。白頭翁湯主之。曰下利讝語者。有燥屎也。小承氣湯主之。曰下利脈平。按之心下鞕者。急下之。曰下利脈遲而滑者。內實也。利未欲止。當下之。曰下利脈反滑。當有所去。下之乃愈。曰下利差後。至其年月日復發者。以病不盡故也。當下之。曰下利不欲食者。以有宿食也。當下之。皆宜大承氣湯。此十者。皆因裏熱者也。因裏寒者。凡十有七焉。論曰。自利不渴者。屬太陰。以其藏有寒故也。當溫之。宜服四逆輩。曰欲吐不吐。心煩。但欲寐。五六日自利而渴者。屬少陰也。曰少陰病。二三日不已。至四五日。腹痛小便不利。四肢沉重疼痛。自下利者。此爲有水氣。眞武湯主之。曰少陰病。二三日至四五日。腹痛小便不利。下利不止。便膿血者。桃花湯主之。曰少陰病。下利咽痛胸滿心煩者。猪膚湯主之。曰少陰病。下利脈微者。與白通湯。利不止。厥逆無脈。乾嘔煩者。白通加猪膽汁湯主之。曰大汗。若大下利而厥冷者。曰大汗出。熱不去。內拘急。四肢疼。又下利厥逆而惡寒者。曰吐利汗出。發熱惡寒。四肢拘急。手足厥冷者。曰既吐且利。小便復利。而大汗出。下利清穀。內寒外熱。脈微欲絕者。曰下利腹脹滿。身體疼痛者。皆四逆湯主之。曰下利清穀。裏寒外熱。汗出而厥者。曰少陰病。下利清穀。裏寒外熱。手足厥逆。脈微欲絕。身反不惡寒。其人或面赤色。或腹痛。或乾嘔。或咽痛。或利止脈不出者。皆通脈四逆湯主之。曰惡寒脈微而復利。利止亡血也。四逆加人參湯主之。曰少陰病。吐利。手足厥冷。煩躁欲死者。吳茱萸湯主之。曰傷寒。本自寒下。醫復吐下之。寒格更逆吐下。若食入口卽吐者。乾薑黃連黃芩人參湯主之。曰霍亂頭痛發熱。身疼痛。熱多欲飲水者。五苓散主之。寒多不用水者。理中丸主之。此十有七者。皆因裏寒者也。是之爲四十有二目也。下利之爲證。雖區以衆多。而統之於陰陽。歧以綱之與目。隨其轉機而制之也。若此。豈可不辨矣哉。且燥屎之必譫語也。須辨於鄭聲。宿食之必滑數也。須辨於微澀。熱利之與協熱利。大不同也。裏有熱而下利。欲飲水者。謂之熱利也。本裏有寒。協合外熱以下利者。謂之協熱利也。熱利則脈數有力。協熱利則脈微弱。此爲其辨也。凡是皆寒熱之易混也。亦不可不辨矣。

厥二道

厥之爲證。惟在于二陰焉。肇于少陰。而極于厥陰。太陰則不與也。而有寒有熱。凡二道焉。其綱八而其目三十有三也。不惟寒之極能爲厥。熱之極亦能爲厥也。其因殊乎內。而其證肖乎外。外雖肖。內果殊。故厥之極于厥陰也。曰寒曰熱。此爲其分。此其凡之所以爲二道也。於是有上下之位。有輕重之等。故其於處方也。無不隨以差之。此其綱之所以爲八。而其目之爲三十有三也。不可不審辨矣。厥之設名也。凡八焉。以物其輕重也。少陰曰手足寒。厥陰曰厥。曰厥寒。曰厥冷。曰逆冷。曰厥逆。曰藏厥。曰蚘厥。此之爲厥之八名也。而其輕重之於物。亦不可不審辨矣。寒卽溫之反。言其人自覺其寒也。厥謂微冷也。厥寒言外候之微冷。而內自覺其寒也。至如厥冷逆冷厥逆。則不必自覺。皆以外候言之也。厥逆逆冷。皆其冷上及腕肘脛膝者。所以名曰逆也。藏厥則不但及腕肘脛膝。旣及其肌膚者也。蚘厥則其有將息者也。故藏厥重於厥逆逆冷。蚘厥輕於藏厥也。厥逆逆冷。重於厥冷。寒之與厥寒。輕於厥冷者也。故厥本雖名於逆冷。而但曰厥。則以微冷言之彰矣。此之爲輕重之物也。而厥冷厥逆。雖在少陰之位。而已屬厥陰者也。故少陰之言厥冷厥逆者。此始於少陰。遂之于厥陰者也。太陽之言厥者。亦無不皆然矣。厥之極于厥陰也。其於寒與熱。與上下之位。與輕重之等。則處方之所以隨以差之也。故我非執其綱目以臨之。則將何以得名之與物。相愜而不失乎。名正而物定。綱舉而目隨。所以審辨也。何謂八綱三十有三目乎。一綱者。吐利而厥冷。其目凡二焉。論曰。少陰病。吐利手足厥冷。煩躁欲死者。吳茱萸湯主之。此其專于吐。而位之在上焉者也。曰吐利汗出。發熱惡寒。四肢拘急手足厥冷者。四逆湯主之。此其專于利。而位之在下焉者也。雖吐利厥冷之如一乎。惟其於位爲爾。何以言之。觀乎他用吳茱萸湯。或曰食穀欲嘔。或曰乾嘔吐涎沫頭痛。或曰嘔而胸滿。則豈非盡專于吐乎。故曰。位之在上焉者也。觀乎他用四逆湯。或曰下利清穀。裏寒外熱。汗出而厥。或曰大下利而厥冷。或曰下利厥逆而惡寒。或曰下利腹脹滿。身體疼痛。或曰下利清穀。內寒外熱。脈微欲絕。則豈非盡專于利乎。故曰位之在下焉者也。二綱者。結于胸中。或嘔而手足寒厥冷。其目凡四焉。論曰。少陰病。飲食入口則吐。心中溫溫欲吐。復不能吐。始得之。手足寒。脈弦遲者。此胸中實。不可下也。當吐之。按此蓋瓜蒂散之所之也 曰病人手足厥冷。脈乍緊。心中滿而煩。饑不能食者。病在胸中。當須吐之。宜瓜蒂散。此其於證也。大類于吳茱萸湯之所之。然彼則專于嘔吐。此則邪實于胸。是之爲其別也。曰若膈上有寒飲。乾嘔者。不可吐也。急溫之。宜四逆湯。按始曰脈弦遲或乍緊。而此不言者。此蓋微細或弱者也。曰嘔而脈弱。小便復利。身有微熱。見厥者難治。四逆湯主之。此其於證也。亦大類于吳茱萸湯之所之。然彼則專于嘔吐。此則精奪于內。是之爲其別也。一則胸。一則內。亦惟上下之位爾。三綱者。下利而厥逆。其目凡六焉。論曰。少陰病。下利脈微者。與白通湯。利不止。厥逆無脈。乾嘔煩者。白通加猪膽汁湯主之。曰下利厥逆而惡寒者。曰大下利而厥冷者。皆四逆湯主之。曰下利清穀。裏寒外熱。汗出而厥者。曰少陰病。下利清穀。裏寒外熱。手足厥逆。脈微欲絕。身反不惡寒。其人或面赤色。或腹痛。或乾嘔。或咽痛。或利止脈不出者。皆通脈四逆湯主之。曰少陰病。下利脈微澀。嘔而汗出。必數更衣。反少者。當溫其上灸之。按此雖不曰厥乎。觀于其曰脈微澀。曰溫其上。則必當有厥證耳。溫字蓋指四逆湯也。以其灸足。故曰其上耳。四綱者。不關吐利。或利後厥冷。其目凡十有二焉。論曰。若重發汗。復加燒鍼者。曰病發熱頭痛。脈反沉。若不差。身體疼痛。當救其裏。曰少陰病。脈沉者。急溫之。皆四逆湯主之。按此三條。不曰厥者。蓋略之也。曰傷寒脈微而厥。至七八日膚冷。其人躁無暫安時者。此爲藏厥。非爲蚘厥也。曰病者手足厥冷。言我不結胸。小腹滿。按之痛者。此冷結在膀胱也。曰傷寒六七日。脈微。手足厥冷。煩躁者。灸厥陰。曰傷寒五六日。不結胸。腹濡。脈虛。復厥者。不可下。此爲亡血。曰傷寒脈促。手足厥逆者。可灸之。曰下利後脈絕。手足厥冷。晬時脈還。手足溫者生。脈不還者死。按以上六條。蓋皆四逆湯之所之也。曰發汗若下之。病仍不解。煩躁者。茯苓四逆湯主之。按此不曰厥者。蓋略之也。曰吐已下斷。汗出而厥。四肢拘急不解。脈微欲絕者。通脈四逆加猪膽汁湯主之。曰傷寒六七日。大下後。脈沉而遲。手足厥逆。下部脈不至。咽喉不利。唾膿血。泄利不止者。爲難治。麻黄升麻湯主之。按此方似大可疑。本草麻黄條下。引此證作麻黄湯。亦未可必也。五綱者。因蚘蟲而厥。其目一焉。論曰。蚘厥者。其人當吐蚘。令病者靜。而復時煩。此爲藏寒。蚘上入膈。故煩。須臾復止。得食而嘔。又煩者。蚘聞食臭出。其人當自吐蚘。蚘厥者。烏梅圓主之。凡此五綱二十有五目者。皆專于寒。而其最重焉者也。六綱者。手足寒厥。寒厥。其目凡四焉。論曰。得之便厥。咽中乾。煩躁吐逆者。作甘草乾薑湯與之。曰傷寒厥而心下悸者。宜先治水。當服茯苓甘草湯。却治其厥。按此不載治厥之方。厥果微冷。則於法宜與當歸四逆湯已。曰少陰病。身體痛。手足寒。骨節痛。脈沉者。附子湯主之。曰手足厥寒。脈細欲絕者。當歸四逆湯主之。此一綱四目者。亦皆專于寒。而其稍輕焉者也。七綱者。熱深而厥深。其目凡二焉。按此蓋不大便。腹鞕滿而痛。口乾舌燥或渴者也。論曰傷寒一二日至四五日而厥者。必發熱。前熱者。後必厥。厥深者熱亦深。厥應下之。按此蓋承氣湯之所之也。曰傷寒脈滑而厥者。裏有熱也。白虎湯主之。此一綱二目者。皆專于熱。而其最重焉者也。八綱者。熱微而厥微。其目凡二焉。論曰少陰病四逆。按此雖曰四逆。未必厥逆者也。其人或欬或悸或小便不利。或腹中痛。或泄利下重者。四逆散主之。曰傷寒熱少厥微。指頭寒。默默不欲食。煩躁數日。小便利。色白者。此熱除也。欲得食。其病爲愈。若厥而嘔。胸脇煩滿者。其後必便血。按此蓋小柴胡湯之所之也。此一綱二目者。亦皆專于熱。而其稍輕焉者也。此之爲八綱三十有二目也。厥之爲證。惟在于二陰焉。肇于少陰。而極于厥陰。太陰則不與也。而有寒有熱。有上下之位。有輕重之等。雖均之爲厥乎。各有其分別。而處方之所以隨以差之者。悉具于八綱三十有三目。豈可不審辨矣哉。厥之極于厥陰也。率以發熱踰之。以爲生之候也。而發熱又有其可畏者。凡三焉。躁不得臥。此其一也。厥不止。此其二也。汗出不止。此其三也。此之爲死之候也。亦復不可不審辨矣。

傷寒之研究卷四

平安　中西惟忠子文甫著

日數

凡疾疢之於淺深緩急也。莫不脈證之盡焉。然又因日之多少。或爲之轉機。則日數何不擧也。所以繫之以日數也。雖則繫之以日數乎。亦惟槪擧以爲法焉爾。乃其不曰一日二日三日。而曰一二日二三日者。豈非槪擧乎。夫旣雖槪擧曰一二日二三日乎。因日之多少。或爲之轉機。則何可視以忽諸哉。於是乎知其曰一二日二三日者。以其初發之位。與發汗之過不及言之也。如其曰四五日五六日六七日。則以其旣轉者言之也。然又不無至此而猶不轉。至八九日或十日以上者。論曰。太陽病。脈浮緊。無汗發熱。身疼痛。八九日不解。表證仍在。此當發其汗。又曰。病過十日。脈但浮。無餘證者。皆宜麻黃湯。此皆旣至八九日十日以上。猶不轉者也。當是時也。猶行發汗之方。此爲法也。又曰。太陽病得之八九日。如瘧狀。發熱惡寒。熱多寒少。一日二三度發。宜桂枝麻黃各半湯。若輕于前證一等。而日再發。宜桂枝二麻黃一湯。若又不及其再三。宜桂枝二越婢一湯。此亦皆旣至八九日。猶不轉者也。故曰。其人不嘔。淸便欲自可。當是時也。亦猶行發汗之方。此爲法也。若其既轉也。在五六日。或爲往來寒熱。胸脇苦滿。默默不欲飲食。心煩喜嘔。宜小柴胡湯。既與小柴胡湯。嘔不止。心下急。鬱鬱微煩。宜大柴胡湯。若前證已愈。但渴。宜白虎湯。而其小便不利。宜猪苓湯。若微發熱。宜五苓散。此亦爲法也。其在六七日。或爲身熱。爲惡熱。爲潮熱。多汗。口燥舌乾而渴。欲大飲水。宜白虎加人參湯。若其脈滑疾。讝語煩躁。小便濁而數。不大便。或難或鞕。於是先與小承氣湯。審其燥屎之候。然後與大承氣湯。假令與大承氣湯。明日不大便。脈反微澀。不可更與之。此亦爲法也。是皆其既轉者也。論又曰。少陰病。始得之。反發熱。脈沉者。宜麻黄附子細辛湯。又曰。二三日與麻黄附子甘草湯。以二三日無裏證。故微發汗也。此以其發熱爲表證也。然則其指爲裏證者。何謂也。曰心中煩而不得臥。此其裏證之一也。曰腹痛小便不利。四肢沉重疼痛。自下利。此其裏證之二也。曰下利不止。便膿血。此其裏證之三也。乃其始在二三日。未有如此三裏證者。而反發熱脈沉。其所以爲無裏證也。此其未轉者也。至于二三日之後。見此三裏證。於是一則曰二三日以上。以與黄連阿膠湯。一則曰二三日不已。至四五日。以與眞武湯。一則曰二三日至四五日。腹痛小便不利。下利不止。明其既與眞武湯不愈。以與桃花湯。此亦爲法也。是皆其既轉者也。凡此等之類。皆概舉日之多少。繫之脈證。示其轉機焉爾。雖日數之不可強拘乎。其不可視以忽諸。大抵爲然。又有不曰一二日二三日。而曰一日二日三日者。如曰一日太陽受之。厥若靜者爲不傳云云。曰二三日陽明少陽證不見者云云。曰發於陽者七日愈。發於陰者六日愈云云。曰至七日以上自愈云云。曰欲解時。從某至某上。曰過經十三日云云。曰十三日不解云云。曰到經不解云云。曰三日三陽爲盡。三陰當受邪云云。曰至陰經上轉云云。曰後經中云云之類是也。雖均之以日數乎。與其取之於概。曰一二日二三日。自不同也。乃必之于此。曰一日二日三日者。蓋取諸素問也。素問之於說。一日太陽受之。經各一日。至厥陰。凡六日。是爲前經。至七日。再還太陽。復至厥陰。是爲後經。過此以往。十三日爲過經。遂又至有誤下越經等之傳也。此不取之於概。而必于此者也。必于此者。推之於理者也。推之於理者。施于事必差。仲景氏之於論。皆施于事者也。奈何從夫理之爲。而今及于此者。蓋後人謬竄仲景氏所論之似乎素問之說。取以自補者。遂傳于今耶。亦不可不擇矣。故今以其取于概者爲正。如其必于此者則舍旃。若以其必于此者。取之於概。則尙無害也。或固執而屈理。則固非也。又或併其正者棄之。則非之又非。豈足與議仲景氏之道也矣哉。

挈因命證

疾病之於變化。各有外候。外候謂之證。證必有因。謂其所由來者爲因也。凡論脈證之中。有挈因而命證焉者。如曰心下有水氣。曰脇下有水。曰胸中有熱。曰胃中有邪氣。曰胃中乾燥。曰胃中不和。曰胃氣不和。曰胃中有燥屎。曰胃中空虛。曰胃中虛冷。曰裏有熱。曰裏有寒。曰熱入血室。曰熱結在裏。曰熱在下焦。曰熱在膀胱。曰瘀熱在裏。曰寒濕在裏。曰水結在胸脇。曰冷結在膀胱。曰裏寒。曰胸有寒。曰寒實。曰熱實。曰熱越。曰熱利之類是也。是既挈而命之也。在于仲景氏。仲景氏各盡其所由來。具其外候。使以規則也。不必索之於藏府于內。當索之於外候焉而已。乃其於外候也。乾嘔咳喘渴噎。所以心下有水氣也。腹中雷鳴。所以脇下有水也。欲嘔吐。所以胸中有熱也。腹中痛。所以胃中有邪氣也。大汗出煩渴。所以胃中乾燥也。乾噫食臭。所以胃中不和也。惡熱譫語。所以胃氣不和也。不大便六七日。腹滿譫語潮熱。或腹滿痛。或繞臍痛。煩躁發作有時。所以胃中有燥屎也。下之後。爲胃中空虛也。自下利。爲胃中虛冷也。不大便十餘日。復往來寒熱。或潮熱譫語。或大渴舌上乾燥而煩。欲飲水數升。爲熱結在裏。亦爲裏有熱也。汗自出而渴。爲裏有寒也。經水適來。或斷。或下血。胸脇下滿。寒熱發作有時。譫語如見鬼狀。爲熱入血室也。少腹鞕滿。或急結。小便自利。其人如狂。或發狂。或一身手足盡熱。爲熱結膀胱。亦爲熱在下焦也。少腹滿。按之痛，手足厥冷。爲冷結在膀胱也。身黃如橘子色。大小便不利而渴。爲瘀熱在裏也。身目爲黃。小便不利而不渴。爲寒濕在裏也。往來寒熱。但頭汗出。爲水結在胸脇也。下利清穀。爲裏寒也。胸中痞。不得息。或心中滿。饑不能食。爲胸有寒也。心下鞕痛。無有熱氣。爲寒實也。心下鞕滿而痛。不大便數日。爲熱實也。不大便。發熱汗自出。爲熱越也。下利欲飲水。爲熱利也。各盡其所由來。具其外候。使以規則者若此。故欲循規則於仲景氏者。當索之於外候焉而已。何必索之於藏府于內也哉。

方證互略

處方之從脈證也。對舉以詳悉焉。然後或舉證而略方焉。或舉方而略證焉。見證而知方。見方而知證。所以使人自得於轉機之道也。如柴胡之於嘔。白虎之於渴。則證之所定也。故於此二者。舉證而略方焉。乾薑附子湯曰。下之後。復發汗。晝日煩躁不得眠。夜而安靜。不嘔不渴。桂枝附子湯曰。傷寒八九日。風濕相摶。身體疼煩。不能自轉側。不嘔不渴。此其於證。皆似柴胡及白虎而異。故舉證之所定。以略其方。使之不混也。曰此而有嘔。卽有柴胡。此而有渴。卽有白虎。如承氣之於胃實。四逆之於厥冷。則方之所本也。故於此二者。舉方而略證焉。調胃承氣湯曰。太陽病。三日發汗不解。蒸蒸發熱者。屬胃也。又曰。傷寒吐後。腹脹滿者。此其於方。固具胃實者也。

四逆湯曰。若重發汗。復加燒鍼者。又曰。病發熱頭痛。脈反沉。若不差。身體疼痛。當救其裏。又曰。少陰病。脈沉者。急溫之。茯苓四逆湯曰。發汗若下之。病仍不解。煩躁者。此其於方。固具厥冷者也。故於此二者。舉方之所本。以略其證。使之不眩也。此而承氣湯曰。此裏有實也。此而四逆湯曰。此欲厥冷也。故舉證而略方。舉方而略證者。欲使人辨其證于微也。又有承氣之略方焉者。如論曰。太陽病。得之八九日。如瘧狀。發熱惡寒。熱多寒少。其人不嘔。清便欲自可。是也。又有白虎之略證焉者。如論曰。傷寒脈浮滑。此表有熱。裏有寒。又曰。三陽合病。腹滿身重。難以轉側。口不仁而面垢。讝語遺尿。若自汗出者。又曰。傷寒脈滑而厥者。裏有熱是也。又有桂枝麻黃之略證焉者。如論曰。脈但浮者。又曰。脈浮者。病在表。可發汗。又曰。脈浮而數者。可發汗。又曰。脈浮虛者。宜發汗。又曰。脈浮無餘證者是也。此皆使人審諦其證於若存若亡之中。的然處其方也。又有舉重而略輕焉者。如桂枝湯之脈證。而以麻黃湯。四逆湯之脈證。而以通脈四逆湯。舉大承氣湯。而略小承氣湯之類是也。又有舉輕而略重焉者。如麻黃湯之脈證。而以桂枝湯。大柴胡或柴胡加芒硝湯之證。而以小柴胡湯。通脈四逆湯之證。而以四逆湯。舉小承氣湯。而略大承氣湯之類是也。此皆使人知不必拘輕重緩急之常例。而先後其處方之道也。此轉機之大者也。凡是皆或證或方。

略其所定之與其所本。互以發其活用者也。又有曰表裏證者。即指柴胡證言之也。此以其表之遠太陽。而其裏之未及陽明。故取之於少陽。以表裏連言爾。蓋以其位于中間也。既位于中間。故但爲之半猶可。謂爲半表半裏不可也。何則。或雖既及少陽乎。猶有太陽之證也。或雖既及陽明乎。猶有少陽之證也。或太陽之未罷。而見陽明之證也。是皆有表亦有裏者也。此何以不言之半表半裏。而言併病若轉屬轉入乎。表裏連言者。本是指中位之稱。而非半彼半此之稱也。然則表裏連言者。獨可於少陽。而不可於太陽陽明。可以知矣。故但爲之半猶可。謂爲半表半裏不可也。

方從表裏

脈證之有陰陽。而方劑之從之也。有專于表者。有專于裏者。有間于表裏者。此脈證有陰陽。而方劑有表裏也。三陽之爲表也。惟熱之主焉。而又立表裏。以辨其淺深緩急也。太陽則桂枝湯。麻黄湯。桂枝麻黄各半湯。桂枝二麻黄一湯。桂枝二越婢一湯。葛根湯。桂枝加葛根湯。大小青龍湯等。此皆其專于表之劑也。惟隨其脈證。而不拘其腹候也。陽明則白虎湯。猪苓湯。調胃大小承氣湯等。此皆其專于裏之劑也。必隨其外證與其腹候也。少陽則大小柴胡湯。柴胡加桂枝湯。柴胡桂枝乾薑湯。柴胡加芒硝湯。柴胡加龍骨牡蠣湯。黄芩湯等。此皆其間于表裏之劑也。亦必隨其外證與其腹候也。三陰之爲裏也。惟寒之主焉。未必立表裏而辨其淺深緩急。亦猶三陽也。太陰則理中湯。桂枝加芍藥湯。及加大黃湯等也。然若脈浮發熱。則取之於表。以桂枝湯也。少陰則附子湯。眞武湯。桃花湯。白通湯。四逆散。當歸四逆湯。甘草湯。桔梗湯。半夏散。苦酒湯等也。然若反發熱。則亦取之于表。以麻黃附子細辛湯。及麻黃附子甘草湯也。厥陰則四逆湯。通脈四逆湯。四逆加人參湯。通脈四逆加猪膽汁湯。當歸四逆加吳茱萸生薑湯。吳茱萸湯等也。此皆莫論其專于裏之劑。亦必隨其外證與其腹候也。又有始于熱而入于寒者。如太陽有乾薑甘草湯。乾薑附子湯。芍藥甘草附子湯。四逆湯。茯苓四逆湯。眞武湯。桂枝加附子湯。桂枝去芍藥加附子湯。桂枝附子湯。甘草附子湯。陽明有吳茱萸湯。四逆湯之類是也。有始于寒而出于熱者。如少陰有大承氣湯。厥陰有白虎湯。猪苓湯。白頭翁湯。小承氣湯。小柴胡湯之類是也。凡三陽三陰之所主論在于傷寒之機變焉。機變之百出。遂及于雜脈證。於是乎以其始于表者屬於三陽。以其始于裏者屬於三陰。是故有熱之謂發於陽。以表之主熱也。無熱之謂發於陰。以裏之主寒也。若夫及于雜脈證也。有表仍不解者。有其已解者。如葛根黃連黃芩湯。五苓散。茯苓甘草湯。小建中湯。桂枝加厚朴杏子湯。桂枝人參湯。黃連湯等。則兼表與裏之劑也。如桂枝去桂加茯苓白朮湯。芍藥甘草湯。厚朴生薑甘草半夏人參湯。麻黃杏仁甘草石膏湯。茯苓桂枝甘草大棗湯。茯苓桂枝白朮甘草湯。桂枝甘草湯。半夏瀉心湯。生薑瀉心湯。甘草瀉心湯。旋覆代赭石湯。大黃黃連瀉心湯。附子瀉心湯。及桂枝加桂湯之於奔豚。桂枝加龍骨牡蠣湯之於火逆。桂枝去芍藥加蜀漆牡蠣龍骨救逆湯之於火邪。梔子豉湯之於虛煩。白散之於寒實。茵陳蒿梔子蘗皮湯之於瘀熱發黃。麻黃連軺赤小豆湯之於寒濕發黃。大陷胸湯之於大結胸。小陷胸湯之於小結胸。瓜蒂散之結于胸中。十棗湯之引脇下痛。桃核承氣抵當湯之熱結膀胱。四逆湯之冷結膀胱。則皆專于裏之劑也。又有表裏遞用者。如桂枝湯之又於其氣上衝。茯苓甘草湯之又於厥而心下悸是也。夫脈證之有淺深緩急也。方劑之不無坦夷勁駿。於是先切其脈。問心胸。按心下。探腹中。候少腹。試手足。熱耶寒耶。淺深是察。緩急是視。然後宜坦夷。宜勁駿。隨投則隨和矣。或汗。或吐。或下。莫適非和焉。夫三陽三陰之統脈證。而方劑之旋轉運用也。猶循環之無端也。惟仲景氏之術爲然矣。

後之醫流。或必於脈。而不及腹。或必於腹。而不及脈。泥一而遺一。將欲以此而盡之耶。夫疾病之千品萬端。悉機於內。而形於外焉。乃候諸外。而察諸內者。惟脈之與證而已。仲景氏之論脈證也。有陰陽之分。有輕重之別。

上之頭頂。下之四支。或心胸。或心下。或腹中。或少腹。飲食之多少。前後之利不利。各其外候之具。并其脈診。千品萬端。莫所不盡焉。脈證之所以相依不離也。腹中之不可得而洞視。候之于皮上。則與脈診何異也。若必以脈診爲臆度。則腹候亦無非臆度也。脈不必遠。腹不必近。均之在于外候。則脈猶證。證猶脈也。腹何出乎證之外也。故曰。隨證治之。豈可泥其一而遺其一乎哉。又或專補氣之說。特癖坦夷之藥。謂非此則必害人。於是邪氣之太盛。愈守而不竣。終將不救矣。又或熾鬱滯之說。特癖勁駿之劑。謂非此則必不祛。於是精氣之既奪。益攻而不輟。遂將受敗矣。及此之時。告情而更醫。繼之以坦夷之藥。不日而痊者。間亦有之矣。至此而論曰。此前因我之勁駿之劑。其病已祛者也。不爾。彼之所與。與白飲何擇。又安能祛夫鬱滯乎。若又使渠論之。必曰。彼之爲術。不問藏府。不察虛實。惟攻是務。塵芥死生。我乃與峻補之虛劑。救其元氣。幸免於死已。倘猶委彼而是其所爲。則就于鬼籍必矣。彼則所謂慘刻之妄人也。其相非也。奚啻堅白。所謂圓枘而方鑿。何以能相入乎。夫癖坦夷之藥者。不知厚藥之妙也。癖勁駿之劑者。不見薄藥之効也。此其人一試。意不能忘。癖從此始也。其實則厚藥未必有妙。薄藥非必無効。要在於得其宜與否而已。亦豈可泥其一而遺其一乎哉。補氣仲景氏之所不言也。論中惟見溫字一二。於理中丸曰溫藥。於四逆湯曰溫。然皆非補之義也。此本因痰飲爲寒。吐利爲寒。而二方之能治之也。稱以爲溫已。然則與於小承氣湯及調胃承氣湯曰和何異。亦惟治之義已。豈可取之於補之義乎。後世溫補之說。蓋取于此。可謂誤矣。且有溫藥。而無寒藥。後之所謂寒藥。蓋取於溫補之反。亦可謂誤矣。鬱滯亦仲景氏之所不言也。理之於物。猶影之於形也。屑形而言影。何不可言也。疾病物也。鬱滯理也。屑物而言理。何不可言也。假令眎以爲水。莫觀非水焉。闚以爲火。莫候非火焉。爲氣爲血。爲有餘。爲不足。亦莫不皆然焉。是故斷以爲鬱滯。何病非鬱滯也。雖然。以影度形。則必乖。以理推物則必失。理雖或可言乎。奈夫物何。又何言鬱滯之爲。夫疾病之爲物。千品萬端也。千品萬端。則不得不眩惑。於是仲景氏之誘人也。統以陰陽。繫以脈證。統而不遺。繫而不滿。莫不隨其所在。而備其方法焉。則千品萬端。又何所眩惑乎。夫雖言百病之根柢於腹乎。外內感之邪。其謂之何。此不必言根柢於腹也。何則。人皆稟天地之氣。雖不知其所以然。而有風寒暑濕。行於其間焉。於是不拘于體之強壯羸弱。而時或感之矣。其既感之也。總名爲邪。邪之自外焉。則能爲熱。脈必浮。是之爲陽。其自內焉。則能爲寒。脈必沉。是之爲陰。陰陽各三矣。乃其於三陽也。惡寒發熱。是爲太陽爲表。於是與桂枝麻黃之劑。而發其汗。則其邪從去矣。汗本是一身之津液也。而今發之。能得不耗損乎。雖然。非此則無有夫邪之可解。是以一旦發之耳。然夫邪之必有淺深也。或一旦而不解。漸爲往來寒熱。是爲少陽。爲表裏。於是與柴胡之劑。而馳逐之。則其邪從去矣。此以其在于中間。發汗吐下。皆非其宜。是以馳逐之耳。及其最深也。遂爲身熱惡熱潮熱。是爲陽明。爲裏。於是與承氣之劑。而下之。則其邪從去矣。胃本是津液之原也。而今下之。能得不涸竭乎。雖然。非此則無有夫邪之可除。是以一旦下之耳。此爲三陽之概矣。其於三陰也。自利腹滿而時痛。是爲太陰。而有理中桂枝加芍藥之方也。但欲寐。自利而渴。是爲少陰。而有附子眞武之方也。吐利厥逆。是爲厥陰。而有四逆吳茱萸之方也。此爲三陰之略矣。而三陽三陰。又各有其變脈證。而方劑之從之也。奚暇枚擧焉。凡是皆外內感之邪。而不拘于體之強壯羸弱。豈可必言根柢於腹乎。雖言百病之根柢於腹乎。皆有外證具焉。是故非併外證而推之。必有所不盡矣。姑擧一而言之。假令少腹之急結鞕滿一也。或手足煩熱。或四支厥冷。此爲寒熱之分也。乃其所推之在外證。而處方之大不同也。均是在少腹。而候之於皮上。則未足以盡其分也。問其四肢。併之於此。纔足以盡之矣。於是其手足煩熱。爲熱結膀胱。其四支厥冷。爲冷結膀胱也。熱結。則桃核承氣湯。抵當湯。冷結。則四逆湯也。急結鞕滿之雖一乎。惟是寒熱之分。盡之於四肢。豈非其所推之在外證。而處方之大不同耶。是故但按其腹。而不併外證。何以能盡矣也哉。夫仲景氏之誘人也。統以陰陽。繫以脈證。千品萬端。莫所不盡焉。然則欲修仲景氏之術者。不可不盡其所盡。又何求之於他乎。然今此之不務。而取之於臆。必於脈。必於腹。或補氣。或鬱滯。泥一而遺一。厝物而言理。此皆未盡其所盡。所謂買櫝而還珠者也。豈足與議仲景氏之術矣也哉。

數量

藥有銖兩。水有升斗。而其煎煮之法。亦不一焉。古昔之所用。何太密也。舉其一二而言之。以厚朴枳實大黄之三品。名曰小承氣湯。又曰厚朴三物湯。又曰厚朴大黄湯。惟此三品。一無所更。而異其名。亦異其所之者。以其兩數之與升斗。與其煎煮之法也。有苓桂甘棗。有苓桂朮甘。有苓桂甘薑。惟此三湯。代棗以朮。代朮以生薑。而異其所之者。亦以其兩數之與升斗，與其煎煮之法也。其他如此類。不遑枚舉矣。柴胡瀉心之於再煎。大黄黄連之於麻沸。誰知其所以然之故也。惟度其所受之如何而已。古人既稽其宜。建以爲法。豈可以己之私。而溷古人之正法哉。是故銖兩升斗。及煎煮之法。不可不稽焉。雖然年逝世換。量衡亦沿革不一。是以推之於史遷之於世。觸乎類。索乎物。僅足以辨其概耳。於是諸家有所互發焉。近聞京師某生有所述。某生亦有所錄。於彼乎。於此乎。如沸如激。自非升平之化。

文運之融。稽古之道。六徧四闢。何以見斯盛哉。雖然。余未嘗一寓目。是以不知其是非也。曩歲肥後人邨井生。持其所撰藥量考來。示之於余。余倉卒讀過。雖未能盡認其言乎。猶記其義。大抵如可據矣。屬又我友備中人淺野生。著秤量考。寄諜之於余。余亦往有所考。既而失其稿。欲更起稿未果。得此著爲幸。乃閱其所考證。與余之所推。爲不大相背矣。故姑從其說。而不論于此也。邨井生之所撰。先行于世。繼之以淺野生之所著。而又復諸家之所發。接踵而起。則彼以雠對乎此。得銖兩升斗之平正。可企以望矣。豈不愉快哉。雖然。醫之臨術也。莫先乎審脈證焉。藥品次之。數量又次之矣。仲景氏既論脈證。爲之規則。不循其規則。處方將何之據。故莫先乎審脈證焉。藥有種品。因其土之厚薄。氣味自不同。氣味各愜仲景氏之所用。而後疾可得而治矣。若不愜仲景氏之所用。雖得其脈證。疾何以治。故藥品次之矣。銖兩升斗。各有其分備。然而量衡世有沿革。不可得而一也。縱有其所考。不能無毫釐撮勻之差。惟在其概耳。若能致其平正。而無毫釐撮勻之差。不得其脈證。則疾必不除。惟其脈證之與藥品。能得其所。而不失。則銖兩升斗之不致其平正。而有毫釐撮勻之差。疾何不瘳。故數量又次之矣。由是而觀之。銖兩升斗之於醫事。抑亦末也。故醫之於務。當以脈證爲先。而藥品爲次。然後及數量。未爲後矣。數量之於醫事。抑亦末也。

雖然。古昔之所用太密。則及其煎煮之法。亦皆一規則也。豈容忽諸哉。且夫銖兩之於考。必徵之於錢。以其無他可以徵者也。於是非半兩則五銖。或貨泉。又或開元錢等。據以爲徵矣。以余謂之。年逝世換之久。輪郭銷毀。則姑舍旃。雖未審古昔鑄錢之法如何乎。視諸本邦今時所鑄之法。作千萬模範。灩溶銅鐵。流入之於模範。則千萬一舉而成矣。未嘗一一修之形。亦未嘗一一較其輕重。是以不得少無大小厚薄之參差。豈暇一一修之。一一較之。以齊一之哉。雖古昔亦當然而已。是故五銖未必五銖。半兩未必半兩。惟平均數十錢。然後儳得其正耳。而今取其一而齊視之。豈其不差乎。不知其徵之以五銖之果正耶。又將以半兩之未正耶。故考之一二。爲其概則可。爲無毫釐之差。則不可也。然銖兩固不可不密也。何則。古昔之爲方。既因此而異其名。亦異其所之。然而今果不能如古。則未奈之何已。縱不能無毫釐之差。惟是醫事之末。無已據于概而已。故銖兩之於概。亦豈容忽諸哉。

加減法

夫藥也者。性之偏者也。非若穀肉果菜之常能養人也。人之自有常也。失常之謂疾。惟疾乎能害於人。爲其能害於人。服夫偏性之物。謀以除之也。乃同飲食入口也。不得其肯綮。則亦能害於人。是故聖者猶慎焉。古之精于此者。能辨人之所以疾者。與其所以除之者。聚藥而制方。欲使人之免疾而復常也。於是乎醫之職與焉。醫之職與。而其許不可得而稽焉。暨臻張仲景氏。論定而規則建焉。規則既建。而後人有依而據焉。於是乎各有所窺。亦未能一焉。夫未能一焉。又焉能一之也哉。雖然。我苟不一之於吾。則術何所修也。於是務一之於此。以修其術。乃取其所修。以臨術於今。幸見其不乖也。則術其所以一之者。我滿吾之腹焉爾矣。夫藥也者。性之偏者也。非若穀肉果菜之常能養人也。乃其已疾之能。全是在于性之偏之能害於物。卽害夫使人之失常之物。此之爲藥之能也。故藥之爲能也。惟利于疾而不利于人。乃同飲食入口也。不得其肯綮。則亦能害於人。豈可不愼焉也哉。夫藥之爲性也。本是一味一能。而不能兼衆能也。是故方之於制也。肇于一味。而至于數味。雖乃至于數味乎。合爲一方。則未必治數證。亦猶一能也。何則。其合數味而爲一方也。彼爲此戮力。此爲彼所誘。是故有如治三四證者。雖乃如治三四證乎。本之則必是一病證也。故合數味而爲一方。則亦猶一能也。仲景氏既有所稽于古。能辨其所以然者。因其方法。或加或去。爲各半。爲二一。極其變化。致其妙用。建之規則。使人有依而據。則莫不適其宜焉。莫有所未盡焉。此豈後人淺膚之識之所能窺測也哉。夫既合數味而爲一方。僅能治一病證。則欲一一析之。以極其能。不可得者。固不少也。惟其隨證而移也。於其所或加或去。不無一二之可以窺者也。藉令能一一極其能。又能辨雜之於合數味之方中。果能趨其所欲令趨。擅奏其効耶。焉知不彼爲此戮力。此爲彼所誘。遂趨于他。反爲之害也哉。於是乎知加減之難隨意爲也。譬諸五色糅布而成間色。五味交和而成鹽梅焉。糅布有分。交和有節。分紊則不成其色。節亂則不成其味。不成色則不文。不成味則不旨。不文則物不足以觀。不旨則人不足以養。色以美於觀爲本。味以厚於養爲本矣。加減之難隨意爲也。亦猶此也耶。古之精于此者。既能推夫觀之與養之爲本。爲之分。爲之節。使其不得紊亂。亦惟彼爲此戮力。此爲彼所誘。能成其文。能成其旨也。若夫紊亂分之與節。欲成其間色。成其鹽梅耶。焉知不彼爲此戮力。此爲彼所誘。遂趨于他。不翅不文不旨。反毀物害人也哉。於是乎知加減之難隨意爲也。夫藥之爲性也。本是一味一能。而不能兼衆能也。試舉其一二。則大黃以偏下之爲能。芒硝以能爍凝結爲能。於是乎若欲下宿食燥屎。則必以此二物爲主也。桃仁能破新瘀血。於是乎若欲下瘀血之新凝結者。則必以此三物爲主也。水蛭蝱蟲能破舊瘀血。於是乎欲下瘀血之舊凝結者。則必合此四物施之也。由此而觀之。雖大黃之偏下之乎。非芒硝戮之力。爲其所誘。則不能及宿食燥屎也。雖芒硝之能爍凝結乎。非爲大黃所誘。爲彼毅力。則亦不能及宿食燥屎也。雖桃仁之能破新瘀血乎。非上二物毅之力。爲其所誘。則不能及其凝結也。雖水蛭䖟蟲之能破舊瘀血乎。非爲上二物所誘爲彼毅力。則亦不能及其凝結也。桂枝能達于肌表。以其能達于肌表。乃驅其邪。又上抵頭上。內散上衝之氣。又能之于四支。雖其能之如及三四乎。其實則一也。麻黃能之于膚肉而驅其邪。雖乃驅膚肉之邪。未能達于肌表。於是乎毅力桂枝。爲其所誘。能得達于肌表。發之於汗也。葛根亦能之于膚肉。而解其熱。以其能之于膚肉。又能之于項背。而不能獨之于項背。於是乎毅力上二物。爲其所誘。能得之于項背。發之於汗。若反汗出。則去其麻黃也。此雖其能之如有二乎。其實則一也。麻黃之既能之于膚肉也。又能止汗。而不能獨止汗。於是乎毅力石膏。爲其所誘。能得止汗也。此雖其能之如有二乎。其實則一也。石膏之既得麻黃。而能止汗也。又得知母粳米。能已煩渴。附子得乾薑。能溫裏寒。又得桂朮苓。能利水。止疼痛。緩屈伸。厚朴得杏仁。能袪喘。又得枳實。能減腹滿。半夏得生薑。能止嘔。又得乾薑。能除心下水氣。凡此等之類。不暇枚舉。亦皆此爲彼毅力。彼爲此所誘。差其所之。雖其能之如及三四乎。其實則各一也。他亦可例而推焉爾矣。夫既如此也。藉令能一一極其能。又未辨雜之於合數味之方中。果能趨其所欲令趨。擅奏其効。則豈可隨意而加減也哉。夫藥之於能也。惟利于疾。而不利于人。乃同飲食入口也。不得其肯綮。則亦能害於人。不可不愼焉。或曰。今考仲景氏之方論。既有去桂。加桂。去芍藥。加芍藥。加厚朴杏子。加茯苓白朮。加朮。加大黃。加芒硝。加人參。新加。加半夏生薑。加龍骨牡蠣。加蜀漆牡蠣龍骨。加吳茱萸生薑。加猪膽汁。及各半二一等。此皆據古昔之方法。對卽今之脈證。隨其宜而爲之加減者也。且於小青龍湯。小柴胡湯。眞武湯。四逆湯。通脈四逆湯。理中丸等之下。詳設加減之法。亦皆使人據此而及于他者也。且疾病之能變而能化。固不可概而論也。仲景氏之論脈證。惟是其概耳。烏暇盡其變化乎。於是不漆膠本論。乃變乃化。且加且減。惟隨其宜。是之謂能活乎術也。仲景氏既試加減於當時。又示其法於六方之下。則今例于此而爲之者。又何不可乎。然吾子獨漆膠其所概論之脈證。強辨加減之難以爲于今。可謂拘泥之太甚矣。曰吾子亦過矣。大抵後之爲方技者。無不皆言如子之所言。緣飾己之陋也。仲景氏之於術。非謂無加減也。不審其規則。徒取之於概隨意而加減。將惟疾病是弄。無乃不可乎。若乃據夫例而爲一二之加減。猶無大害也。甚則至于擬各半二一等之例。不惟合二一爲一。更復加之數藥。欲兼盡數證也。幸遇自愈者。謂實由于加減之力也。於是每證配藥而不足。必將加減以不遺也。此其所專。不在于本方。而在于加減也。加減之果能兼盡而不遺。則百證接踵而起。固不足以爲憂矣。古人之制數百之方劑者。迂闊之已甚。又何使人迷惑也。擇其緊要者。則不過二三方。而無所不足。又奚煩數百之方劑之爲。仲景氏既有所稽于古。能辨其所以然者。因其方法。或加或去。爲各半。爲二一。極其變化。致其妙用。建之規則。使人有依而據。則莫不適其宜焉。莫有所未盡焉。此豈後人淺膚之識之所能窺測也哉。夫既建之規則。使人有依而據。則其非概而論者諦矣。規則之具于脈證也。厝脈證而將何之由。處方之從于轉機也。厝脈證而將何之由。然後處方在于我。而加減不在于我也。豈可徒取之於概隨意而加減也哉。夫既處方在于我。而加減不在于我。故術之爲治也。不在于每證加減。而在于察機處方也。或不必兼治。而分治各證。或因一二異同。而懸殊其所之。或一方而二三其脈證。或證相類而方不相類。或藥多而證少。或證多而藥少。此乃仲景氏之所以能極其變化。能致其妙用也。如脚攣急而厥。咽中乾。煩躁吐逆者。與甘草乾薑湯。厥愈足溫者。更與芍藥甘草湯。若胃氣不和讝語者。與調胃承氣湯。若四支厥逆者。與四逆湯。又有表裏證。渴欲飲水。水入則吐者。不與小柴胡湯。而先與五苓散。又與瀉心湯。痞不解。渴而口燥煩。小便不利者。與五苓散。又心下痞鞕。乾噫食臭。腹中雷鳴下利者。與生薑瀉心湯。而噫氣不除者。與旋覆代赭石湯。又腹痛小便不利。四肢沉重疼痛。自下利者。與眞武湯。而下利不止。便膿血者。與桃花湯。又服桂枝湯後。大煩渴不解。及服柴胡湯。已渴者。皆與白虎加人參湯。則不必兼治而分治各證者也。如桂枝湯。治頭痛發熱。汗出惡風者。及其氣上衝者。又加之桂二兩。足前成五兩。名桂枝加桂湯。治奔豚。又加芍藥三兩。足前成六兩。并膠飴。名小建中湯。治腹中急痛者。及心中悸而煩者。又去其膠飴。名桂枝加芍藥湯。治腹中滿時痛者。又加之大黃一兩。名桂枝加大黃湯。治其實痛者。又桂枝湯方中。去芍藥。名桂枝去芍藥湯。治脈促胸滿者。又加之附子一枚。名芍藥加附子湯。治其微惡寒者。又加之附子二枚。足前成三枚。名桂枝附子湯。治身體疼煩。不能自轉側。脈浮虛而濇者。又去桂加朮四兩。名去桂枝加白朮湯。治其大便鞕。小便自利者。又桂枝附子湯方中。減附子一枚。去生薑大棗。加朮二兩。名甘草附子湯。治骨節煩疼。掣痛不得屈伸。近之則痛劇。汗出短氣。小便不利。惡風不欲去衣。或身微腫者。又桂枝湯方中。加附子一枚。名桂枝加附子湯。治發汗遂漏不已。其人惡風。小便難。四支微急。難以屈伸者。四逆湯。治吐利煩躁。四支厥逆。無脈者。及下利清穀者。又去其甘草。名乾薑附子湯。治晝日煩躁不得眠。夜而安靜。脈沉微。身無大熱者。又去其附子。名乾薑甘草湯。治咽中乾。煩躁吐逆而厥者。芍藥甘草湯。治脚攣急。又加附子。名芍藥甘草附子湯。治發汗病不解。反惡寒者。又四逆湯方中。去甘草。代葱白。名白通湯。治下利脈微者。又四逆湯方中。加人參。名四逆加人參湯。治惡寒脈微而復利者。又去附子。代朮。名理中湯。治霍亂寒多不用水者。又加之桂四兩。名桂枝人參湯。治協熱而利。利下不止。心下痞鞕。表裏不解者。附子湯。治少陰病。口中和。其背惡寒者。及身體痛。手足寒。骨節痛。脈沉者。又去人參。代生薑。名眞武湯。治腹痛小便不利。四肢沉重疼痛。自下利者。及太陽病發汗。汗出不解。仍發熱。心下悸。頭眩。身瞤動。振振欲擗地者。茯苓桂枝甘草大棗湯。治臍下悸。欲作奔豚者。又以朮代大棗。名茯苓桂枝白朮甘草湯。治心下逆滿。氣上衝胸。起則頭眩。脈沉緊者。又以生薑代朮。名茯苓甘草湯。治傷寒汗出者。及厥而心下悸者。小柴胡湯。治往來寒熱。胸脇苦滿。默默不欲飲食。心煩喜嘔者。又加之桂枝芍藥。名柴胡桂枝湯。治傷寒六七日。發熱微惡寒。支節煩疼。微嘔。心下支結。外證未去者。半夏瀉心湯。治心下痞鞕。又加之生薑四兩。名生薑瀉心湯。治心下痞鞕。乾噫食臭。腹中雷鳴下利者。又加之甘草一兩。足前成四兩。名甘草瀉心湯。治下利日數十行。穀不化。腹中雷鳴。心下痞鞕而滿。乾嘔。心煩不得安者。又半夏瀉心湯方中。去黃芩代桂枝。加黃連二兩。足前成三兩。名黃連湯。治腹中痛。欲嘔吐者。梔子甘草豉湯。治發汗吐下後。虛煩不得眠。少氣者。又去香豉代蘖皮。名梔子蘗皮湯。治身黃發熱者。又梔子豉湯方中。加枳實。名枳實梔子湯。治大病差後勞復者。又去香豉。代厚朴。名梔子厚朴湯。治下後心煩腹滿。臥起不安者。調胃承氣湯。治胃氣不和。讝語者。又去甘草。代甘遂。名大陷胸湯。治實熱結胸。心下痛。按之石鞕者。則因一二異同。而懸殊其所之者也。如桂枝湯。行之太陽病。頭痛發熱。汗出惡風。鼻鳴乾嘔者。而又行之其氣上衝者。及前證既愈。身痛不休者也。麻黃湯。行之頭痛發熱。骨節疼痛。惡風。無汗而喘者。而又行之太陽與陽明合病。喘而胸滿者。及不發汗。因致衄者也。葛根湯。行之項背強几几。無汗惡風者。而又行之太陽與陽明合病。自下利者也。小建中湯。行之腹中急痛者。而又行之心中悸而煩者也。大青龍湯。行之脈浮緊。發熱惡寒。身疼痛。不汗出而煩躁者。而又行之脈浮緩。身不疼。但重。乍有輕時。無少陰證者也。五苓散。行之脈浮。小便不利。微熱消渴者。而又行之水逆及霍亂也。猪苓湯。行之脈浮發熱。渴欲飲水。小便不利者。而又行之少陰病。下利。欬而嘔渴。心煩不得眠者也。茯苓甘草湯。行之傷寒汗出者。而又行之厥而心下悸者也。小柴胡湯。行之往來寒熱。胸脇苦滿。默默不欲飲食。心煩喜嘔者。而又行之身熱惡風。頸項強。脇下滿。手足溫而渴者。及熱入血室。與嘔而發熱者。與傷寒差巳後。更發熱者也。大柴胡湯。行之嘔不止。心下急。鬱鬱微煩者。而又行之傷寒十餘日。

熱結在裏。復往來寒熱者。及傷寒發熱。汗出不解。心下痞鞕。嘔吐而下利者也。白虎湯。行之脈浮滑。表有熱。裏有寒者。而又行之三陽合病。腹滿身重。難以轉側。口不仁而面垢。讝語遺尿。自汗出者。及脈滑而厥。裏有熱者也。白虎加人參湯。行之熱結在裏。表裏俱熱。時時惡風。大渴舌上乾燥而煩。欲飲水數升者。而又行之傷寒無大熱。口燥渴。心煩。背微惡寒者。及服桂枝湯。大汗出後。大煩渴不解。脈洪大者。與服柴胡湯已渴者也。調胃承氣湯。行之胃氣不和。讝語者。而又行之發汗後。不惡寒。但惡熱者。及自下利。脈反調和者。與陽明病。不吐不下。心煩者。與心下溫溫欲吐。胸中痛。大便反溏。腹微滿。鬱鬱微煩者。與吐後腹脹滿者也。小承氣湯。行之小便數。大便因鞕。微煩者。而又行之大便不通者。及下利讝語者也。大承氣湯。行之陽明病。讝語潮熱。腹滿微喘。大便鞕。或不大便六七日。有燥屎者。而又行之少陰病。二三日。口燥咽乾者。及自利清水。色純青。心下必痛。口乾燥者也。眞武湯。行之少陰病。腹痛。小便不利。四肢沉重疼痛。自下利者。而又行之太陽病。發汗不解。仍發熱。心下悸。頭眩。身瞤動。振振欲擗地者也。附子湯。行之少陰病。口中和。其背惡寒者。而又行之身體痛。手足寒。骨節痛者也。四逆湯。行之下利清穀。裏寒外熱。手足厥逆。脈微欲絕者。而又行之發熱頭痛。脈反沉。身體疼痛者。及膈上有寒飲。乾嘔者。與下利腹脹滿者也。吳茱萸湯。行之食穀欲嘔者。而又行之吐利手足厥冷。煩躁欲死者。及乾嘔吐涎沫。頭痛者也。則一方而二三其脈證者也。如曰桂枝證。醫反下之。利遂不止。脈促。喘而汗出者。宜葛根黃連黃芩湯。曰太陽病。外證未除。而數下之。遂協熱而利。利下不止。心下痞鞕者。宜桂枝人參湯。曰發下後。腹脹滿者。宜厚朴生薑甘草半夏人參湯。曰吐後。腹脹滿者。宜調胃承氣湯。曰下後。心煩腹滿。臥起不安者。宜梔子厚朴湯。曰少陰病六七日。腹脹不大便者。宜大承氣湯。曰腹滿時痛者。宜桂枝加芍藥湯。其大實痛者。宜桂枝加大黃湯。曰腹滿痛者。宜大承氣湯。曰腹中急痛而嘔者。宜小柴胡湯。曰腹中痛。欲嘔吐者。宜黃連湯。曰心下溫溫欲吐。而胸中痛。大便反溏者。宜調胃承氣湯。曰心下痞鞕嘔吐而下利者。宜大柴胡湯。曰不大便五六日。舌上燥而渴。日晡所小有潮熱。從心下至少腹鞕滿而痛。不可近者。宜大陷胸湯。曰不大便五六日。日晡所發潮熱。腹滿痛者。宜大承氣湯。曰胸滿煩驚。小便不利。讝語。一身盡重。不可轉側者。宜柴胡加龍骨牡蠣湯。曰腹滿身重。難以轉側。口不仁而面垢。讝語遺尿。自汗出者。宜白虎湯。曰身體疼煩。不能自轉側。不嘔不渴。脈浮虛而濇者。宜桂枝附子湯。曰發汗後。水藥不得入口爲水逆。宜五苓散。曰少陰病。飲食入口則吐。心中溫溫欲吐。復不能吐。胸中實者。宜瓜蒂散。曰本自寒下。醫復吐下之。寒格更逆吐下。若食入口即吐者。宜乾薑黃連黃芩人參湯。曰氣上衝胸。起則頭眩。脈沉緊者。宜茯苓桂枝白朮甘草湯。曰心下悸頭眩。身瞤動振振欲擗地者。宜真武湯。曰心下痞鞕。脇下痛。氣上衝咽喉。眩冒。經脈動惕者。宜十棗湯。曰胸中痞。氣上衝咽喉。不得息者。宜瓜蒂散。曰太陽與陽明合病。自下利者。宜葛根湯。曰太陽與少陽合病。自下利者。宜黃芩湯。曰少陰病。咽痛。宜桔梗湯。曰咽中痛。宜半夏散。曰吐利厥逆。脈微欲絕者。宜四逆湯。曰吐利手足厥冷。煩躁欲死者。宜吳茱萸湯。曰下利脈微者。與白通湯。利不止。厥逆無脈。乾嘔煩者。宜白通加猪膽汁湯。曰渴欲飲水。口乾舌燥者。宜白虎加人參湯。曰渴欲飲水。小便不利者。宜猪苓湯。曰脈浮。小便不利。微熱消渴者。宜五苓散。則證相類而方不相類者也。如茯苓桂枝甘草大棗湯之於臍下悸也。茯苓甘草湯之於傷寒汗出也。半夏瀉心湯之於心下痞鞕也。小建中湯之於腹中急痛也。黃連湯之於腹中痛欲嘔吐也。桂枝加芍藥湯之於腹滿時痛也。厚朴生薑甘草半夏人參湯之於腹脹滿也。桂枝加芍藥生薑人參新加湯之於身疼痛也。桂枝去芍藥加蜀漆牡蠣龍骨救逆湯之於火邪也。桂枝甘草龍骨牡蠣湯之於火逆也。麻黃連軺赤小豆湯之於發黃也。黃連阿膠湯之於煩不得臥也。小柴胡湯之於嘔而發熱也。白頭翁湯之於熱利下重也。附子湯之於口中和背惡寒也。牡蠣澤瀉散之於腰以下有水氣也。則藥多而證少者也。如甘草乾薑湯。以治厥而咽中乾煩躁吐逆者。乾薑附子湯。以治晝日煩躁不得眠。夜而安靜。脈沉無大熱者。甘草附子湯。以治骨節煩疼。掣痛不得屈伸。近之則痛劇。汗出短氣。小便不利。惡寒不欲去衣。或身微腫者。十棗湯。以治漐漐汗出。發作有時。頭痛。心下痞鞕滿引脇下痛。乾嘔短氣者。大陷胸湯。以治膈內拒痛。胃中空虛。短氣躁煩。心中懊憹。心下因鞕者。及不大便五六日。舌上燥而渴。日晡所小有潮熱。從心下至少腹鞕滿而痛。不可近者。猪膚湯。以治下利咽痛。胸滿心煩者。瓜蒂散。以治胸中痞。氣上衝咽喉不得息者。及手足厥冷。心中滿而煩。飢不能食。邪結胸中者。吳茱萸湯。以治吐利。手足厥冷。煩躁欲死者。四逆湯。以治下利清穀。裏寒外熱。手足厥逆。脈微欲絕者。則證多而藥少者也。凡是皆雖或加或去。或異一二。或以此代彼乎。非若極夫一味之能。欲兼盡而不遺也。何則。其加者。不必加證。其去者。不必去證。其異一二者。不必異一二。其以此代彼者。不必以此代彼也。既加既去。既異一二。既以此代彼。則各自一方。而其所之之不同也。既各自一方。而其所之之不同。此特在于仲景氏之術而不在于我。我爲能辨其所以然者也哉。仲景氏既有所稽于古。能辨其所以然者。因其方法。極其變化。致其妙用建之規則。使人有依而據。則其在于我而可行于今者。惟此而已。何必極一味之能。隨意而加減之爲。若乃專於加減。則不得不一一推其能也。欲一一推其能。則必有所窮。窮則必強。強則必馳。既取脈證於槪。而專於其所馳。則無所不至。以此稱能活乎術。術之爲活。亦煞不難矣。古人之既制數百之方劑。仲景氏之或加或去爲各半爲二一。極其變化。致其妙用者。非若夫極一味之能。欲兼盡而不遺也。此豈後人淺膚之識之所能窺測也哉。然則數百之方劑。及其或加或去爲各半爲二一者。不在于仲景氏之術而何。我惟由規則于此。則轉機乎可以察。而處方乎無不從也。雖不極其能乎。雖不爲加減乎。仲景氏之術之活。果可行于今矣。故術之爲活也。不在于每證加減。而在于察機處方也。術之爲活。亦已爲難矣。夫藥也者。性之偏者也。非若穀肉果菜之常能養人也。乃同飮食入口也。不得其肯綮。則亦能害於人。豈可不愼焉也哉。且於六方之下。設加減之法者。皆依或字而爲之也。或也者。蓋事之涉于二道。而未必之辭也。故今云或某或某者。謂其兼證之有然者。又有否者也。此本非爲加減言之也。大抵論病狀。有定證。有兼證。如定證。則必之者也。如兼證。則未必者也。姑以青龍柴胡二湯言之。則青龍之定證。至于發熱而咳。柴胡之定證。至于心煩喜嘔。以下云或某或某者。皆其兼證也。乃其於兼證之然與否。或疑乎異其方法也否。於是云或某或某以明其不論然之與否。亦能統而治之。不異其方法也。故依或字。一一設加減者。非仲景氏之意也。此必後人之不辨此旨。忽看或字。謂此宜乎加減。於是乎。旁往加減之法者。遂謬混正文也。若果仲景氏之所設。則奚啻於六方之下。必當先肇之於桂枝湯已。未見他於無或字者。設加減之法者何耶。必言今例于此。而施之于他。果見其効。則加減之法。何可廢乎。殊不知此本統其或某或某者。皆能治之。固不須加減也。況乎既加既去。既異一二。既以此代彼。則各自一方。而其所之之不同也乎。故依或字。一一設加減。又例于此而施之于他者。皆非仲景氏之意也。不可從矣。夫疾病之能害於人也。服夫偏性之藥者。本是不得已也。乃其同飲食入口。而受于胃也。於其所受。必有宜與否。既雖此藥之中彼之病乎。勢之不相應。則反爲逆。或不逮也。爲逆則嘔吐而水漿不下。痞爲鞕。鞕爲痛。不逮則數服而不見其効也。非必此藥之不中彼之病也。勢之不相應也。故其所受之宜與否。亦不可不稽矣。古人既稽于此。假生薑大棗粳米飴蜜之類。伍之於藥。以緩其氣。以勵其力。以宣布之。以滋潤之。此皆人之常所食養。而非偏性之物也。不必中其病。各稽其入口受于胃之宜。使其勢之相應。能極其變化。能致其妙用矣。古者暇修之加桂薑。膳羞之用棗栗飴蜜之類。此非其入口受于胃之宜。則何以施之食養乎。然則今雖伍之於藥。亦不得不皆然矣。倘或謂既伍之於藥。則異乎宜其入口受于胃之類耶。惟是假此物。緩之氣。勵之力。爲宣布。爲滋潤而已。豈有其宜乎食養者之更成偏性之物。而中其病之理矣乎哉。夫既雖此藥之中彼之病乎。勢之不相應。則反爲逆。或不逮也。乃其同飲食入口。而受于胃。則其所受之宜與否。亦不可不稽矣。如桂枝湯之歠熱稀粥。以助之力。則欲使其逮也。如柴胡湯及瀉心湯等之再煎以鈍之氣。則使其不逆也。桂苓甘棗湯之於甘瀾水。大黃黃連瀉心湯之於麻沸湯。麻黃連軺赤小豆湯之於潦水。枳實梔子湯之於清漿水。亦不得不皆然矣。雖然。稽其入口而受于胃之宜與否也。在于古人。我烏能稽之乎。亦惟循規則於仲景氏焉耳矣。且煎煮之法。有宜猛火者。有宜微火者。若不得其宜則氣味或差。差則雖此藥之中彼之病乎。或不成其効也。故煎煮之法。亦不可不戒矣。譬如煮茗之法。先猛其火。以沸其湯。當其沸怒之時。急投之茗。一二沸而飲之。氣味大佳。若煮之以微火。則氣少味澀。而色徒成濃耳。乃藥之於煎煮。亦無不然。豈可不戒矣乎哉。且湯散丸之類。古人既稽其所受之宜。而肇之制。爲湯爲散爲丸。則湯不可爲散。散不可爲湯。湯不可爲丸。丸不可爲散。若據便宜。則何不取之於一乎。故其爲湯爲散爲丸者。不惟稽其所受之宜。稽其中于病。而見其効之宜而已。雖有若理中陷胸抵當半夏散及湯之類乎。此稽其宜。而肇之制也。既在于古人。我烏能稽之乎。亦惟循規則於仲景氏焉耳矣。

服法

醫之爲術也。在於察機而處方焉。而其處方而作之也。在備銖兩升斗。及煎煮之法。銖兩升斗及煎煮之法備。而後藥可得而服也。乃其服之也。又各有法焉。不可不愼以守矣。如銖兩則姑舍諸。升斗之隨而不一也。煎煮之法。亦隨而不一也。不唯此而已。服法亦復不一也。其不一也。各有其義而存焉。非苟而已。故煎煮之法。與其服法。抑雖復末也。而是助我轉機之術而成之者也。其爲用也。不輕而重矣。緩急遲速多少。各有其法存焉。如桂枝加厚朴杏子湯。桂枝加附子湯。桂枝去芍藥湯。及加附子湯。桂枝加芍藥湯。及加大黃湯。桂枝加桂湯。小建中湯。桂枝去桂加茯苓白朮湯。柴胡加桂枝湯。麻黃附子甘草湯。則以水七升。煮取三升。溫服一升。日三服。如桂枝湯。則服至二三劑。如麻黃杏仁甘草石膏湯。白頭翁湯。則煮取二升。溫服一升。如吳茱萸湯。則分溫服七合。如桃花湯。則煮米令熟。去滓。溫服七合。如桃核承氣湯。則煮取二升半。分溫服五合。如葛根黃連黃芩湯。則以水八升。煮取二升。分溫再服。如附子湯。當歸四逆湯。及加吳茱萸生薑湯。理中湯。則煮取三升。溫服一升。日三服。如眞武湯。則服七合。如柴胡加龍骨牡蠣湯。則煮取四升。溫服一升。如麻黃湯。則以水九升。煮取二升半。溫服八合。如大青龍湯。則煮取三升。溫服一升。如桂枝人參湯。則日再夜一服。如小青龍湯。葛根湯。葛根加半夏湯。桂枝加葛根湯。茯苓桂枝甘草大棗湯。厚朴生薑甘草半夏人參湯。炙甘草湯。茵陳蒿湯。麻黃連軺赤小豆湯。麻黃附子細辛湯。黃芩湯。及加半夏生薑湯。麻黃升麻湯。則以水一斗。煮取三升。溫服一升。如大承氣湯。則煮取二升。分溫再服。如黃連湯。則煮取六升。日三服。夜二服。如半夏瀉心湯。生薑瀉心湯。甘草瀉心湯。旋覆代赭石湯。則煮取六升。去滓再煎取三升。溫服一升。日三服。如白虎湯。則煮米熟湯成。溫服一升。日三服。如竹葉石膏湯。則煮取六升。去滓。內粳米。煮米熟湯成去米。溫服一升。日三服。如桂枝加芍藥生薑人參新加湯。則以水一斗一升。煮取三升。溫服一升。如桂枝去芍藥加蜀漆牡蠣龍骨救逆湯。則以水一斗二升。煮取三升。溫服一升。如小柴胡湯。大柴胡湯。柴胡桂枝乾薑湯。則煮取六升。去滓再煎取三升。溫服一升。日三服。如小陷胸湯。桂枝附子湯。赤石脂禹餘糧湯。乾薑黃連黃芩人參湯。則以水六升。煮取二升。分溫再服。如茯苓桂枝白朮甘草湯。則煮取三升。溫服一升。分溫三服。如桂枝麻黃各半湯。則以水五升。煮取一升八合。溫服六合。如桂枝二麻黃一湯。桂枝二越婢一湯。則煮取二升。溫服一升。如黃連阿膠湯。則服七合。如桂枝甘草龍骨牡蠣湯。則煮取二升半。溫服八合。如芍藥甘草附子湯。則煮取一升五合。分溫服。如茯苓四逆湯。則煮取三升。溫服七合。日三服。如抵當湯。則溫服一升。不下再服。如茯苓甘草湯。則以水四升。煮取二升。分溫三服。如猪苓湯。則再服。如梔子豉湯及生薑豉湯甘草豉湯。梔子蘗皮湯。則煮取一升五合。分溫再服。如小承氣湯。則煮取一升二合。分溫二服。如甘草乾薑湯。芍藥甘草湯。則以水三升。煮取一升五合。分溫再服。如甘草湯。則服七合。如四逆湯。及加人參湯。通脉四逆湯。及加猪膽汁湯。則煮取一升二合。分溫再服。如桂枝甘草湯。乾薑附子湯。則煮取一升。頓服。如桔梗湯。白通湯。及加猪膽汁湯。則再服。如調胃承氣湯。則少少溫服。如梔子厚朴湯及乾薑湯。則以水三升半。煮取一升五合。三服再服。如大黄黄連瀉心湯。則以麻沸湯二升。漬之須臾絞去滓。分溫再服。如附子瀉心湯。則內附子汁。分溫再服。其於丸散亦然。如五苓散。則以白飲和服方寸匕。日三服。如文蛤散。則以沸湯和一錢匕服。湯用五合。如白散。則以白飲和服。強人半錢。羸者減之。如十棗湯。則以水一升半。先煮大棗。取八合。去滓。內藥末。強人一錢匕。羸人半錢匕。平旦溫服之。如陷胸丸。則如彈丸一枚。別擣甘遂末一錢匕。白蜜二合。水二升。煮取一升。溫頓服之。如抵當丸。則四味杵分爲四丸。以水一升。煮一丸。取七合服之。如理中丸。則蜜和丸如雞黄大。以沸湯數合和一丸。研碎溫服之。日三服。如瓜蒂散。

則取一錢匕。以香豉一合。用熱湯七合。煮作稀糜。去滓。取汁和散。溫頓服之。如四逆散牡蠣澤瀉散。則白飲和。服方寸匕。如烏梅圓。則圓如梧桐子大。先食飲服十圓。日三服。稍加至二十圓。故煎煮之法。即制攻守之具者也。而服法之用。即就其攻守之事也。緩急遲速多少。其應之也。各有妙契。存于其中。故醫之爲術也。在於察機而處方焉。而其處方而作之也。不唯在於銖兩升斗。及煎煮之法。亦莫不於服法焉。服法豈可不愼以守矣哉。

發汗之法。於桂枝湯。則曰。服已須臾。歠熱稀粥一升餘。以助藥力。溫覆令一時許。遍身漐漐微似有汗者益佳。不可令如水流漓。病必不除。若一服病差。停後服。不必盡劑。若不汗。更服依前法。又不汗。後服當小促其間。半日許。令三服盡。若病重者。周時觀之。服一劑盡。病證猶在者。更作服。若汗不出者。乃服至二三劑。禁生冷粘滑。肉麪五辛。酒酪臭惡等物。乃於麻黃湯葛根湯。亦如之。唯不歠粥爲異已。故曰。餘如桂枝法。將息及禁忌。惟服法爲然矣。凡服藥之法。日再三爲度。獨於發汗之法。促其服者。過常度若此。是故獨於發汗之法乎。方後惟曰溫服一升。而不載再服三服等字。以其服之至二三劑也。

獨於發汗之法。所以禁生冷粘滑。肉麪五辛。酒酪臭惡等物者。蓋桂枝本以其香氣與辛味。能奏其効也。助之以熱粥之力。麻黃亦假此而勵其力。

皆能得達于表。而發其汗也。當是之時。若緑喫以此等之物。恐彼奪桂枝之氣味。與夫熱粥之力。終喪其達于表。而發其汗之効也。然則此等之物。何可不禁乎。不獨於發汗。凡當服藥之時。食飲之將奪夫氣味。而喪其効者。亦不可不禁也。故陷胸丸方後曰。禁如藥法。烏梅圓方後曰。禁生冷滑物臭食等。禁忌之不可全無也。可以知已。雖然此唯禁之在服藥之前後。而非久之之謂也。故爲全無禁忌。妄也。又據此而久之之。泥矣。

下之之法。必須惡寒止。小便濁。必須小便利。屎定鞕。必須汗多出。發潮熱。於是或宜調胃承氣湯。或宜小承氣湯。或先與小承氣湯。益審燥屎之候。而後及大承氣湯。此之爲法也。故於調胃承氣湯則曰。當和胃氣。卽一升爲一劑。少少溫服。於小承氣湯則曰。微和胃氣。勿令大泄下。又曰。少少與微和之。令小安。又曰。初服湯。當更衣。不爾者。盡飲之。若更衣者。勿服之。又曰。若一服讝語止。更莫復服。又曰。若一服利。止後服。此以一升二合爲一劑。分爲二服也。大抵煎煮之法。雖有多少。平煮取三升。爲常也。服藥之法。雖不同一。平分服一升。亦爲其常也。而今二湯之於煎煮與服法也若此。較之於常。則其作劑者。三之一。而其所服者。幾減其半。愼之至也。於大承氣湯。則曰。傷寒。不大便六七日。頭痛有熱者。未可與承氣湯。其小便清者。知不在裏。仍在表也。又曰。手足濈然汗出者。此大便已鞕也。大承氣湯主之。若汗出多。微發熱惡寒者。外未解也。其熱不潮。未可與承氣湯。又曰。陽明病。潮熱。大便微鞕者。可與大承氣湯。不鞕者。不與之。若不大便六七日。恐有燥屎。欲知之法。少與小承氣湯。湯入腹中。轉矢氣者。此有燥屎。乃可攻之。若不轉矢氣者。此但初頭鞕。後必溏。不可攻之。攻之必脹滿不能食也。又曰。至四五日。雖能食。以小承氣湯。少少與微和之。令小安。至六日。與承氣湯一升。若不大便六七日。小便少者。雖不能食。但初頭鞕。後必溏。未定成鞕。攻之必溏。須小便利。屎定鞕。乃可攻之。又曰。陽明病。譫語。發潮熱。脈滑而疾者。小承氣湯主之。因與承氣湯一升。腹中轉矢氣者。更服一升。若不轉矢氣。勿更與之。明日不大便。脈反微澀者。裏虛也。爲難治。不可更與承氣湯也。又曰。嘔多雖有陽明證。不可攻之。又曰。心下鞕滿者。不可攻之。又曰。得下餘勿服。此以二升爲一劑。分爲二服。其於煎煮與服法也。若此。較之于常。則其作劑者。三之二。而其所服者。不及于三。以其非可數服之藥也。亦愼之至也。此之爲服法也。

惟於白散十棗四逆之三方也。有強人羸者之辨。其所謂強人羸者。當就病而辨。不宜以常論也。大凡人之於常。各有其稟。稟有厚薄強弱之差。不可得而一也。及其受病也。未必不失其常。既已失其常。則向之強人。今反爲羸者。而向之羸者。猶保其強。故曰。強人羸者。當就病而辨。不宜以常論也。病有輕重緩急。藥有大毒小毒。劑有大小多少。參伍之而察其機。商量之而適其宜。是醫之術也。夫巴豆甘遂附子。皆是大毒之品也。故非其最重且急之病。則不用之矣。然猶且不能無輕重緩急。則何得無大小多少之略哉。乃察其機而適其宜。以料其勝藥之與否。惟醫之術爲然。不然或用藥之太少。而其力之微。不足挫其勢也。或其過多。則瞑眩之甚。殆且傷其正。所以有大小多少之略也。且夫證有一定。而藥不可移易。故醫之爲術。料病之輕重緩急。與其人勝藥與否之強羸。然後大小多少。取之于其略。故人稟之厚薄強羸。在常而不在病也。病人之強壯羸弱。在病而不在常也。故所謂強人羸者。當就病之輕重緩急與勝藥與否而辨之。不宜以常論也。惟於斯三方。所以有強人羸者之辨者。以巴豆甘遂附子。皆爲大毒之品也。於是乎強人一錢。或半錢。羸者半錢。或減之。大附子一枚。而乾薑三兩。是爲大小多少之略也。亦惟服法爲然矣。

於論脈證之中。及其方後發例者。往往而有之。各半湯曰。脈微緩者。爲欲愈也。脈微而惡寒者。此陰陽俱虛。不可更發汗更下更吐也。面色反有熱色者。未欲解也。以其不能得小汗出。身必痒。桂枝二麻黃一湯曰。汗出乃解。桂枝二越婢一湯曰。脈微弱者。此無陽也。不可發汗。大青龍湯曰。若脈微弱。汗出惡風者。不可服。服之則厥逆筋惕肉瞤。此爲逆也。又曰。一服汗者。停後服。小青龍湯曰。服湯已渴者。此寒去欲解也。麻黃湯曰。服藥已微除。其人發煩目瞑。劇者必衄。衄乃解。茯苓桂枝白朮甘草湯曰。發汗則動經。身爲振振搖者。梔子豉湯曰。得吐者。止後服。桃核承氣湯曰。下者愈。又曰。當微利。抵當湯曰。下血乃愈。又曰。不下再服。抵當丸曰。晬時當下血。若不下者更服。大陷胸丸曰。一宿乃下。如不下更服。取下爲效。大陷胸湯曰。得快利止後服。白散曰。病在膈上必吐。在膈下必利。不利進熱粥一杯。利過不止。進冷粥一杯。柴胡桂枝乾薑湯曰。初服微煩。服後汗出便愈。十棗湯曰。若下少病不除者。明日更服。加半錢。得快下利後。糜粥自養。瓜蒂散曰。不吐者少少加。得快吐乃止。甘草附子湯曰。初服得微汗則解。能食汗出。復煩者。服五合。恐一升多者。宜服六七合爲妙。白虎湯曰。發汗則讝語。下之則額上生汗。手足逆冷。茵陳蒿湯曰。小便當利。尿如皂角汁狀。色正赤。一宿腹減。黃從小便去也。吳茱萸湯曰。得湯反劇者。屬上焦也。桃花湯曰。若一服愈。餘勿服。白通加豬膽汁湯曰。服湯脈暴出者死。微續者生。理中丸曰。服湯後。如食頃。飲熱粥一升許。微自溫。勿發揭衣被。凡此等之類。皆示處方之有將息者也。將息之適宜。服法盡于此焉。亦豈可不愼以守矣哉。

後世煎煮之法。作之不過一二錢之劑。或以水一盞半。或以二盞。煮取一盞。分之三五。頻頻服之。此其藥之與水。與煎煮之法。與其服法。何不似古法之如此其遠乎。亦將言人之稟賦。有古今之差耶。人之與天地參焉。稟賦豈有古今之差乎。且後世之與服法。病之在上者。必先食後藥爲宜。其在下者。必先藥後食爲宜。嗟乎。是何屈乎理之殊甚也。夫藥也者。除病之品。食也者。養精之物。而各異其職。則藥自藥。食自食。固不可相混也。是以古之於服法。自一升至五合爲一服。一日再三爲度。惟於發汗之法乎。或促其服者。此固在一時之略。而不在數日之攻。則何取之常度乎。故古之於服法。再三爲度。而無有如以一盞之僅僅。分之三五。頻頻服之之法也。惟是服之不過再三。則食藥自不相混者。可以知矣。若乃分之三五。頻頻服之。則食藥自不相遠。食藥自不相遠。則不得不相混也。既已相混也。一則欲除病。一則欲養精。二者其亦能不相鬬于內乎。今夫服吐下之藥。而不遠其食。則或併而吐下之。凡吐下之藥之見効也。速則在頃刻。遲不俟二時。因此而考之。食氣之行。亦當在一二時之際也。藥之能奏其効也。亦不得不假以行其氣。則何必先藥乎。又何必後食乎。然則如何而可乎。古之於服法。未嘗言食之先後也。食藥各異其職焉。固非可相混矣。惟是服之在再三。則相距之一時許。而食而藥。則食藥當不自相混耳。然則雖今之服法。亦宜措發汗之促其服者。自一升至五合爲一服。日再日三。或晝三夜二。或晝二夜一。隨本論之法而服之。相距之一時許而食而藥。食藥不相混。則其庶幾哉。又何必食前。必食後之爲。又復何以一盞之僅僅。分之三五。頻頻服之之爲。

傷寒之研究卷五

平安　中西惟忠子文甫著

藏府三焦

五藏六府者。仲景氏之所不論也。惟於藏論心。於府論胃膀胱。時又論三焦也。然皆與後世之所說。大不同也。何者心胃膀胱及三焦之悉具于內。不可得而窺也。不直索之於內。而各索之於外也。乃索之於外也。設其部位。而爲三焉。大抵膈間爲心位。爲上焦。從心下至臍上。爲胃位。爲中焦。少腹爲膀胱位。爲下焦。各具其外候。而與其相符。則爲能盡而不遺也。猶直索之於內也。夫在膈間。則其人之所自知。而外候之所不及也。如曰心中痞。曰心中窒。曰心中懊憹。曰心中疼熱。曰心煩。曰心悸。曰心中悸而煩。曰心中滿而煩。曰心中溫溫欲吐。曰心中結痛。曰結胸。曰胸中塞。曰胸中煩。曰胸滿。曰胸脇滿。曰胸脇苦滿。曰胸脇煩滿。曰胸滿脇痛。曰胸滿煩驚。曰胸脇滿而嘔。曰胸中滿而煩。曰胸中實。曰胸中有熱。曰氣上衝心。曰氣上撞心。曰氣上衝胸。曰氣上衝咽喉。曰其氣上衝。曰氣從少腹上衝心。曰氣痞。曰氣逆。曰膈內拒痛。曰膈上有寒飲之類是也。至心以下。則不惟其人之自知。而外候以符之也。如曰心下痞。曰心下鞕。曰心下滿微痛。曰心下痞鞕。曰心下鞕滿。曰心下痞鞕而滿。曰心下滿而鞕痛。曰心下因鞕。曰心下痛。按之石鞕。曰從心下至少腹鞕滿而痛。曰正在心下。按之則痛。曰心下痞。按之濡。曰心下鞕滿而不痛。曰心下必痛。曰心下急。曰心下悸。曰心下結。曰心下支結。曰微結。曰脇下滿。曰胸脇下滿。曰脇下滿痛。曰脇下鞕滿。曰脇下痞鞕。曰胸下結鞕。曰脇下痛。曰引脇下痛之類是也。若夫胃膀胱、則專據外候以符之也。如不大便。或難或鞕。爲胃實。潮熱譫語煩躁。或腹滿痛。或繞臍痛。或喘冒不能臥。或下利譫語。爲胃中有燥屎。惡熱譫語。爲胃氣不和。乾噫食臭。爲胃中不和。大汗出煩渴。爲胃中乾燥。腹中痛。爲胃中有邪氣、自下利。爲胃中虛冷。下之後。爲胃中空虛。少腹鞕滿。或急結。小便自利。其人如狂。或發狂。或一身手足盡熱。爲熱結膀胱。亦爲熱在下焦、少腹滿、按之痛、手足厥冷。爲冷結在膀胱。下利不止。小便不利。爲利在下焦、當吐者。爲屬上焦、吐與下、爲犯胃氣及上二焦之類是也。因是而觀之。心胃膀胱及三焦之爲上中下之部位。各具其外候。而與其相符。則能盡而不遺也、豈可與後世之直索五藏六府及三焦於內。纏繞爲之說。不得其實者。同類而語也矣哉。且夫人之所以生者。惟氣之與血也。氣之與血。無不在於飲食。故飲食者。氣血之原也。其入于胃。而化爲氣血。充盈四體。潤養一身。此乃人之所以生也、如其糟粕餘液。則出爲前後也。乃飲食之各有分。而前後之自從之。此之爲得常也。若其飲食之太多太少。而前後之或清或濁。或數或澀。非難則鞕。或祕或溏。此之爲失常也。雖藏府及三焦之悉具于内。不可得而窺乎。稽之飲食之與前後。則惟胃中之可以度也。乃具其外候。而與其相符。則能盡而不遺也。猶直索之於内也。且夫人之於身也。内焉藏府三焦。外焉四肢九竅。各有官司。不可一缺焉。既而不可一缺也。孰取孰舍。孰重孰輕。孰親孰疎。孰先孰後。雖然。其最要者。莫踰于胃焉。生也在于茲。死也在于茲。疾痿于茲。藥適于茲。故人身之爲要也。胃之爲最焉。惟胃中之可稽而度也。有飲食與前後之在。則外候之不得不肇于此。既其餘液之從胃溉致于膀胱。而爲前溲也。膀胱之可稽而度者。有清濁數澀之在。則外候之亦不得不由于此。如膈間。則固其人之所自知也。因審其所知。而取之於外候也。亦猶胃膀胱也。故雖藏府及三焦之悉具于内。不可得而窺乎。既設上中下之部位。各具其外候。而與其相符。則能盡而不遺也。猶直索之於内也。所以惟於藏論心。於府論胃膀胱。時又論三焦也。此豈若他藏府之不可得而窺而外候之無可稽而度也矣哉。自素難之説藏府三焦。而後世直索之于内。議論紛呶。五爲六。六爲五。心包命門。實如洞視然。遂至盡配之藥。曰入某藏。之某經。補某藏。導某經。論仲景氏之所未論。而聳動人心耳。此其説之出乎議論也。不乖其實者幾希。假令發解藏府。極盡其布置色味。斷續長短。大小分寸。脈理之所通。經絡之所係。而烏能得窺度其藥之合五七味。若十數味。爲一方也。又既服之後。復能別入某藏之某經否。補某藏。導某經否。果能治其疾乎。又將爲害乎哉。夫既肝腎肺脾膽。心包命門。大小腸之不可得而窺。而外候之無可稽而度也。又何有治法之可索也。仲景氏之所以不論及于此也。因是而觀之。與以吾之淺膚之識。搜索夫難窺難度之藏府也。寧服膺仲景氏之教。以就此易窺易度之外候也。然後能識此藥之敵彼之疾。不過而謬。則吾其愉快也已矣。是故至如肝腎肺脾膽。心包命門。大小腸之不可得而窺。而外候之無可稽而度也。則姑舍旃。吾將惟從夫心胃膀胱。及三焦之爲上中下之部位。各具其外候。而與其相符。則能盡而不遺也已矣。

榮衛

榮衛之出乎素難焉。後世敷演其說。傷寒爲陰邪。爲在榮分。中風爲陽邪。爲在衛分。配麻黃於榮。配桂枝於衛。且以所爲無熱惡寒者。發於陰也。見以爲即未發熱。必惡寒者也。此等之類。殊爲不通。何則。陰陽本是表裏之統名也。傷寒中風者。輕重之別也。陰陽以統表裏。輕重以別風寒。非以風寒爲陰陽也。故陽邪陰邪。惟以三陽三陰言則可。以傷寒中風言則不可也。無熱與未發熱不同。無熱者。本以三陰言。無表證之謂也。有熱爲表。故其有熱而惡寒者。知其在表位。故曰。發於陽也。無熱爲裏。故其無熱而惡寒者。知其在裏位。故曰。發於陰也。此主病位而言之也。未發熱者。雖未見其熱。而頓將發者也。而非若三陰之無熱也。對已字而云未。惟言有其先後已。云無云未。辭亦自別。豈可混同以視之乎。又豈可以風寒爲陰陽乎。

夫榮衛者。氣血之別稱也。素難之所說。詳悉莫以尚焉。榮衛之名。蓋昉于此。而其書則成于仲景氏之後也。謹按本論。言榮衛者。僅二三。因審其語脈。不似仲景氏之辭氣也。且治法之於榮衛。必不可不言。則何不肇之於桂枝麻黄之初乎。此果後人之說。謬混于此者歷然也。氣血字。論中一無有也。雖然。於發汗吐下後。及下利之證。每論亡津液。津液越出。及亡血之等。殊爲緊要。則其旨雖不同。而其名言之也。爲不大相遠矣。然如仲景氏之所論。則所見盡在于外證焉。後世遂取之於臆。有汗多亡陽。下多亡陰等之說。而汗多亡陽。見于大青龍湯。救逆湯之條。及陽明篇。然其云亡陽及虛。皆非古義。亦必後人之說耳。桂枝二越婢一湯之條曰。無陽。少陰篇曰。亡陽。又曰。陽已虛。亡無遺陽謂表也。無陽者。謂表證已解也。陽已虛者。謂表證已解。惟精氣未復也。卽與陰陽俱虛同。古義爲然矣。

古語曰。百病生於氣。氣卽俠氣。勇氣。浩然之氣。氣力。血氣之氣也。言病機百出。一由氣血之鬱結也。後世誤解。爲心氣之氣也。謂人之苟苦思勞心于事。則必敗心矣。因名以心氣不足。與之以藥。欲以救且補之也。夫藥也者。性之偏焉者也。豈可能補其不足乎。又豈可能救其勞苦乎。若惟言因其勞苦。而氣血鬱結。致此之疾。則猶可。然後隨其脈證。而處之方。則其何不可乎。假令人之苦思勞心于事于此。乃其事之頗從己之意。則必不竢藥。而思弭心弛矣。若不從己之意。則愈苦愈勞。而思奚弭。心奚弛矣。當是之時。莫有能救且補之之良藥也。醫乃命之字。而稱勞疫。則人亦乞之藥。豈非惑之已甚乎。

虛實

虛實之名。必起于人之失其常也。而強弱之稱。必因其體之常質也。故虛者精氣之奪。實者邪氣之盛。邪氣之實。攻之以草木蟲石。精氣之虛。養之以穀肉果菜。乃今以草木蟲石。謂爲補精氣。抑亦醫法末路之失也。何以言之。張仲景氏之論虛也。必於精氣。如曰陰陽俱虛。曰惡寒者虛故也。曰胃中空虛。曰胃中虛冷。曰虛煩。曰虛則鄭聲是也。其論實也。必於邪氣。如曰胃實。曰內實。曰寒實。曰熱實。曰熱者實也。曰潮熱者實也。曰實則讝語是也。夫精氣之於人也。重孰大焉。能護四體也。邪氣之於人也。害孰甚焉。能賊五內也。精氣者生之所憑。故不可不養焉。養以穀肉果菜。此之爲法矣。邪氣者死之所掓。故不可不袪焉。袪以草木蟲石。此亦爲法矣。蓋胃之爲府也。收夫穀肉果菜。而精氣悉源于茲。所以最爲重也。邪氣之盛也。精氣爲之奪。所以最爲害也。故虛實皆主胃而言之。邪氣之實于胃。仲景氏之所深懼焉。故於府惟言胃也。故其所謂實者。皆以胃實言之。不獨大便難鞕也。凡人之於常。無有虛實。失常而後有虛實。於是乎論焉。素問曰。邪氣盛則實。精氣奪則虛。又曰。邪之所湊。其氣必虛。又曰。攻邪以毒藥。養精以穀肉果菜。此蓋古語之最純粹者也。邪以無爲常。故曰實曰盛曰攻。精以有爲常。故曰虛曰奪曰養。皆主胃而言之者。彰然而明哉。夫人之於胃也。譬如水缸乎。胃也者。收穀肉果菜之府也。缸也者。貯水之器也。收而充之。此其常也。貯而滿之。亦其常也。於是投缸中以一拳石。則如之何。邪之於胃。其猶缸之於石乎。石本非缸之所貯也。邪本非胃之所收也。既投之以一拳石。則水必湧溢乎外也。邪之害乎精氣。亦猶如此乎。故謀去夫石。此卽鈎七杈鐔之道也。謀袪夫邪。此卽草木蟲石之術也。以此之道。既去夫石。則水必減矣。以此之術。既袪夫邪。則精必虛矣。水之減。非鈎七杈鐔之所能加也。精之虛。非草木蟲石之所能補也。然則如何而可乎。亦惟加之以水。養之以穀肉果菜而已矣。夫缸貯水以備用。胃收精以保生。貯之有分。分不可踰。懼石之投也。收之有節。節不可踰。懼邪之實也。石愈大。則水益減。邪愈盛。則精益虛。石之不可不去也。水何不加。邪之不可不祛也。精何不養。是故仲景氏之論虛也。必於精氣。精氣者。生之所憑也。其論實也。必於邪氣。邪氣者。死之所扠也。虛實之分。可以辨而已矣。後世不辨此等之分。於人之常。而論其虛實。以混之于強弱。是以精氣必論。邪氣亦必論。抑亦醫法末路之失也。凡人之於常。無有虛實。失常而後有虛實。於是乎論焉。豈可以常而論焉哉。虛實強弱。本不同道。虛實自虛實。強弱自強弱。固已不可混而已矣。然則精氣之虛。果不可補乎。曰精氣之生于穀肉果菜也。氣爲之化。邪氣湊于胃也。精氣不得不奪。猶投石於缸中。其水必減。此所以邪曰實。精曰虛也。邪是草木蟲石之所與。精是穀肉果菜之所與。此所以實曰攻。虛曰養也。故精氣之虛。欲以草木蟲石補之。非法矣。何則。草木蟲石。猶鈎七杈箝也。鈎七杈箝。所以去夫石之具。而非所以加水者也。草木蟲石。所以祛夫邪之毒。而非所以補虛者也。具豈能加水乎。毒豈能補虛乎。補虛之說。至此而窮矣。故精氣之虛。惟有穀肉果菜之養已。豈有草木蟲石之補乎哉。是故虛實之於分。不可不善辨焉。

死生

凡醫之爲職也。死生之所係焉。藥能活人。藥能殺。故死生有命。亦不得謂之命。則是醫之責也。是以作劑之法。必權其體之強壯羸弱。與其病之輕重緩急。與其藥之大小多少者也。愼之至矣。夫人之至重者。莫死生若焉。死生皆命也。雖壽之期於百歲乎。七十之爲稀。而札瘥短折之亦不少也。凡天下之人。其幾億萬。何其以病斃者之最多。而其以壽終者之最少也。病乎百之九十九。而壽乎僅一而已。僅一之命。而九十九之非命耶。豈非非命之最多耶。莫論壽夭之與疾病。自經自屠。畏壓溺。或爲罪所刑。是皆非自然而然。則謂爲非命耶。然其於死一也。若質之於聖人。則必謂之命。何則。上自王公。而下至衆庶。各有其事。實命不同。死生皆命也。生于其所。而死于其事。有常有變。命之不可奈何也。故莫論壽夭之與疾病。自經自屠。畏壓溺。或爲罪所刑。雖其非自然而然乎。亦皆始于其常。而終于其變者也。聖人之所以謂爲命也。雖然。醫之爲職。治人之病者也。治之不瘳。使人死其病也。則於其職。謂之何也。縱其人之命。於我乎不得不爲非命矣。故其瘳之與否。不可不論焉。醫之於術。得之則生。失之則死。死生之係於醫也。不可不愼焉。稽諸往昔。能辨死生。是爲醫之良。後世又謂爲司命之職。亦似爲不誣矣。夫先王之設醫之職也。惟是恤人之疾苦。使其免於死。此先王之仁也。凡人之於疾苦。急則頓將死。緩則引年月。終亦將死。能袪其疾苦。使其免於死。惟醫之術已。術之非無工拙。故其病已瘳之後。精氣不繼而死。或未及瘳。困悶而死。其於死一也。以其已瘳爲命。以其未瘳爲非命耶。此惟醫之所知。而非先王之所問也。恤其疾苦。使其免於死。此先王之仁也。何暇論其已瘳之與未瘳乎。故其所視于醫也。獨在其死生。以獨在其死生故。論其工拙。亦惟以此。制其祿秩。亦惟以此。爲之黜陟。亦惟以此。此先王之所建。確乎不可易矣。死生之所以係于醫也。周禮曰。以五氣五聲五色。眡其死生。又曰。死終則各書其所以。而入于醫師。又曰。歲終則稽其醫事。以制其食。十全爲上。十失一次之。十失二次之。十失三次之。十失四爲下。少曰死。老曰終。醫師掌醫之政令。故錄其不瘳之狀。以告于醫師。醫師以此論其工拙。以此制其祿秩。以此爲之黜陟。以爲後世之戒也。失四爲下者。五之爲半。或不治而自瘳。故十全至失四。祿秩之差。分爲五等也。先王之設醫之職也。恤人之疾苦。使其免於死。此先王之仁也。是以不錄其已瘳之生。而錄其不瘳之死。不啻爲後治之戒。亦愼之至矣。以其所視于醫之獨在其死生也。若其術之於工拙。惟在于處方。處方之能愜其脈證。是之爲得。不愜其脈證。是之爲失。得之無失爲工也。失而無得爲拙也。脈證不可不明矣。處方不可不愜矣。明之以仲景氏之規則。愜之以仲景氏之規則。醫之於務。惟在仲景氏之規則是審焉爾矣。夫藥之爲品也。古者概以爲四等。有大毒。有常毒。有小毒。有無毒。草木蟲石之外。五味五穀。亦伍之於方。以從其宜。固不可一爲毒乎。周禮曰。以五味五穀五藥養其病。此其不一于毒之故。不曰治而曰養。古之術爲然。然今之爲醫者。或代疾以毒。更藥以毒。以爲能盡百病。以歸死於命。謂死生之自在于彼。稽諸古昔。未嘗有如此者也。又有疑乎周禮以爲漢儒之僞撰也。縱令周禮可疑。距古不遠。而古言尚存。且其流本出于先王之道也。非醫之所可以議也。先王之道。御邦家之道也。醫之道。治疾病之道也。邦家之大。疾病之小。固異其倫。固不可混同也。若疑乎其言之不契于己。則奚翅周禮也。醫而議先王之道。非僭則妄矣。嗚呼。人之至重者。莫死生若焉。當其有疾。與之於藥。若不得其宜。不但其不瘳。甚則至于死。至此謂藥之不殺人而可乎。自古有藥殺。豈非藥之殺人乎。今夫中藥之毒。而煩亂困悶。謂之瞑眩。瞑眩之太甚。不得不至于死。故如巴豆甘遂附子之類。必因其強羸。有半錢一錢之分。此權其強壯羸弱。與病之輕重緩急。與藥之大小多少者也。不爾。或過或不及。詎得謂之術乎。醫之於術。得之則生。失之則死。死生之係于醫也。豈可不愼焉哉。

三權

醫之臨術也。有三權焉。何謂三權乎。一曰體位。二曰病位。三曰藥位。體有強壯羸弱之分。病有輕重緩急之勢。藥有大小多少之略。各辨其位。以識之于躬而蔽之。是之爲三權也。三權之相持而不忒。是之謂能執術也。仲景氏之統脈證於陰陽。建之規則也。三權自具于其中焉。而臨術之要。全盡于茲。不可不辨矣。若夫體之羸弱。而病之重且急。無乃危乎。病之重且急。而藥之小少。無乃不及乎。病之輕且緩。而藥之大多。無乃過乎。不及之與過。皆其術之已失也。及其甚也。不度強壯羸弱。輕爲重。重爲輕。緩乎急。急乎緩。小大失宜。多少異處。豈其不忒乎。及其最甚也。或拘吐方。或泥下劑。拘吐方者。當汗必吐之。當下亦必吐之。泥下劑者。當汗必下之。當吐亦必下之。豈不乖乎。皆取之於己。而不辨三權者也。是以己雖誤之乎。不能自顧。人之爰死也。必歸之於命。嗟乎。誣之殊甚。惟其至于此乎。實己之由。盍自恥自悔。爲後治之戒乎。夫強壯羸弱之於分。輕重緩急之於勢。莫不隨其分之與其勢而制之。其何無大小多少之略也。若果拘泥乎一。則必有如割鷄用牛刀者。此謂之過也。又必有似解牛用鷄刀者。此謂之不及也。過與不及。固非術也。是故體與病之位在彼。惟藥之位在我也。非辨我之與彼之位。以識之于躬而蔽之。何以相持而不愆乎哉。仲景氏之統脈證於陰陽。建之規則也。三權自具于其中焉。而臨術之要。全盡于茲。則我將辨之以仲景氏之規則。規則之體于我。三權盡是我之有已。然後如牛刀之直解牛。鷄刀之直割鷄也已矣。又何取之於己。而拘泥乎一之爲。

仁術

後之業醫者。自許以仁術。曰我之救民之疾苦之著于今也。不類儒之閑然無事之邈乎古也。嗟乎。何其言之謬且悠乎。此其視仁也。蓋取諸慈愛惻怛之心也。慈愛惻怛之心。固不足以盡仁矣。夫仁之至廣至大之難言。固不可言於醫也。何則。先王之御邦家也。貫乎百爾者。特在于仁焉。無論乎慈愛惻怛之心。使人人各得其所。事乎其事。以安其心。以終其身也。惟仁之化爲然。及其化之及也。雨露之所降。舟車之所通。莫遠弗及焉。惟仁之化爲然。豈非其至廣至大之難言乎。故仁者合德與行之名也。雖德與行之名衆乎。莫有出于仁之上焉者也。又豈可言之於醫乎哉。醫藥之設。肇于先王。則其仁在于先王焉。而醫之所任。不在于仁。而在于其職焉。乃其於職也。猶百工之各以其事。以供上之用。以應下之需也。乃其於術也。亦不能無巧拙。於是分祿秩之差。以爲五等。此先王之制也。雖今之不似古之制。而祿秩之差。率從其巧拙。則近之矣。若其無官祿者。爲人治之疾。則人必報之以幣也。或賜祿或受幣。食于其業則一也。故醫之食于業也。亦猶百工之食于事也。豈可獨私於仁。而緣飾己之小技乎哉。縱令辭其幣。施藥於四鄰。惟是一小惠。未足以煩仁之名也。而今不惟受其幣。而其稍菲薄。或怒而咎之。則惠之名。猶無有也。而況於仁之至廣至大之難言乎。醫之伍之於卜。謂爲小數小技。非必賤之也。蓋聖人之御邦家也。莫不包裹焉。是以一技之蕞舉以備數。醫亦與焉。皆聖人之用也。聖人之用。廣矣大矣。以此而觀乎彼。則何技之不小乎。此其所以謂爲小數小技也。醫之既爲我之任也。係人之命期。則研究之入於腹心。精覈之徹於骨髓。而後可以發之于其術矣。是之謂共天職也。然則醫之任于我。孰大焉。故苟居業于此也。豈可小以自視。而賤夫天職乎哉。不可不愼矣。夫醫之任之係人之命期之重也。不在于仁焉。而在于天職焉。惟天職之愼。而研究精覈之務。夫然後庸與否。有命之在。知命而安焉。雖身爲賤業。無害乎爲君子矣。又民者君上之辭也。而非吾儕小人可呼之稱也。已儳業於醫。何免於民。既不免於民。呼人以民。可謂僭妄矣。故民者非對君上。則不可呼之稱也。因此而觀之。所謂仁術及救民。皆君上之事。而惟儒之所修。其不可言于醫也審矣。

古今方

方法之言古今也。建極於何之時。而爲古爲今乎。以今而視宋元之時。邈乎古矣。豈可以今言之哉。故必先建之極。而後古今可得而言而已矣。其於古也。雖有和緩俞附文摯扁倉等。而其方法不傳。則何以建而爲之極乎。及東漢之時。有張氏仲景。獨作傷寒之論。以傳其方法。乃其所論也。不惟傷寒。而方法之具。莫正焉。方法之傳。莫古焉。既而其論定於仲景氏。而其書出於仲景氏。則古之於方法。當委之于仲景氏。建以爲極而已。又曷議之爲。然後之言古方者。或謂周官之遺篇。或謂扁鵲之遺法。此皆不委之於仲景氏。強而議之者也。豈非穿鑿之殊甚乎。當西晉之時。有王氏叔和。其所著之脈經。蓋出于其獨得之識也。於仲景氏之術。莫或大裨益。惟其務於傷寒論而傳之於後世者。此其功之偉者也。當唐之時。前有孫氏思邈。後有王氏燾。而孫之撰千金方。王之纂外臺祕要方。各設病門。而傷寒爲一門者。既非仲景氏之旨也。是以雖博輯羣方。而不獲其大要。何以盡行之於今乎。故二氏之於方法。不可不擇焉。擇之有善。有不善。先以獲仲景氏之旨爲本。乃適于此而擇之也。其擇在于仲景氏。是爲其善者也。不適于此而擇之也。其擇在于己之私。是爲其不善者也。夫既擇之以其善者。然後其可以行于今者。僅不過十之一二。乃取其一二。以弘仲景氏之道。則方法之莫不該備焉。於是乎建極於仲景氏。而弘道於二氏。我乃呼以爲古。不亦可乎。至宋元之時。有諸名家。亦莫不皆祖述焉。雖然。牽固於素難。不能踰短牆也。而謂古不愜今。遂還轅軌。肇方法於我。而擅攬舊轍。於是乎岐爲二途。仲景氏之術幾熄。而專爲宋元之流。我乃呼以爲今。不亦可乎。古今之不可妄言也。建之極者爲然矣。而今之爲宋元之流者。動輒曰。人之天稟。有古今厚薄之差。嗟嗟。是何其言之謬乎。夫雖古今異乎。天地萬物。固無有古今。天地萬物。既無有古今。而獨人爲有古今厚薄之差者。最爲無謂矣。何則。人壽百歲。雖古實稀。故僅載之於史。或傳之於言。然則札瘥短折之人。果其無有乎。古何異于今也。雖今之漸及季衰。而百歲之人。果其無有乎。今何異于古也。豈獨人而有古今厚薄之差乎哉。可謂謬矣。雖然。姑從其說而論之。古之人之果厚。而今之人之果薄。方其有疾也。則治之以藥。藥也者。草木蟲石也。草木蟲石。亦與人同。受天地之氣。以生于其間。古今厚薄。亦惟從以移也。則古之人之厚也。必以古之藥。今之人之薄也。必以今之藥。古之所愜。而今何不愜乎。因此而觀之。人與疾。與藥。固不出于天地之外而受之氣也。則古自古。今自今。厚自厚。薄自薄。無不從以移矣。豈取古之藥。而行于今之人乎哉。況於日月之繫。星辰之羅。四時之行。百物之生。彌乎萬古萬今。而不竣其政令焉乎。然則於人。亦無古今厚薄之差。可以知矣。惟其於天稟。不在于古今。而在于人人。人人之於厚薄。及其臨疾而行藥也。必從爲之酌量。此亦何有古今乎。然強爲古不愜今之說。不但誑庸愚。雖有識之人。殆誘其黠言。豈非妄誕之甚乎哉。若及近世。好古之士頗多。而無不熟西漢以上之書。不翅儒術再闢榛棘。醫亦幸得復古之時。及仲景氏之術。於是唱古之方術於本邦者。先有丹水先生。而繼起者。爲艮山先生。此其嚆矢也。而繼之者。爲秀菴先生。

各有著作。而行于世。然於仲景氏之書。則有所未盡矣。又繼而起者。有若一閑齋先生。有若東洋先生。有若東洞先生。亦各雄于當世者也。然於仲景氏之書。則猶有所未盡矣。獨如東洞先生。則張識於扁鵲。而睥睨於仲景。一術於掌握。以屏議論之諠。不歆輕薄之譽。不屑睚眦之毀。先生之於業。可謂達矣。於先生則既達矣。後進之受其業者。恐不達其所達也。世有稱古方家者。特取方於仲景氏。如其脈證。則不必從仲景氏也。因試問之。則曰。此經驗之方。且曰。仲景本非聖人也。何其無缺遺矣。後世謂爲醫之聖。不亦謬乎。如其傷寒論。則自好方技之篤。隨得而所筆。固不足以爲規則。醫之於術。方而已矣。察其證以處之方。則在于我也。何拘仲景之脈證之爲也。且今之病疾者。能愜其脈證者固少。若拘于此。則其鮮不失乎。故度其宜以處之。此我之術也。嗟此何言與。嗟此何言與。夫如此。則醫之於術。不在于古。而在于我也。其在于古者。特方而已。特取其方。而擅於己則果不能出于宋元諸氏之上也。豈足以古稱之哉。夫方法之能得其要領。而詳悉莫所不至者。孰若仲景氏也。如宋元諸氏。則其纖密踰于仲景氏。頗陷于鑿空。此失之於深者也。如所謂古方家。則惡夫鑿空。遂馳于疎漏。此失之於淺者也。欲以此而盡於百病。不可得也。術之將窮乎。於是病者以其治驗之終不能如其言。致咎於醫。醫則以其服醫之不遂從其指揮。

歸罪於病者。其相責也若此、而不知其是非也。此惡能勝宋元之流而上之哉。要之如宋元之流。則猶遠乎害。以其失於深也。如古方家。則殆近乎害。以其失於淺也。深之與淺。兩不得其中。能得其中者。莫如仲景氏焉。故仲景氏之脈證。不可不循者也。豈特取其方而已哉。且其所謂經驗者。在其始也。將何之據乎。又將試以己之妄乎。此芥蒂其人也。仲景氏既論脈證。以爲規則焉。而去其規則。從己之經驗也。然己之經驗。本由于仲景氏。而不由于己。此不信仲景氏之規則。而信己之妄者也。若必以經驗言之。則或載于書。或傳于人者。何方之非經驗也。夫疾病之似而類者。固不少矣。故其於方法。不滯於一。又不眩於百。此之爲要也。若其脈證之既移也。不可不從以轉焉。然因循不轉。及其脈證之既大移。而己之處方。愈遂不轉。自謂雖一二之出入。何隨以轉之爲。有特操者之術。當如此矣。此豈非滯於一乎。脈證之未移也。不可不從其舊焉。然己處之方。則數轉不處。朝轉而夕轉。自謂雖一二之出入。不可不隨以制之。臨機應變之術。當如此矣。此豈非眩於百乎。及其最甚者。則建二三之主方。而加減以施於百病。自謂醫之術盡于此矣。此其方之與加減。皆自乎己者也。疾病之於情狀。有止于一焉者。有之于二三焉者。以其之于二三焉者而一之。則不可也。以其止于一焉者而二三之。亦不可也。彼亦一不可。此亦一不可。於其不得其要則一也。欲得其要。則莫若循仲景氏之規則焉。乃其於規則也。有不必兼治。而分治各證者。有因一二異同。而懸殊其所之者。有一方而二三其脈證者。有證相類而方不相類者。有藥多而證少者。有證多而藥少者。凡是皆仲景氏之所以能極其變化。能致其妙用。使後人據以行之者也。豈非規則哉。不可不循焉。夫疾有形。而方無形。故方有移。而隨其疾之形。以爲之制也。故方有形。則不足以制矣。若有經驗之挾于意。則方先疾而有形。方既有形。則疾無形矣。聞無形之能制有形。不聞有形之能制無形。是故其似而類者之多。雖既驗于彼。而未必驗于此也。方本無有善否。能得其宜。則皆善矣。是故雖不驗于彼。而又驗于此矣。此經驗之不足貴也。而方豈有善否哉。夫雖仲景氏之非聖人乎。方法之肇于此。而吾儕之據于此。則於我乎不得不尊奉。既尊奉之。則不得不竊比諸聖人。竊比諸聖人。不敢侵先王之尊。假微于我之醫。則誰敢爲彊僭哉。且視傷寒論。方彙之不如。是皆窺仲景氏之輕忽。未始信其書。是以不能通會終始。截取其意之所應。至其所不應。則必罪叔和。曰此必渠之所攙入。以塗竄之。欲罪叔和之意。先翳膜其目。是以仲景氏之所要論。亦或塗竄以斥之。不辨其所論之脈證。卽爲規則。去其規則。特取其方。豈不亦妄乎。脈證本也。處方末也。去本而取末。是以忽看藥味。而推之於理。謂方有某某之藥。宜治某某之證。此其妄之始也。既配每藥於每證而不厭。加之以加減。此其妄之終也。是所謂無寸之尺。無星之稱已。惡識仲景氏之規則哉。大抵古人之舉事以述義也。撰其可以規則于後來者。編之於書。以傳焉而已。豈若後之專貪名利之比哉。不可不信矣。孟軻氏有言云。盡信書。不若無書。此惟疑尙書之言之侈已。非博斥書籍之言也。觀下文顯曰。於武成取二三策。可以見矣。後人誤以爲博斥書籍者也。設令博斥書籍。我則反孟軻氏。皤然而更曰。不盡信書。不若無書。嗚呼難哉。生于今之時。而明於古之術也。若不信其書。將何之信乎。我之于仲景氏。雖未能盡明其義以行其術于今乎。獨信其書。而不疑者也。且其不稱仲景氏之流而稱古方家者。豈亦有所忌耶。無論其取之於仲景氏。他雜取諸氏之方法。則獨稱仲景氏之流。此似有所支矣。故博稱古方家。以遁乎辭而已。此豈其所以不稱仲景氏之流耶。夫方法之有古今也。歧爲二途者。如前所辨矣。於是建極於仲景氏。而弘道於孫王二氏。則古之於方法。莫不概備焉。雖然。疾病之變態百出。不可得而窮詰也。雖宋元諸氏之途還轅軛。擅攬舊轍乎。非全無一二之所得矣。乃取其所得。以應夫變態百出。則亦足以博吾之術。豈不亦愉快哉。醫之爲術。雖固多端。而自有要領矣。故不求其多端於遠。而求要領於邇。是之謂善擇也。既善擇而善行于今。則又何言古今哉。雖然。有本而有末。有古而有今。本不立。則末必紊。不識古。則焉辨今。方法之肇于仲景氏也。建極于此。以識乎古。能識乎古。體之於我。則我後於宋元。而能辨其爲今。然後擇之以古。以古御今。則今猶古乎。夫既辨今之在于識古。則古今何不言也。故必先建之極。而後古今可得而言矣。是之謂本立而末不紊也。方法之言古今也。以其必驗于疾爲要矣。有迂闊者。有捷徑者。有迂闊而捷徑者。有捷徑而迂闊者。故不可不善擇焉。然後言無古今。何爲不可乎。亦惟在其人。亦惟在其人矣。記曰。忠信之人。可以學禮也。我於吾之術亦云。苟不有忠信之質。則烏能盡仲景氏之術矣乎哉。不可不愼焉。

陳存仁編校

皇漢醫學叢書

傷寒論綱要

橘南溪著

傷寒論綱要

提要

本書一卷。爲日本橘春暉先生所述。以傷寒之太陽病。分列上·中下爲三篇。其次少陽、陽明、太陰、少陰、厥陰也。又取傷寒論之原文。分段註解。故稱綱要。註釋之中。頗見心得。據明證以發揮。求解說於穩當。而其編著體例。法平連環，章章啣接。互發深旨。披讀全書。則義自明。學者可以意義而揆度之。蓋先生欲使後學明暸本編之意爲職志者也。

凡例

一 凡此書所發揮。則據明證。所釋解。則求穩當。以明本論之意爲志。不毫臆鑿也。

一 本論用字極精細。若營衞。陰陽。表裏。內外。虛實。強弱。中傷。合併等。各有其別。意義自異。又持法極嚴整。裏不先於表。小不兼大。字同者。必一義。文略者。必有所本。又屬文極簡約。有伏乎前者。有省乎後者。全篇相照。而義始著明。今余作此。亦效此法。

一 本論篇次。用連環法。章章相承。意義互發。雖間有後人攙入之章。多是解本論者。今不敢爲刪削。壹從原文。

一 三陰三陽。榮衞三焦等。後世鮮適知其所謂何物也。若篇中諸論。亦不了此義。則其意難通達。今此書雖說之。猶恐他門學者。或有難卒曉者。余別有著作。有志者省之。

一 本論水藥秤量。諸註家鮮有得古義者。此書本當辨析。然恐其簡册浩多。故略而讓。余所著古律攷。可互攷也。

寬政三年辛亥孟夏日　南谿春暉識

目次

傷寒論綱要

橋南谿述

辨太陽病脈證弁治法上

陽氣實人。偶感風寒。其邪氣在表者。名曰太陽病。

太陽之爲病。脈浮。邪氣在表。陽氣在裏。則使脈浮。頭項強痛。表有邪氣。陽氣不得宣布。乃升頭項。而頭亦已有邪氣。故相迫作痛也。項於身體。爲最狹隘處。陽氣易充塞。故作強也。而惡寒。邪氣圍表。陽氣不布。因惡寒。此本陽證。故插而字。以示非少陰本分之惡寒也。○此章爲太陽之綱也。陽氣實人感風寒。其邪在表。則必見此脈證。通卷稱太陽病者。皆含畜此一章。

○太陽病。發熱。陽氣漸積成熱而發。汗出。邪氣在肌膚陽氣不能復護腠理。故汗出。惡風。脈緩者。邪氣本薄。陽氣怫鬱不甚。脈是以不急。名爲中風。中者至也。風寒邪從外而內。至胃而止。猶矢之至的也。風曰中者。風邪本薄。力不足入胃。故以太陽爲中。其風寒異言者。爲示邪之厚薄耳。通卷稱中風者。皆含畜此一章。

○太陽病。或已發熱。陽氣盛實。成熱速。能即發熱。或未發熱。雖陽氣積而邪氣厚。故不能即發熱。必惡寒。邪氣在表。則不論陽氣之虛實。邪氣之厚薄。皆先惡寒。所以熱曰已未寒曰必也。○不風覺寒者。邪厚也。體痛邪厚故不獨頭項狹隘處。雖身體廣闊處。亦血氣不易行。嘔逆。陽氣不能四布。壹由胃管。脈陰陽脈之爲實。陰血也。使之鼓動者陽氣也。陰陽相得。脈乃行。本論所稱。脈之陰陽者。蓋指陰血與陽氣也。俱緊者。邪厚。氣血俱所束。名曰傷寒。傷者損也。風寒邪從外而內。至胃而止。邪之所歷。必傷損。寒曰傷者。寒邪本厚。法當入胃。故太陽曰傷。至陽明而後爲中。○此二章爲目也。而以別邪之厚薄。通卷稱傷寒者。皆含畜此一章。

○傷寒一日。太陽受之。此等說。頗與本論違。疑後人誤解也。論中間有之。然玉石自有別。不必隨章辨正。脈若靜者。爲不傳。頗欲吐。若煩燥。脈數急者。爲傳也。○傷寒二三日。陽明少陽證不見者。爲不傳也。○太陽病。發熱而渴。不惡寒者。爲溫病。溫病元見證如此矣。然是溫病。故姑舍不論。若兼中風。則見脈陰陽以下證。是太陽中風。而不可汗之。又不可下之火之者何也。蓋太陽與少陽之合病。治從少陽法也、雖俱是風寒邪。而不可汗下。況於其兼溫者乎。若發汗已。身灼熱者。桂枝麻黃雖能除表邪。而其辛溫又觸動溫邪。名曰風溫。中風兼溫病者。風溫為病。脈陰陽俱浮。陽脈浮。以中風。陰脈浮。以溫邪。自汗出。中風證。身重。溫邪在深。諸筋為不利。多眠睡。太表三焦各有邪。故陽氣閉藏。神識昏迷。鼻息必鼾。邪氣外塞。陽氣內滿。呼吸之氣。溢于畜門。語言難出。口筋亦不利。若被下者。小便不利。陽氣虛。其力不足勝邪。推膀胱。直視。津液虛。邪乘之。心下逼迫。眼系因急。失溲。膀胱失衛護。若被火者。火攻。取汗過多。微發黃色。劇微劇及對。則如驚癇。火熱煎耗心血。故神不得安舍。時瘈瘲。燥及筋絡。陽氣偏行。若火熏之。黃色益是。似火熏之。一逆尚引日。再逆促命期。

○病渾稱病者。過三陽三陰之辭。有發熱。陽實。人有邪。則陽積而成熱。能自發。惡寒者。發於陽也。所謂陽病。無熱陽虛人。雖有邪。而陽不足成熱。惡寒者。發於陰也。所謂陰病。發於陽者七日愈。發於陰者六日愈。以陽數七。陰數六。故也。陰也之下二十三字。蓋後人誤解本論之文。

○太陽病頭痛。太陽經絡頭。故後人獨舉頭痛。至七日已上自愈者。以行其經盡故也。若欲作再經者。鍼足陽明。使經不傳則愈。

○太陽病欲解時。從巳至未上。論解亦是。

○風家表解。而不了了者。十二日愈。

○病人疑似之證。窮其理。而屬之於本篇者。皆稱病人。身大熱。反欲得近衣者。熱在皮膚。寒在骨髓也。身大寒。反不欲近衣者。寒在皮膚。熱在骨髓也。

○太陽中風。陽浮而陰弱。邪圍氣分。陽氣激怒。其脈乃浮強。邪不及血分。經血善行。其脈乃緩弱。蓋弱非虛弱之謂也。但此陽脈帶邪者。自見有強弱之差。陽浮者。熱自發。浮以知陽實于裏。陰弱者。汗自出。弱以知邪不束血分嗇嗇惡寒。淅淅惡風。翕翕發熱。鼻鳴呼吸觸涕洟以作聲。乾嘔者。桂枝湯主之。主君主也。已君主此脈證。則制治之仕在此方。而非它方所知。

桂枝湯方。桂枝推陽。芍藥引陰。甘草生津液。此方芍藥配桂枝。聚津液于表。以供與邪而出于外之用。又大棗生姜調藥汁。稱口腹以安胃氣。蓋一一味專取味。不責功。諸方皆此例。桂枝三兩芍藥三兩甘草二兩生姜三兩大棗十二枚右五味㕮咀。以水七升。微火煮取三升。去滓。適寒溫。服一升。服已須臾。歠熱稀粥一升餘。以助藥力。溫覆令一時許。遍身漐漐汗微。未至滴。然者曰漐漐。微似有汗者。益佳。不可令如水流漓。病必不除。陽氣充表。寒邪乃去。若服法太急。則汗出如水流漓。腠理開疏。陽氣不得充實于表。病必不除。若一服汗出病差。停後服。不必盡劑。若不汗更服。依前法。又不汗。後服小促役。其間半日許。令三服盡。誤以為病輕。而服一升。不汗者。再三服至如此。若初知病重。則盡一劑。而問差否。若病重者。一日一夜服。周時觀之。雖桂枝湯。亦古人慎之。猶今人用峻藥。服一劑盡。病證猶在者。更作服。若汗不出者。乃服至二三劑。禁生冷粘滑肉麪五辛酒酪臭惡等物。恐制藥力。○太陽病。頭痛發熱。汗出惡風者。桂枝湯主之。此章舉桂枝湯主證。以總括前章。通卷方後之章多用此例。○太陽病。項背強几几。葛根湯證反汗出惡風者。桂枝湯證。各於本條下注之。桂枝加葛根湯主之。○太陽病。下之後。其氣上衝者。表證被下。裏陽益不能四布。因上衝。是誤下後。邪猶圍表故也。可與雖似非主證。然某藥猶足治某病者曰可。○或疑似之際。或變化之後。推窮病所因。則某藥所當任而不可他藥者。曰與。此等皆用字之常例。通卷多名字本義外依例建義者。讀者毋漫看過。桂枝湯方。雖見他證。而但是誤下。虛陽所致。若其邪猶在本位。用前法。若不上衝者。邪去本位。不可與之。裏虛邪因入則非桂枝湯所能。○太陽病三日。太陽日數。已發汗。若吐若下若溫鍼。仍不解者。此為壞病。桂枝不中與也。觀其脈證。知犯何逆。隨證治之。用梔子豉湯乾姜附子湯四逆湯之類是也。○桂枝本為解肌。若其人其病當無其證。而有之者皆必加其人二字以連屬上下文。脈浮緊。發熱汗不出者。不可與也。常須識此。勿令誤也。邪進及血分者。若猶用桂枝湯則不惟病不除。其熱必益甚。○若酒客病。不可與桂枝湯。得湯則嘔。以酒客不喜甘故也。凡病不重者。不強與不猝口腹之方。本論之法爲然矣。○喘家家謂固有喘疾之人。作桂枝湯。加厚朴杏子佳。藥汁不安於胃。則不得陳力。故加二味兼治喘。○凡服桂枝湯吐者。其後必吐膿血也。經絡有癖瘀之人。當服行氣順血疏通開散等之藥者。而偶感風寒。故服桂枝湯。而推陽則前壅後推。不得不吐。而其辛溫遂至釀成膿血。○太陽病發汗。遂漏不止。其人惡風。從表而取。故惡風。小便難。津液虛。陽氣不及筋故膀胱開闔亦不得自由。尿因難通利。四肢微急。難以屈伸者。桂枝加附子湯主之。助表陽以引津液。○太陽病。下之後。脈促裏陰頓虛。陽氣猶拒邪於表。則其脈見浮數中時一止。胸滿者。裏陽失所依。欲出表。而表猶有邪。故胸滿。桂枝去芍藥湯主之。誤下後。胃氣易動。若用芍藥。則恐津液先聚于裏而更下利。若微惡寒者。從裏而虛故惡寒。去芍藥方中加附子湯主之。○太陽病。得之八九日。中風八九日法當愈。亦當罷勞。如瘧狀。邪近于裏。發熱惡寒。熱多寒少。陽復。邪衰。其人不嘔。不轉入少陽。清便欲自可。裏亦和。一日二三度發。邪漸衰。陽漸復。脈微緩者。雖邪已除。而其人亦罷勞。爲欲愈也。脈微而惡寒者。已無表邪脈而惡寒者虛也。此陰陽俱虛。不可更發汗。更下更吐也。面色反有熱色者。未欲解也。中風八九日法當愈。而反有熱色者。以其不能得小汗出。身必痒。初發汗。汗出不徹。宜雖非主方。而徙時宜。借以治之者。曰宜。桂枝麻黃各半湯。病本雖非傷寒而經日久。故借麻黃。以疎腠理。○太陽病。初服桂枝湯。反煩陽氣重故也。不解者。本證猶存。先刺風池風府。二穴俱在頭項。刺之瀉陽氣所聚。卻與桂枝湯則愈。○服桂枝湯。大汗出。不得服法。脈洪大者。津液徒亡。邪氣漸進經脈陽溢。故脈洪大。與桂枝湯如前法。若形如瘧。日再發者。因虛邪入深。汗出必解。疑清解。故括此句。宜桂枝二麻黃一湯。此章比八九日章。其邪較深矣。而至用藥。則反斂麻黃。是彼不能得小汗。此大汗出。自有虛實分。○

服桂枝湯。大汗出。後大煩渴。津液徒亡。陽氣不得達表。胃中亦爲熱。不解。脈洪大者。白虎加人參湯主之。陰虛陽實。甚於前章。故以白虎殺其熱。以人參滋其陰。陰陽得相和。而發越則邪亦解。〇太陽病。發熱惡寒。熱多寒少。此章與八九日章相發熱多寒少彼陽漸復邪漸衰。此邪漸入陽漸出。證同因異。脈微弱者。此無陽也。是脈當洪大。而反見微弱者。以陽氣微故也。不書亡陽者。此人不因發汗。而自然者故也。不可發汗。中風邪深者。前章皆借麻黃以發汗。故有此戒。宜桂枝二越婢一湯方。邪繫太陽。所以主用桂枝也。邪深一等。欲合用麻黃。然無陽人。汗出恐更表虛。今合越婢湯者。以其方中有石羔。雖麻黃浮越性。不至敢傷表也。桂枝二越婢一湯方。外臺婢作脾。今從之。凡麻黃配桂枝。則踈開表分腠理。配石羔。則踈開裏分腠理。今越婢湯。則以麻黃配石羔。蓋是所以發越脾氣之方也。桂枝芍藥甘草各十八銖 生姜一兩三錢 大棗四枚 麻黃十八銖 石膏二十四銖 右柒味㕮咀。以五升水煮麻黃一二沸。去上沫。內諸藥。煮取二升。去滓。溫服一升。本方當裁爲越婢湯。桂枝湯。合飲一升。今合爲一方。桂枝二越婢一。〇服桂枝湯。葛根湯症。而微兼水者也。若誤用桂枝湯。則邪不解。反令裏陽戴水升。乃與誤下後畜水者同治法。或下之。仍頭項強痛。翕翕發熱。無汗。葛根湯症。心下滿。陽氣戴水。微痛。陽氣鬬水。小便不利者。以小便利不利。卜二症因水否。桂枝去桂。加茯苓白朮湯主之。仍桂枝所主。故不刪桂枝之名。然姑去桂枝者。桂枝善推裏陽。今若使裏陽戴水升則必增心下滿微痛症。故去桂枝。但反獨不去芍藥者。欲聚津液于裏而令陽氣內守也。若其邪則水飲去。而後治之。必奏效。〇傷寒。此本傷寒。經日久施治數。正邪俱衰。其證似中風。而又有虛候者也。前數章皆桂枝主證。此章獨傷寒然其治已屬桂枝。故篇次於此。通卷章章連環成義。不獨此章爲然。學者若能尋篇次之意。思過半矣。脈浮浮邪仍在表也。緊去邪已衰也。自汗出。小便數。皆衛氣虛也。心煩。虛煩微惡寒。陽氣虛。脚攣急。津液虛。反與桂枝湯。欲攻其表。此誤也。桂枝加附子湯證。誤與桂枝湯。得之便厥。表虛人。若得桂枝湯。而汗出陽亡。則益虛而厥。咽中乾。津液益虛。煩燥。吐逆者。煩甚是表裏俱乾燥也。吐逆裏陽壹衝咽而升也。作甘草乾姜湯與之。以復其陽。凡表裏俱虛者。先救裏法也。若厥愈足溫者。更作芍藥甘草湯與之。救陰。其脚卽伸。若胃氣不和讝語者。胃中一燥。巳結燥屎。則陰陽雖始復。而不得卽和也。其讝語者。有燥屎故陽氣不得還胃中。溢胸成熱。而沸騰心血。神乃不得正也。於是此湯下燥屎。則陽氣得還胃中。胸中熱平。讝語乃止。少與調胃承氣湯。若重發汗。復加燒鍼者。四逆湯主之。與桂枝湯。見諸證加。尙不覺是從虛來。誤以爲病進。而復與麻黃湯。或加燒鍼。遂大虛致危者。非甘草乾姜湯所能救。故加附子。甘草乾姜湯方。甘草救陰。乾姜助陽。甘草四兩 乾姜二兩 右㕮咀。以水三升。煮取一升五合。去滓。分溫再服。芍藥甘草湯方。白芍藥四兩 甘草四兩 右二味。㕮咀。以水三升。煮取一升半。去滓。分溫再服。調胃承氣湯方。大黃利大便。芒硝碎燥結。甘草護胃。凡邪氣除後。陽胃乾燥津液未復者。以此湯下陽胃焦熱餘燼。是所以名調胃也。大黃四兩 甘草二兩 芒硝半斤 右三味㕮咀。以水三升。煮取一升。去滓。內芒硝。更上火微煮令沸。少少溫服。數數少服。日少少。四逆湯方。甘草二兩 乾姜一兩半 附子一枚 右三味㕮咀。以水三升。煮取一升二合。去滓。分溫再服。強人可大附子一枚。乾姜三兩。

○問曰。設問答者。皆後人解本論之文。證象陽旦按法治之。法卽本論法。而增劇。厥逆咽中乾。兩脛拘急而讝語。師曰言夜半手足當溫。兩脚當伸。後如師言。何以知此。答曰。寸口脈浮而大。浮則爲風。傷寒邪漸衰。爲中風邪。大則爲虛。以發汗過多。故津液乾燥。裏陽偏依經脈。風則生微熱。虛則兩脛攣。病證象桂枝。因加附子參其間。增桂令汗出。附子溫經。亡陽故也。亡陽人。餘邪微存者。當以桂枝加附子湯。參桂枝加桂湯間。而治之也。若前輩所論。醫誤用桂枝湯。重取汗。則雖餘邪盡除。而正氣大虛。半致厥逆咽中乾煩燥吐逆等證。如此則不得不用甘草乾姜湯以下諸方。厥逆。咽中乾。煩燥。陽明內結。讝語煩亂。更飲甘草乾姜湯。夜半陽氣還。兩足當熱。脛尙微拘急。重與芍藥甘草湯。爾乃脛伸。以承氣湯微溏。則止其讝語。故知病可愈。

辨太陽病脉證并治法中

上篇論輕症。中篇論重症。下篇論變症。此三篇之大意也。陽明以下皆止一篇者。邪不重。則不能轉屬陽明故也。其經亦間有轉者以或漸虛或誤治。故引而致之也。非能自轉焉。故陽明本分。有中寒而無中風。

太陽病。項背強几几。項強頸不強。是邪易入於陽氣所背。而難入於所向也。猶惡寒者必先背。惡熱者必先胸。是陽氣有向背故也。無汗惡風。無汗之下。若不揷而字。直曰惡寒。則疑少陰。故無汗者。反曰惡風。有汗者反曰惡寒。而明三陽之惡風惡寒皆因邪而作。葛根湯主之。葛根湯方。以葛根之凉。鎭壓桂麻則桂麻因能還上焦。葛根四兩　麻黃三兩　桂二兩　芍藥二兩　甘草二兩　生姜三兩　大棗十二枚

右七味。㕮咀。以水一斗。先煮麻黃葛根。減二升。去沫。內諸藥。煮取三升。去滓。溫服一升。覆取微似汗。不須啜粥。餘如桂枝法。將息將行也。息休也。及禁忌。葛根湯麻黃湯大靑龍湯。以葛根杏仁石羔三物。各配桂麻。以鎭壓其浮越性。令其能到各處。而除其邪焉。蓋客邪有淺深之差。則配藥有輕重之別。論中諸方。往往然矣。葛根一味。非曰具治項背強之性也。

○太陽與陽明合病者。必自下利。表裏有邪氣。陽氣無處於伸。故別取路於大腸。葛根湯主之。病下有者字。利下無者字。乃知此太陽與陽明合病之正症也。葛根湯并發二陽邪。

○太陽與陽明合病。不下利。但嘔者。此加者字。前章之意益分明。葛根加半夏湯主之。葛根加半夏湯方。嘔姑服藥。不似下利無姑也。是以姑加半夏止嘔。葛根四兩　麻黃三兩　生姜三兩　甘草二兩　芍藥二兩　桂枝二兩　大棗十二枚　半夏半斤　右八味。以水一斗。先煮葛根麻黃減二升。去白沫。內諸藥。煮取三升。去滓。溫服一升。覆取微

似汗。○太陽病。桂枝證。若麻黃症。則其變必不止此。醫反下之。利遂不止。以下二法。脈促者。表未解也。此則桂枝去芍藥湯之症也。喘邪雖薄而入深及胃。故裏面腠理閉塞。氣息難流利。遂至喘。而汗出者。雖至于喘。而榮氣反和者。邪元薄已過血分故也。葛根黃連黃芩湯主之。此章下之後。利遂不止。而變者。是蓋與病發於陰反下之因作痞者。其理相近。故本瀉心湯而立方。葛根黃連黃芩湯方。芩連苦寒之性。瀉心下令陽氣達於中焦。葛根性涼。微壓胸中上衝之陽氣。令其達於上焦。甘草和胃生津。下後邪進而熱氣不能彌漫身體者。則用麻黃杏仁甘草石羔湯。

葛根半斤 甘草二兩 黃芩二兩 黃連三兩

右四味。以水八升。先煮葛根減二升。內諸藥。煮取二升。去滓。分溫再服。○太陽病。頭痛。頭項強痛略折。發熱。身疼腰痛。骨節疼痛。體痛詳陳。惡風無汗。邪厚故血分亦為邪所束。而喘者。表邪厚。陽鬱甚。津液為稠粘。故裏面腠理閉塞。氣息難利。麻黃湯主之。麻黃湯方。杏仁鎮壓。麻黃令其四達。

麻黃三兩 桂枝二兩 甘草二兩 杏仁七十個

右四味。以水九升。先煮麻黃減二升。去上沫。內諸藥。煮取二升半。去滓。溫服八合。覆取微似汗。不須啜粥。餘如桂枝法將息。○太陽與陽明合病。喘理同麻黃湯喘。而胸滿者。邪實于裏。裏陽欲出於胸而連于表。而今表亦有邪。故不能出而胸滿。不可下。若下之則表邪入裏。宜麻黃湯。麻黃湯併發二陽邪。主之。合病用太陽之藥。故曰宜。是傷寒之邪。故曰主之。○太陽病。十日以去。以經日久。其邪有漸衰者。或有漸進及少陽者。或有猶在太陽者。脈浮細。緊去為細者。血分之邪已解。而但見虛也。其浮者重病之後。餘焰未盡滅也。蓋是微浮不足言。然特舉之者。為示不轉陽明少陰耳。而嗜臥者。以經日久勞倦也。外已解也。內虛未復。故唯曰外邪已解。設胸滿脇痛者。邪漸進。而塞上二焦。故裏陽鬱于胸及脇。與小柴胡湯。脈但浮者。與麻黃湯。脈浮細者外已解也。脈弦細者。屬少陽也。若脈但浮而不帶細。且太陽之症。過十日猶不罷者。雖後。亦與麻黃湯。○太陽中風。脈浮緊。發熱惡寒。身疼痛。不汗出。以經日久。邪氣漸進漸加。故脈症俱傷寒。而煩躁者。初自汗出津液虛。且邪氣漸進。故裏陽益鬱。而作煩。煩之甚。手足亦不能安靜。大青龍湯主之。若脈微弱。桂枝二越婢一湯。汗出惡風者。虛兼邪。不可服。服之則厥逆。陽氣益虛。筋惕肉瞤。津液益虛。此爲逆也。大青龍湯方。倍麻黃者。以表發途遠也。發表方中。更加石羔者。以用麻黃多。且其邪深。裏陽窘窮甚故也。〇四神名義。麻黃青。大棗朱。石羔白。附子玄。各取於四方之色。

麻黃六兩 桂枝二兩 甘草二兩 杏仁四十個 生姜三兩 大棗十二枚 石羔如雞子大。

右七味。以水九升。先煮麻黃減二升。去上沫。內諸藥。煮取三升。去滓。溫服一升。取微似汗。汗出多者。溫粉粉之。溫粉米粉也。後世方書載溫粉方。恐非張氏書。一服汗者。停後服。汗多亡陽遂虛。惡風煩躁。虛也。不得眠也。詳乾姜附子湯下。

〇傷寒脈浮緩。身不疼。以經日久。邪氣漸衰。正氣漸復。故脈症俱似中風。但重乍有輕時。邪氣微故聚散無常。節絡塞則身重。通則輕。無少陰證者。重病經日久。恐其人大虛。況其症似少陰乎。而於其治。則補散霄壤。故深加戒愼。大青龍湯發之。表邪雖微。而入已深。故非大力之藥。則不能取之於表也。蓋邪氣未入胃。雖迂而取之於表法也。但方中。以有石羔。故疑清解。是以特用發字。

〇傷寒此亦經日久者。表不解。以乾嘔發熱知之。心下有水氣。以咳知之。乾嘔。以津液乾燥裏陽難四布且邪氣未解故也。發熱。未甚虛。而咳。邪之所在。陽氣不行。故水氣浸淫。於是津液難生。氣道遂乾燥。呼吸往來不利。咳因作焉。或渴。或利。或噎。或小便不利。少腹滿。或喘者。或以下。皆水氣之見於症者也。方後加減應之。蓋是後人之手也。夫治水氣之藥。本方已具之。何更加減焉。小青龍湯主之。小青龍湯方。桂麻甘芍治表邪。半夏治水。

麻黃三兩 芍藥三兩 五味子半斤 乾姜三兩 甘草三兩 桂枝三兩 半夏半升 細辛三兩

右八味。以水一斗。先煮麻黃減二升。去上沫。內諸藥。煮取三升。去滓。溫服一升。謹按此方。可以麻黃芍藥甘草桂枝半夏之五物。爲本論之舊也。柴胡湯眞武湯四逆散等皆咳者。加五味子乾姜細辛。由此觀之。疑此方亦是加三物者。不然則加減法。其去何獨不及三物哉。然古來以八味爲本方。則不敢以臆斷。姑存疑。以俟後君子。加減法。若微利者。去麻黃。加蕘花。如雞子。若渴者。去半夏加栝蔞根三兩。若噎者。去麻黃加附子一枚。若小便不利。少腹滿。去麻黃加茯苓四兩。若喘者。去麻黃加杏仁半升。

〇傷寒承前章。略表不解三字。心下有水氣。咳因水氣。而微喘因邪氣。發熱不渴。心下有水氣。故不欲飲水。服湯湯小青龍湯也。已渴者。水氣去故也。此寒去欲解也。水氣與邪氣在心下者俱去。而表邪亦欲解也。蓋邪與水氣併者。不可單言邪。又單言水氣。乃兼之曰寒。小青龍湯主之。此章此湯主症。故舉方於章末。而更曰主之。通卷間有此例。

〇太陽病。外證未解。脈浮弱者。當以汗解。宜桂枝湯。傷寒之邪。大勢已去。又無水氣之加。則不煩用麻黃半夏。唯當以汗解。乃是桂枝所能。

〇太陽病。下之微喘者。表未解故也。以誤下故津液徒亡。裏陽失所依。欲出表。而表猶有邪。故不能出而鬱。氣息亦隨不利。喘因作。桂枝加厚朴杏仁湯主之。厚朴泄氣。杏仁降氣。兼治喘。此章雖有微喘。而非兼水氣者。又非經日久者。但唯因誤下也。故爲桂枝主症。此二章篇次于此間。前章用小青龍湯之意更分明。

〇太陽病。外症未解者。不可下也。雖有裏症而不可下也。又舉此章以曲盡前用小青龍湯之意。下之爲逆。先治表。法也。欲解外者。宜桂枝湯主之。

〇太陽病。此章結前三章。先發汗不解。而復下之。脈浮者不愈。雖下之不愈也。浮爲在外。而反下之。故令不愈。今脈浮。故知在外。當須解外則愈。須用也。已行汗下二法。而復卻用桂枝湯。故置須字。宜桂枝湯主之。

〇太陽病。脈浮緊。無汗。發熱身疼痛。八九日不解。以經日久。表鬱益甚。表症仍在。此當發其汗。服藥已藥麻黃湯也。微除。經日久故麻黃湯雖未能直發汗。而驅邪薄表。故氣血道路頗寬。其疼痛等諸症微除。其人發煩目瞑。表鬱甚之症。麻黃復迫之。故發煩目瞑。然陽氣稍得活動。故邪氣遂解。劇者必衄。衄乃解。所以然者。陽氣重故也。陽症未得發散。麻黃湯復推陽而迫之。故曰之重。麻黃湯主之。

〇太陽病。脈浮緊。發熱身無汗。頭陽氣所衝。又有鼻衄症。是當微汗出。故置身字以示唯頭有微汗。自衄者愈。其人陽氣元充實。雖不服麻黃湯。而自能發衄。

〇二

陽幷病表裏俱病。曰之合病。表症未全除。裏症又見。曰之幷病。太陽初得病時。發其汗。汗先出。汗先邪而徒出。不徹。因轉屬陽明。續自微汗出。不惡寒。亦是陽明之症也。若太陽病症不罷者。續自微汗出不惡寒而太陽病症仍在者。是幷病也。不可下。雖有陽明症。不可下。下之爲逆。如此可小發汗。段落設面色緣緣正赤者。此未得汗者也。陽氣怫鬱在表。當解之熏之。段落若發汗不徹。若初發汗者。雖汗先出不徹而不能使邪盡解。然不足言陽氣怫鬱不得越。不足言陽氣怫鬱不得越。段落○不至面色緣緣正赤者。當小發汗也。不須解之熏之。而取大汗。當汗不汗。當汗之症。而不發汗。則必見其人以下症。此段以結一章義。其人躁煩。肌表不和。陽氣鬱屈。且以取空汗。故表虛邪因進。不知痛處。乍在腹中。乍在四肢。按之不可得。與體痛同理。而其邪則深於體痛者也。其痛無定處者。以邪已過太表細絡之分故也。其人短氣但坐。但坐氣急也。其人斷虛。其邪漸入。故令然。以汗出不徹故也。更發汗則愈。何以知汗出不徹。以脈濇。故知也血液虛邪氣入血分。故脈濇也。○脈浮數者。法當汗出而愈。若下之。身重陽氣之虛。心悸者。血液之虛。不可發汗。若誤下裏虛。而見此症者。不可發汗也。外症未除。故遽發汗。復虛其表。則邪雖解。而表裏大虛。必致危。當自汗出乃解。所以然者。尺中以候胃中。脈微。此裏虛。須表裏實。津液自和。便自汗出愈。○脈浮緊者。法當身疼痛。宜以汗解之。麻黃湯。假令尺中遲者。不可發汗。新加湯。何以知之然。以榮氣不足。血少故也。○脈浮者。其症不劇。而反汗不出者。疑少陰。今以脈浮。知邪在表。因用麻黃湯。病在表。可發汗。宜麻黃湯。新加湯章曰脈沉遲。此章以浮應沉。次章以數應遲。以結前章義。其意更分明。○脈浮而數者。數陽脈。然有微數脈不可發汗者。故此更加浮字。以明爲太陽之數。其浮數之間。插而字者。以數應新加湯之遲也。可發汗。宜麻黃湯。至此章。皆二陽幷病之變也。前二章。先治表而後治裏之法。後二章以麻黃取跨裏之邪於表之法。○病常自汗出者。此爲榮氣和。邪不侵。榮氣和者外不諧。太表有邪。以衞氣不共榮氣和諧故爾。爾指汗自出。以榮行脈中。陰血以榮於內。故陰之用。曰榮氣。衞行脈外。陽氣以衞護外。故陽之用。曰衞氣。復發其汗。榮衞和則愈。宜桂枝湯。○病人藏無他病。自汗出者。疑係裏。故插此句。時發熱。自汗出。而不愈者。此衞氣不和也。先其時發汗則愈。宜桂枝湯主之。○傷寒脈浮緊。不發汗。因致衄者。麻黃湯主之。○傷寒不大便六七日。頭痛有熱者。有熱。通三陽之辭。與承氣湯。其小便清者。知不在裏。仍在表也。當須發汗。頭痛有熱。本爲太陽症矣。然不大便六七日。且小便色赤者。初二症亦屬陽明。此可下之也。若小便淸者。雖不大便六七日。而非邪盡入胃而然也。其人平素然爾。故爲兼表者。而先用桂枝湯。○傷寒之邪屬陽明。而兼表症者。先以桂枝湯發汗法也。若頭痛者必衄。陽明當無頭痛。而今有之者。太陽初得病時。邪氣攪血分。其血遂而在頭也。如此當見衄。宜桂枝湯。所謂發汗。即桂枝湯也。亦舉方章末之例。但不曰主之者。是傷寒故也。○傷寒發汗解。已用麻黃湯。半日許復煩。脈浮數者。可更發汗。宜桂枝湯主之。本傷寒。故曰宜。已發汗邪氣減半。故曰主之。○凡病不唯風寒之邪。汎指諸病之辭。若發汗。若吐。若下。若亡津液。亡上若字疑衍。陰陽自和者。若陰陽偏勝者。不可不察也。必自愈。飲食復常。調攝得宜。氣血乃復。○大下之後。此章置大字。以下至乾姜附子湯。汗下俱皆略大字。復發汗。小便不利者。亡津液故也。勿治之。得小便利。必自愈。陰陽復。津液生。○下之後復發汗。必振寒。脈微細。所以然者。以內外俱虛故也。○下之後復發汗。晝日煩躁。凡人身陽氣之宣布必依陰。今陰陽俱虛。且陰之所主。晝日在裏。故陽氣益不能出表。鬱于胸中。於是表裏雖無一點邪。亦煩躁。不得眠。陰陽俱虛則心血稀淡。乃不可收藏神氣。故不得眠。老人少眠。飢餓難睡。皆同理。夜而安靜。陰氣旺于表。陽氣依以伸。不嘔不渴。少陽亦無邪。故裏不積陽。無表證。若表有邪。則不可偏溫之。脈沉微。以知陰陽虛。身無大熱者。以手試之。身體無彌漫熱。因知非邪氣入裏。陽氣溢表之症。乾姜附子湯主之。陰陽齊虛者。先助陽則陰隨自復。乾姜附子湯方。此方無甘草者。助裏陽急故也。若四逆湯。則甘草生津液。欲以使裏陽達表也。彼則所急在表。此則所急在裏。乾姜一兩 附子一枚 右二味。以水三升。煮取一升。去滓頓服。○發汗後。身疼痛。脈沉遲者。浮緊者。邪厚之脈也。邪厚則血雖不虛。能致身疼痛。沉遲者表邪衰之脈也。雖表邪衰血虛。則亦能致身疼痛。故以浮緊者。屬麻黃湯。以沉遲者。屬新加湯。桂枝加芍藥生姜各一兩人參三兩新加湯主之。殘邪在表。故桂枝主之。血液乾燥。故加芍藥引陰。生姜鼓舞胃氣行陰。人參生津回陽。○發汗後。不可更行桂枝湯。恐益虛表。汗出而喘。汗多亡陽。肌膚不守。自汗因出也。殘邪所在。深於前章。故裏面腠理。爲邪所塞。陽氣鬱于裏。氣息亦不利。喘因之而作。此定理也。無大熱者。陽氣爲邪所阻。不能出表。故身體無彌漫熱。可與麻黃杏仁甘草石羔湯主之。已曰不可行桂枝湯。然而此方似大青龍湯。後世或有以疑更發汗之方。故曰可與。以示其意不在發汗。麻黃杏仁甘草石膏湯方。麻黃配杏仁石膏。以疎通裏面腠理。則陽氣宣布。而汗止喘定。凡麻黃得桂則善發汗。無桂則不推陽。故雖腠理開。而無大汗出。麻黃四兩 杏仁五十個 甘草二兩 石羔半斤 右四味。以水七升。先煮麻黃減二升。去上沫。內諸藥。煮取二升。去滓。溫服一升。本云黃耳柸。友人關谷士招曰黃耳柸。當作黃甘柸。蓋黃麻黃。甘甘草。柸杏仁石羔。當時此湯之略名耳。○發汗過多。邪解尙取汗。其人叉手自冒心。表虛已甚。陽氣將漏。故以手自衞護。心下悸。覺心下氣力不滿者。以表不衞。裏陽漏故也。欲得按者。約其器。而後陽氣僅能充焉。故好按者。都爲屬虛。桂枝甘草湯主之。桂枝甘草湯方。甘草養胃而生津液。桂枝推裏陽而達表。此方救表之主劑。後之數方。本此方者多矣。桂枝四兩 甘草二兩 右二味。以水三升。煮取一升。去滓頓服。○發汗後。其人臍下悸者。表虛故膀胱多畜水。陽氣難行。因覺臍下氣力不滿。欲作奔豚。陽氣鬪于水激而逆行。其狀似豚奔。茯苓桂枝甘草大棗湯主之。茯苓桂枝甘草大棗湯方。桂枝甘草補表。茯苓利膀胱之水。又增甘草。加大棗。爛水。以綏衝逆之氣。茯苓半斤 甘草三兩 大棗十五枚 桂枝四兩 右四味。以甘草爛水十升。先煮茯苓減二升。內諸藥。煮取三升。去滓。溫服一升。日三服。作甘爛水法。取水二斗。置大盆內。以杓揚之。水上有珠子五六千顆。相逐取用之。〇發汗後。腹脹滿者。胃陽虛弱之人。又發汗津液亡。故胃陽益虛生水氣裏陽爲之。不能四布。故腹脹滿。厚朴生姜甘草半夏人參湯主之。厚朴生姜甘草半夏人參湯方。厚朴泄滿。生姜半夏鼓舞胃陽。以除水氣。人參甘草生津液補表。今用人參。不用桂者。裏陽爲水氣所阻。故不欲妄推之也。厚朴半斤 生姜半斤 半夏半斤 人參一兩 甘草二兩

右五味。以水一斗。煮取三升。去滓。溫服一升。日三服。〇傷寒若吐若下後。此章亦發汗後。而且若吐若下者。心下逆滿。虛陽載水而上。氣上衝胸。表已虛又以吐若下。虛其裏。裏陽失所依。欲出表。而表亦津液已乾燥。故不能四布。因之上行。起則頭眩。以胃陽虛。故水飲不化。而留心下。隔陽氣。令不充頭。脈沈邪解陽氣虛。緊。津液乾燥。發汗則若誤以爲邪仍不解。而重發汗。動經。津液乾燥者。若強發汗。則及血。故動經脈。身爲振振搖者。起則頭眩者。已是此湯主症。然不知沉緊是無邪之脈。若誤重發汗。則至動經。動經微者此湯。劇者眞武湯。茯苓桂枝白朮甘草湯主之。茯苓桂枝白朮甘草湯方。桂枝甘草補表。茯苓白朮逐水。茯苓四兩 桂枝三兩 三疑當作四。白朮二兩 甘草二兩 右四味。以水六升。煮取三升。去滓。分溫三服。〇發汗病不解。反惡寒者。虛故也。芍藥甘草附子湯主之。芍藥甘草附子湯方。芍藥三兩 甘草三兩 附子一枚 已上三味。以水五升。煮取一升五合。去滓。分溫服。溫字下疑脫再字。疑非仲景意。非仲景意謂去桂。〇發汗若下之。病仍不解。煩躁者。陰陽大虛。水逐不行。因用此藥。以利水復陽。此雖病仍不解。而陰陽已大虛。且水多。故難直理表。茯苓四逆湯主之。茯苓四逆湯方。茯苓六兩 人參一兩 甘草二兩 乾姜一兩半 附子一枚 右五味。以

水五升。煮取三升。去滓。溫服七合。日三服。○發汗後。惡寒者。虛故也。邪已解。但惡寒者。虛令然也。此症正是芍藥甘草附子湯所主。不惡寒。但熱者。實也。邪已解。仍熱者。是閉氣壯盛人。以津液乾燥。燥屎實胃故也。當和胃氣與調胃承氣湯。○太陽病。發汗後。大汗出。胃中乾。煩躁不得眠。欲得飲水者。少少與飲之。令胃氣和則愈。雖胃中乾燥。無燥屎者。不必與調胃承氣湯。若脈浮。表邪仍存。小便不利。表虛微熱。消渴者。發汗過法。津液徒乾。表邪未解。自汗仍出。而消渴。與五苓散主之。發汗後。陽氣亦微。故不能隨飲隨化。遂作留飲。今以此藥利其水。則得陰陽和。而津液生。渴乃止。凡病人胃中有水則多渴。蓋水多則胃氣不運。津液無生。咽中為乾燥。而作渴。乃五苓散利水。則水去。津液生。渴因止。五苓散方。猪澤苓朮利水。桂推陽除邪。猪苓十八銖 澤瀉一兩六錢五分 茯苓十八銖 桂半兩 白朮十八銖 右五味。為末。以白飲和服方寸匕。日三服。多飲煖水。汗出愈。留飲在胃中。故更以煖水。鼓舞胃陽。且可以助藥力。○發汗已。脈浮數。煩渴者。有水者。五苓散。無水者。白虎加人參湯。以脈之洪大浮數辨之。五苓散主之。○傷寒非傷寒。則雖虛而不至茯苓甘草湯症。汗出而渴者。五苓散主之。不渴者陽氣微。故不渴。蓋劇症始差。津液虛。陽氣微。而水飲留停。小便不利。故桂枝甘草補表。茯苓利水。生姜鼓舞胃陽。此章之症。都似五苓散之症。然此傷寒。故比彼則為亡陽殊甚。是以偏于補而立方。茯苓甘草湯主之。茯苓甘草湯方。茯苓二兩 桂枝二兩 生姜三兩 甘草一兩 右四味。以水四升。煮取二升。去滓。分溫三服。○中風發熱。六七日不解而煩。以自汗日久。津液虛弱。陽氣難出。故煩。有表裏證。表有邪。裏有水。渴欲飲水。以自汗日久。津液乾燥。且有水。故渴。水入則吐者。名曰水逆。此非關中風。故別命名曰水逆。蓋此人胃陽虛弱。舊有留飲故也。五苓散主之。○未持脈時。病人手叉自冒心。表虛師因教試令欬。而不欬者。此必兩耳聾無聞也。血液乾燥。神氣不能應鼓膜。所以然者。以重發汗。虛故如此。○發汗後。

飲水多必喘。方津液虛裏陽不能四布之時。飲水多。則陽氣所壓。喘因作。又以水灌之亦喘。表虛之人。醫以爲邪仍不解。以水灌之。則寒氣壓肌膚。裏陽益鬱。喘因作。○發汗後。水藥不得入口爲逆。津液乾燥者。法當渴。而反不欲水者。治逆也。若更發汗必吐下不止。當溫之症而反發汗。故胃中虛冷。遂至惡水藥。若重誤則胃氣壞。吐下不止。○發汗吐下後。三法連行。虛煩虛煩者。煩不因邪也。○津液虛。且邪圍表則煩。雖無邪而津液大虛。陽氣失所依而難出。則亦煩。皆陽氣屈曲不得伸而令然。不得眠。若劇者。必反覆顛倒。躁極心中懊憹。煩極。○憹下無者字可見。其用梔子豉湯。不獨劇者。梔子豉湯主之。梔子豉湯方。梔子清胸中熱。香豉養胃。蓋此姜附之症也。然虛逆特甚。故姑以梔子消虛火炎上。須虛火小平。而後欲用回陽之藥。梔子十四枚　香豉四合　右二味。以水四升。先煮梔子得二升半。內豉煮取一升半。去滓。分爲二服。溫進一服。懊憹故不欲飲藥。醫乃強進。得吐者止後服。上逆甚。故最恐吐須而更亡其陽。故雖此湯。若或有吐之。則不可強與也。○若少氣者。內外虛鬆。元氣不充。梔子甘草豉湯主之。若嘔者。梔子生姜豉湯主之。深恐其吐。故加生姜耳。○發汗若下之。而煩熱。胸中窒者。梔子豉湯主之。○傷寒五六日。邪氣入少陽之日數。大下之後。身熱不去。心中結痛者。未欲解也。少陽邪未除。裏先虛。邪因入。結心中而痛者。可與此湯也。若太陽傷寒。下之太早。則邪隨入裏。成結胸。是非大陷胸。則不能治矣。梔子豉湯主之。○傷寒略五六日大下之後七字。下後心煩腹滿殘邪侵胃。臥起不安者。且起且臥。不能寧居者。是煩燥甚故也。梔子厚朴湯主之。梔子厚朴湯方。梔子十四枚　厚朴四兩　枳實四枚　已上三味。以水三升半。煮取一升半。去滓。分二服。溫進一服。得吐者。止後服。○傷寒亦略五六日字。醫以丸藥大下之。丸藥。蓋巴豆之丸。身熱不去。微煩者。以熱藥下之。裏陽不大虛。故梔子乾姜湯主之。煩微。故直加乾姜。梔子乾姜湯方。梔子十四枚　乾姜二兩右二味。以水三升半。煮取一升半。去滓。分二服。溫進一服。得吐者。止後服。○凡用梔子湯。病人舊微溏者。不可與服之。此藥可與下之者。而不可與舊溏者。以其爲涼藥故也。○太陽病發汗。汗出不解。其人仍發熱。心下悸。頭眩身瞤動。津液大虛。陽氣欲行不易行。故瞤動。振振欲擗地者。此本桂枝症。誤用麻黃。邪不解。反起水飲之諸症。此皆陽虛所致也。雖微邪仍存。而逆症急。故用回陽逐水藥。凡表裏兩急者。先救裏法也。眞武湯主之。○咽喉乾燥者。咽喉。元氣所通。水穀所納。最先知津液乾燥。不可發汗。○淋家下部津液。舊虛乏者。不可發汗。發汗必便血。○瘡家有瘡瘍者。其血本凝泣。雖身疼痛。血少故不可發汗。發汗則痓。經虛毒入。○衄家鼻衄之出每循額來。不可發汗。汗出必額上陷。取汗則血隨涸。氣遂不能充。脈急緊直視不能眴。目系急亦津液虛涸之故。不得眠。○亡血家崩漏。金瘡。吐下。諸失血。皆謂之亡血家。不可發汗。發汗則寒慄而振。○汗家重發汗。必恍惚心亂。心藏乾涸。神不得安舍。而錯亂。小便已陰疼。陰器中亦乾燥。故小便已覺痛。與禹餘糧丸闕。○病人有寒。復發汗。本虛者。復行虛法。此誤也。胃中冷。必吐蚘。○本發汗而復下之。此爲逆也。表症發汗。未及愈。而半途生疑。遽下之此逆治也。若先發汗。治不爲逆。表症。其發汗非逆治也。本先下之。而反汗之爲逆。裏症下之。未及愈而半途生疑。反發汗。此逆治也。若先下之。治不爲逆。裏症。其下之。非逆治也。○傷寒醫下之。續得下利。藥力盡。而尙續下利者。以虛也。清穀不止。身疼痛者。津液先虛。表邪仍未除。且急當救裏。後身疼痛。表邪不乘虛直入者。以熱藥暴下故也。清便自調者。急當救表。救裏宜四逆湯。救表宜桂枝湯。○病發熱頭痛。脈反沉。表病。裏症不見。而其脈漸衰者。欲愈之候也。雖脈衰。而若其病不瘥。更加疼痛者。是虛甚且邪未解也。當必先救裏而後救表。若不差。身體疼痛。當救其裏。宜四逆湯。○

太陽病。先下之而不愈。因復發汗。以此表裏俱虛。其人因致冒。陰陽大虛。神氣不通。冒家汗出自愈。津液生。自汗出。則神氣得依以應表。所以然者。汗出表和故也。得裏和。然後復下之。表裏乾燥。雖生燥屎。而其虛甚。故難卒用下劑。故俟自汗出見其裏稍和。然後用調胃承氣下燥屎。

○太陽病。此章蓋是前章註解。未解。已歷數醫治。而邪未盡除。陰陽脈俱停。停澀也。停澀則微。必先振慄。津液乾燥者陽氣強出故振。汗出而解。陽氣遂能發達。但陽脈微者。誤汗。衛氣虛。且其邪未盡除。故陽脈微。先汗出而解。津液自和。便自汗出而解。但陰脈微者。誤下。營氣虛。胃中乾燥。故陰脈微。下之而解。除燥屎。則津自生。表邪亦自解。若欲下之。宜調胃承氣湯主之。所急在陰陽俱虛四字。故雖殘邪仍存。而不用桂枝湯。唯和胃以俟津液自復。

○太陽病。發熱汗出者。此爲榮弱。血分不冒邪。但氣分冒邪。故陽氣失衛護。自汗出。其脈乃弱。衛強。氣分若冒邪。故陽氣激怒。六脈乃浮。是衛則鬱以強。榮則和以弱者也。故使汗出。欲救邪風者。宜桂枝湯。前二章皆有自汗出而愈者也。此章自若中風若傷寒變化來者。方見此症。欲偏救邪風者。宜用桂枝湯。蓋此章是表症變化之一大段落。

○傷寒五六日。邪入少陽之日數。中風。中風元輕邪。法當不轉陽明。但以其或衛虛或誤治。故偶有入陽明者。是以其變故其經少陽亦不可期以日數。往來寒熱。陽氣伏而肌膚爲寒。發而爲熱。皆邪令然也。故邪氣客在于太表則惡寒發熱。無有休時。今邪氣進跨三焦。故伏陽卻越出在太表。其半仍在裏。而中間隔以邪氣。乃使寒熱休作有時。胸脇苦滿。上二焦爲邪所塞。陽氣不得出而滿。默默不欲飲食。中焦不通。胃中所蒸之穀氣。無所施行。故不欲復受食。心煩。曾歷汗。且上焦亦閉塞。故煩。喜嘔。中焦不通。陽氣壹衝胃管。或胸中煩而不嘔。或渴。或腹中痛。或脇下痞鞕。或心下悸。小便不利。或不渴。身有微熱。或欬者。或胸中以下之七症。小青龍湯。或湯之例。與小柴胡湯主之。小柴胡湯方。柴胡淸解鬱熱。疎通三焦。令表裏陽氣相通。黃芩除熱。此人已歷太陽病。故加人參而生津回陽。又加半夏以燥飲者。以血弱氣盡易留飲故也。

柴胡半斤 黃芩三兩 人參三兩 甘草三兩 半夏半斤 生姜三兩 大棗十二枚

右七味。以水一斗二升。煮取六升。去滓。再煎。已歷汗之人。

復用半夏以燥津液。恐戟咽。故再煎緩其氣。取三升。溫服一升。日三服。後加減法。若胸中煩而不嘔。去半夏人參加栝蔞實一枚。若渴者。去半夏加人參。合前成四兩半。栝蔞根四兩。若腹中痛者。去黃芩加芍藥三兩。若脇下痞鞕。去大棗加牡蠣四兩。若心下悸。小便不利者。去黃芩加茯苓四兩。若不渴。外有微熱者。去人參加桂三兩。溫覆取微汗愈。若欬者。去人參大棗生姜加五味子半升。乾姜二兩。

○血弱氣盡。歷太陽之汗。故也。腠理開。邪氣因入。與正氣相搏。結於脇下。表邪將入裏。裏陽拒之。邪氣乃結于中焦。正邪分爭。往來寒熱。邪氣漸聚而塞中焦則惡寒。陽氣漸積而破圍出則發熱。休作有時。以太表無邪。故熱已發鬱因散。則表裏俱無有所病焉。所以有休時也。然而三焦猶有邪。故裏陽漸鬱。表陽漸消。則復惡寒而發熱焉。故所以有休作時也。默默不欲飲食。藏府相連。上下藏府固相連屬。其痛必下。邪氣在于上中二焦。則或滿或嘔。此所謂邪在于高。而所痛苦者。在于下也。是以藏府連屬故也。設不連則何有表受邪。而裏有痛苦者耶。邪高痛下。故使嘔也。小柴胡湯主之。

○服柴胡湯已渴者。屬陽明也。柴胡功成。雖三焦已通。而又見渴者。以其清解之時邪逸而入胃。胃陽爲所圍故也。蓋此已歷太陽。又歷少陽。津液虛。故雖微邪。亦能圍陽而作渴。以法治之。法。陽明治法也。其先與柴胡湯。治不爲逆。

○得病以得病二字起論者。其人虛其症可通陰症故也。六七日。太陽中風經日久。故漸虛近太陰。脈遲浮弱。惡風寒。無風字則疑邪厚。無寒字則疑表虛。故連用風寒二字。以示其人虛。手足溫。雖虛。而不及厥冷。醫二三下之。不能食。胃氣微也。而脇下滿痛。誤下邪因進。特加痛者以津液虛故也。插而字者。示其不食不因邪。面目及身黃。陽微故雖中風邪。亦能使陽氣鬱蒸之。頸項強。津液虛。且邪氣在血分。上焦因塞也。葛根湯章曰項背強。此曰頸項強。自有虛實淺深之異。小便難者。與柴胡湯。此雖近陰症。而邪已及三焦。且鬱甚。故姑與柴胡湯。後必下重。此已屬陰症。而今姑與柴胡湯。清解鬱熱。則胃中益冷將下利。然以已下。故胃中水竭不能作利。但下重而已。蓋此症用柴胡者不得已也。故去主之二字。以示非主症也　若其下重。

邪除而後治之。本渴而飲水嘔者。柴胡湯不中與也。醫之所用。蓋熱性之丸藥。故雖數下之。而邪不入裏。猶在本位也。但以下之故胃中乾燥。因渴而飲水多。遂作不食脇滿發黃頸項強。小便難等諸症者。皆是水飲所爲。則五苓散所主。而柴胡湯不中與也。食穀者噦。下之胃中虛冷。當不能食。若能食者。亦陽微故不能化之。微陽反爲食所抑因爲噦。

○傷寒四五日。邪入少陽之日數。身熱。虛者邪雖在三焦。而積陽勢微故不至往來寒熱。惡風。風字是所以爲少陽。頸項強。脇下滿。未歷下。故無痛。手足溫而渴者。津液乾。裏陽鬱。小柴胡湯主之。

○傷寒陽脈澁。邪在氣分。陰脈弦。血液之虛。前二章。病在少陽則不論虛實。而用柴胡湯。此章。示脈症雖似柴胡所主。而邪氣實不及少陽者異治。法當腹中急痛者。血少者邪又圍之。則裏陽益不得出而作急痛。○澁字。疑當在弦字下。先與小建中湯。不差者。與小柴胡湯主之。血液虛則邪雖在太陽。見此脈症。邪在少陽則血液雖不甚虛。亦或能見此脈症。凡疑似者。其治先從表補。皆法也。

小建中湯方。增芍藥甘草加膠飴者。欲生津液。建中氣而發表之也。

桂枝三兩　甘草三兩　大棗十二枚　芍藥六兩　生姜三兩　膠飴一升

右六味。以水七升。煮取三升。去滓。內膠飴。更上微火消解。溫服一升。日三服。嘔家不可用建中湯。以甜故也。

○傷寒中風。有柴胡證。但見一證便是。不必悉具。若太陽病。則其邪所繫。在周身。故見症。種種不可主之以一方也。若少陽病。則其部分在半表半裏。故傷寒中風其邪雖有厚薄。而至三焦狹隘處。則其見症一種矣。但人虛邪薄者見症少。人實邪厚者見症多。夫柴胡湯善通三焦閉塞者也。故傷寒中風有少陽症者。皆此方所主。而輕者早除。重者晚除耳。非彼太陽之主方。多端之比也。柴胡湯本章則書與主之。服柴胡湯已而渴者章則書屬陽明也。以法治之。此章則書傷寒中風。但見一症便是。參考此等之言。可以知少陽之部分。柴胡之主治。表裏轉屬之機也。

○凡柴胡湯病證而下之。不用反字。而用而字者病在少陽故也。若柴胡證不罷者。裏雖虛邪未入陽明。復與柴胡湯。必蒸蒸而振。却發熱汗出而解。服柴胡湯。則三焦邪解。陽氣當出。然嘗歷下。津液乾燥。故欲出不得。其鬱積之勢。蒸蒸乎也。漸而強取路於三焦則振。振則發熱。其理猶陽氣將發之時有陰氣抑之不易出則地震也。

○傷寒二三日。舊虛故其症不劇。二三日者。未至少陽之日數。心中悸而煩者。裏液虛故悸。表液虛故煩。小建中湯主之。

○太陽病過經十餘日。邪猶在太陽。反二三下之。邪乘虛漸進。後四五日。柴胡證仍在者。未入陽明。先與小柴胡湯。嘔不止。心下急。自胸脇進至心下。鬱鬱微煩者。過胸至腹故煩減。爲未解也。少陽未全解也。與大柴胡下之則愈。已日未解。而今用此藥。此藥疑淸解。故書下之。以示少陽陽明并治。

大柴胡湯方。小柴胡。合小承氣之意。

柴胡半斤　黃芩三兩　芍藥三兩　半夏半斤　生姜五兩　枳實四枚　大棗十二枚

右七味。以水一斗二升。煮取六升。去滓。再煎。此間當有取三升之三字。溫服一升。日三服。一方用大黃二兩。若不加大黃。恐不爲大柴胡湯也。此說是也。

○傷寒十三日。所謂過經。不解。胸脇滿而嘔。是大柴胡症。日晡所發潮熱。邪已去表經裏。則裏出表。每遇日晡表閉之時。乃積而成熱。蓋本大柴胡湯之症。而誤以巴豆下之。故胃中乾燥邪因入而作此症。已而微利。此本柴胡證。柴胡。謂大柴胡湯。下之而不得利。已用大柴胡。未得利。今反利者。有潮熱者。法當大便鞕也。知醫以丸藥下之。大柴胡湯未及得効他醫遽自傍私以丸藥下之。非其治也。當以大黃下之者。反用巴豆。故邪氣不除。津液徒乾。潮熱者實也。實謂胃實。先宜小柴胡湯以解外。以誤下故致邪實症。今復用大柴胡湯重下之。則恐少陽之殘邪乘虛入會。故先姑以小柴胡湯全解外。而後用柴胡加芒硝湯。後以柴胡加芒硝湯主之。方意。似小柴胡湯大承氣湯合者。○此症雖有潮熱。而不敢直用承氣者。猶恐少陽之殘邪也。

○傷寒十三日不解。過經邪雖未入胃。而以經日久。故津液乾燥。至作讝語。讝語者。以有熱也。有熱。示非陰症。當以湯下之。湯謂大柴胡湯。若小便利者。陽氣出表。大便當鞕。陽氣出表。則津液亦隨出表。而反下利。脈調和者。以脈無虛。故知其下利。非自利。知醫以丸藥下之。非其治也。津液乾燥者。復以熱藥下之。非其治法也。若自下利者。若小便利。大便又下利者。虛甚也。脈當微厥。今反和者。此爲內實也。以脈察之。無虛寒候。乃知其下利醫用丸藥致之也。實謂燥屎實于胃。調胃承氣湯主之。以巴豆奪津液。則胃中益乾燥。而結燥屎。○

太陽病不解。日久不解。邪將從下焦入。熱結膀胱。邪將從下焦入。而陽氣拒之。遂積成熱。結膀胱。其人如狂。正邪相拒于下焦。遂溢入血室。神因之亂。血自下。下者愈。氣血充實人自能破結。血乃下。邪亦隨去。猶自刎而邪解之理也。其外不解者。尚未可攻。恐外邪乘虛入。當先解外。外解已。但少腹急結者。上二焦已通。下焦獨未通。乃可攻之。宜桃核承氣湯方。方字疑衍。

桃核承氣湯方。桃仁性下降。能率桂枝至下焦。大黃芒硝下下焦急結。而陽氣宣揚。邪氣乃解。

桃仁五十個　桂枝二兩　大黃四兩　芒硝二兩　甘草二兩

右五味。以水七升。煮取二升半。去滓。內芒硝。更上火微沸。下火。先食溫服五合。日三服。當微利。

○傷寒八九日下之。未全入胃。誤下之。故裏亦虛。少陽之邪益進。胸滿煩驚。津液大虛。裏陽失所依。欲出表。然乾燥甚故不能出。小便不利。譫語。陽氣未能全出表。而反譫語者。乾燥甚故也。一身盡重。不可轉側者。津液大虛。邪氣又塞。故陽氣難行。柴胡加龍骨牡蠣湯主之。

柴胡加龍骨牡蠣湯方。小柴胡以解少陽之邪。龍骨牡蠣收斂津液。桂枝推陽令達難行之處。茯苓利小便而生津液。大黃瀉熱和胃。○謹按成本有黃芩他本無者恐脫。今據十棗湯。例考之。方後曰右十一味之下有大黃。則知上所謂十一味中有黃芩是也。

半夏二合　大棗六枚　柴胡四兩　生姜一兩半　人參一兩半　龍骨一兩半　鉛丹一兩半　桂枝一兩半　茯苓一兩半　大黃二兩　蠣牡一兩半

右十一味。以水八升。煮取四升。內大黃。切如碁子。更煮一二沸。去滓。溫服一升。

○傷寒腹滿譫語。裏陽未盡出表。故腹滿。傷寒日久而津液乾燥。且邪氣漸入。陽氣漸出。故譫語。寸口脈浮而緊。浮。邪在外陽在內之脈也。緊。血液虛之脈也。插而字以別太陽傷寒之脈。此肝乘脾也。肝少陽之謂也。脾陽明之謂也。是木進乘土。名曰縱。邪自表入裏以其進故曰縱。刺期門。瀉邪本

○傷寒發熱。嗇嗇惡寒。邪在表。大渴欲飲水。其腹必滿。陽氣復而實于裏。自汗出。小便利。裏陽回復。遂破邪而出表。其病欲解。此肝乘肺也。肺大陽之謂也是木反乘金。名曰橫。陽氣自裏出表。邪氣退。故曰橫。刺期門。

〇太陽病二日反躁。陽氣舊微。故雖中風輕邪而進速。反熨其背而大汗出。是當用大青龍湯之症。而反以熨取背汗。故餘處邪不解。大熱入胃。大當作火。胃中水竭躁煩。至此始加煩字。明津液益乾燥。必發讝語。段落十餘日。經日久。故津液漸復。振慄。三焦始通。陽氣稍行。自下利者。津液復。陽氣還。腐穢去。此爲欲解也。段落故其汗從腰已下不得汗。唯熨背故。欲小便不得。下部邪不解。膀胱失職。反嘔。陽推而不能達。因上逆也。欲失溲。下部有邪。衛氣失護。足下惡風。下部邪不解故也。大便鞕。段落。胃中水竭故也。小便當數而反不數及不多。津液還入胃故也。大便已。經十餘日。津液復。陽氣還。腐穢去也。即是前所謂自下利者也。頭卓然而痛。穀氣下流。頭陽暫虛。其人足心必熱。穀氣下流故也。津液復。下焦開通。陽氣行。下部邪乃解。

〇太陽病中風。輕亦至此。以火劫發汗。邪風被火熱。雖中風輕邪。亦被火熱。則血氣流溢。血氣流溢。失其常度。兩陽相熏灼。邪熱與火熱相熏灼。其身發黃。陽盛兩陽相合故盛。則欲衄。血氣流溢。陰虛則小便難。陰陽俱虛竭。身體則枯燥。但頭汗出。劑頸而還。頭汗之有無。若因邪則何必劑頸。今劑頸而還者。是身體津液乾燥而無汗也。但頭諸陽所會。故獨有微汗出焉。凡頭汗因虛者。必劑頸而還。腹滿微喘。虛陽不能四布。口乾咽爛。表液乾燥。或不大便。裏液乾燥。久則讝語。遂生燥屎。甚者至噦。胃中乾燥甚者陽氣不行。手足躁擾。神氣不守。捻衣摸床。神氣無所依故也。〇見以上諸症者不可治也。但小便利者。雖具諸症。而津液未會全竭。陽氣仍在表。故可施治也。小便利者。其人可治。

〇傷寒脈浮。此經日久。而正邪俱衰之症。似上篇所論脈浮之人。醫以火迫劫之亡陽。取汗過多。必驚狂。陰陽大虛。神氣不能安舍。且火熱時攻。起臥不安者。桂枝去芍藥加蜀漆牡蠣龍骨救逆湯主之。雖有桂枝之名。而意不在解肌。唯是爲救火逆而設也。故特加救逆二字。以示立方之意。

桂枝去芍藥加蜀漆牡蠣龍骨救逆湯方。去芍藥而爲桂枝甘草湯意以補表虛。牡蠣龍骨救裏陰。又加蜀漆以消火毒。

桂枝三兩 甘草二兩 生姜三兩 牡

蠣五兩 龍骨四兩 大棗十二枚 蜀漆三兩 右爲末。據前法考之。唯須末牡蠣龍骨二味。以水一斗二升。先煮蜀漆減二升。內諸藥。煮取三升。去滓。溫服一升。〇形作傷寒。症是脈非。其脈不弦緊而弱。弱帶浮字。即是中風脈也。弱者必渴。邪漸減。陽漸復。則脈弱而渴。是初方正相爭之時。亡津液故也。如此者當最忌火攻之。被火者。必讝語。津液益乾燥火熱沸騰心血。弱者發熱。脈浮弱者。是中風。當自發熱。特插此句者其不弦緊而弱者。有疑虛寒之脈故也。脈浮解之。此四字示常法之言也。亦更插此句者。以明前日弱者帶浮而即是中風脈也。當汗出愈。以脈察之。其症亦當自退也。消息數日。飲食漸多。津液漸復而自汗出則其病必應愈。

〇太陽病。以火熏之。不得汗。邪無從出。其人必躁。陽氣爲邪所鬱。不得出而鬱者。又加火熱。故至作躁。到經不解。當愈之時而猶不愈者。以火邪入血分故也。必清血。陰虛陽盛。遂至便血。名爲火邪。下血者。不可曰逆。故曰火邪。〇脈浮熱甚。此爲實。反灸之。實症又加實治是誤。此爲實實。以虛治。實病當以虛法治也。所謂虛法。汗止下利等是也。因火而動。動經也。必咽燥唾血。咽燥之極。至唾血。是兩陽相熏灼故也。〇微數之脈。微爲血虛。數爲邪實。愼不可灸。因火爲邪。則爲煩逆。陰虛陽盛。皆因火誤、追虛逐實。追虛者。津液乾燥者。加火更燥之也。逐實者。熱氣實者。加火更熾之也。血散脈中。火氣雖微。微。謂灸火微少。內攻有力。焦骨傷筋。血難復也。〇脈浮。宜以汗解。不用當字。而用宜字者。明其發汗用麻黃湯也。蓋承中篇脈浮病在表可發汗章。而言之。用火灸之。邪無從出。灸無汗下。邪無從出。故因火而盛。病從腰以下必重而痺。灸背則陽氣唯旺背。津液隨亦聚背。故從腰以下。津液徒乾。邪則不除。名火逆也。病。有水逆。有火逆。皆別立名者也。前三章皆屬之火逆。故以火逆論之。

〇欲自解者。必當先煩。陽氣復。乃有汗而解。已復之陽氣得達表。何以知之。脈浮故知汗出解也。前章論用藥而愈者。此章論自愈者。

〇燒鍼令其汗。其指鍼處。鍼處被寒。寒氣入鍼孔。核起而赤者。因汗而陽氣達背。然鍼處有寒。故陽氣獨屈曲于鍼處於是其處作赤腫狀。必發奔豚。氣從少腹上衝心者。下部邪未解。今爲上焦虛故鬱陽求路盡上行。灸其核上各一壯。灸以散外來寒氣。與桂枝加桂湯。更加桂二兩。倍推陽之力。以解全體邪風。

〇火逆治誤于灸火者。下之。火逆之人又下之。而作煩躁者。桂枝甘草龍骨牡蠣湯主之。因燒鍼煩躁者。燒鍼則汗出火加如此而若煩躁者。亦此方主之。桂枝甘草龍骨牡蠣湯主之。二症皆已被火者。又加之一以下。一以汗。俱是亡津液之治。故以桂枝甘草湯救表虛。以龍骨牡蠣收斂已散亡之津液。

桂枝甘草龍骨牡蠣湯方。桂枝一兩 甘草二兩 牡蠣二兩 龍骨二兩 右爲末。金石骨角諸堅鞕物不爲末則無効。以水五升。煮取二升半。去滓。溫服八合。日三服。

〇太陽傷寒者。加溫鍼必驚也。太陽傷寒。元陽鬱甚之病。故加者字以別太陽中風及陰症傷寒。此症若以溫鍼徒亡津液。則陽氣亦隨亡。陰陽大虛。神不能安舍。邪氣與火氣。又時侵心而發驚。溫鍼不知火迫之甚。所以不至狂也。邪猶在表。所以不讝語也。

〇太陽病。當惡寒發熱。今自汗出。不惡寒發熱。皆邪入深之候也。關上以察心下。脈細數者。細因虛。數因邪。以醫吐之過也。一二日邪在太表之時。吐之者。腹中飢。胃中空虛故飢。口不能食。咽吐而胸中虛邪因入而在胸。三四日邪稍入深之時。吐之者。不喜糜粥。邪乘虛入圍胸於是胸中熱甚。不喜熱食。欲食冷食。朝食暮吐。胃中虛冷。所食之穀不化而在胃口者。久而吐之。以醫吐之所致也。此爲小逆。

〇太陽病吐之。雖吐之。而非其症。故邪不解。但太陽病。當惡寒。今反不惡寒。不欲近衣。此爲吐之內煩也。

〇病人脈數。數爲熱。熱。謂眞陽溫煖氣。當消穀引食。而反吐者。此以發汗令陽氣微。膈氣虛。膈胸膈也。胸膈眞陽所生。今發汗致眞陽虛。邪因入圍之不得宣暢。遂積成熱。使脈數。脈乃數也。此數。陽氣爲邪所圍成熱令然者。而非前所謂眞陽令然之數也。數爲客熱。客指外來物之辭。即邪氣之謂也。不能消穀。以胃中虛冷。故吐也。膈氣虛邪因入。邪所阻陽氣不行。胃中遂虛冷。不能消穀。

〇太陽病。過經十餘日。似大柴胡湯之日數。心下溫溫欲吐。似嘔不止之症。而胸中痛。似心下急之症。大便反溏。以溏知上二症乃非大柴胡湯之症。腹微滿。鬱鬱微煩。正是大柴胡湯之症。而其所以然者。因吐下。先此時自極吐下者。諸症皆吐下諸藥之餘力耳。非關邪也。故以此湯調和胃氣。與調胃承氣湯。若不爾者。不歷吐下者。是大柴胡湯症。而非調胃承氣湯症也。不可與。不可與調胃承氣湯。但欲嘔。吐氣未止。胸中痛。吐後胸中津液大乾。因作痛。微溏者。此非柴胡證。似而非者。以嘔故知極吐下也。已溏矣。理當無嘔。而今有之者。是爲吐藥餘力可知也。但字以下。再言非調胃承氣湯則不可。

○太陽病六七日。邪將實胃之日數。表證仍在。脈微而沉。邪入血室使脈微沉。此表症仍在。而脈忽沉微。似欲結胸者。反不結胸。其人發狂者。邪入血室。心藏爲紛亂。神氣因之失常。以熱在下焦。此章論邪從下焦入者。少腹當鞕滿。邪入血室。下焦不通。則陽氣鬱。少腹乃鞕滿。小便自利者。若不利者。其少腹滿。小便令然。下血乃愈。血下。氣通。邪乃除。所以然者。以太陽隨經。隨謂從表入膀胱。瘀熱在裏故也。邪氣從太陽隨經入膀胱。於是下焦不通。陽氣積成熱。遂令血室之血滯瘀。故曰瘀熱在裏。而作發狂鞕滿二症。此定理也。抵當湯主之。抵當湯方。蛭蝱破血。桃仁率諸藥。到下焦及血室。大黃下之。

水蛭三十個 蝱蟲三十個 桃仁二十個 大黃三兩 右四味爲末。以水五升。煮取三升。去滓。溫服一升。不下再服。

○太陽病。略六七日表症。仍在之七字。身黃脈沉結。少腹鞕。小便不利者。邪入下焦。阻隔陽氣不能推膀胱卽是前症。而無血者。其治在茵陳蒿湯所主。爲無血也。抵當湯不中與。小便自利。其人如狂者。血證諦也。爲有血。抵當湯主之。

○傷寒。邪重故雖不經日亦致血症。有熱。少腹滿。應小便不利。今反利者。爲有血也。當下之。之指血。不可餘藥。宜抵當丸。抵當丸方。此方或作湯。或作丸者。非有意也。蓋當時世間。有此方。或作湯。或作丸。但以不害方意。故本論兩錄之耳。

水蛭二十個 蝱虫二十五個 桃仁二十個 大黃三兩 右四味。杵分爲四丸。以水一升。煮一丸。取七合。服之晬時。當下血。若不下者。更服。湯已賚者。故用再字。丸未賚者。故用更字。

○太陽病。前章論小便利不利。故此章更細論之。以明少腹滿之故。小便利者。小便利者。以邪氣漸進。陽氣爲出表。因推膀胱故也。於是熱氣蒸胃。故渴飲水多。多則留飲。陽氣不能到心下。故悸。以飲水多。必心下悸。小便少者。必苦裏急也。飲水多。而小便不利。則必少腹滿而裏急。

辨太陽病脈證并治法下

篇中問論邪已除而患尚存者。然其患亦自有所屬。則去病字。單稱之太陽矣。陽明亦如此。但少陰病之病字。移置太陰下。則穩當。疑後人錯置。

問曰病有結胸。邪結于胸。有藏結。邪結于藏。藏者蓋謂胸腹內所在之諸藏府也。非獨指五藏。其狀何如答曰按之痛。陽氣不得升散。而實于心下。故按之則痛。寸脈浮。脈家。寸以察胸。此症胸中陽氣爲邪所抑。故激而見浮脈。關脈沉。脈家。關以察心下。此症心下陽氣爲邪所塞。故伏而見沉脈。名曰結胸也何謂藏結答曰如結胸狀飲食如故。邪氣不在胃口故也。時時下利。藏氣不行。中失運化。寸脈浮關脈小細沉緊。胃虛且帶邪。名曰藏結舌上白胎滑者難治。陽氣微故舌上不乾燥。此雖有胎而不可攻所以難治也。○藏結無陽證。陽氣微。不往來寒熱。邪不在三焦。其人反靜。表裏三焦皆無邪。陽氣無所鬱。故不煩。舌上胎滑者不可攻也○病發於陽而反下之。邪在表之症。反下之。徒擊裏陽。則實人猶邪乘之。熱入拒邪於表之熱。因下而入。因作結胸。邪者欲入。陽者欲出。正邪相拒。故邪結于胸。熱實于心下。病發於陰而反下之因作痞。陽氣微者不成熱。故邪雖入而不能相拒。以實于心下。所以成結胸者以下之太早故也○結胸者項亦強。心下急迫之所爲。如柔痓狀。項強下之則和。心下開通則項亦和。宜大陷胸丸。用丸者其症不急故也。

大陷胸丸方。大黃下熱。葶藶甘遂下水。芒硝碎結。杏仁降氣。白蜜護咽喉。

大黃半斤 葶藶半斤 芒硝半斤 杏仁半斤

右四味擣篩二味內杏仁芒硝合研如脂和散取如彈丸一枚別擣甘遂末一錢匕白蜜二合水二升煮取一升溫頓服之一宿乃下如不下更

服取下爲效。禁如藥法。禁如藥法四字未考。○結胸證。症已脈未。其脈浮大者。浮邪仍在表也。大虛也。不可下。下之則殘邪復入。雖入而其人虛。故不可再用大陷胸之藥。是所以在死法。下之則死。○結胸證悉具。煩躁者。津液乾燥。亦死。前章用大陷胸故津液虛。此章雖未用大陷胸。而其人本虛。不堪大攻擊。又不可他藥。此亦所以在死法也。○太陽病。雖下之不太早。亦有偶成結胸者。脈浮而動數。邪在表。而津液乾燥之脈。浮則爲風。太陽中風。數則爲數。熱自發。動則爲痛。邪在表而津液乾燥。故陽氣不易行也。數則爲虛。陽盛。陰虛。頭痛發熱。太陽之症。微盜汗出。是結胸陽明變轉之歧路。自汗將至。此症以經日久。津液虛。故稍見陽明症。而反惡寒者。表未解故。表未解也。醫反下之。動數變遲。三脈俱屬虛。而以下之。故表變裏。膈內拒痛。下之故胃中空虛。客氣乘之而動胸膈。於是膈內拒痛。短氣躁煩。所謂客氣卽邪氣也。胃中空虛。客氣動膈。短氣躁煩。表裏津液乾燥。且邪氣迫急。心中懊憹。二陽皆有上諸症也。而結胸者大陷胸湯。發黃者梔子豉湯。陽氣內陷。心下因鞕。則爲結胸。大陷胸湯主之。若不結胸。但頭汗出。餘處無汗。劑頸而還。小便不利。身必發黃也。是梔子豉湯症也。大陷胸湯方。大黃六兩　芒硝一升　甘遂一錢　右三味。以水六升。先煮大黃。取二升。去滓。內芒硝。煮一兩沸。內甘遂末。溫服一升。得快利。止後服。○傷寒六七日。邪將入陽明之日數。然而正氣充實。人正邪不直易地。反遂成結胸。結胸邪結于胸。熱實。熱實于胃。脈沉邪令然。而緊。津液乾燥令然。心下痛。按之石鞕者。大陷胸湯主之。熱實則陷胸湯。邪實則承氣湯。自有差別。○傷寒十餘日。熱結在裏。卽結胸也。復往來寒熱者。邪未離少陽。與大柴胡湯。但結胸無大熱者。大熱。謂大表翕熱。此爲水結在胸脇也。小陷胸湯之症。但頭微汗出者。急迫甚。陽氣熏蒸頭上者。非大陷胸湯不可除之。大陷胸湯主之。○太陽病。重發汗。正雖太陽之治。而重之故表虛。而復下之。誤治裏虛。不大便五六日。舌上燥而渴。日晡所小有潮熱。以上調胃承氣湯症。從心下至少腹鞕滿。而痛不可近者。陽氣為邪所圍急。大陷胸湯主之。

○小結胸病。邪微者。正在心下。邪微。故寒若在胸。則不足言結胸。按之則痛。邪微故若不按之。則陽氣能自穿達。不作痛。脈浮滑者。穿達故浮。充溢故滑。此二脈大陷胸湯沉緊反對。小陷胸湯主之。

小陷胸湯方。黃連推心下除熱。半夏燥水引陽。栝蔞實。生津降氣。

黃連一兩　半夏半斤　栝蔞實大者一個。

右三味。以水六升。先煮栝蔞取三升。去滓。內諸藥。煮取二升。去滓。分溫三服。

○太陽病二三日不能臥但欲起。此心下水結故也。太陽病兼水氣者。小青龍湯之症也。心下必結。脈微弱者。脈當浮而反微弱。此本有寒分也。雖心下結。而其脈微弱者。屬太陰。當溫之症也。不用水氣二字。而用寒分字者。以其心下結。或係小青龍湯。或係太陰病故也。反下之。醫見心下結。以為痞誤下之。若利止。必作結胸。表熱入作小結胸。未止者。四日復下之。二三日下之。至四日。其利當止。而未止者。醫恐其結胸。四日復下之也。此作協熱利也。水穀與熱協和而下。因作表裏俱虛之症。○必結之下。復下之之下。皆略也字。唯寒分之下置也字。是其一句以持括之故也。

○太陽病下之。其脈促。熱不入故。不結胸者。不胸滿也。此為欲解也。邪微陽實。故雖下之。而熱不入。猶能從表散。脈浮者。略滑字。必結胸也。下之脈浮滑者。成小結胸。脈緊者。少陰病。必咽痛。脈弦者。少陽病。必兩脇拘急。脈細數者。浮變為細者。陽虛也。故不結胸。而邪則仍在太陽。頭痛未止。脈沉緊者。少陽病。必欲嘔。脈沉滑者。邪氣乘虛而進故表熱入胃暫時裏氣溢。協熱利。脈浮滑者。血分充溢。必下血。脈緊以下。皆後人之手。

○病在陽。應以汗解之。反以冷水潠之。若灌之。其熱被劫不得去。冷氣壓肌膚。其熱不得化去。彌更益煩。腠理閉故裏陽益鬱。肉上粟起。表陽欝行。皮膚陷沒。故毛孔自堅起。意欲飲水。煩故也。反不渴者。其欲水。非因胃中乾燥。故不渴。服文蛤散。為除煩而姑服此藥。○不論本病。姑先治標症者。書服。是本論文例。若不差者。服文蛤散煩猶不差者。

以表未和又邪與水留心下故也。與五苓散。治本病。寒實結胸。無熱證者。兼表者。五苓散。唯邪與水實于心下。不兼表者。小陷胸湯或白散。
與三物小陷胸湯。白散亦可服。白散本治出濁。唾腥臭者之方。今借以除寒實之症。故曰亦可服。文蛤散方。川文蛤。善收斂。
今用之治煩。猶阿仙藥療治酒醒也。文蛤五兩 右一味。爲散。以沸湯和一錢匕。服湯用五合。白散
方。桔梗升陽。巴豆下水。貝母燥痰。桔梗三分 芭豆一分 貝母三分 右件三味爲末。內芭豆更於白
中杵之。以白飲和服。強人半錢。羸者減之。病在膈上必吐。在膈下必利。不
利進熱粥一盃。利過不止。進冷粥一盃。段落 身熱皮粟。病在陽者。假令其症似不屬汗治亦必應有桂麻可行
之日。而誤遽潠灌之。因反作身熱皮粟之症。而表邪則猶不解。不解。欲引衣自覆者。潠灌後。表邪不解。惡寒者。五苓散當與。而醫猶以爲潠灌不足。而再潠灌
之。則益令熱不得化去。若以水潠之洗之。後人代灌字以洗字者。恐讀者以灌。誤爲強飲之義也。益令熱劫不得出。段落
當汗而不汗則煩。此一句。示煩之常理。假令汗出已。與五苓散已。腹中痛。汗出小便利。津液乾而成太陰病者。與桂枝加芍藥湯。
今不舉方名者以此症本桂枝所主故也。加芍藥三兩 如上法。如桂枝湯法。○太陽與少陽併病。頭項強痛。
太陽之症。或眩少陽之症。冒。三焦閉塞。神氣不應表。時如結胸。非眞結胸。心下痞鞕者。太陽未解。少陽亦閉塞。故陽氣鬱于心下。
當刺大椎第一間肺俞二穴除太陽之邪。肝俞。此除少陽之邪。蓋太陽邪。從上二穴而去。少陽邪亦向表。故導之肝俞而除之。愼不可
發汗。發汗則讝語。用桂麻。故陽氣大出表。因汗出裏液亦乾燥。則雖邪未入胃。亦能一時作讝語。脈弦津液乾燥。五六日漸將入陽明。
讝語不止。續不止。遂成陽明本分讝語。當刺期門刺以瀉少陽實。但邪方向裏。故肝俞不足除邪。○婦人中風能久相持。以
中風故也。發熱惡寒。表症。經水適來。得之之。指經水。七八日。經水當自止之日數。熱除而脈遲。血虛熱隨
入經。故脈不利。身涼。經脈爲客氣所塞。陽氣難達表。胸脇下滿。如結胸狀。經氣不利。心下因結。讝語者。心血爲熱沸騰。神

不得寧。此爲熱入血室也。經脈謂之血室。當刺期門。隨其實而瀉之。不欲漫用藥。攻無疾之地。○婦人中風七八日。得病七八日。是大凡中風轉少陽之日數。續得寒熱。自惡寒發熱。至往來寒熱。相接續無有身涼之日。發作有時。漸見少陽症。經水適斷者。未盡期而斷者。熱遏之也。此爲熱入血室。其血必結。殘血。爲熱所結而瘀。故使如瘧狀。發作有時。有結瘀。故邪不能悉入經脈。仍在少陽之分。於是見如瘧狀之症。小柴胡湯主之。邪仍在少陽之分。故不得專刺期門。○婦人傷寒。轉屬急。似前章緩。不發熱。示初太陽症。經水適來。晝日明了。晝則腠理開遏陽氣宣暢之。神亦安寧矣。暮則讝語如見鬼狀者。夜則腠理閉塞陽氣鬱屈。心血爲沸騰。此爲熱入血室。經水適來。邪從下焦入。故無犯胃氣及上二焦。禁行承氣湯及柴胡湯。必自愈。因經水遏。邪入血室。因經水遏。邪去。猶因下利。邪入裏。又因下利邪去。○傷寒六七日。深於小柴胡湯位一等。發熱微惡寒。支節煩疼。太陽症也。微嘔心下支結。少陽症也。其結者。以邪深且兼表故也。外證未去者。未可用大柴胡湯。柴胡加桂枝湯主之。似二陽併病。○傷寒五六日。少陽之日數。已發汗。得病二三日之時。已行發汗。而不得其法。故表虛。而復下之。復虛裏。胸脇滿。轉屬少陽。微結。其結者。以表虛故也。前章結從實。此章結從虛。故有支微之別。小便不利。津液乾燥。渴而不嘔。無水故不嘔。但頭汗出。身體已枯燥。但頭諸陽所會。故有微汗。往來寒熱心煩者。邪在少陽之症。此爲未解也。表裏已虛之人。恐醫觀以爲諸症皆從虛而起者也。故特插此句。以示仍帶邪。柴胡桂枝乾姜湯主之。

柴胡桂枝乾姜湯方。邪位在少陽。故柴胡主之。又合桂枝甘草湯以救表。又加乾姜牡蠣栝蔞根以救裏。

柴胡半斤　桂枝三兩　乾姜三兩　栝蔞根四兩　黄芩三兩　牡蠣三兩　甘草二兩

右七味。以水一斗二升。煮取六升。去滓再煎取三升。溫服一升。日三服。初服微煩。正氣復。與邪爭。而復服汗出便愈。陽氣益復。津液亦生。邪便除。

○傷寒五六日。少陽之日數。頭汗出。支體皆爲邪所圍。但頭諸陽所會。故獨汗出。微惡寒。手足冷。二症皆陽氣微結故也。心下滿。陽氣不能達表。故實于心下。口不欲食。邪未入胃。中不甚惡食。故腹大便鞕。津液乾燥。脈細者。蓋小細沉緊脈。今獨揭細者。以少陽篇中有細脈又其似少陰故也。此章雖未歷汗下。而平素虛弱。其陽微。最似前章。此爲陽微結。陽氣之不能四布也。邪氣結之令然。加微字者。同前章之結也。脈沉亦在裏也。小細沉緊中。獨揭沉以示邪半在裏。亦字應大便鞕。必有表復有裏也。其脈細者。陽微結故也。試以症照之。表裏俱見。蓋純陰不得復有外症。乃知此非少陰也。汗出爲陽微。汗出。頭汗出也。陽氣充實人。則能自踈通三焦。汗出而解。若不能踈通。則爲大結胸也。今邪圍少陽。支體不得汗。但頭汗出而不見二症者。此人元虛弱陽微故也。假令純陰結。純陰指少陰病。不得復有外證。悉入在裏。少陰病。此爲半在裏。半在外也。此症邪正在少陽。故可與柴胡湯也。脈雖沉緊。症已似少陰脈亦似。不得爲少陰病。所以然者。陰不得有汗。今頭汗出。故知非少陰也。可與小柴胡湯。病正在少陽而更帶虛故加可字。設不了了者。得屎而解。添此二句者。蓋此人舊虛故雖邪去。而尙須津液自復而後始得了了。

○傷寒五六日。少陽之日數。嘔而發熱者。嘔。少陽之嘔。不日往來寒熱。而日發熱者。爲明邪未全離太陽而成結胸之張本也。插而字者。有少陽症。又兼太陽症也。柴胡湯證具。見二症。而且具胸脇苦滿。不欲飲食等之症。則雖發熱。亦從少陽治法而可也。而以他藥下之。柴胡症仍在者。復與柴胡湯。此雖已下之。不爲逆。柴胡者和法。故雖誤治後。而有其症。則用之不爲逆。必蒸蒸而振。卻發熱。汗出而解。若心下滿。而鞕痛者。此爲結胸也。熱忽入。大陷胸湯主之。但滿而不痛者。此爲痞。取下多故也。柴胡不中與之。滿而不痛。似胸脇苦滿及心下急。故插此一句。宜半夏瀉心湯。痞瀉心湯所主。今此症歷太陽及少陽。故雖痞症。而不可壹瀉心湯。所以用宜字也。乃乾姜復裏陽。人參生津液。甘草大棗和胃。其君半夏者以下後胃中虛水氣易留故也。

半夏瀉心湯方。半夏半升 黃芩 乾姜 人參已上各三兩。 黃連一兩 大棗十二枚 甘草三兩 右七味。以水一斗。煮取六升。去滓。再煎。取三升。溫服一升。日三服。

○太陽少陽幷病。此章前章之解也。嘔卽少陽症。發熱卽太陽症。今不復說症。故去與字。而反下之。成結胸。心下鞕。段落○此卽心下滿而鞕痛之略文也。下利不止。取下多故。水漿不下。
下利不止。故熱不鬱。其人心煩。熱不鬱者。當不作煩。故插其人二字。今反作煩者。是虛煩也。脈浮而緊。浮太陽脈緊少陽脈插而字。以明非麻黃湯之脈。
今以脈察之。邪未離少陽。當與柴胡湯也。而復下之。若誤爲煩裏邪令然。而下之。則裏陽益虛。緊反入裏。則作痞。緊津液乾燥之脈。屬虛者復
之。則不能成結胸。乃作痞。按之自濡。但氣痞耳。雖滿而無水。但微陽爲邪所壓。而痞于心下也。成本心煩下加一圈。恐衍。當剗之爲一章看之也，○
太陽實人故用十棗湯。若虛人則用猪苓湯。中風。中風故止痞。若傷寒則必成結胸。下利嘔逆。水甚多。故表邪迫裏則作此症。表解者。乃
可攻之。用十棗湯卽是也。其人以下。說表解後之症也。表已解則下利嘔逆亦差。但有漐漐以下症。漐漐汗出。發作有時。水阻陽。故令汗出
有時。頭痛水阻陽。令其不能四布。故陽升衝頭。所以有痛也。心下痞。中風邪微雖有水而不能成結胸。鞕滿引脇下痛。邪雖微而帶水。故
見症如此。乾嘔短氣。水令然。汗出不惡寒者。再言汗者汗頭痛俱最疑太陽。故結以不惡寒一症。而示上二症。亦非太陽之微。此表解
裏未和也。十棗湯主之。十棗湯方。三物逐水。大棗護咽。芫花甘遂大戟大棗十枚右上
三味等分。各別擣爲散。以水一升半。先煮大棗肥者十枚。取八合。去滓。內
藥末。強人服一錢七。羸人服半錢。溫服之。平旦服。先食服者。以便于逐水故也。若下少病
不除者。明日更服。加半錢。服一錢半。得快下利後。糜粥自養。○太陽病。醫發汗。
蓋用麻黃湯。然不知藥少病不愈。反自以爲誤治。而遽用下劑若燒鍼。其爲當自用麻黃湯故轉治法急。遂發熱惡寒。未發熱之症。得湯而始見熱。因復下
之。心下痞。亡陽人雖下之而不能成結胸。表裏俱虛。陰陽氣並竭。陰氣指潤澤。陽氣指溫暖。無陽則陰獨。段落○陰
指身體髮膚。凡人身陽氣竭則陰質獨存。卽死人也。上陰陽謂氣謂用。下陰陽謂質謂體。復加燒鍼。醫用麻黃湯。見症加。以爲治不得法。而遽行燒鍼。表陽遂極虛。因
胸煩。不犯裏。故不曰心。而曰胸。面色青黃。青虛甚也。黃火毒也。膚瞤者。極虛。故微陽力不足使筋肉瞤。唯肌膚瞤難治。今色微

黃。手足溫者。太陰症。易愈。表裏俱虛者死。表虛甚者難治。不甚者易愈。心下痞。不因下而痞者。用攻擊劑。按之濡。無水故濡。其脈痞元虛症。脈當沉。而今浮。故加其字。關上浮者。結胸曰寸脈浮。今日關脈浮者。痞元虛症。其邪之結。低於結胸一結故也。大黃黃連瀉心湯主之。大黃黃連瀉心湯方。邪低且無水。故大黃下邪。黃連降上逆。大黃二兩 黃連一兩 右二味。以麻沸湯二升漬之。須臾絞去滓。分溫再服。痞元虛症。不欲大泄下。故不煑服。○心下痞。略按之濡之三字。而復惡寒汗出者。邪侵裏之後。陽氣猶不旺于表。而見此二症。痞元裏虛。今復兼表。故插而復之二字。附子瀉心湯主之。表虛故不得已用附子。而痞固不好附子。故加黃芩。以清解鬱熱。○以本下之。雖誤下。而邪未入裏。故心下痞。裏陽虛。水留作痞。與瀉心湯。痞痞因水。故瀉心湯法。不見效。不解。邪未解。其人渴而口燥煩。表仍有邪有熱。而裏虛津液不繼。故作口燥煩之症。加口字者。以係表熱故也。小便不利者。五苓散主之。○傷寒以大邪後。故裏虛至見以下症。汗出。此二字。見表亦虛。解之後。胃中不和。邪雖解而陽氣虛。故不能化飲食。心下痞鞕。有物故鞕。乾噫食臭。食不化。頑然在胃口。脇下有水氣。胃口有食腸中有水。腹中雷鳴。腸中虛鬆。故氣推則作聲。下利者。胃陽不行。生姜瀉心湯主之。生姜鼓舞胃陽化食。○傷寒中風。誤下作痞不獨太陽。醫自爲之。故見痞乃攻。反下之。誤用巴豆之丸。其人下利日數十行。服藥之日。下數十行。大穀不化。胃中所在之食物。一日下利盡。腹中雷鳴。心下痞鞕客氣上逆。而滿乾嘔心煩不得安。邪尾仍圍少陽。虛陽不能四布。故作滿乾嘔心煩。插而字者。爲示其因之異也。醫見心下痞。謂病不盡。復下之。醫見下後作痞。因與大黃黃連瀉心湯。其痞益甚。再用利藥下之。裏陽重虛。其少陽之邪隨入故痞益甚。此非結熱。非邪結熱實者。但以胃中虛。客氣上逆。故使鞕也。客氣。客邪之氣也。虛陽戴邪而上逆。甘草瀉心湯主之。再誤利藥。故以甘草乾姜復裏陽。半夏燥胃。芩連推心下而除痞。蓋此方主溫而兼攻痞。○傷寒傷寒故雖利不止。亦能作痞。服湯藥。湯藥。蓋大承氣湯之輩也。今書湯藥者。明寒藥虛裏之甚也。下利不止。止者。作結胸。心下痞鞕。服瀉心湯已。大黃黃連瀉心湯。功成邪除。復以他藥下之。再下之故津液虛。精神未了了者。誤認以爲病不盡。而復用調胃承氣之輩下之。利不止。三行寒藥。裏陽大虛。中下二焦俱不守。醫以理中與之。見利不止。始覺三行寒藥之誤。因與理中丸。利益甚。陽聚胃水逃腸。而下焦不守。膀胱亦已失職。故下利益甚。理中者。理中焦。此利在下焦。赤石脂禹餘糧湯主之。禹餘糧固太陽。赤石脂引禹餘糧到大腸。又兼收斂。復利不止者。當利其小便。導之膀胱。則胃陽隨暢及陽。而下利止日利小便者。蓋謂用眞武湯之類也。

赤石脂禹餘糧湯方。赤石脂一斤 禹餘糧一斤 已上二味。以水六升。煮取二升。去滓三服。

○傷寒見邪進急。吐下後。誤攻無疾之地。發汗後表亦誤。然邪未全入裏。故雖後。而不爲無效。虛煩脈甚微。八九日。虛煩脈甚微。此向死。而若過期至八九日。則裏陽漸復。而作以下症。心下痞鞕。虛陽令然。脇下痛。津液乾燥。氣上衝咽喉。陽氣不得從經脈。但遵大路。眩冒。津液乾燥。經脈不利陽氣不能充頭。故作眩。神氣失所依。不能達表。故作冒。蓋眩冒者。陽氣欲行。不得行。則作焉。少陽亦有此症。理同。經脈動惕者。津液未復。陽氣不易行故也。陽症發汗過多者亦有此症理同。久而成痿。津液大虛。幸不卽死。卒成痿。蓋經乾之極。至筋枯。則雖裏陽復。而不能復遵舊路。四支乃廢。

○傷寒邪本重。解後見虛。發汗若吐若下。傷寒發汗邪已解矣。然邪本重故稍有侵裏者。醫不知其侵裏之徵。誤以爲發邪猶大。而用大承氣湯瓜蒂散之輩。故致表裏虛。解後心下痞鞕。噫氣不除者。氣噫而痞不除者。以津液虛裏陽不能四布故也。旋復代赭石湯主之。特擧二物之名以示異生姜瀉心湯之意。

旋復代赭石湯方。旋復花迎胃陽令之逼。代赭石鎭壓虛氣上逆。其他如生姜瀉心湯之意也。蓋彼未犯下。且胃中不和甚至作下利。故用芩連急攻痞。此內外大虛。而其症不急。故代苦寒以二物。旋復花三兩 人參二兩 生姜五兩 半夏半升 代赭石一兩 大棗十二枚 甘草三兩 右件七味。以水一斗。煮取六升。去滓再煎。虛人用石藥故再煎。取三升。溫服一升。日三服。

○下復。下字之上。略傷寒發汗之四字。不可更行桂枝湯。邪所在傑。故不欲徒虛表。是所以不可更行發汗劑也。若前章以汗下。邪解。今若不解而見以下之症。則可與麻杏甘石湯也。汗出而喘。無大熱者。可與麻黃杏子甘草石膏湯。未歷下者。此湯所主。已歷汗下者。又以麻黃疎通權也。非正治。〇太陽病。外證未除。而數下之。未轉陽明。而遽下之。不曰未解。而曰未除。故遂協熱而利。邪入。熱不支而下利。利下不止。熱利下而不止。裏陽遂虛。心下痞鞕。虛陽上逆。故痞。邪塞故鞕。表裏不解者。熱除邪存。是近少陰病。故治從溫胃以除邪之法。桂枝人參湯主之。桂枝人參湯方。桂枝甘草湯以防表邪入。理中湯以溫裏寒。桂枝四兩甘草四兩白朮三兩人參三兩乾姜三兩右五味。以水九升。先煮四味。取五升。內桂。以氣成功。故忌久煑。更煮取三升。恐脫去滓之一字。溫服一升。日再夜一服。補藥故等服間。〇傷寒大下之後。暴攻。復發汗。雖後亦邪滅心下痞。不成結胸者。未全入裏故也。以邪惡寒者。表未解也。示惡寒不因虛。不可攻痞。恐表邪復入裏。當先解表。表解乃可攻痞。解表宜桂枝湯。中風主藥故曰宜。攻痞宜大黃黃連瀉心湯。歷汗下故曰宜。蓋雖已歷汗下。而不至大虛。故不中行半夏瀉心湯。〇傷寒發熱。不舉惡寒。而舉發熱者。示本屬實也。汗出發汗不得法。令表虛而已。徒不解。心下痞鞕。表液乾燥。裏陽鬱屈。嘔吐而下利者。邪首入裏。裏陽欲出表。而少陽仍有邪圍。故吐且利。其理猶二陽合病自吐自利者也。大柴胡湯主之。本章誤下者。故心下急鬱鬱微煩。此章誤汗者。故有痞鞕吐利。蓋津液之亡。自有表裏之別。〇病通三陽三陰之辭。如桂枝證。是故屬太陽篇。頭不痛項不強。表已除。寸脈微浮。表已除故微也。寒抑陽故浮也。此似桂枝脈。胸中痞鞕。寒圍胸故陽氣鬱。氣上衝咽喉。不能四布。唯遂大路。故不得息者。肺管不利。此爲胸有寒也。寒謂邪也。不直言邪者。以章首已曰病故也。或飲或痰。或宿食。邪所依不一。而皆能阻陽之物。乃泛言寒。以通于諸篇。當吐之。宜瓜蔕散。瓜蔕散元吐宿食在上脘者之藥也。今雖無宿食。而亦胸中有邪。故借用以吐之。故曰宜。瓜蔕散方。瓜蔕苦寒。抑陽而激之。赤小豆甘腥。以助吐。瓜蔕一分赤小豆一分右二味。各別擣篩爲散。已合治之。別擣而後合治之。治謂治紛亂。取一錢匕。以香豉一合。香豉護胃。用熱湯七合。煮作稀糜。去滓。取汁和散。溫頓服之。不吐者。少少疑衍一少字。加。加前服也。得快吐乃止。諸亡血虛家。不可與瓜蒂散。恐竭津液。

○病脇下素有痞。連在臍傍。藏素津液虛。陽氣不易行。漸作氣痞。氣積則遂連及臍傍。痛引少腹。入陰筋者。痞塞則藏益虛。方此時外偶有感風寒。則其邪之侵入。必先於陽虛之處。於是遂成藏結。諸藏爲邪所襲。正氣益不通。則屈曲鬱閉。不唯臍傍溢及陰筋。其作痛者。與邪爭也。此名藏結。死。此爲邪結于藏而死也。非爲痞死。前諸章皆論痞。故今又舉一種痞。以盡其變。

○傷寒病。通三陽而論之。故曰病。其邪能竟表裏。故曰傷寒。若吐若下後。雖誤下之。裏陰頗虛。而其人素實。故表邪不得直入裏。七八日不解。熱結在裏。日久表邪漸迫裏。故陽氣成熱而結于裏。表裏俱熱。裏陽積者出表。表亦有邪故熱。時時惡風。以未發汗大表不和。故雖作熱。亦時時惡風。大渴。裏陰虛乏。且表裏俱熱故也。舌上乾燥而煩。裏虛表鬱。則口舌最燥煩。口舌之煩。猶五苓散之章之理。欲飲水數升者。白虎加人參湯主之。歷攻擊。故加人參以補津液。

○傷寒蓋初麻黃湯之症。而其人則津液舊微虛者。無大熱。表熱爲邪所抑。故伏于裏。口燥渴。邪迫少陽。胃中熱甚。心煩。溢于裏之熱欲出表。而津液舊虛之人。經絡不利。陽氣乃鬱於心胸。背微惡寒者。背者元陽氣之所背。加之邪氣與表虛故益不能達。白虎加人參湯主之。加人參補津液。令裏陽依之以達大表。前章裏虛表鬱。此章表虛裏鬱。並舉以盡其變。

○傷寒此章論麻黃湯白虎湯之別。以釋前二章。脈浮。發熱無汗。此脈症。麻黃白虎俱有之。而加之以脈緊惡寒喘則麻黃。以渴欲飲水則白虎。其表不解者。指其表者。即所謂脈緊惡寒喘也。不可與白虎湯。略加人參之三字者。以表裏之別。不在人參而在白虎也。渴欲飲水。即前章所謂渴欲飲數升者也。無表證者。表證。所謂脈緊惡寒喘也。此已傷寒則初必有脈浮緊發熱惡寒無汗而喘之症矣。故論麻黃湯則曰已解未解。今論白虎湯則此已是三陽合病之症。不必具太陽傷寒全症矣。故曰有無。白虎加人參湯主之。此曰加人參。以明釋前章意。

○太陽少陽併病。再出故略與字。心下鞕。論痞鞕來。故先舉此症。以成篇次。二陽併病。故心下鞕。其理見前。

○頸項強。邪入少陽。而仍微兼太陽。則必頸項強。專太陽則項強頸不強。蓋邪入少陽。則三焦俱閉塞難通。且表仍有邪圍。故陽氣欲升難升。諸經俱滿而至強直。若太陽病。則三焦不塞。其表亦陽氣之所向者邪不能遏。故頸不強。而眩者。前主頭項強痛論之。故太陽爲主。此主心下鞕論之。故少陽爲主。乃代或字以而字。又去冒時如結胸二症。當刺大椎肺俞。經日久。邪亦漸減。故治表則裏陽發達。三焦因之通。少陽亦自解矣。愼勿下之。恐醫見心下痞輙用瀉心湯。故特戒之。

○太陽與少陽合病。二陽爲邪所塞。胃氣不運。所以下利也。自下利者。太陽陽明合病者。下利其正症也。少陽合病。則邪未入裏。故不必下利。故除病下之者字。而置利下。與黃芩湯。症急故無變化。故曰與。若嘔者。嘔如太陽陽明合病之理也。彼曰不下利但嘔。此曰若。蓋初曰必。故不下利而嘔者。不得單曰若。黃芩加半夏生姜湯主之。雖嘔亦尙不離黃芩湯中之治法。故曰主之。黃芩湯方。黃芩。微擊裏陽。則少陽之邪隨將入。乃因其邪之動搖。而裏陽激發。遂連太陽少陽。而逐邪于表。芍藥聚津液。供裏陽激發之用。甘草大棗以養胃。黃芩三兩　甘草二兩　芍藥二兩　大棗十二枚　右四味以水一升煮取三升去滓溫服一升日再夜一服。擊裏陽頻則邪隨入。故不得頻服。以治法淺深。爲篇次。

○若嘔者。加半夏半升。生姜三兩。

○傷寒胸中有熱。此人表液舊虛。胸中陽氣不易四達。而又邪從中焦入胃。故陽不能到胃胸中益熱。胃中有邪氣。邪入胃過半。而其尾仍在三焦。腹中痛。欲嘔吐者。殘陽仍在胃中者。觸邪而作痛又作嘔。黃連湯主之。黃連湯方。黃連推胸中熱。則胃口之邪暫開。於是上下之陽氣相合成一。其力能穿通中焦。乾姜復裏陽。人參生津液。桂枝甘草補表合鬱陽四達。大棗養胃。半夏燥水氣。此以胃中爲邪所幷。乃令水氣浸淫故也。黃連　甘草　乾姜　桂枝各三兩　人參二兩　半夏半升　大棗十二枚　右七味以水一斗煮取六升。六當作五疑傳寫誤。去滓溫服一升日三服夜二服。取已入之邪於表之方。故令藥不斷於胃中。

○傷寒八九日。以經日久。故大邪雖解而表虛不少。濕邪因表虛而入。與殘邪相搏搏皆擊也。言相合。風濕相搏。身體疼煩。不能自轉側。表液本虛。且濕與風幷塞。陽氣不易行。而作疼。又作煩。不嘔示非太陽傷寒全症。不渴。示邪不在少陽。脈浮虛而濇者。浮。邪不入裏之脈也。虛經日久而邪解過半也。濇津液乾燥且帶邪也。插而字示風濕之別。桂枝附子湯主之。桂枝甘草補表虛。附子助陽燥濕。大棗養胃。生姜鼓舞胃氣。若其風邪則四兩之桂。足以驅之。若其人。邪在表而見裏症。故曰其人。大便鞕。津液乾燥。小便自利者。已曰小便鞕。疑乾燥甚。故特舉小便之利。以示其陰不全渴。去桂枝加白朮湯主之。初出汗。故津液乾燥。大便因鞕。

今桂附並用。則恐或有微汗出。乃代桂枝以朮而專以燥濕。桂枝附子湯方。桂枝四兩 附子三枚 生姜三兩 甘草二兩

大棗十二枚 右五味。以水六升。煮取二升。去滓。分溫三服。分二升爲三。則一服七合弱也。方中多附子。故恐其瞑眩。徐徐服之。○此章已曰傷寒。當日寒濕。而曰風濕者。寒濕別爲一病名。故恐混之。而代寒字以風字。且傷寒八九日。尙欠太陽。則其勢已去。輕於傷寒可知也。於是稱風亦不妨。

○風濕相搏此人雖不歷大病而素虛弱。故風與濕相續而入。骨節煩疼。論中曰骨節。則必先煩後疼。是骨節者支體動轉之機關。最當滑澤。而今津液乾燥。風濕塞。故氣血凝澁。而作煩。搖之則又作疼。掣痛欲搖之則如有物掣之而作痛。不得屈伸。近之則劇痛。汗出表不和鬱甚。遂蒸汗而出。短氣。濕塞腠理。小便不利。表陽不行。蒸汗多故。且惡風不欲去衣。中風兼溫。故惡風甚。或身微腫者。濕多者徧身見微腫。而固非水病。故腫字上加微字。此章比前章邪深症重。蓋前章者其人素實。但得傷寒且經日久。故漸虛至此者也。而其邪亦稍退。此章其人素虛。故經日未久而餓至此者也。而其邪亦漸進。故雖中風而比前章表鬱更甚矣。甘草附子湯主之。甘草附子湯方。方意大抵似前方。而此方主甘草者。以其人素虛故也。減附子者。亦恐有瞑眩也。而去生姜大棗者。減附子是也。甘草二兩 附子二枚 白朮二兩 桂枝四兩 右四味。以水六升。煮取三升。

去滓。溫服一升。日三服。初服得微汗則解。中風未取汗。故服之求汗。然以素虛故又恐汗多出而益虛。乃加微字。以戒多汗。能食朮附見効。汗出藥得食而表發汗出多則津液更燥。裏陽復鬱。復煩者。服五合。少服藥。令鬱陽到表。恐一升多者。宜服六七合爲妙。尙恐瞑眩者。倣前章服法亦可。

○傷寒見邪勢急。脈浮滑。對前章浮濇成篇次。蓋表邪漸進。過三焦。則裏陽窘甚。其溢者從經絡出。表爲熱。於是表熱裏寒。其指裏者。蓋膈膜內也。裏陽從經絡穿邪而出。故脈作浮作滑。今以脈察之。胸中胃中。仍有陽氣。非彼裏陽已散、寒邪實胃之比也。何以知之。以脈與藥又置之太陽篇中故知也。此表有熱。裏有寒。此章症見熱。故論熱下有寒。厥陰篇其症見厥。故論厥下有熱。而其胸中胃中皆陽氣窘迫之人。故處方無有異。白虎湯主之。石羔擊伏陽。令其激發。知母清涼滋潤。疎通三焦。融和津液。令裏陽與表熱相合而除寒。甘草養胃。胃不習石藥。故加粳米以護之。

白虎湯方。知母六兩 石羔一斤 甘草二兩 粳米六合 右四味。以水一斗。煮米熟。湯成去滓。以米熟爲度。故無

取三升之語。溫服一升。日三服。○傷寒。見大汗亡津液。脈結代。心動悸。心。心中也。動悸。動而又悸也。以血液虛故然也。炙甘草湯主之。炙甘草湯方。甘草和胃生津。且欲其氣味留連。故炙之。生姜鼓舞胃氣。桂枝佐甘草走表而補其虛。人參生津回陽。地黃阿膠補血生肉。麥門冬麻子仁滋潤腸胃。大棗養胃。是專滋補之藥。恐泥。乃加酒以助運行。蓋脈結者。氣欲行而血澀也。故主滋補而立方。甘草四兩炙　生姜三兩　桂枝三兩　人參二兩　生地黃一斤　阿膠二兩　麥門冬半升　麻子仁半升　大棗十二枚　右九味。以淸酒七升。水八升。先煮八味。取三升。去滓。內膠烊消盡。溫服一升。日三服。一名復脈湯。○脈按之來緩。急而結者名促。故先舉緩。以示其屬虛。而時一止復來者。名曰結。疑結字下脫代字。本論已稱結代。故後人先釋結代之象。重又細釋結與代有陰陽之別。蓋綱目文也。又脈來動。動。脈動也。而中止。更來小數。中止。故小數以足其常數。中有還者反動。中止者尙能自足其數而來動。故曰自還。名曰結陰也。陰。疑當作陽。脈來動而中止。不能自還。中止者至此而盡。不能自足數以往還。因而復動。更自體中來出而動。名曰代。前者罷。後者代。陰也。得此脈者。必難治。

辨陽明病脈證幷治法

表邪進實胃。胃陽逆出于表。溢而作熱者。謂之陽明。蓋陽實人。其邪微則不得入裏也。故陽明有傷寒。而無中風。篇中有之者。皆引而致者。非中風之邪自能然也。

問曰。病有太陽陽明。有正陽陽明。有少陽陽明。何謂也。本論分太陽爲三段。今亦細分陽明。爲三段者。蓋後人倣太陽列也。然非本論之意。答曰。太陽陽明者。脾約是也。脾約者。津液乾燥。大便難出。似脾胃約之也。此太陽病中。發汗過多。亡其津液。雖邪已解。大便作鞕。則不得不日裏症。乃謂之太陽之陽明。其藥則調胃承氣湯麻仁丸之輩。正陽陽明者。胃家實是也。邪劇故裏陽不能拒之。遂入而實胃也。此傷寒發熱無汗。嘔不能食。而反汗出。濈濈然者也。陽明之眞者。乃謂正陽之陽明。非少陽之陽明。其藥則大承氣湯。少陽陽明者。發汗利小便已。胃中燥煩實大便難是也。燥者。熱未除津液先虛也。煩者。表液乾燥。裏陽不能依以出而鬱也。實者。邪乘虛入而實于胃也。此邪在少陽之時。誤治虛其裏。令少陽邪遂得入裏也。乃謂之少陽之陽明。其藥則小承氣湯。蜜煎導之輩。〇陽明之爲病胃家實也。此書已名以傷寒。主外感而立言。讀之者皆知邪犯表。故太陽篇唯舉症。若陽明則邪在裏。故獨舉邪之所在。而其症略之。〇問曰何緣得陽明病答曰太陽病發汗。若下。若利小便此亡津液胃中乾燥因轉屬陽明。胃中乾燥。胃陽無所依故出表。於是邪得入裏。不更衣內實邪實于胃。大便難者。胃中乾燥陽氣在外。此名陽明也〇問曰陽明病外證云何。本問論陽明病云云何等症也。答曰身熱汗自出不惡寒反惡熱也〇問曰病有得之一日不發熱而惡寒者何也。蓋弟子嘗有治惡寒未止者。以大承氣湯而適愈者。故今特舉之。以難師論之也。答曰雖得之一日。得之。得陽明病也。首不曰陽明。而單曰病者。以惡寒未可全屬陽明故也。惡寒將自罷即自汗出而惡熱也。師答曰汝所治者。邪始入陽明。未及見症之時。承氣下咽。偶中其邪也。若不與藥而觀之。必惡寒將自罷。而即汗出惡熱也。以釋弟子疑。〇問曰惡寒何故自罷答曰陽明居中土也萬物所歸無所復傳。答者所謂陽明者。指胃中。胃居一身中央。故邪皆歸焉。猶地位於天中而萬物歸之也。始雖惡寒。二日自止。陽明病。假令始於惡寒。邪全實胃。則惡寒自止。此爲陽明病也〇本太陽初得病時發其汗。在居陽明。而論太陽。故冒本字。發其汗。在太陽之時。故插初字。皆明其治之不誤也。汗先出不徹因轉屬陽明也。藥不徹邪之所在。故遂屬陽明。此殘邪入裏之症。陽明之輕者也。〇傷寒發熱無汗嘔此太陽傷寒。邪勢最急之症。不能食。太陽病。加此一症。以示將入陽明之候。而反汗出濈濈然者。邪未減。而反汗出者。是邪入裏。陽出表也。以其濈濈然。知表無邪。是轉屬陽明也。不因誤治。不因虛。而入陽明。此邪完而入裏之症。陽明之重者也。此篇舉輕者與重者。以擬太陽篇。中風傷寒並舉之例。〇傷寒三日陽明脈大。邪在少陽。則陽氣分在表裏。故其脈小。邪在陽明。則陽氣全在表。故其脈大。蓋陽氣滿。津液溢。則見脈大。陽氣分。津液乏。則見脈小。其日數皆以三日者。是入陽明者。邪進急。而留少陽者。此係邪進緩之故也。〇傷寒脈浮邪在表。而緩。陽鬱不甚。手足自溫者。雖陽微而不至冷。蓋發熱者太陽。逆冷者少陰。今不服藥而能溫。是太陰也。是爲繫在太陰。太陰者身當發黃。邪在表。微陽不能破邪。而經日久則鬱而發黃。若小便自利者。陽氣出表推膀胱。故大便利也。以陽氣已出表。是故不發黃。不能發黃。至七八日。邪入裏之日數。大便鞕者。頓虛人。初雖見陰症。而經日久而陽氣漸復。遂成陽症。爲陽明病也。○傷寒即是前章之病人。轉繫陽明者。從太陰進者。法當入少陰。而陽氣漸復。成陽明病故曰繫。其人雖成陽明病其症不劇。故亦曰其人。濈然微汗出也。汗微者。從太陰轉故也。○陽明中風。是太陽汗出過多。因轉屬陽明者也。蓋稱陽明中風者其邪小也。是邪雖已入胃。而以其小故不足實于胃。陽氣仍半在裏。是以作脈浮腹滿等。口苦。津液乾燥。而熱勝則口苦。譬猶炙黎栗焦。則其味苦之理也。咽乾。津液乾燥而熱熾。腹滿。裏陽鬱。微喘。胃中之外面邪圍。故裏陽止。發熱惡寒。邪已入胃。故三焦卻通利。但胃中之邪圍裏陽。故作發熱惡寒。脈浮而緊。津液虛。蓋浮邪令然。緊虛令然。故插而字別之。是不似太陽浮緊之脈。外邪令之如是之也。若下之則腹滿。津液大虛。裏陽不得出表。小便難也。津液已虛。故陽氣不得出表。而推膀胱。乃小便難出。若此而加熾者爲不治。○陽明病若能食名中風。邪小故雖入胃而不能實。其所不及。陽仍存。故能食。不能食名中寒。邪實胃。胃陽盡出表。胃中無消穀之陽。故不能食。此卽太陽篇所稱傷寒者也。凡風寒之邪。從外而內。至胃而止。猶矢之至的也。故至陽明爲中。若夫中風。其邪固薄。法不能入胃。但以侵表爲極。故太陽爲中。陽明無有中風。而間有之者。皆引而致者也。非邪之本分。故不須別立名。○陽明病若中寒。後人以中寒。誤爲後世所謂直中者。故冒若字。作一種病。以起論。不能食。小便不利。陽明中寒。小便當利。而不利者。其人陽微。不足充表故也。手足濈然汗出。自汗不遍身者。亦陽以不充表故也。此欲作固瘕。胃中無陽。乃水穀不分而下利。固沉固也。瘕。瘕泄也。胃遂虛故雖邪去亦尙下利。必大便初鞕後溏。四支熱。故初頭鞕。胃中冷故後必溏。所以然者。以胃中冷。水穀不別故也。○陽明病。中風也。欲食。小便反不利。陽明病。小便當利。而反不利者。以陽漸復津液還入胃中故也。大便自調。大便本鞕之症。因津液漸復。而得調。此二症若非陰陽回復。則卻是虛候也。其人骨節疼。陽明反從表解。故曰其人。其骨節疼者。裏陽穿邪也。翕翕如有熱狀。奄然發狂。裏陽之表發。路遠難速出。

故其徵者。卻又動心血。濈然汗出而解者。邪從表解。故陽明亦日解。此水不勝穀氣。穀生津液。裏陽隨旺。與汗共併。
寒與汗共併出。脈緊則愈。小便不利。大便自調者。若脈遲則不愈。緊則愈。以脈知其病之虛實。〇陽明病欲解時。從申至戌
上。前章論能食陰陽漸復者。此章舉自愈者。是篇什次序也。他篇舉自愈時者。作此例。〇陽明病。不能食。亦以爲直中。攻其熱。言以寒藥下之也。
必噦。裏虛。故氣不續。積而後發。所以然者。胃中虛冷故也。以其人本虛故。得直中者以本虛故也。攻其熱
必噦。胃中虛冷者。復以寒藥攻之故也。〇陽明病。能食者是中風也。而其人屬虛。故與前脈緊之章之症。虛實爲反對者也。脈遲。裏陽微也。食難
用飽。前章用飽而得愈。今難用飽者。胃陽微而不能化也。飽則微煩。中風裏固有陽。然微故無煩。今以飽故裏陽得助而作微煩。頭眩。微陽爲食所壓。不能充頭。
必小便難。至作頭眩。則裏陽鬱屈。卻不能布表。故不推膀胱。小便乃難。此欲作穀疸。微陽與穀氣。不化而鬱蒸發黃。雖下之。尋常中風猶不
可下。誤下之則腹滿小便難。而況虛者乎。腹滿如故。中風固有腹滿。所以然者。然。指微煩以下之症。脈遲故也。〇陽明病。
中寒也。法多汗。邪入裏。陽出表。表陽引胃中之津液。而蒸以成汗。是陽明正症也。反無汗。津液素虛。其身如蟲行皮中狀者。
津液纔至皮下。而不足越出于外。此以久虛故也。加久字者。明其虛不因裏邪。〇陽明病。中風也。反無汗。太陽取汗過多。表液乾燥甚。
而小便利。陽出表。推膀胱。故小便利。此陽明正症。而無汗者非正症。故插而字以別之。一二三日。屬陽明之後。二三日也。嘔存于裏之陽氣。經二三日欲出表。而
表液乾燥。故不能出而上升。而咳。表液乾燥。手足厥者。表液乾燥。不能達四末。裏陽必苦頭痛。表液乾燥甚故裏陽直升頭。若不欬
不嘔。手足不厥者。頭不痛。痛因表液乾。而不因裏邪。〇陽明病。中風也。但頭眩。頭眩非陽明正症。故曰但。不惡
寒。頭眩已似乎少陰。是當有惡寒也。而此陽明中風。裏陽半出表。故不惡寒。故能食而咳。頭眩。咳。皆水壓裏陽之所致也。以此知陽明中風。其人必
咽痛。雖咳津液仍存。能自救則咽不痛。今津液虛故咳則作痛。然非如少陰不咳而猶痛者之甚也。若不欬者。咽不痛。〇陽明病。無汗。
亦太陽取汗過多者也。小便不利。表液已燥。裏陽難出。故不推膀胱。心中懊憹者。邪入胃。胃陽欲出表而表液乾故難出而鬱于胸中。身必發

黃。熱熾。津液乾。小便不利。乃表鬱甚。

○陽明病被火。太陽發汗過多。轉屬陽明者。醫誤以爲表邪仍不解。用火復責汗。額上微汗出。表已虛。無汗可取而今強責之。故纔得額上汗。小便不利者。雖裏陽已出表而重亡津液。故小便不利。表鬱發黃。必發黃。

○陽明病。中風也。脈浮邪令然。而緊者。陰虛令然也。若夫太陽之浮緊。俱邪令然。今陽明中風則邪虛相摶令然也。故插而字。別太陽脈。必潮熱發作有時。邪已入裏。故潮熱。然發作有時者。中風也。異于傷寒之日晡潮熱。但浮者。即是上所謂浮而緊者也。不言緊者。以非邪令然故也。必盜汗出。陽明中寒自汗出。今脈浮此爲中風。其邪小故不能實胃。陽氣仍半在裏。不盜表。汗乃無自出。但眠則肌膚閉塞。陽乃盜。汗隨出。

○陽明病。中寒也。口燥。表液乾甚。但欲漱水。含水。欲自救。不欲嚥者。寒邪在胃。故惡冷物。此必衄。胃邪益結。則表熱益熾也。而表液虛甚。至口燥者。無汗出。故鬱陽難洩乃動經血。

○陽明病。所謂脾約者也。本自汗出。本。言邪在太陽之時。其自汗出者。桂枝症是也。醫更重發汗。取汗過多。病已差。邪已去。尙微煩。津液乾燥。裏陽小鬱。不了了者。此大便必鞕故也。以亡津液。胃中乾燥。故令大便鞕。所謂脾約者也。當問其小便日幾行。若本小便日三四行。桂麻之力。能使陽行于表。故小便利。今日再行。胃已無邪。故表陽還入胃。更引津液于胃中。故知大便不久出。今爲小便數少。數大聲。以津液當還入胃中。故知不久必大便也。

○傷寒不日陽明病者。邪未全入胃也。嘔多。胃中仍有殘陽。雖有陽明證。不可攻之。

○陽明病。心下鞕滿者。陽氣不出表而偏衝心下者。以其不壯盛故也。太陽被誤下者。多作此症。與此同理。不可攻之。正邪未全易位。且其陽素虛者。故有此戒。攻之利遂不止者死。遂成少陰病。利止者愈。邪去。而表陽還入胃者愈。

○陽明病面合赤色。太陽取汗過多。表液虛。於是正邪雖易位。而無津液之可成汗。故陽鬱于表。發赤色。不可攻之。必發熱。若下之。則裏陽失所依。盡出表。色黃。津液乾燥。表益鬱。小便不利也。以汗下故表裏俱乾燥。

○陽明病。不吐不下。未損裏。心煩者。太陽會取汗。故表液乾燥。裏陽欲出難出。故煩。可與調胃承氣湯。未損裏。故雖有煩。尙可與此方。汗吐下而煩者。乾姜附子湯。或梔子湯之輩。

○陽明

病脈遲。邪氣入裏。陽氣出表。雖汗出。不惡寒者。陽明篇用桂枝湯之章曰。脈遲汗出多微惡寒者。表未解也。此章不惡寒者。外欲解之候也。其身必重。邪進塞三焦。陽氣難活動。短氣。邪進迫胃。故氣不暢。腹滿邪向實胃。裏陽雖欲盡出表而三焦經絡仍有塞。故不易出。乃作滿。而喘。邪入深。故氣息不利。有潮熱者。晡時。肌膚閉塞。此外欲解。可攻裏也。正邪將易位。乃可用裏藥。蓋小承氣湯。手足濈然而汗出者。此大便已鞕也。自汗從身及手足者。裏陽全出表也。邪已實胃。則大便成鞕。於是大承氣湯可用也。大承氣湯主之。若汗多。多者。言未濈然也。微發熱惡寒者。表邪仍有阻於裏陽故也。微發熱惡寒者。外未解也。其熱不潮。不潮者。裏陽未出表故也。未可與承氣湯。若腹大滿。殘陽爲邪所逼。鬱滿甚而不可堪者。少躁其裏。然此法擊陽氣。故非大滿不可堪者。則不可輕而行也。不通者。表裏之氣全不通。鬱滿甚者。不得已自擊。可與小承氣湯。微和胃氣。勿令大泄下。

大承氣湯方。大黃利腸胃。厚朴泄滿。枳實推胃。芒硝碎結。

大黃四兩 厚朴半斤 枳實五枚 芒硝三合

右四味。以水一斗。先煮二物。取五升。去滓。內大黃。煮取二升。去滓。內芒硝。更上火微一兩沸。分溫再服。得下。餘勿服。

小承氣湯方。未成燥屎。故去芒硝。殘陽仍在裏。故服之少。

大黃四兩 厚朴二兩 枳實三枚

已上三味。以水四升。煮取一升二合。去滓。分溫二服。初服湯當更衣。不日下利。而日更衣者。爲不令至大泄下也。不爾者。盡飲之。若更衣者。勿服之。

〇陽明病。潮熱。大便微鞕者。以熱潮。知裏陽出表。雖微鞕亦攻之。可與大承氣湯。不鞕者。裏陽未全出表。故津液仍在于裏。不與之。若不大便六七日。若至七八日。則邪全入裏之日數。恐有燥屎。欲知之法。少與小承氣湯。湯入腹中。轉矢氣者。小承氣湯轉送燥屎。其氣先泄肛門。此有燥屎。乃可攻之。若不轉矢氣者。此但初頭鞕。後必溏。屎未成鞕。則藥雖推之。不切迫。故不屁。不可攻之。攻之必脹滿。津液已乾燥。故邪雖益進。而裏陽不能直出表。鬱而脹。不能食也。裏陽雖欲食。而胃口已爲邪所塞。乃不能食。欲飲水者。裏陰虛。故引水欲自救。與水則噦。微陽不能化水。蓋如此者必死。其後發熱
者。若因經日久。而裏陽能破邪出。則發熱而成陽明症。必大便復鞕而少也。裏陽全出表。而引胃中津液。大便乃成鞕。然會服大承氣湯。故少也。
以小承氣湯和之。屎少故不須用芒硝。不轉矢氣者。愼不可攻也。不轉矢氣者。攻之則至脹滿不能食。故戒愼當在其
初時。○夫實則讝語。太陽取汗。津液已虛者。又裏陽全出表。而煎心藏。則心血沸騰。所映之影不得正。故發口之語亦失常。虛則鄭聲。陰陽虛乏。神
舍于心微。故所映之影。縹渺不可記。故重語。鄭聲重語也。○直視。津液乾甚者。熱復燥之急則眼系爲乾燥。不得運轉。讝語。前已曰實則讝語。
故又舉雖讝語亦邪重者有至死。所謂邪重者。喘滿下利脈短是也。喘滿者死。表液乾甚。故邪雖入裏。裏陽仍不能出表。下利者亦死。表液乾甚。裏陽不能出
表。偏聚于胸。於是上鬱下虛。讝語下利。○發汗多。若重發汗者。亡其陽。表液乾遂甚。讝語脈短者死。讝語屬陽
實。雖固是吉候。而至津液乾燥甚。則亦不免死也。脈自和者不死。○傷寒論初。故用太陽之辭。若吐若下。後不解。誤攻
裏。故表邪不解。不大便五六日。上至十餘日。日晡所發潮熱。不惡寒。邪向于實胃。獨語。若下
若吐。亡裏液過多。心血亦爲大虛。外陽雖煎心藏。而其血少。故不甚沸騰。是以不能讝語而獨語。如見鬼狀。心血大虛。神舍不完。故病人有怖畏之狀。若劇者。
發潮熱發。則不識人。循衣摸牀。神將去。故循摸自護。惕而不安。如見鬼狀益甚。微喘直視。乾燥甚。脈弦
者生。陰雖大虛陽有仍存。濇者死。陰陽大虛。微者。症不劇者。但發熱讝語者。裏陽能全發出。則正邪易地乃成陽明症。於是大承氣湯
可以用。大承氣湯主之。若一服利止後服。本裏虛。故令不至大泄下。○陽明病。其人多汗。中風。而多汗。故
曰其人。以津液外出胃中燥。大便必鞕。鞕則讝語。汗出胃中乾。故雖邪不足實胃。亦讝語。小承氣湯主
之。讝語。多汗所致。故不用大承氣湯。若一服讝語止。更莫復服。中風之邪。小承氣湯足治之。爾後雖經日。而殘邪微少。必不至承氣湯之症。
○陽明病。讝語發潮熱。脈滑。津液未乾故滑也。而疾者。裏陽仍盛故疾也。若夫大承氣湯症。則正邪全易地。故脈變作遲。其遲者。以

無邪之抑遏故也。小承氣湯主之。因承氣湯一升。腹中轉矢氣者。已結燥屎。更服一升。若不轉矢氣。初之一升。猶屬試。勿更與之。明日不大便。若誤更與之。至明日尙不大便者。陽氣爲大黃所擊。大腸失傳送之職也。脈反微澁者。若承氣力不及而大便不通。則脈應益實。今不大便。反見虛脈者。過也。非不及也。裏虛也。爲難治。不可更與承氣湯也。邪雖在于裏。而其人虛。故難行承氣湯也。

○陽明病。譫語有潮熱。反不能食者。陽明中風。當能食也。法胃中必有燥屎五六枚也。五六枚言多也。是雖中風。可用大承氣湯。若能食者。但鞕爾。燥屎在于常位。宜大承氣湯主之。燥屎在胃中者。大承氣湯。但鞕者。小承氣湯。

○陽明病。下血。其脈滑疾。而表液已燥者。裏陽難出表。故陽氣偏從經絡。於是血氣流溢。遂下血。譫語者。此爲熱入血室。但頭汗出者。邪未全入胃。表仍有所阻。故不至濈然汗也。刺期門。隨其實而瀉之。不可汗。不可下。乃隨其實處而治之。濈然汗出則愈。刺經洩熱。陽氣能活動。則表和。而始得濈然汗。

○汗出譫語者。汗出過多。結燥屎。裏陽出表而煎心。以有燥屎在胃中。此章解反不能食之章之文。故添在胃中之三字。此爲風也。譫語之作。因津液乾燥與胃陽鬱于胸。故定爲中風。須下之。不用當字。而用須字。可見其攻當斟酌也。過經乃可下之。須屎定鞕邪全入而後可下之。下之若早。徒鬱殘陽。語言必亂。乾燥及心血。又裏陽鬱于胸。煎心急。以表虛裏實故也。表液益虛。燥屎并邪實于胃。下之則愈。雖已虛。而燥屎并邪實胃。故不得已用大承氣湯。宜大承氣湯。中風用大承氣湯。故曰宜。

○傷寒四五日。傷寒。指表邪之辭。四五日是邪在表之時也。據此二句則當發汗也。然邪厚故進急。而向于實胃。脈沈。當浮。而不浮。而喘滿。邪將實于胃。殘陽窘甚。卽大承氣湯之本章所謂滿而喘者。沉爲在裏。邪入裏。陽出表。故脈不能浮。而反發其汗。徒攻無邪之地。津液越出。大便爲難。表虛裏實。津液虛于表。邪實于裏。久則譫語。至六七日。則心血途至沸騰。

○三陽合病。邪大。故跨表裏。腹滿身重。難以轉側。此二症。卽大承氣湯本章所謂腹滿身重者。邪入裏七八分。能作此症也。口不仁。陰陽爲邪所阻。故神不易應口舌。是邪塞三焦而所作也。卽是少陽口苦之甚者也。而面垢。汗多則不垢。乾燥亦不垢。

但表液濃粘。能俾垢汚。是津液雖不虛。而邪多故熱亦多。乃令津液濃粘。讝語熱多故也。遺尿。神爲邪所阻。膀胱不守。發汗則讝語。津液虛。則熱益熾。下之則亡陰。額上生汗。裏陽失所依。飛越于額上。手足逆冷。裏陽失所依。不足及四末。故若自汗出者。裏陽稍得出表。白虎湯主之。投大寒之藥。則鬱陽激發。能與表陽相合。而驅邪若自汗不出者。安尅裏陽。則陽氣消滅而死。是表無援陽之故也。

○二陽併病。蓋惡寒頭痛潮熱幷見之症。太陽證罷。已發汗。以除太陽之邪。但發潮熱。太陽已差。陽明獨存。手足汗及手足示太陽之邪全去。漐漐汗出。太陽雖無邪。而汗不至漐漐者。以裏邪元小。而殘陽仍在于裏故也。大便難。胃仍有殘陽故大便未至鞕。而讝語者。邪不實而作讝語者。以太陽會發汗故也。下之則愈。疑小承氣湯故插此句。宜大承氣湯。邪已小。然會發汗津液乾燥故用大承氣湯。

○陽明病。脈浮而緊。咽燥。口苦。腹滿而喘。以上脈症。似陽明中風。而燥甚者。發熱。積陽遂發。汗出。不惡寒。反惡熱。陽氣一出表。邪氣因入裏。故不復惡寒。身重。此外欲解也。若發潮熱。則可攻裏也。若發汗。妄治表。徒亡津液。則燥心憒憒。津液乾燥。故裏陽不得宣布。不得宣布。故神不達表。憒憒焉如冒者。反讝語。表液乾燥。故裏陽不得出而鬱于胸。煎心。若加燒鍼。若誤爲發汗不徹。復加燒鍼。強取汗。則作以下之症。必怵惕。心血益虛耗神不得安舍。煩躁不得眠。將用乾姜附子湯四逆湯之輩之症。若下之。妄攻裏。擊殘陽。則胃中空虛。客氣動膈。陰虛。陽失所依。戴邪而上衝。動搖胸膈。心中懊憹。表液亦已乾燥。故虛陽聚胸。不得四布。而作懊憹。舌上胎者。無胎者雖懊憹。不可得寒藥。梔子豉湯主之。治虛陽上衝。

○若渴欲飲水。陽鬱于裏甚。口乾舌燥者。陽明病。不作前症而若作此症者。是以表液乾燥甚。裏陽難發。鬱于胃故也。白虎加人參湯主之。

○若脈浮浮。水令然。發熱。表液未甚乾。邪亦微。故能令裏陽時表發。渴欲飲水。水所在邪隨入乃益令水留。津液不能生。而作渴。小便不利者。猪苓湯主之。

猪苓湯方。二苓澤瀉利小便。阿膠養胃生津液。滑石滋陰平熱。

猪苓　茯苓　阿膠　滑石　澤瀉。各一兩。

右五味。以水四升。先煮四味。取二升。去滓。内下阿膠烊消。溫服七合。日三服。

○陽明病。用猪苓湯之戒也。特冒陽明

病三字。以明此章非本章之變。汗出多而渴者。不可與猪苓湯。以汗多胃中燥。猪苓湯復利其小便故也。○脈浮不冒若字者。浮之理不異本章也。而遲。胃中虛冷。表熱表液乾燥裏陽不能四散。而鬱于表。裏寒。邪雖不足實胃。而微陽已出表其裏自寒。下利清穀者。四逆湯主之。○若胃中虛冷。不能食者。飲水則噦。胃中已虛冷。若飲水則微陽被厭而吃逆。蓋此論對猪苓湯之章而發。○脈浮發熱。陽實人。能自破邪。而發熱。口乾鼻燥。表熱故乾津液亦甚。能食者。胃中有殘陽。是中風也。則衄。裏陽欲四散。而表液乾燥。且邪圍故不得直發越。鬱怒而傷經也。自若渴之章。至此章。皆陽明病脈浮而緊之章之變。○陽明病下之。陽明中風。不可用大承氣湯。而反用之。雖陽已在外。而不免誤治也。其外有熱。表液素虛。故裏陽雖出表。而尙鬱而熱。手足溫。雖誤下。而不至大虛。不結胸。邪已在裏。故雖誤下。而無邪之入。心中懊憹。虛陽鬱胸。飢不能食。胃中空虛故飢。然胸中鬱。故不能食。但頭汗出者。表液素虛。故陽不能四散。偏升頭。梔子豉湯主之。治虛陽上衝。○陽明病發潮熱。大便溏。小便自可。以小便不少。可知其溏因醫下之。胸脇滿不去者。胃中邪已除。胃外邪仍存。小柴胡湯主之。此症蓋當用柴胡加芒硝湯也。而誤先用大承氣湯偏治裏。胃外之邪未除。故復用小柴胡湯。○陽明病。亦歷誤下。而裏陰亡者也。脇下鞕滿。中焦塞。不大便。胃中乾燥。故令不大便。此所以爲陽明病也。而嘔。胃中殘陽仍存。舌上白胎者。以裏陰已亡。表陽猶盛。故胃中益乾燥。可與小柴胡湯。上焦得通。服柴胡湯。上焦先通。則表液隨還入胃。津液得下。胃氣因和。胃陽得津液。始能活動。身濈然而汗出解也。胃陽發達。三焦圍解。邪與汗去。○陽明中風。脈弦津液虛。浮邪圍陽。大虛也。而氣短。表液乾。裏陽鬱。藏府膨脹。呼吸爲之促迫。腹都滿。裏陽鬱甚。脇下及心痛。陽之所衝作痛。又按之氣不通。陽實。鼻乾不得汗。雖陽鬱甚。而表液乾燥。故不得發越。嗜臥。陽氣不行。一身及面目悉黃。津液乾。熱益熾。小便難。津液乾。有潮熱。表裏不相通。日晡肌膚閉。則表陽雖微。亦鬱。時時噦。陽氣爲邪所阻。耳前後腫。頭是骨。獨耳前後絡肉多。故裏陽偏升者。成腫。刺之小差。鬱陽小泄。諸症微除。外不解。雖上焦已通。而表虛之人。無津液之還入。故胃陽猶鬱。三焦固未解。病過十日。脈續浮者。即前所謂。弦浮大之浮。與小柴胡湯。刺之雖小瘥。而津液虛乏之人。其陽不能自通三焦。故借藥力以通之。脈但浮無餘證者。邪有虛無。與麻黃湯。雖邪微。而在深。故非麻黃。則不能發。若不尿。即小便難之極。腹滿加噦者。三焦終不通。不治。裏陽失活動者。投柴胡黃芩等寒凉藥。則不及徹之反至徹之。故不治。○陽明病。自汗出。若發汗。小便自利者。此爲津液內竭。幷前數章。皆是津液內竭。陽氣偏勝之症。雖硬不可攻之。以非邪令然故也。當須自欲大便。宜蜜煎導而通之。若土瓜根及與大猪膽汁。皆可爲導。蜜煎導方。蜜七合一味。內銅器中。微火煎之。稍凝似飴狀。攪之勿令焦著。欲可丸。併手捻作挺。令頭銳。大如指。長二寸許。當熱時急作冷則硬。以內穀道中。以手急抱。欲大便時乃去之。猪膽汁方。大猪膽一枚瀉汁。和醋少許。以灌穀道中。如一食頃。當大便出。○陽明病。脈遲。汗出多。邪入裏。陽出表。微惡寒者。表仍有微邪。故惡寒。表未解也。可發汗。宜桂枝湯。陽明中寒。向用大承氣湯之症。而表仍微有邪。故借中風藥。以先除表邪。而後用大承氣湯。○陽明病。脈浮。中風之邪。雖全入裏。而小。故胃中陽仍存。無汗而喘者。裏仍有殘陽。故表不溢。發汗則愈。陽明中風。用太陽傷寒之藥。疑先治表後治裏。故插則愈二字。以明全愈。宜麻黃湯。邪小故雖在裏。而能取之於表。○陽明病。發熱汗出。此爲熱越。表液未甚虛。故裏陽能出表。即是尋常陽明症。不能發黃也。但頭汗出。身無汗。津液本虛。劑頸而還。小便不利。表液虛。裏陽不能出表。渴引水漿者。陰虛陽盛。此爲瘀熱在裏。身必發黃。茵蔯蒿湯主之。茵蔯蒿湯方。茵蔯蒿。通陽胃之腠理。令陽氣易泄。梔子清鬱熱。大黃下瘀熱。熱下瘀去陽氣通則小便利。茵蔯蒿六兩　梔子十四枚　大黃二兩　右三味。以水一斗。先煮茵蔯減六升。內二味。煮取三升。去滓。分溫三服。小便當利。尿如皂角汁狀。色正赤。一宿腹減。湯主之上略蒿字。又脫腹減二字。前後照考。此方當在傷寒七八日身黃如橘子色之章之下。黃從小便去也。

〇陽明證。症者。喜忘燥尿也。不日病者。不因邪者也。其人喜忘者。必有畜血。陽胃之血終有瘀血。則心藏不得澄清。而神不明。其以相遏故然也。所以然者。本有久瘀血。本字。久字。見喜忘不因外邪。故令喜忘。太陽中篇。論因瘀血而發狂者。彼有邪故其症急也。此無邪故其症緩。尿雖鞕。初攻邪之時。或汗或下。而亡津液。大便反易。燥尿傷血絡。瘀血潤腸。其色必黑。瘀血染之。宜抵當湯下之。無少腹滿等症。故更加下之二字。以明其治意不異于太陽用抵當湯耳。

〇陽明病。亦津液乾燥人。下之。陽明中風。誤用大承氣湯。心中懊憹而煩。下之裏陰亡陽氣失所依。欲出表。表亦津液已乾。故鬱於胸中也。胃中有燥尿者可攻。無燥尿者梔子豉湯。有者調胃承氣湯。腹微滿。若殘表之邪。隨下而入胃。胃陽所圍則腹滿。初頭鞕後必溏。胃中仍有津液。不可攻之。若有燥尿者。腹微滿且有燥尿。宜大承氣湯。燥尿兼邪。故調胃承氣湯不中與也。

〇病人不大便五六日。繞臍陽形屈屈曲。痛。煩躁發作有時者。表液已乾。胃中又有燥尿。故陽氣積則作煩。此有燥尿。故使不大便也。

〇病人煩熱。不獨陽明症。汗出則解。鬱陽得汗而散。則邪解。煩除。又如瘧狀。即前章所謂發作有時者。日晡所發熱者。屬陽明也。或邪或燥尿。皆能令然也。若煩熱者兼此症。則是屬陽明也。脈實者。宜下之。脈浮虛者。浮。邪在外也。虛。裏無燥尿也。宜發汗。下之與大承氣湯。燥尿兼邪實于胃。發汗宜桂枝湯。如瘧狀。日晡所發熱者。邪近于胃也。當行桂枝二麻黃一湯。然煩熱是表裏虛之症。故單用桂枝湯。

〇大下後。亦表虛煩熱人。而又大下之。六七日。前章唯表虛。乃曰五六日。此章表裏俱虛。乃曰六七日。不大便。煩表裏乾燥。不解。邪雖微而猶未解者。以表裏乾燥陽氣難暢故也。腹滿痛。宿食遂成燥尿故也。此有燥尿也。所以然者。本有宿食故也。宜大承氣湯。有宿食故雖微邪亦用大承氣湯。

〇病人亦表虛煩熱人大下之者也。小便不利。表液乾。且邪阻。故陽氣不能出表推膀胱。大便乍難。裏陽破邪出表。則津液亦隨聚于表。故大便難出。

乍易時有微熱。陽微故熱亦微。邪燥故熱時發。喘。邪在燥。冒。表裏俱虛。且邪阻。故神難達。不能臥者。喘故也。有燥屎也。宜大承氣湯。燥屎兼邪在胃中。〇食穀欲嘔者。亦表裏俱虛人也。邪入裏圍殘陽。而殘陽力微故不足作嘔。得穀氣而後欲作嘔。屬陽明也。吳茱萸湯主之。得湯反劇者。上焦之塞。非吳茱萸所主也。得溫藥。則胃陽得助。嘔益加甚。屬上焦也。是柴胡之嘔。而非吳茱萸之嘔也。吳茱萸湯方。吳茱萸苦溫。破胃口之邪。人參助陽生津。生姜鼓舞胃陽。大棗養胃。吳茱萸一升　人參三兩　生姜六兩　大棗十二枚　右四味。以水七升。煮取二升。去滓。溫服七合。日三服。〇太陽病。先舉初。而盡其所以變化之由。寸緩。寸以察太表。今脈緩者。邪去表也。關浮。關以察心下。今脈浮者。邪在胃口也。尺弱。尺以察胃中。今脈弱者。胃氣微之也。其人發熱。未至少陰。汗出。表不實。復惡寒。太陽邪去。惡寒雖罷。又以裏虛。故復惡寒。不嘔。少陽亦無邪。但心下痞者。因誤下。表邪入裏。與虛陽。相拒於心下。此以醫下之也。本中風桂枝症。而以誤下。故致附子瀉心湯症。如其不下者。其者。指緩浮弱之脈。若不歷下。而見此脈者。窮其理。是陽明。病人不惡寒。陽氣出表。而渴者。胃中津液舊虛人。邪乘之。此轉屬陽明也。寸緩邪去表也。關浮中風入胃也。尺弱胃氣舊虛也。小便數者。衞氣虛。大便必鞕。不更衣十日。無所苦也。正邪俱微。不相爭。故雖在胃。而無所痛苦也。渴欲飲水。少少與之。但以法救之。法者。令胃氣和之法也。渴者。與瀉心湯。痞不除。其人渴者。水在心下而引飲者也。宜五苓散。自太陽病至下之也一段。自如其至無所苦也。又一段。示下而然者與不下而然者。各有治法也。自渴。至散。又一段。示渴之異因也。〇脈陽微。氣分被邪。故邪解後。陽脈見微。血分不被邪。故陰脈獨完。而汗出少者。衞氣復。爲自和也。汗出多者。邪雖已解。而衞氣虛則津液自漏。爲太過。前章寸緩之解也。〇陽脈實。邪在表陽氣鬱。其脈則實。因發其汗出多者。亦爲太過。不獨表虛汗漏。太過爲陽絕於裏。以發汗故津液出表。陽氣不能獨留于裏。亦出表。卻乾其胃。成燥屎。亡津液。大便因鞕也。〇脈浮而芤。浮爲陽。胃陽強。芤爲陰。津液虛。浮芤相搏。胃氣生熱。其陽則絕。

胃陽失律液。變成熱則其陽化之用絕。〇趺陽以察胃中。脈浮而濇。浮則胃氣強。律液乾燥。胃陽偏勝。故濇則小便數。律液乾燥。故陽氣不易出表。膀胱乃少衛護。浮濇相搏。大便則難。其脾為約。麻仁丸主之。麻仁丸方。小承氣湯下大便而寫熱。麻子仁潤腸。芍藥聚律液。杏仁降虛陽。

麻子仁二升　芍藥半斤　大黃一斤　厚朴一尺　枳實半斤　杏仁一升

右六味。為末煉蜜為丸。桐子大。飲服十丸。以飲送下。日三服。漸加以和為度。不至泄下。

〇太陽病三日。亦中風。發汗不解。表邪未盡解。律液先亡。蒸蒸律液乾燥。內結燥屎。則邪便依之。故陽氣不得在裏。蒸蒸出。發熱者屬胃也。調胃承氣湯主之。

〇傷寒吐後。吐得法。而邪已解。腹脹滿者。因吐而律液乾燥。結燥屎。且行吐之後。陽氣上逆。令腹脹滿。與調胃承氣湯。所謂或疑似之際。或變化之後者。故曰與。

〇太陽病。若吐若下若發汗。律液已虛。微煩。律液已虛。微邪團殘陽。且小便數。大便因鞕者。與小承氣湯和之愈。無溢表之陽。故不可下之。

〇得病逼太陽太陰諸篇而起論。二三日。脈弱無太陽柴胡證。表氣舊虛。故邪雖微亦進速。二三日已無桂枝症。又無柴胡症。煩燥心下鞕。中風之邪入胃。裏陽欲出。不得出相結于心下。至四五日。雖能食。謂中風。以小承氣湯。表氣舊虛。故雖中風。而難用麻黃湯。少少與微和之。令小安。先治煩。至六日。全入胃之日數。與承氣湯一升。始用大承氣湯。若不大便六七日。小便少者。陽氣未出表。雖不能食。雖似中塞不可攻。但初頭鞕後必溏。未定成鞕。攻之必溏。須小便利。陽氣盡出表。則推膀胱。屎定鞕乃可攻之。宜承氣湯。

傷寒六七日。已過入陽明之日數。而不能入者。其人元實也。目中不了了。睛不和。目者血液所養。今邪入經。故致不了了不和。無表裏證。表邪欲入裏。而裏氣實。不得入。故無表症。又無裏症。大便難。身微熱者。其人元實。故經絡邪滿。則表陽自積。此為實也。表裏俱無邪。故見症亦不多。宛似陰症。但以此二症。為非陰症之徵。急下之。經絡為邪所據。表裏之陽氣不得活動乃恐作變。故急下之。先寬腸胃。令陽氣得活動。而後擊邪。其猶在經者。抵當湯也。其已入胃者。承氣湯也。宜大承氣湯。○陽明邪已屬陽明。而所病反在太陽。故不置病字。發熱汗多者。其人衛氣舊虛。故陽氣出表。則消散不住。故表不畜熱。又以無煎裏之熱。故不見讝語舌胎燥屎之症。急下之。小緩則表陽消散盡。雖下之而無還裏之陽氣。宜大承氣湯。中風中寒。皆有此症。故用承氣湯。曰宜。○發汗津液乾燥。不解。發汗不得法。故表邪不解。腹滿痛者。津液乾燥。且表邪未解。故裏陽不得出。而滿痛。其理似太陰之腹滿痛也。而彼陰症。故用桂枝加大黃湯。此裏陽未甚虛。而表液之乾燥反甚於彼。故不用桂。先急擊裏。救其滿痛。急下之宜大承氣湯○腹滿不減。承前章之下者。減不足言。已擊裏。裏陽衰。故雖滿痛微減。而表之邪隨入於裏圍殘陽。仍令腹滿。當下之。在裏之邪。下之當然之治法也。而已歷急下。故再下雖緩而可也。宜大承氣湯○陽明少陽合病必下利。二陽俱有邪。則必下利。其理與太陽陽明合病下利同。其脈不負者順也。肝木乘脾土。順也。脾土乘肝木。逆也。負者失也。失者。失少陽之邪入陽明之當脈者也。互相尅賊。少陽之邪。當入陽明。而胃陽反拒少陽之邪。謂之互相尅賊。其見於脈者。卽滑而數者也。名爲負也脈滑而數者。有宿食也。胃中有宿食而陽氣滿溢者。又邪氣圍之。故相迫而作滑數脈。當下之。先下宿食。而令裏陽得活動。則少陽邪自解。其自解者。以中風邪微故也。宜大承氣湯。若少陽陽明俱有邪。則其脈當沉遲而帶緊。是順脈也。今滑而數。失二陽合病之脈。故知其在陽明者。宿食而非邪也。今篇次陽明者。其治關于胃也。○病人無表裏證。宿食不見症。故曰無裏症。發熱知非陰症。七八日。陽明之日數。雖脈浮數者。前章所謂滑而數者。可下之。有宿食故也。假令已下脈數不解合熱則消穀善飢。承氣湯不能解少陽之邪。故脈數不解。然宿食已除。故裏陽得活動。與表陽和合。胃氣運行。而善飢。至六七日。無表裏症。至六七日者。邪氣入經絡也。初日七八日。後日六七日者。二端也。不大便者。脈浮數而無宿食者。法當大便調和也。今反不大便者。血液爲熱所乾。失潤澤也。有瘀血。無表裏症。而有宿食者。承氣湯。有瘀血者。抵當湯。宜抵當湯。彼則晴不和。此邪全入經故也。大事在瞬息際。故先用承氣湯。此則脈浮數。此邪未全入經故也。以其症不急。故直用抵當湯以瀉其邪所實。○若脈數不解。承前章。而下不止。下之不止。必協熱而便膿血也○傷寒發汗。表和則當不能發黃。而今發黃者。以津液乾燥而在裏之寒濕令陽氣鬱之故也。已身目爲黃。所以然者。以寒濕在裏。不解故也。以爲不可下也。於寒濕中求之。當於痓濕暍篇中求治法。○傷寒七八日。歷發汗淸解諸治。而邪已解。然津液乾燥甚者。身黃如橘子色。小便不利。表液乾燥。裏陽不得出表。故不推膀胱。腹微滿者。陽氣不能出表。積而成熱。鬱于裏。茵蔯蒿湯主之。藥方當在于此。而舉于前者。疑誤也。○傷寒。傷寒者。表有邪之名故不可用大黃。身黃津液虛故不可用大黃。發熱者。裏陽能自出。故不至用茵蔯蒿湯之症。梔子蘗皮湯主之。梔子蘗皮湯方。梔子黃蘗淸鬱熱。甘草和胃生津。梔子一十五個　甘草一兩　黃蘗二兩　右三味。以水四升。煮取一升半。去滓。分溫再服。○傷寒表有邪。瘀熱在裏。身必發黃。瘀熱以下。全與茵蔯蒿湯之章同。而彼則以表液乾燥故瘀熱在裏。此則以邪氣圍陽故瘀熱在裏。其別在津液之有無。麻黃連軺赤小豆湯主之。麻黃連軺赤小豆湯方。麻黃杏仁合以疎表。赤小豆除胃中瘀水。連軺淸瘀毒。生梓白皮開鬱氣。生姜鼓舞胃陽。甘草大棗養胃生津。潦水借土氣。故能安胃淸鬱熱。麻黃二兩　赤小豆一升　連軺二兩　杏仁四十個　大棗十二枚　生梓白皮一升　生姜二兩　甘草一兩

已上八味。以潦水一斗。先煮麻黃再沸。去上沫。內諸藥。煮取三升。分溫三服。半日服盡。

辨少陽病脈證幷治法

凡人身者。表裏而已。其間有三膜以區。所謂上中下之三焦是也。風寒之邪自外而內。則無不經夫三焦者。本論以邪跨三焦之時。爲少陽之位矣。故少陽病。不可汗不可下。但以疎通三焦爲治法也。蓋邪在太陽日久。津液乾燥。而後始傳少陽。若津液不乾燥者。不傳少陽也。故少陽篇。以津液乾燥起論。若其邪氣轉入之變化。則太陽篇中已盡之。但表裏外無別有少陽之區域者。則元不足立篇也。然少陽之名目。不可全廢。故姑論所以然。以篇次陽明之後。是故少陽厥陰二篇者。此書之拾遺補闕耳。學者勿據篇撰之次第。以爲少陽厥陰。猝於陽明少陰。

少陽之病。非邪令然。故不置爲字。口苦咽乾目眩也。津液乾燥。陽氣不得以充目。○少陽中風。輕邪而能入少陽者。津液乾

燥甚故也。兩耳無所聞。目赤。津液乾燥。陽氣無所依。然陽氣實入。其陽欲陞升。遂牽血到目。胸中滿而煩者。不可吐下。表液巳虛。不可復亡裏液。吐下則悸而驚〇傷寒脈弦津液虛。細。邪氣在表裏間而隔裏陽。故令脈細。頭痛。頭。諸陽之所會。故裏陽雖爲邪所阻。而但頭有衝。發熱者。脈弦細而無頭痛發熱。則似少陰也。有頭痛發熱。而其脈不弦細。則如太陽也。故今脈症俱舉。以示是少陽。屬少陽。少陽不可發汗。表液不可更亡。發汗則讝語。強送裏陽出表則津液亦隨出表。表益熱裏益乾。則心血爲沸騰。此屬胃。治在胃也。其讝語非邪令然。故不曰屬陽明。胃和則愈。表裏相通。津液還入胃。則愈。胃不和。則煩悸〇本太陽病不解。前章皆論津液乾燥。至此始論邪。轉入少陽者。脇下鞕滿乾嘔。非下之而鞕滿。非吐之而乾嘔。皆因邪進而然也。不能食。往來寒熱。尚未吐下。若吐而嘔者梔子豉湯。下而結胸者陷胸湯。脈沉緊者。似弦細之理。與小柴胡湯〇若已吐下發汗。溫鍼。承前章。讝語。因津液乾燥。柴胡湯證罷。此爲壞病。知犯何逆。以法治之〇三陽合病。治在少陽。故篇次于此。脈浮太陽。大陽明。上關上。少陽。但欲眠睡。少陽不通。故神不應外。而自收藏。故欲眠睡。目合則汗。表閉則熱溢汗出。〇傷寒六七日。將入陽明之日數。無大熱。邪入裏。陽出表則法當外熱也。今無外熱者。裏陽爲邪所圍。不得出也。其人躁煩者。少陽之邪。圍裏陽。經絡亦塞。故裏陽鬱。作躁煩。此爲陽去入陰故也。少陽變成厥陰。〇傷寒三日。三陽爲盡。三陰當受邪。其人反能食。不入陰也。而不嘔。少陽症罷。此爲三陰不受邪也。〇傷寒三日。邪急則三日當達陽明也。今三日而纔達少陽者。邪緩也。邪緩者。留少陽不復進。少陽脈小者。少陽者。邪在中間。而表裏之陽氣。爲兩斷。故令脈小。欲已也〇少陽病欲解時。從寅至辰上。

辨太陰病脈證并治法

陽氣虛人。感風寒。其邪氣在表者。名曰太陰。

太陰之爲病。邪雖圍表。而陽氣舊微。不能與邪爭。故作症不多。腹滿而吐。食不下。津液舊虛。陽氣難以出。加之以表邪。故腹滿。陽氣不得出表。而升咽者。致吐食。雖吐而無聲者。是陽氣微之故也。自利益甚。陽虛人。舊利。今又邪圖。故陽氣失活動。利益甚。然非邪入胃而利。故日自利。時腹自痛。律液舊虛。加之以表邪。故裏陽欲出難出。因作痛。日時者。以陽氣微。故盈而後始痛也。日自者。非邪入胃而作痛也。若下之。表邪乘虛而入。必胸下結鞕。似結胸而微。

○太陰中風。四肢陽之復。自裏始。而及四肢。煩疼。陽氣欲復。煩疼。是陰病故貴陽復。猶陽病貴津液復也。陽微陰澁而長者。爲欲愈。是陰病。故陽虛微。陰乾燥。然脈漸長者。邪氣退正氣復之候也。

○太陰病。欲解時。從亥至丑上。

○太陰病。脈浮者。可發汗。宜桂枝湯。

○自利。凡人居常大便不溏瀉者。陽氣揚之也。今陰病。則陽氣乏于攝陰之力故自利。不渴者。裏仍微有陽。故律液亦未甚乾燥。屬太陰。以其藏有寒故也。以藏舊有虛寒故邪氣隨入。是以併謂之寒。當溫之。宜服四逆輩。邪不在表裏。故桂枝大黃皆難用。

○傷寒脈浮。邪在表。而緩。虛手足自溫者。溫。示不熱又不冷也。以邪淺故也。繫在太陰。經日久。是當轉少陰。而猶在太陰。故日繫在。太陰當發身黃。津液舊虛人。邪又在表日久。則表鬱而當發身黃症也。若小便自利者。以小便利。知陽出表。不能發黃。陽不鬱故也。此所謂屬陽明者。至七八日。日久而纔始入少陰。雖暴煩下利。日十餘行。作暴煩者。以邪入胃。胃陽欲出表故也。作下利者。以邪入胃。胃陽窘。別取路於大腸之故也。必自止。胃陽未甚虛之人。故邪下盡而正氣仍存。以脾家實。繫在發黃。暴煩。皆是脾陽實故也。腐穢當去故也。腸胃中之邪氣瘀物並去盡。

○本太陽病。醫反下之。前章表液先虛。裏未甚虛之症也。此章裏液先虛。表未甚虛之症也。以反對成篇次。因爾腹滿時痛者。下之故虛陽欲出表。屬太陰也。裏虛而邪在表。是太陰病也。桂枝加芍藥湯主之。胃陽欲出表而難出。故作滿且痛。此方加芍藥者。爲引表之津液。而聚于裏也。

○大實痛者。裏陽鬱閉急故加大黃救之。猶不離桂枝湯者。以表液未甚虛故也。若夫陽明篇所論。急下之症。則表液乾燥甚。故強用桂枝。則陽氣益鬱閉而死也。桂枝加大黃湯主之。

○太陰爲病。脈弱。胃氣弱。脈亦弱。故其人續自便利。自未得病時。至得病日而續利也。自利下利。不可偏言。日自便利。故設當行大黃芍藥者。宜減之。以意斟酌之。以其人胃氣弱。易動故也。

辨少陰病脈證并治法

陽氣虛人。感風寒。其邪氣在裏者。名少陰病。

少陰之爲病。脈微細。微陽已出表。無自裏推。故微細。但欲寐也。正邪易地。無相爭。且其人罷敝。故欲寐也。但坐。但欲眠睡。但欲寐。皆加但字者。以人尋常所有故也。○少陰病。欲吐裏陽未盡出表。不吐。陽微故也。心煩。表亦已虛。故裏陽雖生不能宣布。而鬱於胸中。但欲寐。五六日。邪已過二焦之日數。自利。邪過三焦而進。則殘陽無所出。別取路於大腸而下。於是裏液亦全亡也。自利者。正氣徒下。邪氣尚存之辭。而渴者。表液已乾。裏液亦因利乾。但有微陽鬱胸。故渴。屬少陰也。邪氣過三焦則爲少陰。虛故引水自救。自救律液乾燥。若小便色白者。少陰病形悉具。邪氣入胃。陽氣出表。小便因利一。然微陽不能制水。小便白者。以下焦虛有寒。水兼邪在下焦。故陽氣不至。不能制水。故令色白也。○病人脈陰陽俱緊。律液乾燥。陽氣仍存之脈。反汗出者。亡陽也。衛氣本虛。故汗漏。陰陽逐虛。成少陰病。此屬少陰。法當咽痛。表液乾。而復吐利。以汗漏。裏亦虛。陽氣不得獨存。欲出表而表已乾燥。故不得出而吐利。○少陰病。欬。津液乾燥。咽喉不利。故而下利。陽不得出表故也。譫語者。被火氣劫故也。陰陽本不和者。又加火氣。故津液益乾燥。火熱沸騰心血。小便必難。以強責少陰汗也。少陰當小便色白而利也。今難出者。以強取汗故也。

○少陰病。脈細沈數。略微字。細陽微也。沈。邪在裏也。數。津液乾燥。陽氣欲出難出也。病爲在裏。不可發汗。○少陰病。脈微。不可發汗。亡陽故也。陽已虛。尺脈弱濇者。表已虛則裏亦隨虛。復不可下之。已日不可發汗。恐人或疑下之症。故復戒之。○少陰病。脈緊。血液乾燥。邪圍陽之脈。至七八日。邪微。故進緩。自下利。邪入胃。胃陽窘窮。與邪俱下。脈暴微。手足反溫。雖下利。表陽猶存。脈緊反去者。下利。津液乾燥。理當脈緊。而反去者。邪除也。爲欲解也。雖煩下利。邪漸迫。則裏陽欲出表。而作煩。其窘窮者。併邪下。必自愈。煩。下利。雖加症而反是吉候。○少陰病。下利。若利自止。邪盡利止。惡寒而踡臥。裏陽極虛。不足溫表。而惡寒。是異表邪隔裏陽之惡寒。手足溫者。陽氣從裏亡。纔存四末。可治。雖陽氣微甚。而邪已除。故可施治。○少陰病。惡寒而踡。亦以下利。邪盡者也。而時自煩。下利裏虛。陽氣欲出表。而表亦舊虛。故不易出。
因作煩。其以非邪圍。故曰自。裏鬱而後煩。故曰時。欲去衣被者可治。邪盡陽盛。故可施治。○少陰中風。雖入胃。而邪本小。故尙內
陽外邪。脈陽微陰浮者爲欲愈。津液漸復。亦能達表。故雖微陽令脈浮。○少陰病。欲解時。從子至寅上。
○少陰病。吐利。邪氣迫。陽氣猶不得出表。則吐利。手足不逆冷。邪因吐利而盡。裏陽出表也。逆冷者。冷自本及末。是也。反發熱
者。不死。雖吐利。陽氣仍不竭出表者。不死。脈不至者。吐利後。鬱陽一旦雖得出表。而津液本虛。經絡亦乾燥。故陽氣中絕。脈遂不至。灸少陰七
壯。以灸引裏陽。○少陰病。八九日。當全入胃之日數。一身手足盡熱者。邪氣入胃。陽氣欲出表。而表液乾甚。難以出。因遂入經絡。
走遍身。以熱在膀胱。言太陽隨經。必便血也。熱從經絡溢。○少陰病。但厥表液乾燥甚。陽氣難達四末。無汗。而
強發之。以藥強發之。故不唯從膀胱出也。必動其血。未知從何道出。或從口鼻。或從目出。是名
下厥上竭。陽氣自不至者。以藥強推陽者。先從下厥。先從上竭。爲難治。○少陰病。惡寒身踡而利。手足逆
冷者。陽氣從裏竭而及表。不治。○少陰病。吐利躁煩。煩躁甚者。書躁煩。例也。四逆者死。四肢逆冷。略折。○少
陰病。下利止。邪氣與津液俱竭。而頭眩。虛陽欲出表。而表液乾燥甚。故不能四達。但升頭。時時自冒者死。陰陽斷絕。神不能應表
也。有時時自之三字。虛實自異少陽之會。○少陰病。四逆惡寒而身踡。脈不至。不煩裏陽已竭。而躁者
死。神不守手足。○少陰病。六七日。邪將實胃之日數。息高者死。虛陽不能出表。而升散壹由咽喉。於是元氣。緩于呼。而急于吸。○
少陰病。脈微細沉。邪侵胃。故陽半出在表。半殘在裏。但欲臥。陰症。陽微。不足支身。汗出。衛氣本虛。不煩。汗出。故陽氣不鬱。
自欲吐。陽氣欲出表之勢。至五六日。邪過三焦之日數。自利。汗出津液乾燥。故殘陽不能復出表。遂取路於陽。復煩躁。因虛。不得
臥寐者死。汗出故表虛。自利故裏虛。陽氣遂無所依。而至死。○少陰病。始得之。邪始侵胃之時。即一二日也。反發熱。陰症當不

發熱。而今能發熱者。以表液未甚虛故也。脈沉者。陽氣舊微。且邪圍之。故令脈沉。但表液未甚虛。故取之於表。猶陽明中風用麻黃湯也。麻黃附子細辛湯主之。麻黃附子細辛湯方。邪深。故用麻黃。欲行陽。溫裏。故用細辛。陽微故用附子。麻黃二兩　細辛二兩　附子一枚　右三味。以水一斗。先煮麻黃減二升。去上沫。內藥。煮取三升。去滓。溫服一升。日三服。○少陰病。得之二三日。邪氣漸進。津液漸乾。麻黃附子甘草湯。微發汗。方中無細辛。故特曰發汗。以指示猶取於表。以二三日無裏證。未下利。故津液未盡亡。是可取於表。故微發汗也。麻黃附子甘草湯方。津液稍乾者。用細辛。則恐發煩。故代之以甘草。麻黃二兩　甘草二兩　附子一枚　右三味。以水七升。先煮麻黃一兩沸。尤恐多汗。故煑麻黃不甚。去上沫。內諸藥。煮取三升。去滓。溫服一升。日三服。○少陰病。得之二三日以上。雖經數日。而不至下利者。以邪勢不急故也。是所以裏陽得津液則能自除邪也。心中煩不得臥。邪之所在。用前章。而但以經日久。故津液尤乾燥。作煩。黃連阿膠湯主之。黃連阿膠湯方。芩連微裏陽。芍藥聚津液。鷄子黃阿膠生津液。此症所以不用附子者。乾燥甚而煩也。蓋此方本瀉心湯而加減者。與葛根黃連黃芩湯乾姜黃連黃芩湯等。相爲表裏。黃連四兩　黃芩一兩　芍藥二兩　鷄子黃二枚　阿膠三兩　右五味。以水五升。先煮三物。取二升。去滓。內膠烊盡。小冷。內鷄子黃。攪令相得。溫服七合。日三服。○少陰病。得之一二日。口中和。胃中無鬱陽而有水。其背惡寒者。胃中已無鬱陽。是當陽在表。而反惡寒者。陽虛甚也。當灸之。背惡寒。灸之當愈也。然裏陽已衰微。雖外用灸引之。而不足充背。故內用附子以助陽。附子湯主之。附子湯方。附子助陽。茯苓白朮利水。人參生津回陽。芍藥姑聚手足之津液于裏。令陽氣依之以長。附子二枚　茯苓三兩　人參二兩　白朮四兩　芍藥三兩　右五味。以水八升。煮取三升。去滓。溫服一升。日三服。○少陰病。身體痛。手足寒。邪氣入胃。陽氣出表。然陽本微。故不盈遍身。乃覺手足寒。骨節痛。裏陽雖出表。而表液乾燥。且濕氣在表阻陽。故骨節身體皆有痛。脈沉者。邪在裏。陽在表。附子湯主之。

〇少陰病。下利便膿血者。裏液下利盡。繼以血。桃花湯主之。

桃花湯方。赤石脂固陽。乾姜復陽。粳米護胃。其特護胃者。以有石藥故也。方名取於赤石脂。

赤石脂 一斤 乾姜 一兩 粳米 一升

右三味。以水七升。煮 句 米令熟。去滓。溫服七合。已日溫服。後又日內赤石脂。疑錯簡。內赤石脂末方寸匕。日三服。若一服愈。餘勿服。石藥故服法加丁寧。

〇少陰病。二三日至四五日腹痛。津液乾燥。陽氣欲出不得出。因作痛。小便不利。表液極乾燥。裏陽不能出表故。下利不止。陽氣全不能出表故所下利不止。便膿血者。桃花湯主之。

〇少陰病。下利便膿血者可刺。熱在經絡。故刺法亦可行。蓋前章者乾燥極。故不可刺。若前章則以日淺。故鍼藥皆可行之。

〇少陰病。吐利 邪迫裏急。而表液乾燥亦已甚。故陽氣不能出表。乃吐利。手足厥冷。陽氣未出表故。煩躁 虛陽欲出。不得出。欲死者。因吐利而津液亡。裏陽失所依。欲出表。益急。吳茱萸湯主之。吳茱萸溫胃除邪。又開心下。人參生津回陽。生姜鼓舞胃陽。大棗養胃。

〇少陰病下利。裏液亡。邪亦除。咽痛。津液乾甚。故陽氣聚于上部。胸滿 虛陽不能出。心煩者。表裏皆乾燥。故陽氣滿胸。猪膚湯主之。

猪膚湯方。邪已除。唯乾燥甚。故偏養胃。

猪膚 一斤

右一味。以水一斗。煮取五升。去滓。加白蜜一升。咽痛故加。白粉五合。熬香和相得。猪膚有腥氣。故加熬米粉。令藥升香。溫分六服。加米粉。故其量難知。

〇少陰病。二三日 邪未盡入裏。咽痛者。不得出表之陽一向上升。且咽最欲潤澤之處。而乾燥甚。故作痛。可與甘草湯。甘草和表裏。生津液。令陽氣得以宣達。不差者。與桔梗湯。裏陽微而甘草不能自達者。加桔梗以助之。

甘草湯方。

甘草 二兩

右一味。以水三升。煮取一升半。去滓。溫服七合。日二服。

桔梗湯方。

桔梗 二兩 甘草 二兩

右二味。以水三升。煮取一升。去滓。分溫再服。

〇少陰病。咽中傷生瘡。津液乾燥甚。而虛陽欲出表急。故遂動經絡。其鬱者生瘡腫。即是喉痺。不能語言聲不出者。苦酒湯主之。苦酒湯方。苦酒半夏皆截咽破瘡。於是又加鷄卵。以護肉。半夏十四枚 鷄子一枚 右二味。內半夏著苦酒中。以鷄子殼置刀鐶中。安火上。令三沸。去滓。少少含嚥之。不差。更作三劑。〇少陰病。咽中痛。未至成瘡。半夏散及湯主之。半夏散及湯方。以桔梗湯苦酒湯之間立方者也。夫桔梗桂枝皆推陽之物。而桔平桂溫。此症重於桔梗湯。故代桔以桂。蓋少陰最恐汗出。故不輕用桂。先用桔。至不得已而用桂。半夏 桂枝 甘草以上各等分。已上三味。各別擣篩已。合治之。白飲和服方寸匕。日三服。若不能散服者。以水一升。煎七沸。內散兩方寸匕。更煎三沸。下火令小冷。少少嚥之。〇少陰病下利。邪入胃深。微陽不得出表。而別取路於腸。白通湯主之。白通湯方。姜附復陽。葱白通陽。人尿開心下之邪。以復脈。謹按葱白。通人尿。方名已以白通命之。則其有人尿可知也。又加猪膽汁湯之人尿。不在加味列。益知本方有人尿也無疑。葱白四莖 乾姜一兩 附子一枚 右三味。以水三升。煮取一升。去滓。分溫再服。〇少陰病。下利脈微者。與白通湯。與白通湯之症也。利不止。厥逆無脈。乾嘔煩者。白通加猪膽汁湯主之。下利脈微甚。而至厥逆無脈乾嘔煩者。亦猶白通湯之主症也。但其症劇。故加猪膽。服湯脈暴出者死。心下頓開豁。裏陽飛越者死。微續者生。白通加猪膽汁方。葱白四莖 乾姜一兩 附子一枚 人尿五合 猪膽汁一合 已上三味。以水三升。煮取一升。去滓。內膽汁人尿。和令相得。分溫再服。若無膽亦可用。無膽。即本方白通湯也。乃知二章俱白通湯症。〇少陰病。二三日不已。是輕症。二三日當已。而不已者。有水故也。至四五日。邪過三焦之日數。腹痛。津液乾燥。故陽氣不能出。而觸腸胃。小便不利。陽微。故未出表。四肢沉重。邪兼水阻陽氣。疼痛。津液乾燥。陽氣難行。自下利者。因水而利。故曰自。與邪俱利故曰下利。此爲有水氣。其人或欬。或小便利。或下利或嘔者。眞武湯主之。眞武湯方。茯苓白朮利水。生姜附子溫胃行水。芍藥引津液。或欬以下諸症。應方後加減法。乃亦是小青龍湯例。茯苓三兩 芍藥三兩 生姜三兩 白朮二兩 附子一枚 右五味。以水八升。煮取三升。去滓。溫服七合。日三服。後加減法。若欬者加五味半斤。細辛乾姜各一兩。若小便利者。去茯苓。若下利者。去芍藥加乾姜二兩。若嘔者。去附子加生姜足前成半斤。

○少陰病。下利清穀。胃陽太虛。裏寒外熱。邪在裏。陽在表也。其不曰內者。以傷寒之邪實裏也。不曰表者。以陰症之陽氣不足充表也。裏者指膈膜內。外者指皮膚外。手足厥逆。陽氣微。不足充表。脈微欲絕。陽氣將絕。身反不惡寒。外熱故也。其人面赤色。或腹痛。或乾嘔。或咽痛。或利止。脈不出者。其人以下。疑後人加筆。本論曰外熱。故誤以爲面戴陽之症。通脈四逆湯主之。通脈四逆湯方。虛陽將飛越。故倍乾姜復之。甘草二兩 附子一枚 乾姜三兩 右三味。以水三升。煮取一升二合。去滓。分溫再服。其脈卽出者愈。後加減法。面色赤者。加葱九莖。腹中痛者。去葱加芍藥二兩。嘔者。加生姜二兩。咽痛者。去芍藥加桔梗一兩。利止脈不出者。去桔梗加人參二兩。亦小青龍例。

○少陰病四逆。邪進阻三焦。塞經絡。內外氣不通。於是初出表之陽氣失根脚而四逆也。謹按此章厥陰篇中之論。蓋錯置此。其人或欬。或悸。或小便不利。或腹中痛。或泄利下重者。衛氣不護故泄利。裏陽不推故下重。其人以下至下重亦小青龍之例。四逆散主之。四逆散方。甘草和胃行表液。枳實開心下之邪。柴胡疏通三焦。芍藥聚津液。併令陽出表之用。甘草 枳實 柴胡 芍藥。右四味。各十分。擣篩。白飲和服方寸匕。日三服。後加減法。欬者加五味子乾姜各五分。幷主下利。悸者加桂枝五分。小便不利者。加茯苓五分。腹中痛者。加附子一枚。泄利下重者。先以水五升。煮薤白三升。煮取三升。去滓。以散三方寸匕。內湯中煮取一升半。散藥又煮之者。以治下重故也。分溫再服。○少陰病下利。邪氣去。正氣亦衰。六七日。邪已在裏之日數。是邪在深。故下利則亦去。欬陰亡。裏陽失所依。欲出表。而表亦乾燥甚。故偏升咽喉。且帶水故作欬。而嘔渴。有水故阻虛陽上逆而嘔。有水故津液不生而渴。心煩表裏乾燥。陽氣鬱于胸。不得眠者。猪苓湯主之。除水則陰陽自復。○少陰病得之二三日。日淺故陽氣未甚散。然邪勢急。故作乾燥症。口燥咽乾者。裏陽為邪所圍急。故胃中為熱。引津液甚。咽喉先知乾燥。急下之。姑先下之。合裏陽得活動。而後應更謀之。宜大承氣湯。○少陰病自利清水。色純青。下極則藏府固有之液出。其色青者。蠻人所謂膽苦汁。漢人所謂漏底瀉之類。心下必痛。裏陽未全出。口乾燥者。急下之。宜大承氣湯。○少陰病六七日。邪深。腹脹。裏陽未得全出故脹。不大便者。裏陽久不得出表。又不下利則必鬱閉而死。急下之。宜大承氣湯。自猪苓湯。至此章。皆論裏病而表液乾燥極甚者。皆不得已。乃先治裏救其急。而後更謀之。其曰急者。死在須臾。故治法倒行而逆施。○少陰病脈沉者。沉為病在裏。蓋陽明則邪全入胃。而後用承氣湯。若少陰則其人本虛。故邪全入胃則死也。故不遑攻邪。先急溫之。保其表陽。及者生。不及者死。陽明少陰其邪位同。而用承氣之機。則有早晚。本論處方之妙。於是乎可觀也。急溫之。宜四逆湯。○少陰病飲食入口則吐。邪在胸故。心中溫溫欲吐。復不能吐。邪在胸。而胃陽力微。故欲吐。而不能吐。始得之。手足寒。欲吐故身背則不覺惡寒。但手足惡寒。脈弦遲者。邪在胸。而約脈源。故遲也。陽氣未甚虛。而在裏。故遲中帶弦。此胸中實。不可下也。當吐之。若膈上有寒飲。水飲兼邪之辭。乾嘔者。不可吐也。胸中有寒飲則亦作前症也。症雖似。而胸中陽微。故不可吐也。急溫之。胸中陽氣微。故畜飲也。夫胸者。陽氣根本之地。若虛則危。故急溫之。宜四逆湯。○少陰病下利。正邪俱衰之。脈微陽虛澁陰虛嘔有寒飲。而汗出。表虛。必數更衣。邪衰而尚下利者。以衛氣虛之故也。反少者。初下利。而裏液已亡矣。故雖數登廁。而糞則反少。當溫亦宜用四逆湯。其上。灸之。上者膈上也。汗出表虛。且膈上有寒飲而嘔。故外以灸引陽。內以四逆湯助之。

辨厥陰病脈證并治法

邪氣塞三焦及經絡。而裏陽不得出表。鬱胸者。名厥陰病。邪之所位。同少陽。而厥陰則其人舊虛。故邪侵不獨三焦。經絡亦塞。故裏陽全失出表之路。於是手足厥冷。胸中之鬱熱。反甚於少陽。

厥陰之爲病。消渴。胸中熱甚。故引津液於胃中急。氣上撞心。邪圍密。故心正當陽氣之衝。心中疼熱。陽鬱甚故。飢而不欲食。胃中無邪故飢。然胸中鬱。故不欲食。食則吐蚘。胃中無陽。故食不化。反動蚘。下之利不止。陽氣一取路於陽。則正氣隨虛。邪氣隨入。至死利不止。〇厥陰中風。脈微浮。陽氣破邪而出之候。爲欲愈。不浮爲未愈。〇厥陰病欲解時。從丑至卯上。〇厥陰病。亦中風。渴欲飲水者。少少與之愈。得冷鬱散。得潤陽暢。〇諸四逆厥者。諸。逼全篇之辭。凡四逆厥。非邪圍陽。則陽氣竭于內之候。皆非可下之病。不可下之。虛家亦然。雖有風寒之邪。而陽微不足溫手足者。不可下也。而況於無邪。唯因舊虛而厥者乎。〇傷寒先厥後發熱而利者。必自止。發熱則陽氣不下推。故利止。見厥復利。陽氣不得出表。則下推而利。〇傷寒始發熱六日。厥反九日而利。厥則必利。凡厥利者。當不能食。胃不和故。今反能食者。恐爲除中。胃陽除盡。無復上升者故食入而不知。是名除中。食以索餅。與溫熱之物。以試胃氣。不發熱者。知胃氣尚在。胃陽尚足化食。必愈。恐暴熱來出而復去也。胃陽極虛。將飛越之時。得溫熱食則一旦飛越去。不復續。後三日脈之。此以下醫據脈而預斷之言。其熱續在者。期之旦日夜半愈。所以然者。本發熱六日。厥反九日。復發熱三日。并前六日亦爲九日。與厥相應。故期之旦日夜半愈。後三日脈之。熱已九日。而後經三日而脈之也。而脈數。其熱不罷者。熱至十二日。而不罷者有餘也。此爲熱氣有餘。邪雖已除。而津液不足。熱氣有餘。必發癰膿也。厥陰病。邪本侵經絡。故熱不消散。則血液腐壞。〇傷寒脈遲。

陽虛甚。六七日。厥陰病。經日久。而其胃陽亦益虛微。而反與黃芩湯。蓋見下利與黃芩湯。徹其熱。徹除胃中殘陽。脈遲爲
寒。爲裏寒脈。今與黃芩湯復除其熱。自脈遲爲寒。至不能食。蓋註解文也。故解徹字曰除。亦猶解灌字曰洗也。腹中應冷。當
不能食。胃陽虛微甚則不能消穀。反爲食所搶去。故不受食。又今反能食此名除中必死。○傷寒先厥後發
熱。下利必自止。而反汗出。因發熱之勢。汗出衛氣虛。腠理不守。咽中痛者。汗出表液亡。其喉爲痺。咽中痛。作喉痺。
發熱無汗。而利必自止。若不止。必便膿血。發熱則利當自止。而不止者。本表液乾燥甚。故陽氣不能盡出表。猶取路於陽而利。
其便膿血者。以利不止裏液亡熱獨存而血液腐壞之故也。便膿血者。其喉不痺。熱氣下泄。故表雖乾燥。而喉不痺。○傷寒一二日
至四五日而厥者。必發熱。前厥者。後必發熱。前熱者。後必厥。纔厥以熱。纔熱復以厥。厥深者。熱亦
深。深。言日數多也。厥微者。熱亦微。雖深。有微者。雖淺。有甚者。故淺深微甚。各舉一隅示之。此觀厥知熱。觀熱知厥之診法。厥應下之。
邪進而至厥者。後必應成入胃可下之症。而反發汗者。邪進入胃。而反攻其表。此誤也。必口傷爛赤。表液乾燥。極則裏陽一升上。其血絡遂傷。
○傷寒病。邪是傷寒。而病字遍三陽三陰之辭。厥五日。熱亦五日。設六日當復厥。不厥者自愈。厥
終不過五日。以熱五日。故知自愈。○凡厥者。陰陽氣不相順接。便爲厥。厥
者。手足逆冷是也。後人解厥字義之文也。而本論所謂厥冷。冷自末至本也。逆冷。冷自本及末也。今不論本末。誤解渾謂之逆冷。傷寒脈微而
厥至七八日。邪甚陽微。雖經日久。而厥不愈。膚冷。手足厥冷漸甚。及遍身者。藏府皆冷故也。其人躁無暫安時者。神無
所依。將去。此爲藏厥。非爲蚘厥也。藏厥死不治。此章欲論蚘厥。故先舉似者。蚘厥者。其人當吐蚘。令病
者靜而復時煩。此爲藏寒。心肺之際陽微。故蚘得時入膈。蚘上入膈。故煩。須臾復止。得食而嘔。
胃中有蚘。故得食而動。又煩者。蚘聞食臭出。其人當自吐蚘。蚘厥者。烏梅圓主之。又主

久利方。（胃中有蚘。則不和而下利。）烏梅圓方。（烏梅蜀椒殺蟲。細辛桂枝推陽。乾姜附子復陽。黃連除胸中熱。黃蘗除陽中熱。當歸生血。人參生津回陽。）烏梅三百個 細辛六兩 乾姜十兩 黃連一斤 當歸四兩 附子六兩 蜀椒四兩 桂枝六兩 人參六兩 黃蘗六兩 右十味。異擣篩。合治之。以苦酒漬烏梅一宿。（漬以苦酒者。欲不失烏梅酸味也。）去核。蒸之。五升。米下飯熟擣成泥。和藥令相得。內臼中與蜜杵二千下。圓如梧桐子大。先食欲服十丸。日三服。稍加至二十丸。禁生冷滑物臭食等。（陽胃不和。生蚘之人。不得復食難化之物。）

○傷寒熱少厥微。指頭寒。（厥微。指頭。）默默不欲食。（三焦閉塞故也。亦是似少陽之理。）煩燥數日。（表液乾燥。且邪塞三焦。）小便利色白者。此熱除也。（經日久。而陽氣遂破邪出表。則小便利。於是裏熱除。）欲得食。（裏熱除。欲得食者邪解也。若陽氣出表而尚不欲食者。邪入胃也。陽氣出表之後。以食卜胃邪有無。）其病爲愈。（厥微者邪薄也。故陽氣能破邪而出。）若厥而嘔。胸脇煩滿者。其後必便血。（表液乾燥甚。陽氣不得出。而作嘔胸脇煩滿等症。而猶不得出。則取路於陽而利。其裏亦巳乾燥。故動血而下。）○病者。（問荅之言。故曰病者。）手足厥冷。言我不結胸。（厥則裏陽當衝心下。）小腹滿。（下焦塞故。）按之痛者。此冷結在膀胱關元也。（冷結。言痼冷結下部也。）○傷寒發熱四日。厥反三日。復熱四日。厥少熱多。（陽勝邪之候。）其病當愈。四日至七日。熱不除者。其後必便膿血。（津液不足。熱氣有餘。若經九日久則血液腐壞成膿血。）○傷寒厥四日。熱反三日。復厥五日。其病爲進。寒多熱少。陽氣退。故爲進也。○傷寒六七日。（邪入深之日數。）脈微。手足厥冷。（邪雖進。陽微故未能出表。）煩躁。（津液乾燥。且邪圍密。）灸厥陰。厥不還者死。（引陽。而陽不足出者。死。）○傷寒發熱。下利。（發熱則利當自止。而發熱下利俱作者。裏陽暴出盡也。）厥逆。（陽氣絕。）躁不得臥者死。（陰陽俱竭。神不安舍。）○傷寒發熱。下利至甚。厥不止者死。○

傷寒六七日不利。厥而不利者以陽微故也。便發熱而利。邪及入胃。而裏陽暴出不止。其人汗出不止者死。衛氣不護。有陰無陽故也。雖有汗。而無衛氣則死。

○傷寒五六日。邪過三焦之日數。不結胸。腹濡脈虛。邪雖塞。而陽微故腹不鞕滿。血虛故脈不實。復厥者不可下。此爲亡血。下之死。

○發熱而厥。後日難治。故先舉尋常厥陰病。七日。至明日則邪應實胃。下利者爲難治。亡血者不可下也。至邪實胃之日而陽尙不出表。則自下利者亦死。

○傷寒脈促。津液乾燥甚者。裏陽偏從經絡出。故其脈促。手足厥逆者。邪塞密。故陽氣偏入經絡。不周手足。可灸之。裏陽閉塞甚者。以灸引之則得周達手足。

○傷寒脈滑表裏津液未乾燥者。雖邪塞密。而裏陽強從經絡出。而厥者。厥理同前。裏有熱也。以脈滑。知裏陽溢。白虎湯主之。裏陽溢者。激之以塞藥。則能自破邪出。

○手足厥寒。邪折厥冷惡寒四字。脈細欲絕者。血液舊虛。故雖微邪。亦能阻隔表裏。當歸四逆湯主之。當歸四逆湯方。當歸生血。芍藥聚津液。桂枝細辛行陽。大棗甘草養胃。通草通氣之。

當歸三兩　桂枝三兩　芍藥三兩　細辛三兩　大棗二十五個　甘草二兩　通草二兩

右七味。以水八升。煮取三升。去滓。溫服一升。日三服。

○若其人內有久寒者。內指胃中。症同前而胃中有舊來水氣。故邪乘之。宜當歸四逆加吳茱萸生姜湯主之。吳茱萸除胃口寒。生姜鼓舞胃陽去水氣。此方兼治水氣。故曰宜。而邪仍跨三焦故曰主。

○大汗出。熱不去。內拘急。四肢疼。津液徒亡。熱不去。故拘急疼痛。又下利。裏熱不去。表液乾燥。故不得已。而取路於陽。厥逆而惡寒者。表裏俱虛。故惡寒。四逆湯主之。

○大汗若大下利而厥冷者。非因邪而厥冷者。當溫之。四逆湯主之。

○病人手足厥冷。脈乍緊者。邪在經脈之源。故令時緊。邪結在胸中。此當屬厥陰。心中滿而煩。飢不能食者。病在胸中。此當用瓜蒂。當須吐之。宜瓜蒂散。陰病用吐藥。故加之須字。

○傷寒厥而心下悸者。胃口有水。故陽不至。宜先治水。當服茯苓甘草湯。卻治其厥。先治水。後治厥。不爾水漬入胃。必作利也。○傷寒六七日。大下後。六七日。邪亦除。故寸脈沈而遲。大下利而關尺皆絕。獨寸脈存者。以陽氣升上故也。其沉者。以陽氣出表故也。其遲者。以陽氣極虛故也。手足厥逆。下部脈不至。若上部脈不至者。或是因邪塞。今下部脈不至者。是陽眞竭也。咽喉不利。唾膿血。津液乾燥極者。陽氣強升上故血液腐壞。泄利不止者。下部陽絕。故無衛護。而泄利。爲難治。麻黃升麻湯主之。已曰難治。當無主方也。若強處方則通脈四逆湯或有救之。其他諸方決非所能之症也。因按此章有脈沉而遲之四字。故後人誤取面戴陽症之主方。而處此症。麻黃升麻湯方。麻黃桂枝芍藥甘草發汗石羔鎭桂麻浮越逆。升麻通上焦塞。當歸萎蕤天門冬滋陰。知母黃芩淸鬱熱。白朮茯苓利水。乾姜復胃陽。麻黃二兩升麻一兩一分當歸一兩一分知母黃芩萎蕤各十八銖石羔白朮乾姜芍藥天門冬桂枝茯苓甘草各六銖右十四味。以水一斗。先煮麻黃一兩沸。去上沫。內諸藥。煮取三升。去滓。分溫三服。相去如炊三斗米頃。令盡。汗出愈。令盡間。疑脫服字。○傷寒四五日。邪過三焦之日數。腹中痛。胃陽舊虛。水飲不行。且邪塞二焦。故裏陽難出。觸水而作痛。若轉氣下趣少腹者。此欲自利也。陽氣舊虛。陽胃不實。風氣因入。宛轉趣少腹者。後必自下利。○傷寒本自寒下。卽前章之症。醫復吐下之。寒格。寒格者。水兼邪在心下。而扞格胸腹間。令陽氣不升降之病名也。故寒格則必自下利。卽是本自寒下之症也。更逆吐下。若食入口卽吐。誤吐下。故陰陽徒亡。邪則未除。乾姜黃連黃芩人參湯主之。乾姜黃連黃芩人參湯方。乾姜溫胃復陽。芩連瀉心下。人參生津復陽。乾姜三兩黃連三兩黃芩三兩人參三兩右四味。以水六升。煮取二升。去滓。分溫再服。○下利。邪亦去。有微熱。陽氣未竭。而渴。寒去欲解之候。脈弱者。其渴因熱則必見數。今脈弱乃知陽氣復而渴也。令自愈。如此則下利亦令愈之候。○下利。膈膜以內之邪。以下利除。脈數有微熱。汗出令自愈。膈膜以外。雖有微邪。亦因下利。裏陽得活動。能自發達。汗出則解。設復緊。爲未解。若數且緊。則雖陽氣活動。而無汗出。故未解。○下利手足厥冷。無脈者。灸之不溫。若脈不還。反微喘者死。虛陽得火。直從呼吸去。若雖脈未還。而無喘者尙可灸也。若脈已還。則雖喘作。亦可求治法也。〇少陰負趺陽者。爲順也。少陰者腎而水也。趺陽者。脾而土也。土勝水則下利止。〇下利寸脈反浮數。因下利陰亡。裏陽失所依。欲出表。而仍有邪圍。故升上部。尺中自濇者。尺中以察胃中。而其脈濇者。以下利亡陰故也。浮數者因邪。濇者因乾燥。故加自字。以別其義。必淸膿血。陽氣未出表。而裏液已乾燥。故熱鬱而腐壞血液。〇下利淸穀。不可攻表。胃中央運化。至下利淸穀者。雖脈浮數。不可攻表。汗出必脹滿。陽氣未得出表。表液復乾燥則益不得出。而脹滿。〇下利脈沈弦者。下重也。沈。陽微故爲邪所壓也。弦。律液乾燥也。邪迫裏急。故陽氣雖取路於陽。而律液乾燥故下重。脈大者。爲未止。沈弦帶大者。正邪俱未衰也。故下利未止。脈微弱數者。爲欲自止。微。陽衰也。弱。邪除也。數。陰少陽多也。雖發熱不死。下利自止。而發熱者。非虛陽之飛越也故不死。〇下利脈沈而遲。沈。因下利陽出表也。遲。因下利陽虛也。下利雖胃中虛。而邪亦除。但在表之邪未解。與表陽相持于皮膚間。然是陰病。故雖赤。不甚。雖熱。不劇。其人面少赤。身有微熱。下利淸穀者。必鬱冒。陽與邪相迫急。則阻神。汗出而解。表和。病人必微厥。胃虛。故表陽不能遍四肢。所以然者。其面戴陽。下虛故也。對戴字。曰下。下。胃中之謂也。〇此症麻黃升麻湯所主也。疑後人誤置前。〇下前脈數而渴者。今自愈。設不差。必淸膿血。以有熱故也。雖渴作。而下利不差者。必繼以膿血。是律液不足。熱氣有餘故也。〇下利後脈絕。手足厥冷。晬時脈還。手足溫者生。脈不還者死。〇傷寒下利。日十餘行。脈反實者死。表裏俱律液乾燥極。則裏陽欲強從經絡出。故脈反見實。是律液乾燥甚。而邪無由除。故死。〇下利淸穀。裏寒外熱。汗出而厥者。通脈四逆湯主之。裏寒者。邪入胃也。外熱者。陽出表也。而是陰症。故陽氣本微。衛氣不護一旦出表。則隨汗消散。遂至厥冷也。故此藥繫之。〇熱利下重者。邪圍密。故裏陽不得出而下利。於是陰亦亡。裏陽猶不得出。乃作熱利下重。白頭翁湯主之。白頭翁湯方。白頭翁性似黃芩而輕。今欲用黃芩。而以陰症。故代之以白頭翁。黃連激陽氣。黃蘗除陽中熱。秦皮涉下利。白頭翁二兩　黃連三兩黃蘗三兩秦皮三兩右四味。以水七升。煮取二升。去滓。溫服一升。不愈。更服一升。〇下利。裏邪除。腹脹滿。身體疼痛者。表邪未解。故裏陽欲出表。而脹滿疼痛。是陰病。故雖邪微。有此症。先溫其裏。乃攻其表。溫裏四逆湯。攻表桂枝湯。補虛。故曰溫。驅邪。故曰攻。〇下利欲飲水者。以有熱故也。白頭翁湯主之〇下利讝語者。有燥屎也。宜小承氣湯。以舊有燥屎。故胃氣不和。不能生津液。方此時偶得厥陰病。其邪圍陽急。故心血沸騰。作讝語也。蓋下利者。厥陰病故也。其讝語者。舊有燥屎故也。〇下利後更煩。按之心下濡者。爲虛煩也。煩不因邪者。謂之虛煩。宜梔子豉湯〇嘔家邪已除。但熱氣有餘。生癰膿。因癰膿而作嘔。是非邪令然。故曰嘔家。有癰膿者。不可治嘔。膿盡自愈。嘔自愈。〇嘔因虛陽將飛越。作嘔。而脈弱。嘔者。脈當浮緊。而今弱者。其嘔。不因邪也。小便復利。微陽出表故也。身有微熱見厥者。微陽不足及手足。難治。四逆湯主之。下利清穀之章。用通脈四逆湯之意。〇乾嘔吐涎沫。邪侵胃口。故津液不行。留胃口而成涎沫。頭痛者。涎沫塞中焦。故陽氣不能四布偏衝頭。吳茱萸湯主之。吳茱萸。溫胃。除邪。開心。下塞。人參。生津回陽。生姜。鼓舞胃陽。大棗。養胃。嘔而發熱者。能成少陽症。小柴胡湯主之。厥陰病陽氣復。即少陽病也。可觀其邪位不異。〇傷寒大吐大下之。極虛復極汗出者。邪已除。正氣亦大虛。以其人外氣怫鬱。復與之水。與水激陽。而令發汗。是當時。發汗一法也。蓋以發其汗。因得噦。所以然者。胃中寒冷故也。已大吐下。在裏之邪雖除。而其在表之邪未解。於是復與水。發汗則表裏俱虛。且冷水壓微陽。故噦因作焉。自以至汗十五字。解汗出之理之文也。〇傷寒前章之噦。邪除而後作。此章之噦。或有因邪。故又冒首傷寒二字。噦而腹滿。裏氣不伸。噦而腹滿。故視其前後。視前後之病症治法。知何部不利。知不利在三焦乎。在胃口乎。因邪乎。因虛乎。而治之。利之則愈。

陳存仁編校

皇漢醫學叢書

傷寒廣要

丹波元堅著

傷寒廣要

提要

傷寒論爲感證寶筏。誠千古之聖典也。惟軒岐祇言其常。未及其變。仲景觸類長之。常變兼備。自成無己註釋以來。不下百餘家。雖多變通之處。中間不無駁雜之闕。丹波元堅氏。深慮傷寒難療。學說紛歧難從。爰律經旨。掇其精英。引用百餘家之註解。擴充經中之要旨。彙粹成帙。故名傷寒廣要。全書一十二卷。篇列一十四章。其一爲綱領。舉證治之綱要。二爲診察。舉色脈以斷病。三爲辨證。示傷寒證之概況。四爲太陽與少陽病。指麻桂柴胡之湯證。五爲陽明病。發揮承氣白虎之證治。六爲太陰少陰厥陰病。施用温陽之變方。七至九爲兼變諸證。以辨病有難易。治有緩急之道。十爲病後之餘證。十一爲類似之別證。末爲兒婦關於傷寒病之見解。合灼傷調理及將養之法。旁證博引。莫不賅載。傷寒真義。無復餘蘊也。

傷寒廣要序

余弟亦柔夙承箕業。與余同硯席。交師友。議論切劘。矻矻窮年。以研方術爲念。頃著一書。謂余曰。傷寒之爲病也。自古稱以大病。謂爲難治。南陽張子所以傷宗族之淪喪。慨時士之蒙昧。尋訓以定經方也。苟志于醫者。固當究之急務。孰不講明其理乎。然退而思繹歷代諸家治傷寒之法。似不甚通曉張子之意。先君子所編輯義。芟除轇轕。精義入神。經旨於是無復餘蘊焉。弟更憾古人之爲其說者。雜糅多歧。有使後學猶不得闚張子之門牆者。蓋軒岐所敘。祗是熱病表陽裏陰。以分六經。準日期擬汗下。言常而不及變。舉綱而不及目。張子編類長之。以陰陽標寒熱。以六經配表裏虛實。常變兼該。細大不遺。立名約而析事明。使人易辨識。但總外感而名傷寒。先聖後聖。其揆一也。後人不察張子內經兩途分鑣之故。彼此傅會。強配其目。或不知傷寒爲外感總謂。實求邪氣。以立名類。若夫據當時流傳之證。與自己試驗之方。以爲一家言。有強辨奪理。眩人心目。欲高駕于張子之上。以律千百世者。於是爾來醫流。或尊一繼彌之小宗。而置大宗乎不問。或自命太高。徒懸揣經文。不欲旁涉羣典。以爲會通張子之微言奧義幾熄矣。要之宋以上。則因循套習。金源以下。則務標新異。然至其深造自得之妙。則所謂治彼雖偏。治此則是者。未始不補張子萬分之一。而有功于救生也。弟不顧譾劣。竊裒諸家之要而成此編。以其廣經旨題曰廣要。然豈敢謂列于作者之林。不過爲自驗學術之地。與備及門之尋檢而已。余執而閱之。書凡十二卷。爲篇凡十有四。其所採錄。凡一百五十餘家。詮次排類。原之經旨。自診候平證。以至飲食將養之法。莫不賅載。其醇駁異同之際。精汰嚴收。去取有法。而不敢贊一辭于其間。意在于尊古也。亦彔爲人。清修謹飭。不類余落落然。宜乎。擇言之精。援證之確。至于斯矣。夫傷寒證有眞假。而表裏虛實固無定局。治有權宜。而補瀉溫涼又無常套。自非平素講求。探其理致。則於見病知源之理。未必能有所領會焉。亦彔克踵先君子輯義之著。而爲此舉。其意微矣。余今更記亦彔之言。以爲之序。諭後之讀是書者云。

文政丁亥仲夏胞兄元胤紹翁識于蒼雪山房之南軒

傷寒廣要凡例

一傷寒既有聖法。何須贅述。然經旨淵奧。非易領會。故成氏以來。世多注釋。其變通之者。亦不遑枚舉。後學欲窺仲景門牆。濟斯民夭札者。舍此將何所適。唯中間不免踳駁。難得決擇。爾先君子輯義之著。於詳酌諸注。證明義理。無復餘蘊。其旁及諸家方論。擴充經旨。而可增人意見者。併雜病以附于各章之後。惜稾本未繕。或有漏失。元堅陋劣。深患傷寒之難療。而從前之多歧。仍不自揣。就晉唐以至明清之書。律之經旨。掇其精英。釐爲十二卷。蓋所引用。凡百五十餘家。以錄其廣經旨之要。名曰廣要。亦竊擬一部注書。然豈敢謂補輯義之遺。而列著述之林。不過以爲自己考驗學術之地。併備生徒尋究而已。

一是初編斯書。欲仿經文。析以六篇。然諸家論說。對待陰陽。不可專屬者頗多。殊難割裂類排。因參互審勘。創意部分。顧便檢閱。而未始不律之于仲景三陽三陰之旨。其爲篇者。凡十有四。曰綱領。爲證治大略。曰診察。舉脈色以至身體便溺。鑒別病情之法。曰辨證。係諸般見證。陰陽生死之辨。（此篇。與兼變諸證。間相出入。）曰太陽病。曰少陽病。以膈熱證附入。曰陽明病。曰太陰病。曰少陰病。曰厥陰病。以上六篇。每病更有劇易之差。治法亦有緊慢不同。各從為別。曰兼變諸證。病雖無外于六者。因其人宿恙觸動。與醫藥悞投。有所兼挾變壞。而條例不可徑行者。錄為三篇。此類方說。比之正病。反多可取。然其方藥。頗有近于雜病之治者。今姑撮其十一。曰餘證。病後之證。蓋無所一定。今只拈其最多見者。曰別證。感冒當隸太陽。然是邪之更淺者。治方亦嫌溷於桂麻之例。故與大頭病時毒合為一類。曰婦兒。揭經水胎產等。證治殊于丈夫者。及嬰兒處療之略。婦兒方說。可通大方者。悉排各門。曰雜載。灸灼及飲食起居將養之法。併以為篇。

一是書篇類。不能該備。如辨證兼變篇中。欠頭痛。眩冒。懊憹。痞鞕。咽痛。陰陽易之類。是也。如吐法與汗下鼎峙。關係為鉅。而係缺載之類。是也。又有自為篇。而方說不備者。如太陽少陽並無詳論。厥陰僅出一一方之類。是也。此類不一。非敢遺漏。諸家之義。本少可取也。又有其事宜存。而其說未純。姑供引申者。如診察中。察面目耳鼻諸說。是也。大抵所錄論方。必平心熟考。務在精覈。愜于經旨。切于日用。如危疑之論。新奇之方。及徒多名類。以眩惑人者。概屬刪略爾。

一每門方說。必以類相從。不拘出典之先後。且要其不重複。唯輯義所既載。間亦有錄入。以正端緒者。蓋錄說之例。前人既有其說。而後人就有附益者。特錄前說。注以後說。後人之說。更加精切者。特出後說。而注其所本亦有以詳略互見。并錄以備參對者。錄方之例。其出入加減。概附記於原方之後。而錄其全文者。出典注于後。係節錄者。出典題于上。以易識別。至所附按語。則一以圈子隔之。

一所引方說。分隸各門。有似背其原意者。葢律之經旨。去其名而取其實也。如天行溫疫。諸家以爲一種病。而究其證治。遂不外于三陽之例。故今排之各篇。不敢自設類。是也。如陰陽疑似。辨當在太陽與少陰。陽明與太陰。少陽與厥陰。而活人以降。唯以熱極厥逆。爲陽似陰。虛陽泛越。爲陰似陽。故今不舉之陰陽總說。而隸之陽明少陰。是也。如麻附發汗。卽是直中表寒之法。而聖惠三陽病。載有其方。今推其藥理。錄之少陰之類。是也。方劑尤多其例。凡斯之類。具注于逐條逐方之下。

一大抵古人之言。律之經旨。語句之間。不能無瑕。然志在尊古。故唐宋諸說。不敢臆改。或有可疑。注于其下。至晚近之書。則有直加刪訂者。然必注其義。又有行文之際。難于劃正。附以按語者。有其謬自顯。以仍其舊者。要不欲執小疵。而棄大體之善也。

一傷寒。百般脈證。莫不悉在。百般方法。皆爲之用。是書雖一二採之他病門。詎得盡其變。如先君子脈學輯要。尤貴熟諳。愚嘗彙諸家用藥之議。作藥治通義一編。正與是書相發。亦要照看。葢傷寒之理。不可不細心。

又不可不放膽。毫釐之差。死生反掌。不容與有等雜病。泛然同視。此其第一義也。

一斯書之作。以芟繁選粹爲主。故不能於異同之說。具載無遺。而識地未定。他日將以試驗者。率致採錄。故亦不能約確歸一。況其取舍與篇類。雖謂律之經旨。而管蠡之見。豈知其眞。而今而後。講經日深。嘗歷有年。方有所是正耳。但生徒或苦討繹。仍綴例言數則。以附卷端。

元堅識

文政乙酉暢月

傷寒廣要採摭書目

金匱玉函經
中藏經
脈經 晉王叔和
肘後方 晉葛洪梁陶弘景補
諸病源候論 隋巢元方
千金要方 唐孫思邈
千金翼方 前人
外臺祕要方 唐王燾
醫心方 皇國丹波康賴
太平聖惠方 宋王懷隱等
蘇沈良方 宋沈括後人附以蘇軾說
傷寒總病論 宋龐安時
傷寒括要 宋劉元賓
小兒方訣 宋錢乙閻孝忠外編
證類本草 宋唐慎微

和劑局方 宋陳師文等後屢有續添
傷寒活人書 宋朱肱
本草衍義 宋寇宗奭
聖濟總錄 宋徽宗
傷寒明理論 金成無己
產育保慶集 宋李師聖傳郭稽中增
本事方 宋許叔微
傷寒發微論 前人
傷寒十勸 宋李子建
傷寒活人書括 宋李知先
三因方 宋陳言
易簡方 宋王碩
衛生家寶 宋朱端章
楊氏家藏方 宋楊倓
葉氏錄驗方 宋葉大廉

十便良方 宋郭坦
是齋百一選方 宋王璆
方氏家藏方 宋方導
醫說 宋張杲
瑣碎錄 宋陳曄
管見大全良方 宋陳自明
婦人大全良方 前人
濟生方 宋嚴用和
濟生續方 前人
簡易方 宋黎民壽
直指方 宋楊士瀛
活人總括
嬰兒指要 並前人
宣明論 金劉完素
保命集

傷寒直格
傷寒標本心法類萃。並前人
儒門事親 金張從正
三法六門
治病百法
治法雜論 並前人
潔古注脈訣 金張元素
傷寒保命集類要 金張璧
東垣試效方 金李杲
蘭室祕藏
內外傷辨惑論 並前人
衛生寶鑑 元羅天益
醫壘元戎 元王好古
陰證略例 前人
傷寒心要 元鎦洪
御藥院方 元許國禎

澹寮集驗方 元釋繼洪
醫方集成 元孫允賢
如宜方 元艾元英
外科精義 元齊德之
永類鈐方 元李仲南
世醫得效方 元危亦林
施圓端效方 元闕名
覆載萬安方 皇國梶原性全
丹溪纂要 明盧和
袖珍方 明李恒等
玉機微義 明劉純
傷寒治例 前人
證治要訣 明戴原禮 附有類方
傷寒類證 明黃仲理
醫學綱目 明樓英
醫方類聚 朝鮮國闕名
傷寒六書 明陶華

明醫指掌 明皇甫中
衛生寶鑑補遺 明闕名
傷寒蘊要 明吳綬
醫學正傳 明虞摶
續醫說 明俞弁
傷寒選錄 明汪機
丹溪心法附餘 明方廣
薛氏醫案 明薛己
體仁彙編 明彭用光
孫氏集效方 明孫天仁
虛實辨疑 明闕名
傷寒證治明條 明王震
傷寒撮要 明繆存濟
醫史 明李濂
醫學入門 明李梴
醫方考 明吳崑
古今醫鑑 明龔信

萬病回春 明龔廷賢
壽世保元 前人
名醫類案 明江瓘
芝園存案 明盧復
赤水玄珠 明孫一奎
士林餘業 明葉雲龍
集注傷寒論 明張卿子
傷寒準繩 明王肯堂
傷寒綱目 明王執中
傷寒舌辨 明申斗垣
傷寒闡要編 明閔芝慶
醫林繩墨 明方隅
醫學六要 明張三錫
醫宗粹言 明羅周彥
程氏醫彀 明程式
壽世仙丹 明龔居中
小青囊 明王良璨

外科正宗 明陳實功
廣筆記 明繆希雍
本草彙言 明倪朱謨
景岳全書 明張介賓
簡明醫彀 明孫志宏
醫經會解 明鄧景儀
丹臺玉案 明孫文胤
醫宗必讀 明李中梓
醫約 明陳澈
溫疫論 明吳有性
軒岐救正論 明蕭京
傷寒五法 明陳長卿
證治百問 明劉默
醫門法律 清喻昌
寓意草 前人
傷寒翼 清蔣示吉
傷寒述微 清李栻

四明心法 清高鼓峯
西塘感症 清董廢翁楊乘六評
醫通 清張璐
傷寒緒論
千金方衍義 並前人
傷寒論後條辨 清程應旄
溫病方論 清周揚俊
傷寒論辨注 清汪琥
醫方集解 清汪昂
傷寒論集註 清張志聰
石室秘籙 清陳士鐸
大雅堂辨證錄 前人
證治彙補 清李用粹
錦囊秘錄 清馮兆張
證治大還 清陳治
印機草 清馬俶
傷寒論溯源集 清錢潢

傷寒大白 清秦之楨

傷寒論直解 清張錫駒

醫學心悟 清程國彭

孝慈備覽 清汪純粹

醫宗金鑑 清吳謙等

醫碥 清何夢瑤

醫學源流論 清徐大椿

蘭臺軌範 前人

再重訂傷寒論集注 清舒詔

沈氏尊生書 清沈金鰲

溫熱論 清葉桂

醫級 清董西園

溫疫論類編 清劉奎

說疫 前人

吳醫彙講 清唐大烈

傷寒廣要目錄

卷四

太陽病

傷寒廣要卷一

東都丹波元堅亦柔撰

綱領

陰陽總說

王叔和曰。夫病發熱而惡寒者。發於陽。無熱而惡寒者。發於陰。發於陽者。可攻其外。發於陰者。宜溫其內。發表以桂枝。溫裏宜四逆。（外臺）

凡人稟氣各有盛衰。宿病各有寒熱。因傷寒蒸起宿疾。更不在感異氣而變者。假令素有寒者。多變陽虛陰盛之疾。或變陰毒也。素有熱者。多變陽盛陰虛之疾。或變陽毒也。（總病）

孫兆云。本是陽病熱證。爲醫吐下過多。遂成陰病者。却宜溫之。有本是陰病與溫藥過多。致胃中熱實。或大便鞕有狂言者。亦宜下也。（類證辨惑入式〇元戎。王朝奉辨陰陽證中。亦引孫兆。）

清碧杜先生曰。傷寒陽熱之證。傳經之邪。變態不一。辨之不精。則汗吐下三法之治一差。死生反掌矣。非比陰寒之邪。中在一經。不復傳變。易於治也。不過隨寒邪輕重。用溫藥治之。一定之法耳。（同上）

傷寒治法。陽有此證。陰亦有此證。似陽而陰。似陰而陽。最難分別。毫毛之

差。千里之謬。要訣

傷寒有陰證而頭或疼。未有正陽證而頭略不疼者。有陰證而反發熱。未有正陽證而身不熱者。有陰證而或小便自赤。未有正陽證而小便不赤者。此當正法治也。同上

元是陽證。因汗下太過。遂變成陰。便當作陰證治。却不可謂其先初是陽。拘拘於陽傳陰之說。乃是三陽壞證。傳爲陰也。此爲陽之反。而非陽之傳。同上

蓋證似陽。而脈病屬陰者。世尙能辨。若脈證俱是陰。而病獨屬陽者。舉世莫辨。而致夭折者。滔滔皆是。醫綱

傷寒綱領。惟陰陽爲最。此而有悞。必致殺人。然有純陽證。有純陰證。是當定見分治也。又有陰陽相半證。是寒之卽陰勝。熱之卽陽勝。或今日見陰而明日見陽者。有之。今日見陽而明日變陰者。亦有之。其在常人。最多此證。盤珠膠柱。惟明哲者之能辨也。然以陰變陽者多吉。以陽變陰者多凶。是又不可不察。景岳

脈證總說

韓氏曰。大抵治傷寒病。見證不見脈。未可投藥。見脈未見證。雖少投藥。亦無害也。凡治雜病。以證爲先。脈爲後。治傷寒病。以脈爲先。證爲後。醫綱

常法。清高貴客。脈證兩憑。勞苦粗人。多憑外症。又有信一二分證者。又有信一分脈者。須要臨時參酌。傷寒陽證似陰。陰證似陽。全憑脈斷。入門

大抵傷寒。先須識證。察得陰陽表裏。虛實寒熱親切。復審汗吐下溫和解之法治之。庶無差誤。先看兩目。次看口舌。後以手按其心胸至小腹。有無痛滿。用藥。六書

傷寒證候。頃刻傳變。傷寒治法。繩尺謹嚴。非可以輕忽視之也。其間種類不一。條例浩繁。是固難矣。至於陰極發躁。熱極發厥。陰證如陽。陽證如陰。脚氣似乎傷寒。中暑似乎熱病。與夫蓄血一證。上熱下冷。乍閧乍寒。其至四肢發厥。昏迷悶亂。凡此等類。尤當審思而明辨之。總括

邪之着人。如飲酒然。凡人醉酒。脈必洪而數。氣高身熱。面目俱赤。乃其常也。及言其變。各有不同。有醉後妄言妄動。醒後全然不知者。有雖沈醉而神思終不亂者。醉後應面赤。而反刮白者。應委弱而反剛強者。應發熱而反惡寒戰慄者。有易醉而易醒者。有難醉而難醒者。有發呼欠及嚏噴者。有頭眩眼花。及頭痛者。因其氣血虛實之不同。藏府稟賦之各異。更兼過飲少飲之別。考其情狀。各自不同。至論醉酒。則一也。及醒。一時諸態如失。凡人受疫邪。始則晝夜發熱。日晡益甚。頭疼身痛。舌上白胎。漸加煩渴。乃衆人之常也。及言其變。各自不同。或嘔或吐。或咽喉乾燥。或痰涎湧甚。或

純純發熱。或發熱而兼凜凜。或先凜凜而後發熱。或先一日惡寒。而後發熱。以後即純純發熱。或先惡寒而後發熱。以後漸漸寒少而熱多。以至純熱者。或晝夜發熱者。或但潮熱餘時稍緩者。有從外解者。或戰汗。或狂汗。自汗盜汗。或發斑。有潛消者。有從內傳者。或胸膈痞悶。或心腹脹滿。或心痛腹痛。或胸脇痛。或大便不通。或前後癃閉。或協熱下利。或熱結傍流。有黃胎白胎者。有口燥舌裂者。有舌生芒刺。舌色紫赤者。有鼻孔如煙煤之黑者。有發黃及畜血。吐血。衄血。大小便血。汗血。嗽血。齒衄血。有發頤疙瘩瘡者。有首尾能食者。有絕穀一兩月者。有無故最善反復者。有愈後漸加飲食如舊者。有愈後飲食勝常二三倍者。有愈後退爪脫髮者。至論惡證。口禁不能張。昏迷不識人。足屈不能伸。唇口不住牽動。手足不住振戰。直視圓睜。目瞑上視。口張聲啞。舌強。遺尿遺糞。項強發痙。手足俱痙。筋惕肉瞤。循衣摸床。撮空理線等證。種種不同。因其氣血虛實之不同。藏府稟賦之有異。更兼感重感輕之別。考其證候。各自不同。至論受邪則一也。及邪盡。一時諸證如失。所謂知其一萬事畢。知其要者。一言而終。不知其要者。流散無窮。此之謂也。溫疫論○案此條意。以現證百端。受邪則一爲主。今標出于斯。以爲證候數般。因人不同之徵。

疫邪爲病。有從戰汗而解者。有從自汗盜汗狂汗而解者。有無汗竟傳入胃者。有自汗淋漓。熱渴反甚。終得戰汗方解者。有胃氣壅鬱。必因下乃得戰汗而解者有表以汗解。裏有餘邪。不因他故。越三五日。前證復發者。有發黃因下而愈者。有發黃因下而斑出者。有竟從發斑而愈者。有裏證急。雖有斑。非下不愈者。此雖傳變不常。亦疫之常變也。有局外之變者。男子適逢淫慾。或向來下元空虛。邪熱乘虛。陷於下焦。氣道不施。以致小便閉塞。小腹脹滿。每至夜即發熱。以導赤散。五苓五皮之類。分毫不效。得大承氣一服。小便如注而愈者。或素有他病一隅之虧。邪乘宿昔所損而傳者。如失血崩帶。經水適來適斷。心痛疝氣。痰火喘急。凡此皆非常變。大抵邪行如水。惟洼者受之。傳變不常。皆由人而使。蓋因疫而發舊病。治法無論某經某病。但治其疫。而舊病自愈。同上

治要明寒熱虛實

夫百病不外乎三因。而三因之中。俱各有寒熱虛實。不獨傷寒爲然也。然能明乎傷寒之寒熱虛實。反覆變遷。則百病之寒熱虛實。瞭如指掌矣。傷寒雖有三陰三陽之分。膚皮肌腠。胷脅腹胃。臟腑形層之異。大約不外乎寒熱虛實四者而已。虛寒之與實熱。如冰炭之相反。虛寒固不可誤爲實熱。實熱又豈可誤爲虛寒哉。或有過於溫補。而虛寒化爲實熱。過於涼瀉。而實熱變爲虛寒。豈可膠柱而鼓瑟。偏於涼瀉者。不敢遽用溫補。畏參附如蛇蠍。偏於溫補者。不敢輕用涼瀉。視芩連爲虎狼。一失之虛虛。一失之

實實。甚至堅執己見。不肯活變。未免輕病必重。重病必死。均失也。不知寒有表寒。有裏寒。有表熱。有裏熱。虛有表虛。有裏虛。實有表實。有裏實。卽寒熱之中。有虛寒實寒。虛熱實熱。有上焦熱中下焦寒。有上焦虛中下焦實。有眞寒眞熱。眞虛眞實。有假寒假熱。假虛假實。有內眞寒而外假熱。有內眞熱而外假寒。是以無論外感六淫。內傷七情。皮毛肌腠。經俞營衛膜原臟腑。莫不有虛實寒熱之分焉。卽靈素傷寒金匱。千言萬語。反覆辨論。亦不過辨其爲寒熱虛實而已。任其鉤深致遠。探索精微。總不能出此四者範圍之外。今之醫者。不患乎不知寒熱虛實。而患乎誤識寒熱虛實。以致變證百出。莫可名狀。病者束手待斃。醫者張皇失措。更有些小微病。不識寒熱虛實。妄加攻補。遂成不起之證。此皆醫之誤也。（直解附餘。）

蒸熱自汗。口渴飲冷。白虎湯。此散漫之熱。可清而不可下。潮熱譫語。腹滿便閉。宜攻之。承氣湯。此結聚之熱。徒清無益也。夫病當用承氣。而只用白虎。則結聚之熱不除。當用白虎。而遽用承氣。則散漫之邪復聚。而爲結熱之症。夫石膏大黃。同一清劑。而舉用不當。尚關成敗。何況寒熱相反者乎。甚矣司命之難也。（心悟〇按原文。作白虎加人參湯。調胃承氣湯。今刪正。）

孫思邈曰。服承氣得利。謹不中補。熱氣得補復成。此所以言實熱也。王叔和有曰。虛熱不可大攻。熱去則寒起。此所以言虛熱也。二人之言。殊途同歸是虛實之不可不辨也。如此。總括○案孫言。出千金治病略例中。王言無攷。蓋誤憶傷寒例。若不宜下而便攻之。內虛熱入數句也。又案此說。本出活人書。

脈有沈浮。轉能變化。或人得病數日。方以告醫。雖云初覺。視病已積日在身。其疹瘵結成。非復發汗解肌所除。當診其脈。隨時形勢。救解求免也。不可苟以次第爲固。失其機要。乃致禍矣。千金

治不可拘次第

病有難正治

有傷寒雜病。有傷寒正病。傷寒雜病者。難以正病治。如病人證狀不一。有冷有熱。陰陽顯在目前。當就其中大節先治。其餘證則徐治。然亦不可用獨熱獨寒之劑。又如嘔渴煩熱。進小柴胡湯。嘔渴煩熱止矣。而下利不休。以小柴胡湯爲非。則嘔渴煩熱不應止。以爲是。則下利不應見。吐利厥逆。進薑附湯。吐利厥逆止矣。而熱渴譫語。昏不知人。以薑附爲非。則吐利厥逆不應去。以爲是。則熱渴譫語不應見。此亦傷寒雜病。雖無前項冷熱二證。顯然並見之跡。而陰中有陽。陽中有陰。潛伏其間。未即發見。用藥一偏。此衰彼盛。醫者當於有可疑之處。能反覆辨認。無致舉一廢一。則盡善矣。要訣

老少異治

三春旱草得雨滋榮。殘臘枯枝雖灌弗澤。凡年高之人最忌剝削。誤投承氣。以一當十。設用參朮。十不抵一。蓋老年榮衞枯澀。幾微之元氣。易耗而難復也。不比少年氣血生機甚捷。其勢浡然。但得邪氣一除。正氣隨復。所以老年慎瀉少年慎補。何況誤用耶。萬有年高稟厚年少賦薄者。又當從權。勿以常論。（溫疫論）

治當照管胃津

治感症大法。總以始終照管胃中津液。爲第一奧旨。蓋邪之所感。皮毛閉塞。氣不外達。鬱而成熱。熱積皮毛不解。漸而肌肉熱矣。漸而各經絡無不熱矣。漸而熱氣皆壅塞陽明。腑中熱矣。此必然之勢也。又況後代血氣未盛。早御酒肉厚味。胃中素有濕熱者多。一旦客熱交併。區區陰津。幾何能當此烈焰燎原乎。凡感症之死。皆由胃汁乾枯故死也。是以古人立法。及其邪之在表。血氣未傷之時。當汗汗之。欲熱從汗解。則淸寧安固。而血氣全保不傷矣。當其邪之在裏。血氣漸虧之際。可下下之。欲熱隨便通。則焦灼頓除。而氣血可徐俟其來復矣。至所謂胃中之津液。非他卽周身血氣所化。積疊胃底。此後天之本也。凡人平日之強弱。及遇外感賊邪之難治易治。可治不可治。強半憑此。粗工不知。無論新久虛實表裏。茍見身熱風藥混表。一覺悶滿。攻中破氣。雜投不效。大黃枳朴繼進。必求一便。以畢其技能。豈慮熱得風而益熾。陰被劫而速亡。何其與先賢之意適相反哉。西塘感症。○按董氏更有滋陰液丸。則實邪自解。不須用承氣之說。故末段。以大黃枳朴。同風藥混表。爲嗤點之。實屬僻謬。

眞虛者難治

傷寒。不問陰證陽證。陰毒陽毒。要之眞氣完壯者易醫。眞氣虛損者難治。諺云。傷寒多死下虛人。誠哉是言也。蓋病人元氣不固。眞陽不完。受病纔重。便有必死之道。何也。陽病宜下。眞氣弱則下之多脫。陰病宜溫。眞氣弱則客熱便生。故醫者難於用藥。非病不可治也。主本無力也。自身無病。入○門。作惟寒慾。眞氣完固。雖有寒邪。易於用藥。是知傷寒以眞氣爲主。發微論。

傷寒溫疫。其不可治。及難治者。皆屬下元虛。廣筆記。

凡人大勞大慾。及大病久病後。氣血兩虛。陰陽並竭。名爲四損。當此之際。忽又加疫。邪氣雖輕。並爲難治。以正氣先虧。邪氣自陷。故諺有云。傷寒偏死下虛人。正謂此也。　蓋正氣不勝者。氣不足以息。言不足以聽。或欲言而不能。感邪雖重。反無脹滿痞塞之證。誤用承氣。不劇即死。以正氣愈損。邪氣愈伏也。　若眞血不足者。面色萎黃。脣口刮白。或因吐血崩漏。或因產後亡血過多。或因腸風藏毒所致。感邪雖重。面目反無陽色。誤用承氣速死。以營血愈消。邪氣益加沈匿也。　若眞陽不足者。或四肢厥逆。或下利淸穀。肌體惡寒。恆多泄瀉。至夜益甚。或口鼻冷氣。感邪雖重。反無發熱燥渴胎刺等證。誤用承氣。陽氣愈消。陰凝不化。邪氣留而不行。輕則衛加委頓。重則下咽立斃。　若眞陰不足者。自然五液乾枯。肌膚甲錯。感邪雖重。應汗無汗。應厥不厥。誤用承氣。病益加重。以津液枯涸。邪氣澁滯。無能輸泄也。凡遇此等。不可以常法正治。當從其損而調之。調之不愈者。稍以常法治之。治之不及者。損之至也。是故一損二損。輕者或可挽回。重者治之無益。乃至三損四損。雖盧扁亦無所施矣。更以老少參之。少年遇損。或可調治。老年遇損。多見治之不及者。以枯魄獨存。化源已絕。不復滋生也。溫疫論。

房後非陰證

人身一陰陽耳。而陰陽之根蔕。皆本於腎。好色之徒。兩腎受傷。陰虛者多。陽虛者少。陽虛者。命門火衰也。陰虛者。腎中水竭也。凡人入房過度。則精多所遺。所遺之精。皆爲水而屬陰。况其作強之時。心火先熾。火熾則水流。水愈流則火愈熾。五內燥熱。外復傷寒。而病邪熱。兩熱相夾。腎水必枯。其人發煩躁。而舌黑生芒。則就死矣。語云。傷寒偏打下虛人者。正此謂也。或問云。誠如吾子所言。則是人病傷寒。無所謂陰證矣。余答云。有之。陰證者。中寒也。其病乃是陽虛。陽虛之人。命門火衰。其平日必言語低微。飲食不化。四肢無力。腰以下冷。前陰不舉。小便清白。此爲眞氣不足。復爲外寒所

襲。表裏四末皆冷。是為眞陰之證。然亦不全因入房所致。卽小兒亦有病陰證者。以胃中陽氣虛。不能作鬱熱故也。辨注

今之醫者。以其人房勞之後。或遺精之後。感冒風寒而發熱者。謂之陰症。病者遇此。亦自謂之陰症。不問其現證何如。總用參朮附桂乾薑地黃等。溫熱峻補之藥。此可稱絕倒者也。陰虛之人。而感風寒。亦必由太陽入。仍屬陽邪。其熱必甚。兼以燥悶煩渴。尤宜清熱散邪。豈可反用熱藥。若果直中三陰。則斷無壯熱之理。必有惡寒倦臥厥冷喜熱等症。方可用溫散。然亦終無用滋補之法。卽如傷寒差後。房事不愼。又發寒熱。謂之女勞復。此乃久虛之人。復患大症。依今人之見。尤宜峻補者也。而古人治之。用竹皮一升煎湯服。然則無病而房後感風。更不宜用熱補矣。故凡治病之法。總視目前之現證現脈。如果六脈沉遲。表裏皆畏寒。的係三陰之寒證。卽使其本領強壯。又絕慾十年。亦從陰治。若使所現脈證。的係陽邪。發熱煩渴。並無三陰之症。卽使其人本體虛弱。又復房勞過度。亦從陽治。如傷寒論中。陽明大熱之證。直用葛根白虎等方者。瞬息之閒。轉入三陰。卽改用溫補。若陰症轉陽症。亦卽用涼散。此一定之法也。近世唯喻嘉言先生能知此義。有寓意草黃長人之傷寒案。可見餘人皆不知之。其殺人可勝道哉。

源流論○黃長人案。係房後傷寒。用調胃承氣湯。再與大柴胡湯。而愈。故溫疫論。陰症罕有論中。既辨其人多蓄少艾。或房後得病。醫便疑爲陰症。

輕證誤治每成痼疾

凡客邪皆有輕重之分。惟疫邪感受輕者。人所不識。往往誤治。而成痼疾。假令患利。晝夜無度。水穀不進。人皆知其危利也。其有感之輕者。晝夜雖行四五度。飲食如常。起居如故。人亦知其輕利。未嘗誤以他病治之者。憑有積滯耳。至如溫疫。感之重者。身熱如火。頭疼身痛。胸腹脹滿。胎刺譫語。斑黃狂躁。人皆知其危疫也。其有感之淺者。微有頭疼身痛。午後稍有潮熱。飲食不甚減。但食後或覺脹滿。或覺惡心。脈微數。如是之疫。最易誤認。卽醫家素以傷寒溫疫爲大病。今因證候不顯。多有不覺其爲疫也。且人感疫之際。來而不覺。既感不知。最無憑據。又因所感之氣薄。今發時。故現證不甚。雖有頭疼身痛。況飲食不絕。力可徒步。又焉得而知其疫也。病人無處追求。每每妄訴病原。醫家不善審察。未免隨情錯認。有如病前適遇小勞。病人不過以此道其根由。醫家不辨是非。便引東垣勞倦傷脾。元氣下陷。乃執甘溫除大熱之句。隨用補中益氣湯。漸補其邪。轉壅轉熱。轉熱轉瘦。轉瘦轉補。多至危殆。或有婦人患此。適逢產後。醫家便認爲陰虛發熱。血氣發痛。遂投四物湯。及地黃丸。泥滯其邪。遷延日久。病邪益固。徧邀女科。無出滋陰養血。屢投不效。復更涼血逐瘀。不知原邪仍在。積熱自是不除。日漸尫羸。終成廢痿。凡人未免七情勞鬱。醫者不知爲疫。乃引丹溪五火相扇之說。或指爲心火上炎。或指爲肝火沖擊。乃惟類聚寒凉。冀其直折。而反凝泣其邪。徒傷胃氣。疫邪不去。瘀熱何清。延至骨立而斃。或尙有宿病淹纏。適逢微疫。未免身痛發熱。醫家病家。同認爲原病加重。仍用前藥加減。有妨于疫。病益加重。至死不覺者。如是種種。難以盡述。聊舉一二。推而廣之。可以應變于無窮矣。（温疫論。）

久病感邪多爲痼疾

凡人向有他病尩羸。或久瘧。或內傷瘀血。或吐血便血欬血。男子遺精白濁。精氣枯涸。女人崩漏帶下。血枯經閉之類。以致肌肉消爍。邪火獨存。故脈近於數也。（○按此云邪火。蓋是虛火。）此際稍感疫氣。醫家病家。見其穀食暴絕。更加胸膈痞悶。身疼發熱。徹夜不寐。指爲原病加重。誤以絕穀爲脾虛。以身痛爲血虛。以不寐爲神虛。遂投參朮歸地茯神棗仁之類。愈進愈危。知者稍以疫法治之。發熱減半。不時得醒。穀食稍進。但數脈不去。肢體時疼。胸脇錐痛。過期不愈。醫以雜藥頻試補之。則邪火愈熾。瀉之則損脾壞胃。滋之則膠邪益固。散之則經絡益虛。疎之則精氣愈耗。守之則日消近死。蓋裏證雖除。不知正氣衰微。不能托出表邪。留而不去。因與血脈。合而爲一。結爲痼疾也。肢體時疼者。邪與榮氣搏也。脈數身熱不去者。邪火並鬱也。脇下錐痛者。火邪結于膜膈也。（○此云邪火火邪。並指邪與火。與上不同。）過期不愈者。凡疫邪交卸。

近在一七。遠在二七。甚至三七。過此不愈者。因非其治。不爲壞證。卽爲痼疾也。夫痼疾者。所謂客邪膠固於血脈。主客交渾。最難得解。且愈久益固。治法當乘其大肉未消。眞元未敗。急用三甲散。多有得生者。更附加減法。隨其平素而調之。溫疫論○按三甲散難用。此證。於淸骨諸方中酌用爲當。仍不取也。

治挾他患法

傅學淵曰。凡外感病。挾食者頗多。當思食爲邪裹。散其邪則食自下。若雜消導於發散中。不專達表。胃汁復傷。因而陷閉者有之。至若風多挾暑濕寒。或挾燥火。感惱怒。或勞倦。或房事。及肝氣宿瘕諸血症。皆外感病之不無有挾者。所貴隨症制宜。斟酌盡善。庶無差誤也。吳醫彙講。

疫癘不可定方

世之重疾。無逾風勞臌膈。而四者之治。總有蹊徑可尋。如風症。止眞中類中二條。勞症。卽云難治。亦不過陰陽水火氣血先天後天。視其何者虧損。而補益之。臌脹有驅水理氣之殊。噎膈。止潤燥養血之法。唯至于疫。變化莫測。爲症多端。如神龍之不可方物。臨症施治者。最不宜忽也。瘟疫向好治療。識其表裏。已得大綱。卽有變現雜症。如斑汗發黃之類。皆易捉摸。卽雜疫如云謂諸瘟諸痧諸掙等症。各具療法。亦易施治。唯乙巳年。民之所患。幷非奇疾怪症。不過痢疾洩瀉。肚腹脹痛等病。有何難療。孰意用平日治此疾法治之，半皆不應。或二三人同患一症。而治法各異者。施之此人而效。施之彼人。而又不效矣。或有一人患是症而愈。而復作者。其治法又異。施之前此而效。施之後此。而又不效矣。若非具慧眼卓識。而窺見垣一方者。豈能人人而濟之乎。蓋必深明乎正氣客氣之殊。陰陽四時之異。或亢旱而燥熱煩灼。或霖雨而寒濕鬱蒸。或忽寒而忽煖。或倏晴而倏陰。或七情之有偏注。或六慾之有慝情。或老少強弱之異質。或富貴貧賤之殊途。細心入理。再加以望聞問切。一一詳參。庶病無遁情。而矢無妄發。至于治法。千變萬化。隨宜用藥。莫可名言。故仲景曰。瘟疫不可先定方。瘟疫之來無方也。旨哉斯言。是在留心此道者。神而明之可耳。說疫○按辨證錄云。余又聞南陽張眞人之教。謂瘟疫自來無方。然方亦可豫定。以瘟病皆熱病也。要均寓言耳。

疫病當分天時寒暄濕燥。病者虛實安逸。因時制宜。不可拘泥。如久旱天時多燥。熱疫流行。忌用燥劑。宜解毒潤燥。天久淫雨。濕令大行。脾土受傷。民多寒疫。多兼瀉利。忌用潤藥。宜滲濕理脾。六要

損復

邪之傷人也。始而傷氣。繼而傷血。繼而傷肉。繼而傷筋。繼而傷骨。邪毒既退。始而復氣。繼而復血。繼而復肉。繼而復筋。繼而復骨。以柔脆者易損。亦易復也。溫疫論

傷寒廣要卷二

東都丹波元堅亦柔撰

診察

診法

傷寒。以脈大浮數動滑爲陽。沈濇弱弦微爲陰。然脈理精深。初學未能識察。予謂傷寒之中人。由淺入深。先自皮膚肌肉。次入腸胃筋骨。以浮中沈三脈候之似乎無所遁乎其情矣。　浮。初排指於皮膚之上。輕手按之便得。曰浮。此脈。寒邪初入太陽。病在表。可發而去之。　中。按至皮膚之下。肌肉之間。略重按之乃得。謂之半表半裏證也。　沈。重手按至肌肉之下。筋骨之間方得。此爲沈脈。然有二焉。陰陽寒熱。充沈脈中分。若沈而有力。則爲陽爲熱。沈而無力。則爲陰爲寒也。六書○此係節錄。後條辨曰。此言雖得一二。然有力中。亦有寒而實者。不可不知。

脈大者爲病進。大因邪氣勝。病日甚也。脈漸緩者爲邪退。緩則胃氣至。病將愈也。此以大爲病進。固其然也。然亦有宜大不宜大者。又當詳辨。如脈體本大。而再加洪數。此則病進之脈。不可當也。如脈體本小。因服藥後。而漸見滑大有力者。此自陰轉陽。必將汗解。乃爲吉兆。蓋脈至不鼓者。由氣虛而然。無陽豈能作汗也。景岳浮爲在表。沈爲在裏。此古今相傳之法也。然沈脈亦有表證。此陰實陽虛。寒勝者然也。浮脈亦有裏證。此陽實陰虛。水虧者然也。故凡欲察表邪者。不宜單據浮沈。只當以緊數與否爲辨。方爲的確。蓋寒邪在裏。脈皆緊數。緊數甚者。邪亦甚。緊數微者。邪亦微。緊數浮洪有力者。卽陽證也。緊數浮沈無力者。卽陰證也。以緊數之脈。而兼見表證者。其爲外感無疑。卽當治從解散。然內傷之脈。亦有緊數者。但內傷之緊。其來有漸。外感之緊。發於陡然。以此辨之。最爲切當。其有似緊非緊。但較之平昔。稍見滑疾。而不甚者。亦有外感之證。此其邪之輕者。或以初感。而未甚者。亦多見此脈。是又不可不兼證而察之也。若其和緩。而全無緊疾之意。則脈雖浮大。自非外邪之證。同上○周氏瘟病方論云。脈之盛而有力者。每每帶弦。豈可錯認爲緊。而誤以爲寒乎。

表證脈不浮者。可汗而解。以邪氣微。不能牽引正氣。故脈不應。裏證脈不沈者。可下而解。以邪氣微。不能抑鬱正氣。故脈不應。陽證見陰脈。有可生者。神氣不敗。言動自如。乃稟賦脈也。再問前日無此脈。乃脈厥也。下後脈實。亦有病愈者。但得證減。復有實脈。乃天年脈也。夫脈不可一途而取。須以神氣形色病證相參。以決安危爲善。瘟疫論○脈厥。詳見陽明病。

夫陰症脈沈者。沈而遲漫分明者也。伏邪脈沈者。沈而伏匿急數模糊者也。正虛脈微者。不拘浮沈。脈來衰微。按久無力者也。故凡遲漫分明者。裏寒也。沈伏不出者。表邪不得發越也。陽症脈微者。邪盛正虛也。今有陽邪之症。而見沈伏之脈。誤認陰症。而用溫熱。陽邪內發。死不旋踵。若見煩躁不寧。誤用寒涼。則表汗抑遏。故切脈之道。先分症是何症。然後以脈消息者也。大白

脾腎虛寒。眞陰症也。陰盛之極。往往格陽。面目紅赤。口舌破裂。手揚足擲。語言錯妄。有似乎陽。正如嚴冬慘肅。而水澤腹堅。堅爲陽剛之象也。邪熱未解。眞陽症也。陽盛之極。往往發厥。厥則口鼻無氣。手足逆冷。有似乎陰。正如盛夏炎灼。而林木流津。津爲陰柔之象也。大抵症既不足憑。當參之脈理。脈又不足憑。當取諸久候。沈候。彼假症之發現。皆在表也。故浮取脈。而脈亦假焉。眞症之隱伏。皆在裏也。故沈候脈。而脈可辨耳。且脈之實者。終始不變。脈之虛者。乍大乍小。如與人初交。未得性情善惡之確。必知交既久。方能洞見情性善惡之眞。適當乍大之時。便以爲實。適當乍小之時。便以爲虛。豈不誤甚。必反覆久候。則虛實之眞假判然矣。然脈辨已眞。猶未敢恃。更察稟之厚薄。症之久新。醫之誤否。合參其究。自無遁情。錦囊

人稟陰陽二氣。陰根於陽。陽根於陰。往來流通。而無間斷者也。一或偏勝。百病生焉。蓋偏陽則多熱。偏陰則多寒。偏陰則六脈虛濡。按之無力。頗有細濇輕濇之狀。病主沈寒。法當溫散。人所易知。若夫病軀。內外有熱。其脈

不數不洪。但指下急濇而小緊。如枝條刮刮之狀。此則爲陽勝陰。當用寒凉之劑。以解陽熱鬱伏之邪。以行血熱凝結之毒。不可錯認以爲脈小脾虛。誤以溫藥。益其疾也。縱或嘔逆。亦是熱邪乘虛。熱氣閉隔。斷不可以溫熱之劑投之。否則墮盾火積薪之轍矣。凡病皆當審斯。總括

有不因大汗下。而兩手忽無脈。謂之雙伏。或一手無脈。謂之單伏。或利止如此。必有正汗。急用四逆輩溫之。時有汗便安。脈終不出者死。總病

夫頭疼發熱惡寒。或一手無脈。兩手全無者。庸俗以爲陽證得陰脈。便呼爲死症不治。殊不知此因寒邪不得發越。便爲陰伏。故脈伏。必有邪伏也。當攻之。又有傷寒病。至六七日以來。別無刑剋證候。或昏沈冒昧。不知人事。六脈俱靜。或至無脈。此欲正汗也。勿攻之。此二者。便如久旱將雨。六合陰晦。雨後庶物皆甦。換陽之吉兆。正所謂欲雨則天鬱熱。晴霽天乃反凉。理可見也。六書○明條。此下云。急用綿衣。厚罨手足。或置熱磚於足。後却將熱薑米湯飲之。須臾得汗乃愈。按綿衣包手足。本出總病論。陰證無脈。用好酒。薑汁。各半盞。脈來者可治。亦出六書。

當問病人有何疼痛處。若有痛證。要知痛甚者脈必伏。宜隨病制宜。尤當問病人。若平素原無正取脈。須用覆手取之。脈必見也。此屬反關脈。診法與正取法同。若平素有脈。後因病診之無脈者。亦當覆手取之。取之而脈出者。陰陽錯亂也。宜和合陰陽。如覆取正取。俱無脈者。必死矣。同上○按反關。本

千丹溪。

有脈歇至者。雜病得之。決無再生之理。傷寒得之。猶有可幹之方。非若雜病正氣脫。而至歇也。此因邪氣壅窒經絡。榮衛不疏。以致脈來止而復動也。觀人有精神。別無怪證形現。卽當導引邪氣。調暢經隧。則脈自然流利。而不斷續也。若神氣昏憒。鄭聲撮空。頭汗喘促。手足厥冷。有此一二證見者。此眞死脈也。切莫與之治爲。明條

診傷寒熱盛。脈浮大者生。沈小者死。　傷寒已得汗。脈沈小者生。浮大者死。　溫病三四日以下不得汗。脈大疾者生。脈細小難得者。死不治。　溫病穰穰大熱。○千金。穰穰作時行。　其脈細小者死。脈經○原更有數條。錄出次卷死證中。當參。

察面

凡看傷寒。必先察色。然後切脈審證。參合以決死生吉凶也。凡面青脣青者。陰極也。如夾陰傷寒。小腹痛。則面青也。赤色屬火主熱。在傷寒見之。而有三陽一陰之分也。若久病虛人。午後面兩頰顴赤者。此陰火也。不可作傷寒治之。凡病欲愈。目睛黃也。凡傷寒面白無神者。發汗過多。或脫血所致也。蘊要○此條節錄。

內經曰。脈以應月。色以應日。然則色者。觀之可得而見也。如傷風。闕庭必光澤。傷寒。闕庭必暗慘。○此傷風傷寒。是謂表熱表寒。　面青黑爲寒。紫黑爲熱。若已發汗後。

面色赤盛。此表邪出不徹也。宜表之。大抵黑色見者多凶。爲病最重。黃色見者多吉。病雖重不死。五法

大抵陰盛而面赤者。其色黯而不光。陽盛而面赤者。其色明而且澤。要在察其虛實而治。不可但見面紅。便作陽火而論之。明條〇案此似不必。。陽證。多爲桃花色。怫鬱證。及熱盛陰虛。其甚者。多爲黯赤。金鑑云。格陽浮赤。兼厥利脈微者。陽虛也。赤色深重。潮熱便鞕。裏實也。

面赤。有燥潤油粧之別。斯症有虛實眞僞之分。油粧者面現油光。面赤如粧也。油粧多險變。形神得守者。猶可商。醫級〇原以油粧。分之戴陽。又醫說。引夷堅志。稱慕容彥逢母病。召張銳於鄭。至則死矣。時方六月。暑將就木。銳曰。傷寒法。有死一晝夜復生者。乃揭面帛注視。語曰。嘗見夏月死者。面色赤乎。汗不出而厥爾。煑藥灌之。至夜半遺屎滿席。出穢惡物斗餘。數日良愈。

察目直視。見次卷。

目皆黃。必爲欲愈之病也。眼胞忽陷。目睛直視。必難治也。開目欲視人。屬陽。閉目不欲見人。屬陰。目睛不明。神水已竭。不能照物者。亦難治也。六書

凡目睛明。能識見者。可治。睛昏不識人。或反目上視。或瞪目直視。或目暗正圓。或戴眼反折。或眼胞陷下。睛昏而不識人者。皆不治也。凡目中不了了。睛不和。熱甚於內也。凡目疼痛者。屬陽明之熱。目赤者。亦熱甚也。目瞑者。必將衄血也。白睛黃者。將發身黃也。凡病欲愈。目眥黃也。蘊要

凡治傷寒。須觀兩目。或赤或黃赤者。爲陽證。凡目色清白。而無昏冒閃爍之意者。多非火證。不可輕用寒凉。眼眵多結者。必因有火。蓋凡有火之候。

目必多涎。涎乾而凝。所以爲眵。即如肺熱甚。則鼻涕出。是亦目液之類也。景岳

目者。至陰也。五藏精華之所係。熱則昏暗。水足則明察秋毫。如常而瞭瞭者。邪未傳裏也。若赤若黃。邪已入裏矣。若昏暗不明。乃邪熱居內燒灼。腎水枯涸。自目無精華。不能朗照。急用大承氣下之。益寒則目清。未有寒甚而目不見人者也。是以曰急下。五法

察耳

耳者。腎之竅。察耳之好惡。知腎之敗絕。然腎爲人之根本。故腎絕者。未有不死也。五法

凡耳輪紅潤者生。或黃或白。或黑或青。而枯燥者死。薄而白。薄而黑。皆爲腎敗。凡耳聾耳中疼。皆屬少陽之熱。而爲可治。若耳聾舌卷脣青。此屬厥陰。爲難治也。蘊要○按陽虛亦有耳聾。

察鼻

鼻孔乾燥者。屬陽明之熱。必將衄血也。鼻孔乾燥。黑如煙煤。陽毒熱深也。鼻孔冷滑而黑者。陰毒冷極也。鼻塞濁涕者。風熱也。鼻孔搧脹者。爲肺絕而不治也。蘊要

察口脣 脣甲青。見次卷。

口脣者。肌肉之本。脾之華也。視口脣好惡。可以知病之淺深。五法

凡口脣焦乾。爲脾熱。焦而紅者吉。焦而黑者凶。脣口俱赤腫者。熱甚也。脣口俱青黑者。冷極也。口苦者。膽熱也。口中甜者。脾熱也。口燥咽乾者。腎熱也。舌乾口燥而欲飲水者。陽明之熱也。若脣青舌卷。脣吻反青。環口黧黑。口張氣直。口如魚口。口脣顫搖不止。氣出不返。皆不治也。蘊要

察舌

傷寒舌上胎。何以明之。舌者。心之官。法應南方火。本紅而澤。傷寒三四日已後。舌本有膜。白滑如胎。甚者。或燥或澀。或黃或黑。是數者。熱氣淺深之謂也。邪氣在表者。舌上卽無胎。及邪氣傳裏。津液結摶。則舌上生胎也。寒邪初傳。未全成熱。或在半表。或在半裏。或邪氣客於胸中者。皆舌上胎白而滑也。經曰。舌上如胎者。以丹田有熱。胸上有寒。邪初傳入裏者也。陽明病。脇下鞕滿。不大便而嘔。舌上白胎者。可與小柴胡湯。是邪氣在半表半裏者也。陽明病若下之。則胃中空虛。客氣動膈。心中懊憹。舌上胎者。梔子豉湯主之。是邪客於胸中者也。藏結宜若可下。舌上胎滑者。則云不可攻也。是邪未全成熱。猶帶表寒故也。及其邪傳爲熱。則舌之胎。不滑而澀也。經曰。傷寒七八日不解。熱結在裏。表裏俱熱。時時惡風。舌上乾燥而煩。欲飲水數升者。白虎加人參湯主之。是熱耗津液。而滑者已乾也。若熱聚於

胃則舌爲之黄。是熱已深也。金匱要略曰。舌黄未下者。下之黄自去。若舌上色黑者。又爲熱之極也。明理〇按此以胎滑。爲邪未入裏之候。是在陽證。理宜然。然滑澀之異。即裏證寒熱眞辨所存。蘊結胎滑。亦是裏寒。蓋非表候。又胸上有寒。丹田有熱。是寒熱字互錯。則其胎亦膈熱所致。可知。

舌者。內司腸胃。傷寒傳裏。則裏熱燒灼。津液乾枯。結于舌上爲胎。如鍋心滾沸。米飲煎乾。結衣一層于鍋底。即此意也。蓋傷寒自表傳裏。全以舌胎爲驗。傳裏淺深。亦以舌胎爲驗。裏熱既淸。漸進穀氣。亦終以舌胎爲驗。故驗舌乃審察傷寒之大要。其驗之之法。舌潤而和。爲邪在表。舌苦而渴。爲邪將入裏。舌乾燥有胎。則知邪已傳裏。化而爲熱。如胎色白者。爲熱尙淺。胎色黄者。爲熱漸深。胎色黑。及舌中心黑。如小舌形。而芒刺裂指者。皆熱極之症也。又驗其出舌。出舌長而尖者。爲熱未甚。出舌圓而平者。爲熱已甚。若出舌短。不能出齒外。而形方者。熱盛之極也。問曰。金鏡三十六舌。以純黑者。爲水尅火。係大寒症。用理中湯救之。今曰熱極。不與古人之論逕庭乎。曰。大寒症而舌青黑者。水來尅火也。熱極症而舌紫黑色者。火極似水也。又水來尅火者。水化也。必津潤而滑。無焦燥之理。火極似水者。火化也。必焦燥有芒刺如銼。而無津潤之理。二者色黑雖似。而青紫潤燥不同。烏得以寒爲熱。以熱爲寒乎。又傷寒有陽似陰。有陰包陽。有陽極反發厥。陰盛反發躁。症脈俱。不可辨者。獨有舌胎可辨。果見舌胎青黑而滑。雖症脈俱陽。知其內本虛寒。何疑于表裏傳中之大辯乎。孝慈備覽。

傷寒表裏輕重。驗舌色亦得大半。杜清碧有三十六法。反覺太繁。今余分立白胎。黑胎。黃胎。燥胎。滑胎。五者。以爲要。舌色如常。身雖大熱。是表熱裏未有熱也。但治其表。如見白胎而滑。邪在半表半裏。未入於裏也。但宜和解。若見黃胎者。熱在胃家。胎黃而乾裂者。熱已入裏。宜清裏熱。若有下症者。可以下之。若見黑胎者。有二條分别。黑而焦裂硬刺者。裏熱已極。火極似炭之胎也。黑而有水。軟潤而滑者。裏寒已甚。水來尅火之寒胎也。以上五者。驗舌之大節目也。然仍要看症切脈。以參定之。大白

凡診傷寒者。當以舌色辨表裏。以舌色辨寒熱。皆不可不知也。若以舌色辨虛實。則不能無誤。蓋實固能黑。以火盛而焦也。虛亦能黑。以水虧而枯也。若以舌黃舌黑。悉認爲實熱。則陰虛之證。萬無一生矣。景岳〇原附一按。陰虛傷寒。其證似陽。舌黑如炭。芒刺乾裂者。用甘溫壯水藥。間飲凉水。諸證漸退。但其舌黑。則分毫不減。再後數日。忽舌上脫一黑殼。而內則新肉燦然。始知其膚腠焦枯。死而復活。云云。

白胎舌上微白者。未可便爲熱證。必胎白而厚。其上如刺。焦裂破紋。摸之略無小潤。甚成黑胎。方爲熱極。加以下證悉具。無表證。方可用小承氣湯。大柴胡湯。亦有病屬陰證。下利清穀。陽氣客於上焦。煩躁引飲。舌胎如前證。或鼻如煙煤。欲去衣被。不可誤以爲陽。附子理中湯。四逆湯冷服。要訣

胎白而滑者。邪熱未盛也。胎黃而澀者。邪熱漸深也。胎黑而裂者。邪熱亢

極也。又陰症亦能生胎。驗之但冷而滑。如法墨擦舌。○五法云。以手摸之。無芒刺而津潤者。此陰寒也。雖渴飲水。須臾後轉口氣冷而促。脈息沈而微。此蓋無根之火。遊於上而爲之。不可一概以作實火論也。療此者必須用心於脈理。（明條）

舌乃心之苗。心主火。宜紅上有淡白苔。此胃氣也。俗醫不知。見有苔。便以爲食而消之。若胃氣虛穀氣少。必光而無苔。進以粥食而苔漸有。此吉兆也。又有滿舌厚苔。忽然退去光而燥。此胃氣將絶也。又有舌如大紅色無苔。此君火浮於外。物極則反。盛極將衰。如火旺極將化而爲灰之象。（直解）

胎黃而燥渴者。熱盛也。胎黑而燥渴者。熱甚而亢極也。若不燥渴。舌上黑胎而滑者。爲寒爲陰也。舌卷而焦黑而燥者。陽毒熱極也。舌青而胎滑者。陰毒冷極也。凡舌腫脹。舌上燥裂。舌生芒刺。皆熱甚也。凡舌鞕舌強舌短縮。神氣昏亂。譫言不清者。死也。（蘊要）

舌色紅潤。屬表屬陰。屬寒屬虛。舌乾有胎。屬裏屬陽。屬熱屬實。如舌青紫。陰寒也。泥色。虛極也。舌乾舌胎。邪初入裏也。黃胎熱甚。黑胎如芒刺。或捲縮。極熱也。凡面赤病熾。面目黃色病已。舌無胎結。成乾赤光皮。似煨熟猪腎。乃陽中伏陰也。舌胎黑而濕滑者。臟結證也。舌胎黃燥。足冷脈沈。亦非純陽證。切忌硝黃。（簡明醫彀。）

有一種最薄黃胎。如漆在舌上者。雖宜清火。必用參朮補正爲主。若一味清火。必至氣脫而斃。　凡舌上無胎。如去膜油豬腰子者。名鏡面舌。不治。以其陰津虧竭故也。又舌胎雖有。而乾燥者可慮。恐陰液竭也。不可視爲泛常。須切記之。（西塘感症）

臍以上爲大腹。或滿或脹或痛。此必邪已入裏。表症必無。或存十之一二。亦須驗之於舌。或黃甚。或如沉香色。或如灰黃色。或老黃色。或中有斷紋。皆當下之。　黃胎不甚厚而滑者。熱未傷津。猶可清熱透表。若雖薄而乾者。邪雖去而津受傷也。苦重之藥當禁。宜甘寒輕劑養之。　舌絳而乾燥者。火邪刦營。凉血清血爲要。舌絳而有碎點黃白者。將生疳也。其有雖絳而不鮮。乾枯而痿者。此腎陰涸也。急以阿膠雞子黃地黃天冬等救之。緩則恐涸極而無救也。　再有熱傳營血。其人素有瘀傷宿血。在胸膈中。舌色必紫而暗。按之潮濕。當加散血之品。否則瘀血與熱相搏。阻遏正氣。遂變如狂發狂之症。若紫而腫大者。乃酒毒衝心。　舌若淡紅無色。或乾而色不榮者。乃是胃津傷而氣無化液也。當用炙甘草湯。不可用寒凉藥。舌苔不燥。自覺悶極者。屬脾濕盛也。或有傷痕血跡者。必問曾經搔挖否。不可以有血而便爲枯症。仍從濕治可也。再有神情清爽。舌脹大不能出口者。此脾濕胃熱鬱極。而毒延於口也。用大黃磨入當用劑內。則舌脹自消矣。　舌無苔。而有如煙煤隱隱者。愼不可忽視。如口渴煩熱而燥者。平時胃燥也。不可攻之。宜甘寒益胃。若不渴肢寒而潤者。乃挾陰病。宜甘溫扶中。此何以故。外露而裏無也。　若舌白如粉而滑。四邊色紫絳者。溫疫病初入募原。未歸胃腑。急急透解。莫待傳入而為險惡之症。且見此舌者。病必見凶。須要小心。（溫熱論○節錄。）

傷寒舌鑑。張路玉長子張登誕先氏彙纂。書止一卷。共舌圖一百二十。按舌胎但有白黃黑三者而已。杜清碧推廣敖氏驗舌法。為三十六圖。其中又增純紅舌。其餘等舌。已半屬無據。今廣至一百二十圖。何其多歟。就其中言紫色舌。藍色舌。亦甚有理。蓋熱極則色紫。寒極則色藍。藍者。微青色也。至其言灰色黴醬色二舌。亦甚不必。蓋灰色即淡黑。黴醬色即深紫也。張氏每借一色。即化為數十圖。何其穿鑿。（辨注○按張書。係本于申斗垣舌辨。而稍加脩飾者。蓋驗舌之法。不宜多端。金鏡諸圖。實眩人心目。而此言稍得其當。故附載于此。）

察齒

溫熱之病。看舌之後。亦須驗齒。齒為腎之餘。齦為胃之絡。熱邪不燥胃津。必耗腎液。且二經之血。走於此處。病深動血。結瓣於上。陽血色紫。紫如乾漆。陰血色黃。黃如醬瓣。然豆瓣色者多險。惟症尚不逆者。猶可治。否則難治矣。此何故耶。蓋陰下竭。陽上厥也。　齒若光燥如石者。胃熱甚也。若如枯骨色者。腎液枯也。為難治。咬牙而脈證皆衰者。胃虛無穀以內榮也。

若齒垢如灰糕樣者。胃氣無權。津亡而濕濁用事。多死。初病齒縫流清血痛者。爲胃火衝激。不痛者。爲龍火内燔。齒焦無垢者死。齒焦有垢者。腎熱胃劫也。當微下之。（温熱論。）

察聲（語言。氣息。）

凡察病者。聲以清明如平日者吉。聲重鼻塞者。傷風也。聲如甕中出者。中濕也。言遲者。風也。言驟者。火也。聲瘖不出而欬者。水寒傷肺也。聲啞如破而欬者。客寒裏熱也。驟然聲瘖。而咽痛如刺。不腫不赤。不發熱。二便清利者。陰寒也。驟然聲瘖。而赤腫脹閉。或發熱便祕者。龍火也。（緒論○此說欠精覈。）

舌燥而語言不清。因燥而不清。可治。舌潤而語言不清。所謂口雖欲言。舌不得前。死症也。（直解）

手足並冷。脈息沉細。口鼻氣息短少。所說語言輕微。無力接續。或鼻息出入之氣且促。或氣短少。難以應息數者。皆元氣將脫也。若神昏上氣促急。或吃逆不止。神昏不知人事者。死也。（蘊要）

有神思似清。而時昏憒。或語次間。忽作鼾聲者。大危候也。（西塘感症）

察身

凡病人身輕。自能轉動者。易治。若身體沉重。不能轉側者。多難治也。蓋陰症則身重。必足冷而踡臥惡寒。常好向壁臥。閉目不欲向明。懶見人也。又中濕風濕。皆主身重疼痛。不可轉側。要當辨之也。大抵陽症。身輕而手足和煖。開目而欲得見人也。爲之可治。若頭重視身。此天柱骨倒。而元氣敗也。凡病人皮膚潤澤者生。枯燥者死。蘊要

察胸腹滿痛諸證。詳見次卷。

胸者。裏也。可以觀邪之傳與不傳也。何者。先看目舌。次問病人胸前痛脹否。若胸前不痛滿。知邪不在半表半裏。若脹滿未經下者。即半表半裏症也。已下過而其痛甚者。即結胸症也。如邪在表。焉有胸痛脹滿之理。吾故曰。胸者。可以知邪傳與不傳也。五法

腹者。至陰也。乃裏症之中。可以觀邪之實與不實也。既問胸前明白。次則以手按其腹。若腹未痛脹者。知邪不會入裏。入裏必脹痛。若邪在表及半表半裏。腹焉得痛脹乎。若腹脹不減。及腹痛不止。此裏症之實。方可攻之。若腹脹時減。痛則綿綿。此裏症猶未實也。吾故曰。腹者。可以觀邪之實與不實也。同上

小腹者。陰中之陰。裏症之裏。可以觀邪之結實也。既問其胸腹。後以手按其小腹。蓋小腹藏糟粕之處。邪至此必結實。若小腹未硬痛者。知非裏症也。若邪已入裏。小腹必硬痛。硬痛而小便自利。畜血症也。宜桃仁承氣攻之。若小腹繞臍硬痛。小便數而短者。燥糞症也。當以大承氣湯攻之。若小

腹脹滿。大便如常。但此溺澀而不通。故小腹脹滿。當大利之。若在表。及在半表半裏。豈有小腹硬痛之理。同上　臨初日。直中陰證。亦有小腹痛者。但不硬實耳。當隨證辨之。

中胃按之而痛。世醫便謂有食。夫胃爲水穀之海。又爲倉廩之官。胃果有食。按必不痛。試將飽食之人。按之痛否。惟邪氣內結。正氣不能從膈出入。按之則痛。又胃無穀神。藏氣虛而外浮。按之亦痛。若不審邪正虛實。概謂有食。傷人必多。又按者。輕虛平按。若按不得法。加以手力。未有不痛者。張志聰集注。

察大小便

醫者欲知病人臟腑。必要問其從內走出者。故凡病當驗二便。仲景以小便不利。小便赤。定傷寒裏熱。以小便利。小便白。定裏無熱。以大便不通。大便硬。定其裏熱。自下利。下利厥冷。定其裏寒。故治病以二便定人寒熱。以二便定人燥濕。以二便定人虛實。再無差誤。然論二便。亦宜細詳。例如大便乾結。知其熱矣。然大便滑泄黃色爲熱。人多忽之矣。小便黃赤。知其熱矣。然小便色白而混濁。亦爲熱。人多忽之矣。又如大便乾結。知其然矣。亦有血枯津竭。用不得苦寒者。又如小便黃赤。知其熱矣。亦有食滯中焦。黃赤混濁。用寒涼反不清。用香燥辛溫而清利者。大白

有頭疼身熱。手足冷。口燥。大便結。面赤。小便淡黃。而反爲陰症者。有頭不

疼。身不熱手足冷。腹瀉。而反爲陽症者。則火極似水。水極似火。似是而非。將何以辨之乎。只辨其大小便而已。大便結。而小便赤者。陽結也。陽症也。大便結。而小便白者。亦陰結也。陰症也。大便雖瀉。而中有小結屎。傍流清黃水者。協熱痢也。亦陽症也。○此即熱結傍流。以爲協熱痢者。誤。大便瀉。而其色白。其形柔耎稀薄。內無小結塊。亦無清黃水者。陰症也。小便淡黃帶白。而諸症未極。大便雖下利。而未至厥逆讝語者。陽症也。小便淡黃帶白色。而諸症已極。大便結燥。面帶浮陽。煩躁欲坐泥水中者。下痢黑色雜色帶清白水。如鴨溏者。亦陰症也。綱目

傷寒病在表。則大便如常。病傳裏則大便方實。邪熱入深。則又燥而堅矣。若熱蓄于胃。胃土燥烈。津液祕耗。故大便秘澁而不通。治宜鹹苦寒之藥以泄之。若寒傷于胃。胃土陰凝。血結凍結。故大便閉塞而不通。治宜辛甘熱之劑以溫之。又有瘥後食早。胃氣不勝。而不能運化。致大便之不通者。必當分輕重。以消導之。病久血少。腸胃燥澁。而不克運行。致大便之不通者。必當辯老壯以滋潤之。明條

熱結傍流。協熱下利。大便閉結。大腸膠閉。總之邪在裏。其證不同者。在乎通塞之間耳。溫疫論○四證。詳出陽明病。

初便褐色者。重。再便深褐色者。愈重。三便黑色者。爲尤重。色變者。以其火

燥也。如羊血在日色中。須臾變褐色。久則漸變。而爲黑色。卽此意也。當詳察之。醫綱。引海藏。

邪熱燥結。色未嘗不黑。但瘀血則溏。而黑黏如漆。燥結則鞕。而黑晦如煤。此爲明辨也。準繩

大便不解。人皆以爲熱。不知寒凝斂結。亦不大便。如脈弦而緊。舌白而滑。腹不滿。口不渴。此虛寒也。雖一二十日不大便。照常飲食。切不可餓。溫補果足。元氣復。便自解矣。直解

醫治傷寒。多問其小便利不利。赤不赤。以別其陰陽。亦有小便自利。遍數多。所出自少。色不甚清。不可因其利。而遽謂之陰。必是小便如常。清而不赤。又無諸陽證。方信裏之無熱。若病在太陽。身體熱。太陽屬膀胱。未有小便不赤者。不可因其赤。遽謂之實熱。必是小便如灰汁。或如陳酒。或如血色。無諸表證。方見其熱已入裏。又有因發汗過多。津液枯竭。以致小便不利。或澁而赤。醫者往往利之。重竭其津液。又陽明病不大便。而小便赤澁。或誤利其小便。則津液愈無。胃愈乾燥。此又利小便之戒。要訣〇緒論云。汗後亡津液。胃中乾。與陽明汗多者。若誤利之。重耗其陰。反致泉竭。多有涓滴不通而死者。

小便之多者。似乎無熱。其色尚有黃赤者。或陰寒在裏。氣化不行。小便短少。而色亦有黃者。總之小便多。則其色漸淡。少則其色便黃。又不可以陰

陽寒熱拘也。大約小便多者。爲無熱。或熱在血分。而無傷于氣分耳。小便少者。陰陽寒熱皆有之。當以他證合辨。則庶乎其不差矣。溯源集。

有尿如蘇木汁者。俗人不識。認爲尿血。非也。此緣膀胱熱甚。故其尿色赤。而獨與血相似也。待其邪熱退。其小便自然清矣。明條

傷寒廣要卷二

東都丹波元堅亦柔撰

辨證

惡寒

傷寒惡寒。何以明之。惡寒者。風寒客於營衛之中也。惟其風寒客於營衛。則洒淅然惡寒也。惟其營衛之受風寒。則嗇嗇然不欲舒也。其惡寒者。非寒熱之寒也。又非惡風也。且惡風者。見風至則惡矣。得以居密室之內。幃帳之中。則坦然自舒也。至於惡寒者。則不時風而寒。雖身大熱。而不欲去衣者。是也。寒熱之熱。謂寒熱更作。熱至則寒至矣。其惡寒。雖發熱。而不欲去衣也。甚則至於向火被覆。而猶不能遏其寒也。所以然者。由陰氣上入陽中。或陽微。或風虛相搏之所致也。惡寒一切屬表。雖裏證悉具。而微惡寒者。亦是表未解也。猶當先解其外。俟不惡寒。爲外解。乃可攻裏也。經曰。發熱而惡寒者。發於陽也。無熱而惡寒者。發於陰也。謂如傷寒。或已發熱。或未發熱。必惡寒者。謂繼之以發熱。此則發於陽也。若惡寒而踡。脈沈細而緊者。此則發於陰者也。在陽者可發汗。在陰者可溫裏。惡寒雖悉屬表。而在表者。亦有虛實之別。若汗出而惡寒者。則爲表虛。無汗而惡寒者。則爲表實。表虛可解肌。表實可發汗。又有止稱背惡寒者。背爲胸中之府。諸陽受氣於胸中。而轉行於背。內經曰。人身之陰陽者。背爲陽。腹爲陰。陽氣不足。陰寒氣盛。則背爲之惡寒。若風寒在表而惡寒者。則一身盡寒矣。但背惡寒者。陰寒氣盛可知也。經所謂少陰病一二日。口中和。而背惡寒者。當灸之。處以附子湯者。是矣。又或乘陰氣不足。陽氣內陷入陰中。表陽新虛。有背微惡寒者。經所謂傷寒無大熱。口燥渴。心煩。背微惡寒者。白虎加人參湯主之者。是也。二者。一爲陰寒氣盛。一爲陽氣內陷。又何以明之也。且陰寒爲病。則不能消耗津液。故於少陰病。則口中和。及陽氣內陷。則熱爍津液爲乾。故太陽則口燥舌乾而渴也。二者均是背惡寒。要辨陰陽寒熱不同者。亦於口中潤燥可知。（明理）

惡風

傷寒惡風。何以明之。黃帝鍼經曰。衛氣者。所以溫分肉。充皮膚。肥腠理。司開闔者也。風邪中於衛也。則必惡風。何者。以風則傷衛。寒則傷營。爲風邪所中。於分肉不溫而熱矣。皮毛不充而緩矣。腠理失其肥。則疎而不密。開闔失其司。則泄而不固。是以惡風也。是惡風惡寒二者。均爲表證。其惡風則比之惡寒而輕也。惡寒者。嗇嗇然憎寒也。雖不當風。而自然寒矣。惡風者。謂常居密室之中。幃帳之內。則舒緩而無所畏也。一或用扇。一或當風。

淅淅然而惡者。此為惡風者也。惡寒則有屬於陽者。有屬於陰者。及其惡風者。悉屬於陽。非若惡寒之有陰陽也。三陰之證。並無惡風者。以此也。惡風雖悉在表。而發散又自不同。若無汗而惡風者。為傷寒。當發其汗。若汗出而惡風者。則為中風。當解其肌。裏證雖具。而惡風未罷者。皆當先解其外也。又有發汗多亡陽。與其風濕。皆有惡風之證。蓋以發汗多漏不止。則亡陽外不固。是以惡風也。必以桂枝加附子湯。溫其經而固其衛。風濕相搏。骨節疼煩。濕勝自汗。而皮腠不密。是以惡風也。必以甘草附子湯。散其濕而實其衛。由是觀之。惡風屬乎衛者。可知矣。明理

發熱

傷寒發熱。何以明之。發熱者。謂怫怫然發於皮膚之間。熇熇然散而成熱者。是也。與潮熱寒熱。若同而異。與煩躁相類而非。煩躁者。在內者也。潮熱之熱。有時而熱。不失其時。寒熱之熱。寒已而熱。相繼而發。至於發熱。則無時而發也。有謂翕翕發熱者。有謂蒸蒸發熱者。此則輕重不明。表裏之區別爾。所謂翕翕發熱者。謂若合羽所覆。明其熱在外也。與桂枝湯。發汗以散之。所謂蒸蒸發熱者。謂若熏蒸之蒸。明其熱在內故也。與調胃承氣湯。攻下以滌之。其發熱屬表者。即風寒客於皮膚。陽氣怫鬱所致也。觀其熱所從來。而汗下之證。明其辨焉。若熱先自皮膚而發者。知邪氣之在外也。

若熱先自裏生而發達於表者。知邪氣之在裏也。舉斯二者。爲邪氣在表在裏而發熱也。惟其在表在裏俱有發熱。故邪在半表半裏者。亦有發熱之證。何者。以表證未罷。邪氣傳裏。裏未作實。是爲半表半裏。其發熱者。或始自皮膚而漸傳裏熱。或始自內熱而外連於表。蓋邪氣在表發熱者。則表熱裏不熱也。邪氣在裏發熱者。則裏熱甚。而達於表也。其在半表半裏發熱者。則表裏俱發熱。而但熱又輕於純在表者也。經雖云發熱惡寒者。發於陽也。無熱惡寒者。發於陰也。然少陰病始得之。亦有反發熱者。然亦屬其表也。特與麻黃細辛附子湯發其汗者是已。發熱爲傷寒之常也。一或陰陽俱虛。與下利新汗後。又皆惡其發熱也。經云。脈陰陽俱虛、熱不止者死。下利發熱者亦死。內經云。汗出輒復熱。而脈躁疾。不爲汗衰。狂言不能食。此名陰陽交。交者死也。斯亦發熱也。詎可與尋常發熱。一槩而論耶。醫者更當明辨之。（明理）

寒熱

傷寒寒熱、何以明之。寒熱者。謂往來寒熱也。往來寒熱。屬半表半裏之證。邪居表多則多寒。邪居裏多則多熱。邪氣半在表半在裏。則寒熱亦半矣。審其寒熱多少。見其邪氣淺深矣。小柴胡湯專主往來寒熱。而又立成諸加減法。亦爲邪氣在半表半裏。未有定處。往來不常。又寒熱如瘧。與夫發熱惡寒。皆似而非也。然寒熱如瘧者。作止有時者也。及往來寒熱則作止無時。或往或來。日有至於三五發者。甚者十數套。與其瘧狀有以異也。至於發熱惡寒者。爲發熱時。惡寒並不見。惡寒時。熱不見也。不若此熱已而寒。寒已而熱者。明理○原論寒熱所由。義不瑩。不錄。

潮熱

傷寒潮熱。何以明之。若潮水之潮。其來不失其時也。一日一發。指時而發者。謂之潮熱。若日三五發者。即是發熱。非潮熱也。潮熱屬陽明。必於日晡時發者。乃爲潮熱。陽明者胃。屬土。應時則王於四季。應日則王於未申。經曰。陽明居中。土也。萬物所歸。無所復傳。蓋邪氣入胃。謂之入府。府之爲言。聚也。若府庫之府焉。邪氣入於胃。而不復傳。邪氣鬱而爲實。熱隨王而潮。是以日晡所發潮熱者。屬陽明也。明理○此條節錄。以下所引多然。

經云。日晡所發潮熱者。胃家實也。此屬陽明當下證。然亦有每至晡時發熱。五更復退。而大便自利。用薑附辛熱劑而愈。豈可以日晡潮熱。遽謂之陽。遽謂之實。要須以他證參之。愚曾治患人沈其姓之子。乃所親見而親試者也。要訣

自汗

病發自汗。見餘證中。

傷寒自汗。何以明之。自汗者。謂不因發散。而自然汗出者。是也。自汗之證。

有表裏之別焉。虛實之異焉。若汗出惡風。及微惡寒者。皆表未解也。必待發散而後愈。至於漏不止而惡風。及發汗後惡寒者。又皆表之虛也。必待溫經而後愈。諸如此。皆邪氣在表也。若汗出不惡寒者。此爲表解。而裏未和也。經曰。陽明發熱汗出。此爲越熱。又曰。陽明病。發熱汗多者。急下之。又非若邪氣在表而汗出之可緩也。傷寒自汗之證。爲常也。設或汗出髮潤。與其出之如油。或大如貫珠者。身出而不流。皆爲不治之證也。必手足俱周。遍身悉潤。漐漐然。一時間許。煩熱已而身凉和。乃爲佳矣。此則陰陽氣和。水升火降。榮衛通流。邪氣出而解者也。內經曰。陽之汗。以天地之雨名之。此之謂也。明理

自汗者。不因發散。自然汗出也。伏邪中潰。氣通得汗。邪欲去也。若脈長洪而數。身熱大渴。宜白虎湯。得戰汗方解。若裏證下後。續得自汗。雖二三日不止。甚者四五日不止。身微熱。熱甚則汗甚。熱微汗亦微。此屬裏。若誤認爲表虛自汗。輒用黃芪實表。及止汗之劑。則誤矣。有裏證。時當盛暑。多作自汗。宜下之。若面無神色。唇口刮白。表裏無陽證。喜熱飲。稍冷則畏。脈微欲絕。忽得自汗。淡而無味者。爲虛脫。夜發則晝死。晝發則夜亡。急當峻補。補不及者死。溫疫論

盜汗　病後盜汗。見餘證中。

傷寒盜汗。何以明之。盜汗者。謂睡而汗出者也。自汗則不。或睡與不睡。自然而出也。及盜汗者。不睡則不能汗出。方其睡也。溱溱然出焉。覺則止而不復出矣。雜病盜汗者。責其陽虛也。傷寒盜汗者。非若雜病之虛。是由邪氣在半表半裏使然也。何者。若邪氣一切在表干於衛則自然汗出也。此則邪氣侵行於裏。外連於表邪。及睡則衛氣行於裏。乘表中陽氣不緻。津液得泄。故但睡而汗出。覺則氣散於表。而汗止矣。經曰。微盜汗出。反惡寒者。表未解也。又陽明病。當作裏實。而脈浮者。云必盜汗。是猶有表邪故也。又三陽合病。目合自汗。是知盜汗。爲邪氣在半表半裏之間。明矣。且自汗。有爲之虛者。有爲之實者。其於盜汗之證。非若自汗有實者。悉當和表而已。不可不知也。明理

凡人目張。則衛氣行於陽。目瞑則衛氣行於陰。行陽。謂升發於表。行陰。謂斂降於內。今內有伏熱。而又遇衛氣。兩陽相搏。熱蒸于外。則腠理開。而盜汗出矣。溫疫論

頭汗

頭汗之證有二。一爲邪熱上壅。一爲陽氣上脫也。葢頭爲諸陽之會。凡傷寒徧身得汗者。謂之熱越。其身無汗。則熱不得越。而上蒸陽分。故但頭汗出也。治熱蒸者。可清可散。甚者可下。在去其熱。而病自愈。至若氣脫一證。

則多以妄下傷陰。或尅化太過。或泄瀉不止。以致陰竭於下。則陽脱於上。小水不通。而上見頭汗。則大危矣。景岳○此條節明理論文。

手足汗

傷寒手足汗出。何以明之。四肢者。諸陽之本。而胃主四肢。手足汗出者。陽明之證也。陽經邪熱。傳併陽明。則手足爲之汗出。陽明爲津液之主。病則自汗出。其有自汗出者。有但頭汗出者。有手足汗出者。悉屬陽明也。何以使之然也。若一身自汗出者。謂之熱越。是熱外達者也。但頭汗出者。是熱不得越。而熱氣上達者。及手足汗出者。爲熱聚於胃。是津液之傍達也。明理

無汗

傷寒無汗。何以明之。腠理者。津液湊泄之所爲腠。文理縫會之中爲理。津液爲風暑濕氣所干。外湊皮腠者。則爲自汗出。若寒邪中經。腠理緻密。津液內滲。則無汗。無汗之由。又有數種。如傷寒在表。及邪行於裏。或水飲內蓄。與亡陽久虛。皆令無汗。其邪氣行於裏無汗者。爲邪氣在表。熏發腠理。則汗出。邪氣內傳。不外熏發者。則無汗。其水飲內畜。而無汗者。爲水飲散而爲津液。津液布滲而爲汗。既水飲內畜而不行。則津液不足而無汗。其陽虛無汗者。諸陽爲津液之主。陽虛則津液虛少。故無汗。如是者。理之常也。又焉得爲異哉。一或當汗而不汗。服湯一劑。病證仍在。至於服三劑。而

不汗者。死症也。又熱病脈躁盛。而不得汗者。黃帝謂陽脈之極也。死。茲二者。以無汗爲眞病。詎可與其餘無汗者。同日而語也。明理

胷脇滿 胸滿治法。見兼變中結胸。

傷寒胷脇滿。何以明之。胷脇滿者。謂胷脇間氣塞滿悶也。非心下滿者也。脇滿者。謂脇肋下氣脹塡滿也。非腹滿者也。邪氣自表傳裏。必先自胸膈。已次經心脇而入胃。邪氣入胃。爲入府也。是以胷滿。多帶表證。脇滿者。當半表半裏證也。蓋胷中至表猶近也。及脇者。則更不言發汗。但和解而已。大抵胸脇滿。以邪氣初入裏。未停留爲實。氣鬱積而不行。致生滿也。和解斯可矣。若邪氣留於胷中。聚而爲實者。非湧吐則不可已。明理

凡膻中不足者。多言則氣怯。感邪卽胸膈不舒。少與枳朴。反見痞結。中土不足者。受邪最易動泄。遂成滿結。若此者。皆未嘗誤下。而成滿結也。醫級

心下滿

凡心下滿者。正在心之下。胃之上也。此自滿。而非下之所致。若下蚤而致滿者。此爲痞氣。凡心下滿。以手按之揉之。則散而軟者。此虛氣也。若按之汩汩有聲。而軟者。此有停水也。若按之鞕痛者。有宿食也。蘊要

腹滿

傷寒腹滿。何以明之。腹滿者。俗謂之肚脹。是也。華佗曰。傷寒一日在皮。二一

日在膚。二日在肌。四日在胷。五日在腹。六日入胃。入胃。謂入府也。是在腹也。猶未全入裏者。雖腹滿爲裏證。故亦有淺深之別。經曰。表已解而內不消。非大滿猶生寒熱。則病不除。是其未全入府。若大滿大實堅有燥屎自可除下之。雖四五日。不能爲禍。謂之邪氣已入府也。傷寒邪入腹。是裏證已深。故腹滿乃可下之者多矣。雖曰腹中滿痛者。此爲實也。當下去之。然腹滿不減者。則爲實也。若腹滿時減者。又爲虛也。則不可下。經曰。腹滿不減。減不足言。當下之。金匱要略曰。腹滿時減。復如故。此虛寒從下上也。當以溫藥和之。蓋虛氣留滯。亦爲之脹。但比之實者。不至堅痛也。大抵腹滿。屬太陰證也。陽熱爲邪者。則腹滿而咽乾。陰寒爲邪者。則腹滿而吐。食不下。自利益甚。時腹自痛。太陰者。脾土也。治中央。故專主腹滿之候。又發汗吐下之後。因而成腹滿者。皆邪氣乘虛內客爲之。而所主又各不同。○原此辨厚朴生薑甘草半夏人參湯。調胃承氣湯。梔子厚朴湯。三方所主。腹滿之異。文繁不錄。

凡爲醫者。要識邪氣所起。所在。審其所起。知邪氣之由來。觀其所在。知邪氣之虛實。發汗吐下之不差。溫補針艾之適當。則十全之功。自可得也。明理

傷寒少腹滿者。何以明之。少腹滿者。臍下滿也。少腹者。下焦所治。難經曰。下焦者。當膀胱上口。主分別清濁。其治在臍下。邪虛自上而下。至於下焦。結而不利。故少腹滿也。胷中滿。心下滿。皆氣爾。卽無物也。及腹滿者。又有

燥屎爲之者。至少腹滿者。非止氣也。必有物聚於此。而爲之滿爾。所謂物者。溺與血爾。邪氣聚於下焦。則津液不得通。血氣不得行。或溺或血。留滯於下。是生脹滿而鞕痛也。若從心下至少腹。皆鞕滿而痛者。是邪實也。須大陷胷湯下之。若但少腹鞕滿而痛。小便利者。則是畜血之證。小便不利者。則是溺澀之證。滲之利之。參酌隨宜。可爲上工。同上

凡腹滿者。腹中脹滿也。若以手按之。堅鞕而痛不可按者。爲實。可按可揉。內軟者。虛也。蘊要

結胷從心下起。至少腹鞕滿而痛。與腹滿類也。然結胷按之則痛。手不可近。腹痛舉按常痛。手近不甚也。又痞亦從心下起至少腹。亦與滿類也。然痞或止留心下。腹滿但在腹之中也。有此爲異。隨證宜審。準繩

腹痛

邪氣入裏。與正氣相搏。則爲腹痛。蓋陽邪傳裏而痛者。其痛不常。陰寒在內而痛者。則痛無休時。欲作痢也。當以熱藥溫之。有燥屎宿食爲痛者。則煩而不大便。腹滿而痛也。則後用下。六書

凡傷寒腹痛者。必須驗其寒熱下藥。若初得病身熱。後加以口乾喜飲冷。大便閉。小便赤躁煩。脈滑數。此有宿糞。難經曰。痛爲實。仲景論時滿時痛之症。有曰痛甚者加大黄。意可見也。若初得病。身冷厥逆。脈來沈細。冷汗

自出者。方是陰證。雖宜熱藥。亦須消息輕重而用之。明條

腹痛。不可按不可揉者。實也。可按可揉者。虛也。時痛時止者。實也。痛無休息者。虛也。凡陽邪傳裏。裏氣作實。腹脹大便硬者。實也。陰邪傳裏。裏氣停寒。腹軟泄瀉者。虛也。脈來滑大有力者。實也。弦細無力者。虛也。又當分大小少三腹而治之。若大腹痛者。即心腹。而有寒邪食積也。小腹痛者。即臍腹。而有邪熱燥糞也。少腹痛者。即臍以下。而有瘀血結溺也。各從其寒熱虛實而治。熱者清之。寒者溫之。實者下之。虛者補之。活人書云。傷寒腹痛。當分四症而治。此其法也。同上○案此分三腹。未知何出。原更配之三陰。最屬牽強。不錄。

亦有虛寒之人。患腹痛。服溫補藥而相安。時止時作。痛仍不解。甚則利清水。或白沫。此虛中有實。或先有宿食。在腸不曾去。或病中腸胃虛。不能運化。所食之物。停于腸中。即一二塊宿糞。亦能作楚。宜用溫補藥煎好去渣。入大黃一錢。不甚虛者。可加一錢五分。滾四五沸服之。宿食自下。正氣不傷。而病隨愈。此屢試屢驗之妙法也。緒論

渴 當參雜載渴與水法

凡渴。問其所飲。欲冷欲熱。欲多欲少。若飲多而欲冷者。陽渴也。更須審其有何證在經也。陰亦有自利而渴。但陰有渴。古人多用冷劑。以其皆挾陽氣耳。然亦有下利清穀。不係熱利。純是陰證。而反見渴者。此是陰在下。隔

陽於上。兼因泄瀉。津液既去。枯燥而渴。其人雖引飲。所飲自少。而常喜溫。不可投冷劑。要訣

病人有實熱而渴者。有氣虛自汗過多。或誤發汗。津液頓亡。而渴者。名曰血渴。治法不同。假令血熱發渴。外症四肢有熱。小便赤澀。虛實辨疑

劉氏曰。大抵陰虛煩躁發渴。不能飲水。或有勉強飲下。良久復吐出。或飲水而嘔。或噦逆者。皆內寒也。豈無根失守之火。遊于咽嗌之間。假作躁渴。則不飲水也。或為能飲不吐。復欲飲者。熱也。選錄

有一等中氣虛寒。寒水泛上。逼其浮遊之火。於咽喉口舌之間者。渴欲引飲。但飲水不過一二口即厭。少頃復渴。散亦不過若此。蓋上焦一段欲得水。救至中焦。則以水見水。正其所惡也。西塘感症評

煩躁 虛煩如狂。見陽明病。陰極發躁。見少陰病。

傷寒煩躁。何以明之。煩為擾擾而煩。躁為憤躁之躁。合而言之。煩躁為熱也。析而言之。煩也。躁也。有陰陽之別焉。煩。陽也。躁。陰也。煩。為熱之輕者。躁。為熱之甚者。經有煩疼。煩滿。煩渴。虛煩。皆以煩為熱也。有不煩而躁者。為怫怫然。便作躁悶。此為陰盛隔陽也。雖大躁。欲於泥水中臥。但飲水不得入口者。是矣。所謂煩躁者。謂先煩漸至躁也。所謂躁煩者。謂先發躁。而迤邐復煩者也。煩躁之由。又為不同。有邪氣在表。而煩躁者。有邪氣在裏。而

煩躁者。有因火刼而煩躁者。有陽虛而煩躁者。有陰盛而煩躁者。皆不同也。煩躁爲常有之疾。復有諸不治之證。臨病者之側。又當熟審焉。明理

有汗之煩躁。裏症也。宜清熱。無汗之煩躁。表症也。宜散表。脈浮之煩躁。表症也。宜散表。脈伏之煩躁。伏邪也。宜升提。沈數之煩躁。裏熱也。宜清熱。沈遲之煩躁。裏寒也。宜溫經。大白

有脈數心煩而躁。至夜不寧者。爲血虛。芍藥甘草湯。有晝日煩躁。至夜安靜者。爲陽虛。乾薑附子湯。有誤用薑附而煩躁。虛則升陽散火。實則黃連解毒。若躁極脈亂者。勿治也。緒論

凡見厥冷下利。讝語遺尿直視。躁不得臥。其脈無力欲絕者。不治。凡先煩後躁可治。先躁後煩死。獨躁不煩者死。更有臥寐不寧者。乃胃中津液乾枯。不能內營其魂魄也。惟爲生津。俾胃和而臥自安也。錦囊

晝夜偏劇

凡病晝靜夜劇者。熱在血分。若夜靜晝劇者。此熱在氣分。若晝夜俱劇者。此熱在氣血之分也。若有表證。不得汗出。晝夜不得安。脈浮數者。宜發汗則愈。若有裏實。大便不通。燥糞結聚。發躁晝夜不得安。則宜下之則愈。蘊要

讝語

傷寒讝語。何以明之。讝者。謂呢喃而語也。又作譫。謂妄所有見而言也。斯

皆眞氣昏亂。神識不淸之所致。夫心藏神。而心主火。病則熱氣歸焉。傷寒胃中熱盛。上乘於心。心爲熱冒。則神昏亂。而語言多出。識昏不知所以然。遂言無次。而成譫妄之語。輕者。睡中呢喃。重者。不睡亦語言差謬。有譫語者。有獨語者。有狂語者。有語言不休者。有言亂者。此數者。見其熱之輕重也。譫語與獨語。雖間有妄錯之語。若與人言有次。是熱未至於極者也。經曰。獨語如見鬼狀。若劇者。發則不識人。是病獨語未爲劇也。狂語者。熱甚者也。由神昏而無所見覺。甚則至於喊叫而言語也。言語不休者。又其甚也。至於亂言者。謂妄言駡詈。善惡不避親踈。爲神明已亂也。經曰。諸逆發汗。微者難差。劇者言亂。是難可復制也。譫語之由。又自不同。皆當明辨之。有被火劫譫語者。有汗出譫語者。有下利譫語者。有下血譫語者。有燥屎在胃譫語者。有三陽合病譫語者。有亡陽譫語者。諸如此者。脈短則死。脈自和則愈。又身微熱。脈浮大者生。逆冷脈沈細。不過一日死。○按此二句。本于十七難。實則譫語。氣收斂在內。而實者。本病也。或氣上逆而喘滿。或氣下奪而自利者。皆爲逆也。經曰。直視譫語。喘滿者死。下利者亦死。謂其正氣脫絕也。能知虛實之診。能識逆從之要。治病療病。則不失矣。明理

譫語者。顚倒錯亂。言出無倫。常對空獨語。如見鬼狀。鄭聲者。鄭重頻繁。語雖謬。而諄諄重複不自已。年老之人。遇事則誶語不休。以陽氣虛也。二者

本不難辨。須以他證別之。大便秘。小便赤。身熱煩渴。而妄言者。乃裏實之譫語也。小便如常。大便洞下。或發躁。或反發熱。而妄言者。乃陰隔陽之譫語也。此譫語鄭聲。虛實之所以不同也。（要訣）

譫語者。謂亂語無次第。數數更端也。鄭聲者。謂鄭重頻煩也。只將一句舊言重疊頻言之。終日殷勤。不換他聲也。蓋神有餘。則能機變而亂語數數更端。神不足。則無機變而只守一聲也。成無巳謂鄭聲爲鄭衛之聲。非是。（醫綱）

經曰。實則譫語。虛則鄭聲。是鄭聲亦譫語也。其所以分鄭聲與譫語者。在乎虛實。其所以別虛與實者。在乎聲之輕重耳。歌哭怒笑。其聲長而有力。身輕能自轉側坐起。不大便。脈滑而長。或緩而有力。脈不數。此實則譫語也。宜黃連石膏之類。如胃中有燥屎。不大便。宜大承氣湯。證雖怪異。一二劑卽愈。若夫似睡非睡之間。或昏或清。似語非語。卽所言者。或平日所作之事。或無稽之談。問亦不知。其聲輕微而無力。卽素問所謂言而微。終日復言者。是也。脈必大而散。或數而無力。或細而遲。此虛則鄭聲也。宜用參附之類。非數十劑。不能收功。然亦有大實症。狂言狂走。宜細審之。（直解）

凡譫語。無實熱燥結可攻者。皆不可治。下後譫妄。雖稍緩仍不止。若未見溏糞者。爲下未盡。更下之。（緒論）

又有不係正陽明。似困非困。間時有一二聲讝語者。當隨證施治。　外有已得汗。身和而言妄者。此是汗出後。津液不和。愼不可下。乃非陽非陰者。宜小柴胡湯。和建中湯。各半貼。和營衛通津液。要訣

余子秉塗。每感風寒。必善作讝語。若不習知者。遇此認爲裏症。妄施攻下。寧有不殆者乎。瘟疫論類編

多眠

陰盛主靜。靜則使人多眠。或踡臥而眠。或終日不言而眠。均屬直中表症。多眠是感邪深重。必見頭痛發熱。而鼻息氣粗。裏症多眠。因熱衝清道。神思昏昧。然必呼之卽醒。不若直中身冷鼻冷。聲息微怯。呼之不醒也。孝慈備覽

凡得汗後。脈靜身凉。而好睡者。病之愈候也。蘊要〇互見愈候。

短氣

傷寒短氣。何以明之。短氣者。氣短而不能相續者。是矣。似喘而非喘。若有氣上衝。而實非氣上衝也。喘者。張口擡肩。搖身滚肚。謂之喘也。氣上衝者。復裏氣時時上衝也。所謂短氣者。呼吸雖數。而不能相續。似喘而不喘。搖肩似呻吟。而無痛者。短氣也。經所謂短氣者衆。實爲難辨之證。愚醫莫識之。爲治有誤者多矣。要識其短氣之直者。氣急而短促。謂之氣短者是也。短氣有責爲虛者。有責爲實者。又有屬表。又有屬裏者。要當審視之。大凡

心腹脹滿而短氣者。邪在裏而爲實也。腹濡滿而短氣者。邪在表而作虛也。大抵短氣爲實。金匱要略曰。短氣不足以息者。實也。又水停心下。亦令短氣。金匱要略曰。食少飲多。水停心下。微者短氣。卽此觀之。短氣之由亦衆矣。必審其形候。使的而不惑。必審其邪氣在表裏之不差。隨症攻之。了無不愈者矣。明理

動氣

傷寒動氣。何以明之。動氣者。爲築築然動於腹中者是矣。藏氣不治。隨藏所主。發泄於臍之四傍。動跳築築然。謂之動氣。難經脾內證。當臍有動氣。經特曰。臍之四傍動氣。不可汗下。獨不言脾候。當臍有動氣者。以脾者中州。爲胃以行津液。發汗吐下。猶先動脾。況脾家發動氣者。詎可動之也。所以特不言之也。傷寒所以看外證爲當者。蓋不在脈之可見。必待問之可得者。發汗吐下。務要審諦。舉此動氣類可知矣。明理

戰慄 戰汗。詳見少陽病篇中。

傷寒戰慄。何以明之。戰慄者。形相類而實非一也。合而言之。戰慄非二也。析而分之。有內外之別焉。戰者。身爲之戰搖者是也。慄者。心戰是也。戰之與慄。內外之診也。昧者通以爲戰慄也。通爲戰慄。而不知有逆順之殊。經曰。胃無穀氣。脾濇不通。口急不能言。戰而慄者。卽此觀之。戰之與慄。豈不

異哉。戰之與振。振輕而戰重也。戰之與慄。戰外而慄內也。戰慄者。皆陰陽之爭也。傷寒欲解將汗之時。正氣內實。邪不能與之爭。則便汗出。而不發戰也。邪氣欲出。其人本虛。邪與正爭。微者爲振。甚者則戰。戰退正勝而解矣。經曰。病有戰而汗出。因得解者。何也。其人本虛。是以發戰者。是也。邪氣外與正氣爭則爲戰。戰其愈者也。邪氣內與正氣爭。則爲慄。慄爲甚者也。經曰。陰中於邪。必內慄也。表氣微虛。裏氣不守。故使邪中於陰也。方其裏氣不守。而爲邪中於正氣。正氣怯弱。故成慄也。戰者正氣勝。慄者邪氣勝也。明理

振

傷寒振者。何以明之。振者。森然若寒。聳然振動者。是也。傷寒振者。皆責其虛寒也。至於欲汗之時。其人必虛。必蒸蒸而振。卻發熱汗出而解。振近戰也。而輕者爲戰矣。戰爲正與邪爭。爭則爲鼓慄而戰。振但虛而不至爭。故止聳動而振也。下後復發汗振寒者。謂其表裏俱虛也。亡血家發汗。則寒慄而振者。謂其血氣俱虛也。諸如此者。止於振振聳爾。其振振欲擗地者。有身爲振振搖者。二者。皆發汗過多。亡陽經虛。不能自主持。故身爲振搖也。又非若振慄之比。明理

厥

熱厥。互見陽明病。

五六日間。手足逆冷者。此名厥也。厥者。逆也。陰陽不相接。手足逆冷也。陽氣衰而陰氣盛。陰勝於陽。故陽脈爲之逆不通。手足所以逆冷也。傷寒熱多厥少者。其病當愈。厥多熱少者。其病爲進。然有冷熱二證。當子細辨認之。熱厥。白虎承氣。冷厥。四逆理中。通脈四逆。當歸四逆加茱萸生薑湯。白通加猪膽湯。可選用之。冷厥者。初得病者。便四肢逆冷。脈沈微而不數。足多攣臥而惡寒。或自引衣蓋覆。不飲水。或下痢清穀。或清便自調。○活人。此云。或小便數。　外證多惺惺而靜。脈雖沈實。按之遲弱。知冷厥也。其熱厥者。初中病。必身熱頭痛。外別有陽證。至二三日。○活人。此云。乃至四五日。　方發厥。厥至半日卻身熱。○活人。此云。蓋熱氣深。則方能發厥。須在二三日後也。若微厥即發熱者。熱微故也。　脈雖沈伏。按之滑。○元戎引張翼云。其伏熱在內而厥者。脈雖沈伏。按之至骨。宜來數也。　此爲裏有熱。○活人。此云。其人或畏寒。　或飲水。或揚手擲足。煩躁不得眠。大便祕。小便赤。外證多昏憒者。知其熱厥也。逼眞子括要。○治例。引高保衡。

孫兆云。陽病極熱而厥。畢竟脈緊。外證須狂語揚衣被也。陰厥。按之脈沈遲而形靜也。　高保義云。寒厥。則證多靜而了了。脈雖伏若實。按之遲而弱也。熱厥。外證多昏塞。脈雖伏若實。按之須挾數而有力也。元戎。

手足逆冷。皆屬厥陰。不可下。亦不可汗。有須下證者。謂手足雖逆冷。或有溫時。手足雖逆冷。而手足掌心必暖。非正厥也。故可消息汗下也。總病。

或曰。人之手足。乃胃土之末。凡脾胃有熱。手足必熱。脾胃有寒。手足必冷。

理之常也。惟傷寒乃有厥深熱亦深。厥微熱亦微之論。何耶。曰。冒寒則手足寒。冒熱則手足熱。此病之常也。若夫極則變。不可以常道拘也。蓋亢則害。承乃制。火氣亢極。反兼水化。故有此象耳。陰陽反覆。病之逆從。未可以常理論也。凡經言厥逆。厥冷。厥寒。手足寒冷等語。皆變文耳。不可以論輕重。若言四肢則有異。亦未可純為寒證。〇此二句不妥。 若厥冷直至臂脛以上。則為眞寒無疑矣。急用薑附等藥溫之。少緩則難療矣。謂其寒上過乎肘。下過乎膝。非內有眞寒。達於四肢而何。然更當與脈并所兼之證參之。庶乎其無誤也。凡看傷寒。不可以厥逆便斷為寒。必須以脈兼證參之。方知端的。如手足厥逆。兼之以腹痛腹滿。泄利清白。小便亦清。口不渴。惡寒戰慄。面如刀刮。皆寒證也。若腹痛後重。泄利稠粘。小便赤澁。渴而好飲。皆熱證也。宜詳審之。六書

凡厥逆可下者。內有燥屎也。必以手按病人臍腹。或鞕或滿。或痛者。是也。甚者。手不可近。或按則叫痛者。有燥屎也。若腹中轉氣下失。屁出極臭者。有燥屎也。或遶臍刺痛者。有燥屎也。蘊要

傷寒血證。亦有四肢發厥。以至昏迷悶絕者。此又不可不知。總括

足冷手不冷者。下焦衛氣不溫也。 有下元素虛之人。病傷寒中風。惡寒發熱。但陽縮足冷者。當從夾陰例治。 亦有兩手逆冷。而兩足熱厥如火

者。此陰氣衰於下。陽氣衰於上。陰陽否隔之兆也。緒論○案此熱厥之厥。可疑。

踡臥

踡者。曲縮不伸者是也。皆陰寒之極。須在陽經。見是證者。然有表症。亦用溫經之劑。桂枝附子是已。况在三陰裏寒下利厥逆者乎。四逆之類。奚可缺哉。若有陰無陽者。爲不治。證類

踡臥。何以寒症。答曰。踡臥者。手足踡而不伸也。卽諺云縮脚臥。是也。熱則手足舒暢。豈有踡臥之理。惟寒有之。今人冬月獨寢。若寒極則踡臥。天氣稍暖。則手足稍舒。必揭被露胛。何有踡臥。故見踡臥。卽是寒症無疑矣。又問曰。陽經表症亦有踡臥者。寒耶熱耶。答曰。陽經有踡臥者。表中寒深也。須大發表。何以別之。若有頭疼發熱。及諸表症。乃是陽經踡臥。葢陰經踡臥。則外無一毫症。以別之耳。五法

筋惕肉瞤 治方。見兼變中。詳治虛乏。

傷寒筋惕肉瞤。何以明之。傷寒頭痛身疼惡寒發熱者。必然之證也。其於筋惕肉瞤。非常常有之者。必待發汗過多亡陽。則有之矣。内經曰。陽氣者。精則養神。柔則養筋。發汗過多。津液枯少。陽氣太虛。筋肉失所養。故惕惕然而跳。瞤瞤然動也。明理

若不因汗下。始病便見筋惕肉瞤者。必元氣久虛。或失血房勞後。及新產

感冒。致有是證。若誤用表藥。必無生理。緒論

若不因汗之過多。而其人筋脈惕惕動跳者。此人素稟血少。邪熱摶於血脈之中。火主動惕也。曾治一人傷寒。不經發汗。七八日筋脈動惕。潮熱尤甚。其肉不瞤。大便祕結不行。小便赤澀。以手按臍傍鞕痛。此有燥屎也。以加味大柴胡湯。下之而愈。又一人傷寒十餘日。曾三次發汗過多。遂變肉瞤身振搖。筋脈不惕。此汗多氣血俱虛也。以加味人參養營湯二劑而愈。又一人汗後。虛煩不得眠。筋惕肉瞤。內有熱。以加味溫膽湯。治之而愈。大抵在審詳虛實。而治之也。蘊症

循衣摸床

循衣摸床撮空。多是大虛之候。乃精神耗散。不能主持也。不問傷寒雜病。以大劑補之。多有生者。傷寒論云。循衣摸床。惕而不安。微喘直視。脈弦者生。濇者死。此乃以脈之弦濇。辨胃氣之存亡。緣脈弦則迢迢而長。知其胃氣尚在也。故可以大承氣下之而愈。然亦危極矣。必脈實症實者。方可行之。西塘感症

舌卷囊縮

扁鵲曰。病舌捲囊縮者死。孫眞人謂陰陽易病。卵縮入腹。則舌吐出者死。凡囊縮有熱極而縮者。亦有冷極而縮者。要在詳辨治之。凡熱極者。有可

下。冷極者。宜急溫之。大抵下之宜大承氣湯。溫之宜附子四逆加吳茱萸湯也。幷艾灸關元氣海。葱熨等法救之。蘊要

傷寒傳至厥陰。邪熱內伏。陽氣不得外通。所以經脈縮急。反有似乎陰寒之狀。以肝主諸筋故也。故凡舌卷囊縮。從三陽熱證傳至厥陰。而見此證者。乃肝氣燔灼。木受火困。而不得舒緩。爲熱極危殆之候。男子則囊縮。婦人則乳頭縮也。若始病無熱。便厥冷無脈。而見此證。乃厥陰虛寒。內則經脈失養。而引急不能舒。外則肢體踡曲。而下部不溫。乃肝氣垂絕之候。緒論

問曰。舌踡囊縮。何以是傳經厥陰症。答曰。肝主周身之筋。熱邪內灼。則津液枯。不能榮養於筋。故舌踡而囊縮。宜急下之。又問曰。直中症。亦舌踡囊縮。何也。答曰。直中於寒。陽氣衰微而斂縮。此冬令萬物閉藏之象。今內熱消爍。此夏令津液乾枯之象。且直中症。脈必沈遲。或見下利清穀。口鼻氣冷。諸寒症。邪傳厥陰。必煩滿消渴之極。或脣焦口燥。身如枯柴。形情大不相同。且直中症。舌雖短縮而潤澤。邪傳厥陰。則舌斂束如荔枝。必然焦燥。毫無津液。心悟○以上二說。並本五法加詳。彼云。熱主舒。寒主斂。定理也。直中陰盛陽衰。陽衰則不能溫其下。故囊縮。

寒深舌捲者囊附。熱深舌捲者連根。剝換由尖及內。症可漸平。四圍傍腿留中。胃敗變至。醫級

直視

直視者。視物而目精不轉動者。是也。若目精轉者。非直視也。水之精為志。火之精為神。目者。心之使也。神所寓焉。肝之外候也。精神榮焉。傷寒目直視者。邪氣擁盛。冒其正氣。使神智不慧。藏精之氣。不上榮於目。則目為之直視。傷寒至於直視。為邪氣已極。證候已逆。多難治。　直視為不治之證。目中不了了。為可治之候。二者形證相近。其為工者。宜熟視之。明理

遺溺

凡遺尿者。小便自出而不知也。大抵熱盛神昏。遺尿者。可治也。若陰症下寒。逆冷遺尿。脈沈微者。多難治。蘊要

脣甲青

問曰。脣甲青。何以是直中寒症。答曰。指得血而握。脣得血而赤。今寒中之。致血凝滯不能濡潤。脣甲則青。況色之赤者為熱。青者為寒。故脣甲青為直中寒症。急溫之無疑。又曰。陽厥亦脣甲青。何以別之。答曰。陽厥熱深也。熱極反厥也。然脣甲似青。實非青色。乃紫黑色也。脣雖紫。口必渴。與之以水則能飲。啓脣視之。咽喉如煤。指甲雖紫。必尚微溫。若直中者。脣青而口和。甲青而厥逆。寒熱之別。相隔千里。又烏得以熱而為寒乎。五法

若熱毒流入於裏而為熱厥。則脣甲亦青。但青中必帶深紫。與陰寒之青黑不同。試觀產婦。以舌青驗子死。脣青驗母死。則知青黑為陽氣竭絕。不

得與青紫渾稱也。緒論

死證

溫病下利。腹中痛甚者死。不治。　厥逆汗出。脈堅彊急者生。虛緩者死。溫病二三日。身體熱。腹滿。頭痛。食飲如故。脈直而疾者。八日死。四五日。頭痛腹痛而吐。脈來細彊。十二日死。八九日。頭不疼身不痛。目不赤色不變。而反利。脈來牒牒。按之不彈手時大。心下堅。十七日死。　熱病七八日。脈不軟一作喘不散一作數者。當瘖。瘖後三日。溫汗不出者死。　熱病七八日。其脈微細。小便不利。加暴口燥。脈代。舌焦乾黑者死。　熱病已得汗。常大熱不去者亦死。脈經○按此諸證。有難得其解者。然原文與靈樞熱病篇所敘死證錯綜。要是屬古說。仍姑存之。

傷寒頭痛。脈短濇者死。熱病腹鞕常喘。而熱不退者死。多汗脈虛小者生。鞕實者死。巢源

汗出如油。口噤肉戰。呻吟喘促者死。　發斑先赤後黯。面色黧晦。不治。發斑大便自利。不治。　發黃而變黑。不治。　張口出氣。乾嘔。骨骸熱痛者逆。咳逆不止者不治。　頭汗內外關格。小便不利。此爲陽脫。不治。　腹大滿而下泄。不治。○按出靈樞。　若脈洪緊而滑。尤可慮。　四肢厥逆。臍下絞痛石硬。眼定者逆。總括

如發散之時。用藥一二劑。汗不得來。就是踄手之病。或大汗不解。復反大

熱。是謂汗後不解之症。終必難治。至若汗後。宜平脈和。脈不和緩。而勢力反硬者。後必變重。又有汗後大熱不靜。脈勢短數。躁亂不寧。舌無津液。其人七日當戰。戰不過而死。又有脈勢虛大。大而無力者死。又有脈勢散亂者死。脈無根蒂者死。又有手診脈時。抽撤不定者死。又有手診脈。強硬翻動者死。呃逆不止者死。氣急痰喘者死。下後脈大譫語者死。凡此死症。不可枚舉。（繩墨）

愈候

易愈之病。取於神則神清。取於色則色澤。取於聲則音長。取於體則身輕。取於皮則膚潤。取於脈則和洪。皆一派不死之證。故曰生證也。若有如是之生證。忽然口噤不語。煩躁而甚。六脈停伏。宜謹察之。非變凶也。乃邪正交爭。生戰汗之候。為將愈之兆也。凡傷寒渴者。多陽證易愈。若忽然飲多。尋常消散無停。知釀汗而作解也。傷寒多不能食。若忽然能食。且脈浮。知胃和邪還於表。而作解也。若不即解者。陰陽未得其時也。子時得之。午時必解。陽濟陰生而解也。午時得之。子時必解。陰從陽化而解也。（金鑑）

凡疫邪留於氣分。解以戰汗。留於血分。解以發斑。氣屬陽而輕清。血屬陰而重濁。是以邪在氣分。則易疎透。邪在血分。恆多膠滯。故陽主速。而陰主遲。所以從戰汗者。可使頓解。從發斑者。當圖漸愈。（溫疫論〇類編云。戰汗亦有未能頓解者。發斑亦有不待漸愈。）

而便脫然者。未可概論。

傷寒多日。忽覺渾身癮疹。發越而痒。此乃用藥中病。陰陽分別。榮衛流行。病氣自毛竅中出。他病亦然。小兒驚風發熱將產。亦如是。總括

發痒。乃陽氣初回之象。非風非血燥也。入門

久不得寐。一旦欲寐。別無餘病。此爲陰陽和而愈也。要訣

有大汗大下之後。邪氣已退。正氣已復。身涼脈微。鼾息酣睡。此吉兆也。明條

傷寒廣要卷四

東都丹波元堅亦柔撰

太陽病

桂枝湯證

凡桂枝湯證。病者常自汗出。小便不數。手足溫和。或手足指。稍露之則微冷。覆之則溫。渾身熱微煩。而又憎寒。始可行之。若病者。身無汗。小便數。或手足逆冷。不惡寒。反惡熱。或飲酒後。愼不可行桂枝湯也。總病

取汗法

凡發汗。須如常覆腰以上。厚衣覆腰以下。以腰足難取汗故也。半身無汗。病終不解。凡發汗後。病證仍存。於三日內。可二三發汗。令腰脚周遍爲度。總病

取汗。在不緩不急。不多不少。緩則邪必留連。急則邪反不盡。汗多則亡其陽。汗少則病必不除。金鑑

夫大汗將出者。愼不可恨其煩熱。而外用水瀝及風涼。制其熱也。陽熱開發將欲作汗而出者。若爲外風涼水瀝所薄。則怫熱反入於裏。而不能出泄。病多危極而死矣。亦不可恨其汗遲。而厚衣壅覆。欲令大汗快而早出也。怫熱已甚。而鬱極迺發。其發之微則順。甚則逆。順則發易。逆則發難。病已怫熱作發。而煩熱悶亂。更以厚衣壅覆太過。則陽熱暴然太甚。陰氣轉衰。而

正氣不榮。則無由開發。即燥熱喘滿。危而死矣。直格

汗難出證汗後熱不除。

傷寒欲得汗。與麻黃湯數劑。而汗不出者。不治。熱病脈躁盛。而不得汗。諸陽之極。亦不治。二者蓋眞病也。亦有寒熱而厥。忽兩手或一手無脈。是猶重陰欲雨之時。必濈濈然大汗而解。其或投藥無汗。而脈不至者。亦不可活也。是可以容易談哉。雖然。諸虛少血。津液中乾。亦不能作汗。病人有挾宿恙。如痰飲癥癖之類。又隔汗而不能出也。少血者。養血以汗之。痰癖者。開關散氣以汗之。是爲活法。若夫汗出如油。喘而不休。未有能生者也。總括

汗後熱不止。必有所因。或因冷食不化。或因汗後強進粥湯。或汗後更冒虛風。或動起不甯。或勞心惱怒。皆足以致熱也。　凡服麻黃重劑不得汗。後必嘔血或衄。亦有下如豚肝而死者。以營血受傷故也。緒論○汗後死證。見前卷死證中。

桂枝湯變諸方

古今錄驗。療中風傷寒。脈浮。發熱往來。汗出惡風。頸項強。鼻鳴乾嘔。陽旦湯主之方。

大棗十二枚擘　桂枝三兩　芍藥三兩
生薑三兩　甘草三兩炙　黃芩二兩

右六味。㕮咀。以泉水四升。煮取二升。分四服。日二。外臺○案千金陽旦湯。即桂枝湯本方。其加黃芩乾薑者。

名陰旦湯。

和解湯。治血氣虛弱。外感寒邪。身體疼倦。壯熱惡寒。腹中疞痛。鼻塞頭昏。痰多欬嗽。大便不調。

白芍藥　桂（各三分）　厚朴　甘草

乾薑　白朮（各一兩）　人參　茯苓（各一兩半）

右爲麤末。每服二錢。水一盞。生薑三片。棗一個。煎至六分。去滓溫服。不拘時。（十便。引雞峯方。）

黃芪建中加當歸湯

黃芪（蜜炙）　當歸（洗去蘆薄切焙乾秤各一兩半）　白芍藥（三兩）

桂（一兩一分去麤皮不見火）　甘草（一兩炙）

右麤末。每服五錢。生薑三片。棗一個。水一盞半。同煎至八分。去滓。取七分清汁。日三服。夜二服。尺脈尚遲。再作一劑。（本事）

昔有鄉人丘生者。病傷寒。予爲診視。發熱頭疼煩渴。脈雖浮數而無力。尺以下遲而弱。予曰。雖麻黃證。而尺遲弱。仲景云。尺中遲者。營氣不足。血氣微少。未可發汗。予於建中湯加當歸黃芪令飲。翌日脈尚爾。其家煎迫。日夜督發汗藥。言幾不遜矣。予忍之。但只用建中調營而已。至五日。尺部方應。遂投麻黃湯。啜第二服發狂。須臾稍定。略睡已得汗矣。信知此事是難是難。仲景雖云不避晨夜。卽宜便治。醫者亦須顧其表裏虛實。待其時日。若不循次第。暫時得安。虧損五臟。以促壽限。何足責也。同上

方龍潭本草切要。治傷寒裏虛表實。行發散藥。邪汗不出。身熱煩躁。六脈空數。用

黃耆一兩　桂枝三錢　白芍藥
人參各三錢　甘草八分　柴胡一錢五分

加生薑三片。黑棗二箇。水煎服。本草彙言○案此方。先君子去人參。名桂耆湯。專治桂枝證人虛者。有效。故敍于玆。

嘔者。不宜用桂枝湯。合於本方。加半夏一錢。添薑煎。此非合病之嘔。係傷寒雜病。卽非正傷寒。故可用也。風寒二證。理當發汗。而其人虛不可汗者。宜桂枝湯。加黃耆半錢。要訣

葛根湯變諸方

延年秘錄。解肌湯。主天行病二三日。頭痛壯熱者方。

乾葛四兩　麻黃三兩去節　芍藥二兩　黃芩二兩
甘草一兩炙　大棗十二枚擘　桂心一兩

右七味。切。以水八升。煮取二升半。去滓。分三服。得汗愈。忌海藻菘菜生葱等。蔣孝璋處。外臺　和劑名葛根解肌湯。　千金解肌湯。於本方。去桂心肘後葛根解肌湯。古今錄驗水解散。活人知母桂心湯。皆同類方也。

沃雪湯。治傷寒溫疫溼疫熱疫。

蒼朮　乾薑炮　甘草炙各六兩　防風

乾葛　厚朴制炒　芍藥各四分

右爲剉散。每服三錢半重。水兩盞。煎七分。去滓服。三因

柴葛解肌湯○原文主證不確。今屬刪卻。

柴胡　乾葛　甘草　黃芩

芍藥　羌活　白芷　桔梗

無汗惡寒甚者。去黃芩。加麻黃。水二鍾。薑三片。棗二枚。槌法。加石膏末一錢煎之。熱服。六書○此方有柴胡。然以解肌爲主。故次于茲。

麻黃湯變方

五積散。余家舊方。博濟亦載。小有不同。

蒼朮二十兩　桔梗十兩　陳橘皮六兩　白芷

甘草各三兩　當歸二兩　川芎一兩半　芍藥

白茯苓　半夏湯洗各一兩　麻黃春夏二兩秋冬三兩　乾薑春夏一兩半秋冬二兩

枳殼麩炒去穰四兩以後三味別擣和　肉桂春夏三兩秋冬四兩　厚朴二兩薑汁炙

右前十二味。爲麄末。分作六服。大鍋內緩火炒令微赤。香熟卽止。不可過焦。取出。以淨紙藉板牀上。晾令冷。入後三物。和之和氣。○二字。活人。作入瓷合盛。似是。

每服三錢。加薑棗。煎至六分。去滓服。蘇沈和劑如傷寒時疫。頭痛體疼。惡風發熱。項背強痛。入葱白三寸。豉七粒。同煎。 易簡。生料五積散。治感冒風寒。肩背拘急。發熱頭疼。或爲寒溼所搏。一身凜然。急用此藥。以被蓋。汗出即愈。 要訣云。若的是傷寒。有惡寒無汗等證。可用五積散熱服。厚被覆之取汗。有初得病。太陽證具。但寒而未即熱。五積散發汗。丹溪心法附餘云。此藥氣味辛溫。發表溫中。開鬱行氣。有殊功。去寒溼之聖藥也。予嘗以防風通聖散。爲瀉熱燥之藥也。生料五積。爲散寒溼之藥也。○案此方功用。蘇沈原云。傷寒手足逆冷。虛汗不止。脈沈細。面青嘔逆。又云。內外感寒。脈遲細沈伏。手足冷。毛髮恂慄。傷寒裏證之類。活人書。有人參。亦云。治陰經傷冷。脾胃不和。及感寒邪。並似證方不相叶。仍不取也。

大青龍湯變諸方

古今錄驗。知母解肌湯。療溫熱病。頭痛骨肉煩疼。口燥心悶者。或是夏月天行毒。外寒內熱者。或已下之。餘熱未盡者。或熱病自得痢。有虛熱煩渴者。方。

麻　黃二兩去節　知　母三兩　葛　根三兩

石　膏三兩　甘　草二兩炙

右五味。切。以水七升。煮取三升。分爲三服。小品同。外臺 聖惠。治時氣一日。壯熱。心神煩躁。頭痛。四肢不利。葛根散。於本方。去知母。加赤芍藥。黃芩。大青。入薑棗煎。熱服。衣覆出汗。

深師石膏湯。療傷寒病已八九日。三焦熱。其脈滑數。昏憒。身體壯熱。沉重拘攣。或時呼呻而已攻內。體猶沉重拘攣。由表未解。今直用解毒湯則攣急不差。直用汗藥則毒因加劇。而方無表裏療者。意思以三黃湯。以救其內。有所增加。以解其外。故名石膏湯方。

石膏　黃連　黃檗　黃芩各二兩

香豉二升綿裹　梔子十枚擘　麻黃三兩去節

右七味。切。以水一斗。煮取三升。分爲三服。一日幷服出汗。初服一劑小汗。其後更合一劑。令兩日服。常令微汗出。拘攣煩憒卽差。得數行利。心開令語。毒折也。忌豬肉冷水。外臺　六書。名三黃石膏湯。

止汗法 互見餘證篇。當參。

汗出不止。將病人髮按在水盆中。足冷于外。用炒麥麩皮。糯米粉。龍骨。牡蠣。煅。爲末和勻。周身撲之。其汗自止。赤水○此本出六書。彼方。有藁本。防風。

撲粉

龍骨　牡蠣　糯米各等分爲末

服發汗藥。出汗過多者。以此粉撲之。汗多有亡陽之戒。故用龍骨牡蠣之澀以固脫。入糯米者。取其粘膩云爾。乃衞外之兵也。醫方考○案此方。本出入門。

少陽病（此篇。當在陽明後。今遵經於大陽篇。載有柴胡諸條之例。敢次于斯。以便檢考。）

小柴胡湯論（人參宜否）

傷寒諸方。惟小柴胡爲用最多。而諸病屢稱述之。蓋以柴胡半夏。能利能汗。凡半表半裏之間。以之和解。皆可用也。抑不知小柴胡。非特爲表裏和解設。其於解血熱。消惡血。誠有功焉。蓋傷寒發熱。一二日間。解撤不去。其熱必至於傷血。不問男女皆然。小柴胡湯內有黃芩柴胡。最行血熱。所以屢獲奇功。予每見後學數輩。療治傷寒。輒用當歸。其意蓋爲調血計。不思一滯中脘。二動痰涎。三壞胃氣。而血熱又非當歸之所能除。惑之甚矣。否則熱入血室。張氏特以小柴胡主之。何哉。然而學者亦不可以輕心而用小柴胡也。脈之不審。證之不詳。縱橫泛應。執小柴胡以爲公據。脫遇浮熱似陽。其不誤人性命。幾希矣。甚者。僅以小柴胡收效一二。而乃不遵格法。輕用小柴胡。立意一差。禍不旋踵。吁可畏哉。（總括〇節錄。）

今世俗皆棄人參而不用。以爲穩當。乃盲醫不知虛實之故也。惟熱盛而邪實者。乃可去之。或有兼證之不相合者。亦可去也。若邪輕而正氣虛者。未可概去也。或邪氣雖盛。而正氣大虛者。亦當酌其去取也。（溯源集）

小柴胡湯。但人參一味。亦宜斟酌。若邪氣未退。不可輕用。（玉案）

小柴胡湯。脈不虛者。去人參。（西塘感症）

余用小柴胡。往往減參。且瘟疫原不宜於參。說疫○滄州翁亦減參用。有案見于後。詳仲景之旨。妙在再煎。是藥性混和。不致住邪。然今人厭其繁難。不能不減去。

吳仁齋小柴胡湯加減法

小柴胡湯。近代名醫加減法。若胸膈痞滿不寬。或胸中痛。或脇下痞滿。或脇下痛。去人參。加枳殼桔梗各二錢。名柴胡枳殼湯。若胸中痞滿按之痛者。去人參。加瓜蔞仁三錢。枳殼桔梗各二錢五分。黃連二錢。名柴胡陷胸湯。○此二方。本出六書。詳見第八卷結胸中。

若脉弱虛發熱。口渴不飲水者。人參倍用。加麥門冬一錢五分。五味子十五箇。名參胡清熱飲。又名清熱生脉湯。○明條云。傷寒脉弦虛無力。或浮散。發熱煩躁。口渴不飲水者。此屬虛熱。去半夏。黃芩。倍加人參二錢。麥門冬一錢。五味子十四粒。名清熱生脈散。

若脉弦虛發熱。或兩尺且浮無力。此必有先因房事。或曾夢遺走精。或病中還不固者。宜加知母黃連各二錢。牡蠣粉一錢。名滋陰清熱飲。如有欬嗽者。更加五味子十一箇。 若脉弦虛發熱口乾。或大便不實。胃弱不食者。加白朮白茯苓白芍藥各一錢五分。名參胡三白湯。○更有一方。見于後。 若發熱煩渴。脉浮弦而數。小便不利。大便泄利者。加四苓散用之。名柴苓湯。○得效茈苓湯。治瘧。小柴胡合五苓散。 內熱多者。此名協熱而痢。加炒黃連一錢五分。白芍藥一錢五分。腹痛倍用。○撮要云。再加黃柏。名春澤湯。 若腹疼惡寒者。去黃芩。加炒白芍藥二錢。

桂一錢。名柴胡建中湯。若自汗惡風。腹痛發熱者。亦主之。〇案合小建中。本出要訣。錄于前卷譫語中。若心下痞滿發熱者。加枳實二錢。黃連一錢五分。〇案又更加桂枝。名加味柴胡桂枝湯。若血虛發熱。至夜尤甚者。加當歸身。川芎。白芍藥。各一錢五分。生地黃一錢。若口燥舌乾。津液不足者。去半夏。加栝蔞根一錢五分。麥門冬一錢。五味子十五粒。〇明條云。傷寒血虛發熱。至夜尤甚。加當歸二錢。芍藥。生地黃。麥門冬。各一錢。舌乾口燥。去半夏。加天花粉一錢。五味子十四粒，名柴胡養榮湯。若內熱甚者。錯語心煩不得眠者。加黃連。黃柏。山梔仁。各一錢。名柴胡解毒湯。〇案合黃連解毒。本出正傳。見次卷。明條。名柴胡三黃湯。若脈弦長。少陽與陽明合病而熱者。加葛根三錢。白芍藥二錢。名柴葛解肌湯。〇六書方既出。與此不同。若脈洪數無外症。惡熱內熱甚。煩渴飲水者。合白虎湯主之。名參胡石膏湯。蘊要〇柴胡白虎合方。詳見于後。

大小柴胡湯變諸方

治陽毒傷寒。四肢壯熱。心膈煩躁。嘔吐不止。宜服此方。

柴胡一兩　黃芩一兩　人參一兩
甘草一兩　麥門冬一兩　半夏半兩

右件藥。擣麤羅爲散。每服四錢。水一中盞。入竹葉二七片。生薑半分。煎至六分。去滓。不計時候溫服。聖惠　十便引。名人參飲子。　蘊要。人參竹葉湯。治過經煩熱不解。於本方。去半夏。生薑。若口苦心煩者。加炒黃連。

治熱病五日已得汗。毒氣不盡。猶乍寒乍熱。惛惛如醉。脇下牢痛。骨節疼痛。不能下食。舌本乾燥。口內生瘡。宜服柴胡飲子方。

柴　胡二兩　川升麻一兩半　赤芍藥一兩

黃　芩一兩半　甘　草一兩　枳　殼一兩半

麥門冬二兩　竹　葉二兩　梔子人一兩

右件藥。都細剉和勻。每服半兩。以水一大盞。入豉五十粒。葱白一莖。煎至五分。去滓。不計時候溫服。聖惠

治傷寒汗後。熱不除。進退發歇。身體溫溫。心神煩悶。口乾舌澀。不思飲食。宜服人參散方。

人　參一兩　犀角屑一兩　麥門冬一兩　柴　胡一兩

黃　芩一兩　川升麻一兩　玄　參一兩　赤茯苓一兩

地骨皮一兩　葛　根一兩　梔子人一兩　甘　草一兩

右件藥。擣麁羅爲散。每服四錢。以水一中盞。入生薑半分。煎至六分。去滓。不計時候溫服。聖惠○案本事。治邪熱客於經絡。肌熱痰嗽。人參散。蓋自此方出。

有十四日外。餘熱未除。脈息未復。大便不快。小便黃赤。或渴或煩。不能安睡。不思飲食。此邪氣未淨。正氣未復也。當量其虛實。調之用參胡芍藥湯。

人　參　芍　藥　柴　胡　黃　芩

知　母　麥門冬各一錢　生地黃一錢半　枳　殼八分

甘　草三分　生　薑三片

水二鍾。煎至八分。溫服。明條

治傷寒後虛煩。不得眠睡。心中懊憹。宜服此方。

甘　草半兩　梔子人半兩　黃　芩半兩

烏梅肉十四枚微炒　柴　胡一兩

右件藥。擣篩爲散。每服四錢。以水一中盞。入生薑半分。竹葉二七片。豉五十粒。煎至六分。去滓。不計時候溫服。聖惠　活人名梔子烏梅湯。

治傷寒後伏熱在心中。恍惚多驚。不得眠睡。宜服茵陳散方。

茵　陳半兩　犀角屑半兩　柴　胡一兩　茯　神一兩

赤芍藥一兩　麥門冬半兩　黃　芩半兩　梔子人半兩

甘　草半兩

右件藥。擣篩爲散。每服四錢。以水一中盞。入生薑半分。竹葉二七片。生地黃一分。煎至六分。去滓。不計時候溫服。聖惠

治壞傷寒日數多。後煩熱不退。煩赤口乾。宜服犀角散方。

犀角屑一兩　柴　胡三分　吳　藍三分　大　青一兩

川升麻一兩　烏梅肉三分　黃　芩三分　甘　草半兩

右件藥。擣篩爲散。每服五錢。以水一大盞。入竹葉三七片。煎至五分。去滓。不計時候溫服。聖惠○案此諸方。不敢爲本病設。然俱堪臨時酌用。因次于斯。

廣濟。療天行惡寒壯熱頭痛。大小便赤澀。不下食飲。柴胡湯方。

柴胡七分 茵蔯七分 大黃十二分別漬 升麻七分

梔子四枚擘 芒消四分湯成下 芍藥七分 黃芩十二分

右八味。切。以水四升。先漬藥少時。猛火煮取一升八合。分溫三服。服別相去如人行六七里。與一服。以快利爲度。第二服則利。更不須服之。忌熱食炙肉蒜粘食。外臺

少陽陽明合病。胃中燥實。大便難。潮熱譫語者。用大柴胡加芒消湯。

即大柴胡湯內。加芒消二錢。或三錢。明條

浙東運使曲出。道過鄞。病臥涵虛驛。召翁往視。翁察色切脈。則面戴陽。氣口皆長而弦。蓋傷寒三陽合病也。以方涉海。爲風濤所驚。遂血菀而神懾。爲熱所搏。遂吐血一升許。且脇痛煩渴譫語。爲投小柴胡湯。減薓。加生地黃。半劑。後候其胃實。以承氣下之。得利愈。醫史滄洲翁傳○案小柴胡加地黃。本出本事。見第十二卷婦人中。

柴胡清燥湯　下後或數下。膜原尚有餘邪。

柴胡 黃芩 陳皮

甘草 花粉 知母

薑棗煎服（温疫論）

柴胡養營湯

柴胡　黄芩　陳皮

甘草　當歸　白芍

生地　知母　天花粉

薑棗煎服。（温疫論○案此本六書柴胡百合湯。今去百合。人參。加歸。芍。花粉。）又清燥養營湯。於本方。去柴胡。黄芩。用地黄汁。加燈心煎服。

升陽散火湯。治有患人。叉手冒胸。尋衣摸床。譫語昏沈。不醒人事。俗醫不識。見病便呼爲風症。而因風藥誤人。死者多矣。殊不知肝熱乘於肺金。元氣虚不能自主持。名曰撮空證。小便利者可治。小便不利者。不可治也。

人參　當歸　柴胡　芍藥

黄芩　甘草　白朮　麥門冬

陳皮　茯神

水二鍾。薑三片。棗二枚。槌法。入金首飾煎之。熱服。（六書）康熙三年孟秋。余至渝州。一老人謝彦一。年五十餘。因感冒内傷。一醫以清暑益氣湯。漫加諸熱藥發汗。一劑而雙目俱瞽。昏沈不醒。復用滚痰丸。併水藥下之。其人遍身不熱。自下利清黑色。溏糞數十行。水穀不化。昏迷仰睡。手扯衣被尋衣摸床。且鄭聲喃喃不字語。請余視之。六脈微緩。非死脈也。胃氣尚存。此乃盛暑之日。而老年內傷。汗下非宜。中氣已虛。邪熱乘于肺經。必變神昏不語。余用升陽散火湯。內有小柴胡湯。散內外表裏之寒邪。又有五味異功散。麥冬當歸甘芍。補中益氣。和脾肺。一劑安睡。再劑甦甦。三日連進四劑。而諸證悉愈。述微

參胡三白湯 治傷寒過經不解。脈虛數。人弱發熱。或潮熱口乾舌燥者。

人參二錢半 白朮一錢半 軟苗柴胡三錢

白芍藥一錢半 白茯苓一錢半

右作一服。水二鍾。煎至一鍾。去柤溫服。若脈微弱。口乾心煩不安。加麥門冬一錢半。五味子十五箇。若心煩熱口苦。心下痞。加黃連一錢。枳實七分。若不得眠者。更加竹茹亦佳。蘊要

補中益氣湯

黃耆勞役甚者一錢 甘草炙已上各五分 人參去蘆 升麻

柴胡 橘皮 當歸身酒洗 白朮已上各三分

右件㕮咀。都作一服。水二盞。煎至一盞。去柤。早飯後溫服。如傷之重者。二服而愈。量輕重治之。內外傷辨惑論 傷寒挾內傷者。補中益氣湯。氣虛甚者。

少加附子。以行參芪之功。丹溪纂要○程氏醫彀。軒岐救正論。並有益氣湯加附治驗。因勞役內傷元氣。因重感寒。補中益氣湯加薑附。明醫指掌○江應宿亦云。補散加薑附。而先君子名薑附益氣湯。亦爲陰證陽稍回後。調理之劑。其效最著。

小柴胡合白虎湯諸方

有老妓金姓者。其嫂三月患頭痛身熱口渴。水瀉不止。身重不能反側。日漸昏沈。耳聾眼合。夢多亂語。嘉秀醫者歷試。視爲必死。予適吳江歸。便道過檇李。訪南溪吉泉二兄。吉泉兄以是證見詢。且言諸醫。有以補中益氣湯進者。有以附子理中湯進者。二藥已煎成未服。幸弟至。乞爲診之。六脉洪大。觀其色內紅外黑。口脣乾燥。舌心黑胎。不知人事。予曰。此疫證也。法宜清解。急以小白湯進之。猶可生也。若附子理中湯。殺之耳。安可用。南溪兄問。小白何湯也。予曰。小柴胡白虎湯。合而一之。是也。南溪兄謂。洩瀉昏沈如此。恐石膏不可用也。予曰。此挾熱下利。但使清陽上升。則瀉止熱退。而神氣自清也。服訖。夜半神氣甦醒。惟小水不利。熱渴不退。予思仲景法。謂渴而身熱不退。小水不利者。當利其小水。乃以辰砂六一散一兩。燈心湯調服之。兩帖而瘳。南溪兄曰。死生信乎命也。弟頃刻不至。必服理中湯。此婦不爲泉下人哉。赤水○又治文貴者案。與此相類。云。人徒見其大便作瀉爲漏底。不察瀉皆清水無糟粕者。爲熱極所致症。豈五苓散所能止哉。止則誤事。

○攖寧生醫案。有小柴胡加知母石膏。錄于陽明病中。

治傷寒頭痛壯熱。百節疼痛方。

柴胡 梔子仁 芍藥 知母各四兩
升麻 黃芩 大青 杏仁各三兩
石膏八兩 香豉一升

右十味。㕮咀。以水九升。煮取二升七合。分溫三服。若熱盛。加大黃四兩。千金 聖惠名柴胡散。方中有大黃。更入生薑煎。 活人名梔子仁湯。加甘草。亦入生薑。○此方與次方。似當入于前柴胡變方中。然以柴胡石膏同用。姑列于此。

治時氣數日不解。心煩躁渴。小腹脹急。臍下悶痛。宜服赤芍藥散方。

赤芍藥三分 知母三分 黃芩三分 玄參三分
麥門冬三分 柴胡三分 石膏二兩 甘草三分

右件藥。擣篩爲散。每服四錢。以水一中盞。入生薑半分。竹葉二七片。煎至六分。去滓。不計時候溫服。聖惠 又治熱病得汗後。餘熱不退。頭痛心煩。石膏散。於本方。去芍藥玄參。加人參犀角屑。入葱白兩莖。豉五十粒煎。 景岳柴胡白虎煎。治陽明溫熱。表邪不解等症。於本方。去芍藥。知母。玄參。生薑。

戰汗諸證 狂汗○戰慄振掉。見辨證篇中。陰證亦爲戰。見少陰病中。當參。

傷寒六七日。欲解之時。當戰而汗出。其有但心慄而鼓頷。身不戰者。已而遂成寒逆。似此證多不得解。何者。以陰氣內盛。正氣太虛。不能勝邪。反爲邪所勝也。非大熱劑。與其灼艾。又焉得而禦之。明理論〇蘊要。若不發戰。心慄鼓頷云云。須用大建中湯主之。

凡傷寒疫病戰汗者。病人忽身寒鼓頷戰慄。急與薑米湯熱飲。以助其陽。須臾戰定。當發熱汗出而解。或有病人惡熱。盡去衣被。逆閉其汗。不得出者。當以生薑豆豉紫蘇等。服過發之。有正氣虛不能勝邪。作戰而無汗者。此爲難治。若過半日。或至夜而有汗。又爲愈也。如仍無汗。而神昏脈漸脫者。急以人參薑棗煎服。以救之。又有老人虛人發戰而汗不行。隨卽昏悶。不知人事。此正氣脫而不復甦矣。明條

余見疫病。有五六次戰汗者。不爲害也。蓋爲邪氣深。不得發透故耳。又有二三次復舉者。亦當二三次作戰汗出而愈。同上

應汗而脈虛弱者。汗之必難戰。不得汗。不可強助。無汗卽死。當戰不得用藥。用藥有禍無功。要助其汗。多用薑湯。繩墨〇案續醫說。引王止仲文集云。一人病傷寒朞月。體兢兢而振。齒相擊不能成語。仲賓以羊肉斤許熟之。取中大臠。別用水煮。良久取汁一升。與病人服。須臾戰止。汗大出而愈。是亦勿藥助汗之法歟。

應下失下。氣消血耗。卽下欲作戰汗。但戰而不汗者危。以中氣虧微。但能降陷。不能升發也。次日當期復戰。厥回汗出者生。厥不回汗不出者死。以正氣脫。不勝其邪也。戰而厥回無汗者。眞陽尙在表氣枯涸也。可使漸愈。凡戰而不復。忽痓者必死。痓者。身如尸。牙關緊。目上視。凡戰不可擾動。但可溫覆。擾動則戰而中止。次日當期復戰。溫疫論

狂汗者。伏邪中潰。欲作汗解。因其人稟賦充盛。陽氣沖擊。不能頓開。故忽然坐卧不安。且狂且躁。少頃大汗淋漓。狂躁頓止。脈靜身凉。霍然而愈。同上

○類編曰。戰汗已屬欲解之候。然尚有戰而不得汗者。狂汗則不然。看來狂汗。未有不愈者。故不須服藥。所以無方。此竟係輕症。

病六七日候。至寒熱作汗之頃。反大躁擾。復得汗而解。蓋緣候至之時。汗已成而未徹。或者當其躁擾。誤用冷劑。爲害非輕。不可不審也。要訣

梔豉三黃湯變諸方

治傷寒得汗後。身熱未退。心神煩躁。宜服此方。聖惠○案卽係仲景梔子蘗皮湯。仍不錄。○柴胡梔豉合用方。既見上。

崔氏。若胃中有燥糞。令人錯語。正熱盛。亦令人錯語。若祕而錯語者。宜服承氣湯。通利而錯語者。宜服下四味黃連除熱湯。外臺

又前軍督護劉車者。得時疾三日。已汗解。因飲酒復劇。苦煩悶乾嘔口燥。呻吟錯語不得卧。余思作此黃連解毒湯方。

黃　連三兩　黃　芩　黃　蘗各二兩　梔　子十四枚擘

右四味。切。以水六升。煮取二升。分二服。一服目明。再服進粥。於此漸差。余以療凡大熱盛。煩嘔呻吟。錯語不得眠。皆佳。傳語諸人用之亦效。此直解熱毒。除酷熱。不必飲酒劇者。此湯療五日中神效。忌猪肉冷水。同上

肘後。治六七日熱極。心下煩悶。狂言見鬼。欲起走。　或大下後。或再三下後。熱勢尙甚。而不能退。本氣損虛。而脈不能實。擬更下之。恐下脫而

立死。不下之則熱極而死。寒溫諸藥。○宣明。作寒涼之藥。不能退其熱勢之甚者。或溼熱內餘。下利不止。熱不退者。或因大下後。溼熱。○宣明。作熱退。利不止而熱不退。脈弱氣虛。不可更下者。或諸溼熱內餘。小便赤澀。大便溏泄頻併。少而急痛者。必欲作痢也。通宜黃連解毒湯以解之也。直格 一人年踰五十。五月間。因房後入水。得傷寒證。誤過服熱藥。汗出如油。喘聲如雷。晝夜不寐。凡數日。或時驚悸發狂。口中氣自外出。諸醫莫措手。郭診之曰。六脈雖沈無力。然晝夜不得安臥。人倦則脈無力耳。細察之。尚有胃氣不滯。可治也。夫陽動陰靜。觀其不得安臥。氣自外出。乃陽證也。又誤服熱藥。宜用黃連解毒湯。衆皆危之。一服尚未效。或以爲宜用大青龍湯。郭曰。此積熱之久。病邪未退。藥力未至也。再服病減半。喘定汗止而愈。類案○案郭。謂白雲。○此湯。合小柴胡。既見于前。

婦人傷寒六七日。胃中有燥屎。大便難。煩躁讝語。目赤。毒氣閉塞。不得流通。宜瀉心三黃湯。總病

治熱病壅熱。大便不通。宜服三黃圓方。

黃　連一兩　川大黃一兩　黃　芩一兩

右件藥。擣羅爲末。鍊蜜和圓如梧桐子大。每服不計時候。以溫水下三十圓。聖惠○案此本千金消渴中方。

張文仲。療天行。若已五六日不解。頭痛壯熱。四肢煩疼。不得飲食。大黃湯方。

大　黃半兩　黃　連半兩去毛　黃　檗半兩　梔　子半兩擘

右四味。切。以水八升。煮取六七沸。內豉一升。葱白七莖。煮取三升。分三服。此許推然方。外臺〇案附後。千金。並同。　雲岐子保命。治傷寒汗下後。熱結胸中。大便澀微。小便赤者。黃連梔子湯。於本方。去黃檗。加黃芩。不用葱豉。

涼膈散。一名連翹飲子治傷寒半入於裏。下證未全。或復未愈者。或〇此六字。宣明。作下後二字。燥熱怫結於內。而煩心懊憹。不得眠者。及傷寒陽明胃熱發斑。下證未全者。或誤服煖藥過多。爲諸熱證。

連　翹一兩　山梔子　大　黃　薄荷葉去毛

黃　芩各半兩　甘　草一兩半　朴　硝一分

右爲粗末。每服二三錢。水一盞。蜜少許。或無蜜亦可。舊用竹葉。或亦不須。煎至七分。濾去滓。溫服。熱甚者。可服四錢。亦有可服一二十錢者。治咽喉。加桔梗一兩。荊芥穗半兩。直格〇案此方。本出和劑。有竹葉七片。又聖惠。治傷寒四日。脉浮而滑。腹滿口熱。舌乾而渴。大便不利。三黃散方。用黃芩梔子大黃竹葉朴硝五味。乃似此方之祖。　黃連清心湯。涼膈散加黃連。是也。三法六門　回春。有桔梗。云。加石膏知母。以解表裏之熱。最爲穩當。　西塘感症。去朴硝。加玄明粉。

導赤各半湯。治患傷寒後。心下不硬。腹中不滿。大小便如常。身無寒熱。漸變神昏不語或睡中獨語一二句。目赤脣焦。舌乾不飲水。稀粥與之則嚥。不與則不思。形如醉人。庸醫不識。而誤人者多矣。殊不知熱傳心。心火上而逼。所以神昏。

黃連　黃芩　甘草　犀角
麥門冬　滑石　山梔　茯神
知母　人參

水一鍾。薑棗煎之。加燈心一握。煎沸熱服。六書

紫雪

黃金百兩　寒水石三斤　石膏三斤　磁石三斤
滑石三斤　玄參一斤　羚羊角五兩屑　犀角五兩屑
升麻一升〇當一斤　沈香五兩　丁子香一兩　青木香五兩
甘草八兩炙

右十三味。以水一斛。先煮五種金石藥得四斗。去滓。後內八物。煮取一斗五升。去滓。取消石四升。芒消亦可用。朴消精者十斤。投汁中。微炭上煎。柳木篦攪勿住手。有七升。投在木盆中半日。欲凝。內成研朱砂三兩細研麝香當門子五分內中攪調。寒之二日。成霜雪紫色。病人強壯者。一服二分。當利熱毒。老弱人或熱毒微者。一服一分。以意節之。合得一劑。文

十年許用。大神妙。不同餘論。脚氣病。經服石藥。發熱毒悶者。服之如神。水和四分服。勝三黄湯十劑。外臺脚氣門。引蘇恭。○和劑。同此方。　又古今諸家散方中所載。无磁石滑石升麻。右十味。切以水三斗。煮取一斗。麝香一兩。餘同本方。云脚氣乳石。天行熱病等。服之若神。石膏下云。一用滑石。　千金翼。金一斤。丁香四兩。朴消四升。麝香半兩。无滑石。餘同。云強人服三分匕。老小以意增減。外臺宋校引。有滑石一斤。　邪火毒火。穿經入臟。無藥可治。此能消解。其效如神。方中黄金百兩。以飛金一萬頁代之尤妙。蘭臺軌範

紫雪。治發斑譫語蓄血。三陽症煩躁作狂氣喘。赤金。十兩 升麻。六錢 寒水石。石膏。各四兩八錢。 犀角。羚羊角。各一兩 玄參。一兩六錢 沉香。木香。丁香。各五錢 甘草。八錢 右以水五升。以赤金同升麻。先煮至三升。去金。入諸藥。同煎至一升。濾去滓。投朴消三兩二錢。微火煎熬。即成紫雪。玉案。○案本方。有石膏等品。似當隷白虎。然驗之最妙清膈。故附于此。

傷寒廣要卷五

東都丹波元堅亦柔撰

陽明病

陽證似陰諸候

手足逆冷。而大便秘。小便赤。或大便黑色。脈沈而滑。此名陽證似陰也。重陽必陰。重陰必陽。寒暑之變也。假令手足逆冷。而大便秘。小便赤。或大便黑色。其脈沈而滑者。皆陽證也。輕者白虎湯。重者承氣湯。（活人）

病人面紅舌白。狂言。渴欲飲冷。內煩躁擾。六脈浮數。陽證了然。却有面不紅。而不甚語言。微有燥渴。而嗜臥不煩。身體微厥。六脈微細。若陰證俱備。而不然者。面雖不紅。不甚言語。問答之間。精神面色。藴而不散。雖不甚渴。却自喜冷。昏睡。力喚之精神自定。身雖微厥。手足指尖反常溫煖。脈雖微按之實數。初無間斷。若小腹堅硬。大便數日不通。胸中痞悶。以手按之則疼。此因失下。陽證如陰。諦矣。經曰。三陰其反如何。曰。脈至而從。按之鼓甚而盛也。此陰中伏陽之脈。正合此也。（永類）

夫陽證似陰者。乃火極似水也。蓋傷寒熱甚。失于汗下。陽氣亢極。鬱伏於內。反見勝己之化於外。故身寒逆冷。神氣昏昏。狀若陰症也。大抵脣焦口燥。能飲水。大便秘鞕。小便赤澁。設有稀糞水利出者。此內有燥屎結聚。乃傍流之物。非冷利也。再審有屁極臭者。是也。其脈雖沈。按之必滑有力。或時躁熱。不欲衣被。或揚手擲足。或譫語有力。此陽症也。蓋此與陽盛拒陰亦同。王太僕所謂。病人身寒厥冷。其脈滑數。按之鼓擊於指下者。非寒也。此名陽盛拒陰也。要在審諦而已。蘊要○案至眞要大論云。帝曰。諸陰之反。其脈何如。岐伯曰。脈至而從。按之鼓甚而盛也。次注云。形證是寒。按之而脈氣鼓擊於手下盛者。此爲熱盛拒陰而生病。非寒也。

傷寒外編云。病在三陰。皆有下利腹痛。厥逆躁渴。但屬於陽者。必先發熱頭痛。漸至脣乾舌燥。煩渴喜冷飲。面色光彩。語言清亮。手足溫煖。爪甲紅潤。身極易於轉側。呼吸出於自然。小便或赤或澁。脈來浮洪數大。此陽證也。至四五日後。傳進三陰血分。變出四肢厥冷。乍溫。或燥結。或下利。躁渴潮熱。自汗讝妄。揚手擲足。氣息喘急。小腹痛不可按。舌上胎厚而黃黑。甚則芒刺燥裂。脈沈而滑。皆三陽傳變之熱證。其或身寒逆冷。神氣昏昏。脈來沈實附骨。乃火極似水。緣陽邪失於汗下所致。雖身冷而不欲近衣。雖神昏而氣色光潤。雖腹痛必脹滿而喘急。不可按揉。下利傍流清水。小便黃赤。大便或秘或黑。厥逆亦不過肘膝。厥過卽發熱。厥深熱亦深也。此爲陽極似陰。不可誤認爲寒。而溫之。緒論○案傷寒外編。明呂復著。又以上三說。大略相同。然詳略互見。故倂存之。次卷陰證似陽條亦同。

脈沈而細。或緩而長。來遲去疾。或六脈伏如脫狀。口反不渴。舌燥而短。身反不熱。手足反厥。神昏讝語。口目瞤動。如驚風狀。大便時解。或如爛桃色。或如清水。或不大便。人事不知。或歌或哭。身輕能自起立。或吐蚘。口苦或辣。小便赤而長。此假虛寒也。宜芩連石膏之類。甚則大承氣下之。直解

凡陽厥。手足厥冷。或冷過肘膝。甚至手足指甲皆青黑。劇則遍身冰冷如石。血凝青紫成片。或六脈無力。或脈微欲絕。以上脈證。悉見純陰。猶以爲陽證。何也。及審內證。氣噴如火。齦爛口臭。煩渴譫語。口燥舌乾。舌胎黃黑。或生芒刺。心腹痞滿。小腹疼痛。小便赤色。涓滴作痛。非大便燥結。卽大腸膠閉。非協熱下利。卽熱結傍流。以上內三焦。悉見陽證。所以爲陽厥也。粗工不察內多下證。但見表證脈體純陰。誤投溫劑。禍不旋踵。 捷要辨法。凡陽證似陰。外寒而內必熱。故小便血赤。凡陰證似陽者。格陽之證也。上熱下寒。故小便清白。但以小便赤白爲據。以此推之。萬不失一。溫疫論○案類編云。以小便赤白定陰陽。第語其常耳。陰症亦有小便黃赤者。此說本于要訣。旣見第二卷中。

陽極似陰。厥逆自利等證。但須審先前曾發熱頭痛。至四五日。或數日。而見厥利者。皆陽邪亢極。厥深熱深之證。急當清理其內。誤與溫藥必死。但清之有方。須知陽極似陰之證。其人根氣必虛。卽與救熱存陰。須防熱去寒起。間有發汗太過。而成亡陽之候。亦有攻下太過。而陰陽俱脫者。不妨稍用溫補。然脫去陽回。卽當易轍。不可過劑以耗其津。況此證。與眞陰受

病不同，醫通

白虎湯變治驗并方

錢仲昭患時氣外感三五日，發熱頭疼，服表汗藥，疼止熱不清，口乾脣裂，因而下之，遍身紅斑，神昏譫語，食飲不入，大便復祕，小便熱赤，脈見緊小而急。謂曰：此症全因誤治，陽明胃經表裏不清，邪熱在內，如火爍原，津液盡乾，以故神昏譫妄，若斑轉紫黑，即刻死矣。目今本是難救，但其面色不枯，聲音尚朗，乃平日保養腎水有餘，如旱田之側，有下泉未竭，故神雖昏亂，而小水仍通，乃陰氣未絕之徵，尚可治之。不用表裏，單單但一和法，取七方中小方，而氣味甘寒者用之，惟如神白虎湯一方，足以療此。蓋中州元氣已離，大劑、急劑、複劑，俱不敢用，而虛熱內熾，必甘寒氣味方可和之耳。但方雖宜小，而服藥則宜頻，如饑人本欲得食，不得不漸漸與之，必一晝夜頻進五七劑，爲浸灌之法，庶幾邪熱以漸而解，元氣以漸而生也。若小其劑，復曠其日，縱用藥得當，亦無及矣。如法治之，更一晝夜，而病者熱退神清，脈和食進，其斑自化。寓意草

四明虞吉卿，因三十外出疹，不忌猪肉，兼之好飲，作泄八載矣。忽患傷寒，頭痛如裂，滿面發赤，舌生黑胎，煩躁口渴，時發譫語，兩眼不合者七日，洞泄如注，較前益無度。余急往診，其脈洪大而數，爲疏竹葉石膏湯方，因其

有腹瀉之病。石膏止用一兩。病初不減。此兄素不謹艮。一友疑其虛也。云宜用肉桂附子。斂之以其言來告。余曰。誠有是理。但余前者按脈。似非此證。豈不數日。脈頓變耶。復往視其脈仍洪大而數。余曰。此時一投桂附。即發狂登屋。必不救矣。一照前方。但加石膏至二兩。斂之曰得毋與泄瀉有妨乎。余曰。熱邪作祟。此客病也。不治立殆。渠泄瀉已八年。非暴病也。治病須先太甚。急治其邪。徐并其夙恙除之。急進一劑。夜臥遂安。即省人事。再劑而前惡證頓去。不數劑霍然。但瀉未止耳。余爲疏脾腎雙補丸方。更加黃連。乾葛。升麻。以痧痢法治之。不一月瀉竟止。八載沈痾。一旦若失。廣筆記

深師。療傷寒下後。除熱止渴。五味麥門冬湯方。

麥門冬去心　五味子　人參

甘草炙　石膏碎各一兩

右五味。擣篩。三指撮。水一升二合。煮令沸。得四合。盡服。忌海藻菘菜。外臺

六書。如神白虎湯。治身熱渴而有汗不解。或經汗過。渴不解。脈來微洪。於本方。加知母。山梔。槌法。加淡竹葉。

治傷寒已汗下後。餘熱未退。頭痛口乾煩躁。宜服知母散方。

知母一兩　甘草半兩　石膏二兩

菰蔞根二兩　麥門冬一兩

右件藥擣篩爲散。每服四錢。以水一中盞。入生薑半分。粳米五十粒。竹葉二七片。煎至六分。去滓。不計時候溫服。（聖惠）

應下脈證

治傷寒欲下之。切其脈牢。牢實之脈。或不能悉解。宜摸視手掌。濈濈汗溼者。便可下矣。若掌不汗。病雖宜下。且當消息溫煖身體。都皆津液通。掌亦自汗。下之卽了矣。（巢源）

脈朝夕駃者。實癖也。可下之。朝平夕駃者。非癖也。（○案此本出千金。）不可下。駃者。謂數脈六七至者也。若脈數一息八九至。眞不可下。若下之。則煩躁下利不止而死。凡數脈與皮毛相得。亦不可下也。　若下證悉見。而見四逆者。是失下後氣血不通便然。但手足微厥。掌心常溫。時復指梢溫。便下之。不可拘忌也。（○活人云。大抵熱厥。須脈沈伏而滑。頭上有汗。其手雖冷。時復指爪溫。須便用承氣下之。不可拘忌也。當參第四卷厥條。）　凡下症。小便不利。或尚少。未可攻之也。（總病）

不惡寒。反惡熱。手掌心并腋下濈濈汗出。胃中乾涸。燥糞結聚。潮熱。大便硬。小便如常。腹滿而喘。或譫語。脈沈而滑者。裏證也。裏證者。此屬陽明也。宜下之。　傷寒始發熱惡寒。今汗後不惡寒。但倍發熱而躁。始脈浮大。今脈洪實。或沈細數。（○案沈細數。恐非應下之診。攷朱氏此語。本之素問次注。引正理傷寒論。又總病云。或汗後脈雖遲。按之有方。活人又云。脈浮滑而數。蓋總病最爲切。）（鑑）始惺靜。今狂語。此爲胃實陽盛。再汗卽死。須下之卽愈。　亦有始得病。便變陽盛之證。須便下之。不可拘以日數。更有心胸連臍腹。大段疰悶。腹中疼。坐臥不安。冒悶喘急極者。亦不候他證。便下之。活人○案此本于總病。殊爲明約。大抵下藥。必切脈沈實。或沈滑沈疾有力者。可下之也。再以手按臍腹鞕者。或叫痛不可按者。則下之無疑也。凡下後不解者。再按臍腹有無鞕處。若有鞕處。手不可按。下不盡也。須再下之。蘊要

凡瘟疫宜下者。必陽明邪實於腑。而秘結腹滿。或元氣素強。胃氣素實者。方可下。若大便雖數日不行。而腹無脹滿。及大便無壅滯不通之狀。或連日不食。而臍腹坦然。軟而無硬。此陽明胃腑。本無實邪。切不可妄下以泄中氣。說疫

溫疫伏邪。傳入胃中。水穀得疫邪而蒸熱。疫邪附水穀而熾盛。上薰三陽。而陽經之證漸生。下陷三陰。而攻下之證又現。熱傷血分。或畜血。或斑疹。熱瘀水道。或溺閉。或發黃。熱傷神氣。則譫語狂亂。熱傷津液。則燥渴便硬。蜂起變症。皆因胃中疫熱而然。故善治者。宜急清其胃中之熱。胃熱一清。諸症悉愈。如釜底無薪。沸自不作。不煩揚湯之謂也。傷寒翼○案此云上薰三陽。蓋謂自汗惡熱等證。下陷三陰。即是邪實于裏者。

舌白胎漸變黃胎邪在膜原。舌上白胎。邪在胃家。舌上黃胎。胎老變爲沈香色也。白胎未可下。黃胎宜下。

舌黑胎邪毒在胃。薰騰於上。而生黑胎。有黃胎老而變焦色者。有津液潤澤。作軟黑胎者。舌上乾燥。作硬黑胎者。下後二三日。黑皮自脫。又有一種舌俱黑而無胎。此經氣。非下

證也。妊娠多見此。陰證亦有此。並非下證。下後裏證去。舌尚黑者。胎皮未脫也。不可再下。務在有下證方可下。舌上無胎。況無下證。誤下舌反見離離黑色者。危。急宜補之。

舌芒刺熱傷津液。此疫毒之最重者。急當下。老人微疫無下證。舌上乾燥。易生胎刺。用生脈散。生津潤燥。芒刺自去。

舌裂日久失下。血液枯極。多有此證。又熱結傍流。日久不治。在下則津液消亡。在上則邪火毒熾。亦有此證。急下之裂自滿。

舌短　舌硬　舌卷皆邪氣勝。眞氣虧。急下之。邪毒去。眞氣回。舌自舒。

白砂胎舌上白胎。乾硬如砂皮。一名水晶胎。乃自白胎之時。津液乾燥。邪雖入胃。不能變黃。宜急下之。

脣燥裂　脣焦色　脣口皮起　口臭　鼻孔如煙煤胃家熱多有此證，固當下。脣口皮起。仍用別證互較。鼻孔煤黑。疫毒在胃。下之無辭。

口燥渴更有下證者。宜下之。下後邪去胃和。渴自減。

目赤　咽乾　氣噴如火　小便赤黑涓滴作痛　小便極臭　揚手擲足　脈沉而數皆爲內熱之極。下之無辭。

潮熱邪在胃。有此證。宜下。然又有不可下者。詳載似裏非裏。熱入血室。神虛譫語。三條之下。

善太息胃家實。呼吸不利。胸膈痞悶。每欲引氣下行。故然。

心下滿　心下高起如塊　心下痛　腹脹滿　腹痛按之愈痛　心下脹痛以上皆胃家邪實。內結氣閉。宜下之。氣通則已。

頭脹痛胃家實。氣不下降。下之頭痛立止。若初起頭痛。別無下證，未可下。

小便閉大便不通。氣結不舒。大便行小便立解。誤服行氣利水藥無益。

大便閉　轉屎氣極臭更有下證。下之無辭。有血液枯竭者。無表裏證。爲虛燥。宜蜜煎導。及膽導。

大腸膠閉　協熱下利　熱結傍流（並宜下）

四逆　脈厥　體厥（並屬氣閉。陽氣鬱內。不能四布於外。胃家實也。宜下之。下後反見此證者。爲虛脫。宜補。）

發狂（胃家實陽氣盛也。宜下之。有虛煩似狂。有因欲汗作狂。並忌下。以上溫疫論。）

大便閉結者。疫邪傳裏。內熱壅鬱。宿糞不行。蒸而爲結。漸至梗硬。下之結糞一行。瘀熱自除。諸證悉去。

熱結傍流者。（○類編曰。熱邪將糞結住不能下。糞旁止能流下臭水幷所進湯藥。此句當知是講。）以胃家熱。內熱壅閉。先大便閉結。續得下利純臭水。全然無糞。日三四度。或十數度。宜大承氣湯。得結糞而利立止。服湯不得結糞。仍下利臭水。及所進湯藥。因大腸邪勝。失其傳送之職。知邪猶在也。病必不減。宜下之。

大腸膠閉者。其人平素大便不實。設遇疫邪傳裏。但蒸作極臭。狀如粘膠。至死不結。但愈蒸愈閉。以致胃氣不能下行。疫毒無路而出。不下卽死。但得粘膠一去。下證自除。霍然而起。（同上○原更有協熱下利證。殊欠明了。不錄。）

溫疫得裏證。神色不敗。言動自如。別無怪證。忽然六脈微如絲。細而軟。甚至於無。或兩手俱無。或一手先伏。察其人不應有此脈。今有此脈者。皆緣應下失下。內結壅閉。營氣伏于內。不能達於四末。此脈厥也。亦多有過用黃連石膏諸寒之劑。強遏其熱。致邪愈結。脈愈不行。醫見脈微欲絕。以爲陽證得陰脈爲不治。委而棄之。以此誤人甚衆。若更用人參生脈散輩。禍不旋踵。宜承氣緩緩下之。六脈自復。同上〇案直格云。脈須疾數。以其極熱畜甚。而脈道不利。以致脈沉細而欲絕者。脈厥也。吳氏蓋本于此。

急證急攻

溫疫發熱一二日。舌上白胎如積粉。早服達原飲一劑。午前舌變黃色。隨現胸膈滿痛。大渴煩躁。此伏邪卽潰。邪毒傳胃也。前方加大黃下之。〇以上治法。不確。煩渴少減。熱去六七。午後復加煩躁發熱。通舌變黑生刺。鼻如煙煤。此邪毒最重。復瘀到胃。急投大承氣湯。傍晚大下。至夜半熱退。次早鼻黑胎刺如失。此一日之間。而有三變。數日之法。一日行之。因其毒甚。傳變亦速。用藥不得不緊。設此證不服藥。或投緩劑羈遲。二三日必死。設不死。服藥亦無及矣。嘗見溫疫二三日卽斃者。乃其類也。溫疫論

因證數攻

古人皆云。三下之熱未退卽死矣。亦有按法以下四五次利一二行。〇宣明。作一二十行。心要。作十數行。熱方退而得活者。免致不下退其熱。而必死也。下後熱稍退。而未愈者。黃連解毒湯調之。或微熱未除者。涼膈散調之。或失下熱極。以致身冷脈微。而昏冒將死者。若急下之。則殘陰暴絕而死。蓋陽氣後竭而然也。不下亦死。宜涼膈散。或黃連解毒湯。養陰退陽。畜熱漸以宣散。則心胸復煖。脈漸以生。至於脈復而有力。方可以三一承氣湯下之。直格

溫疫下後二三日，或一二日，舌上復生胎刺，邪未盡也。再下之，胎刺雖未去，已無鋒芒而輭，然熱渴未除，更下之，熱渴減，胎刺脫，日後更復熱，又生胎刺，更宜下之。余里周因之者，患疫月餘，胎刺凡三換，計服大黄二十兩，始得熱不復作，其餘脈證方退也。所以凡下不以數計，有是證則投是藥。醫家見理不透，經歷未到，中道生疑，往往遇此證，反致擔閣，但其中有間日一下者，有應連下三四日者，有應連下二日，間一日者，其中寬緩之間，有應用柴胡清燥湯者，有應用犀角地黄湯者，至投承氣，某日應多，與某日應少，與其間不能得法，亦足以悞事，此非以言傳，貴乎臨時斟酌。（溫疫論〇更附）

一按。錄于後治驗中。

疫邪乘于胃而漸下，蒸熱水穀，或爲硬糞，或爲臭穢，一次下之，邪不能盡，故下之有至再至三之道，但連下之，故一因下後復熱，下症不減，而再下之。（三承氣湯選用）一因下後，元氣虛弱，不敢峻下，惟用熟大黄錢許，加各證藥中以和之。（此微下法也。）一因下後虛脫，下症又急，即于補藥中以下之。（此補下兼施法。）一因腸胃乾枯，燥糞粘結，而用滋補潤下之品，間服以和之，結開燥潤爲止。（此間下法也。）

傷寒翼

治驗

有人病傷寒八九日，身熱無汗，時時譫語，時因下利，大便不通三日矣，非煩非躁。非寒非痛。終夜不得臥。但心中無曉會處。或時發一聲。如嘆息之狀。醫者不曉是何證。予診之曰。此懊憹怫鬱二證俱作也。胃中有燥屎。宜承氣湯。下燥屎二十餘枚。得利而解。仲景云。陽明病下之。心中懊憹微煩。胃中有燥屎者。可攻。又云。病者小便不利。大便乍難乍易。時有微熱。怫鬱不得臥者。有燥屎也。承氣湯主之。素問云。胃不和則臥不安。此夜所以不得眠也。仲景云。胃中燥。大便堅者。必譫語。此所以有時譫語也。非躁非煩。非寒非痛。所謂心中懊憹也。聲如嘆息。而時發一聲。所謂外氣怫鬱也。燥屎得除。大便通利。胃中安和。故其病悉去也。本事○案此云外氣怫鬱。其義不瑩。

眞定府趙吉夫。約年三旬有餘。至元丙寅五月間。因勞役飲食失節。傷損脾胃。時發煩躁而渴。又食冷物過度。遂病身體困倦。頭痛四肢逆冷。嘔吐而心下痞。醫者不審。見其四肢逆冷。嘔吐心下痞。乃用桂末三錢匕。熱酒調服。仍以綿衣裹之。作陰毒傷寒治之。海受汗大出。汗後即添口乾舌澀。眼白睛紅。項強硬。肢體不柔和。小便淋赤。大便祕澀。循衣摸床。如發狂狀。問之則言語錯亂。視其舌則赤而欲裂。朝輕暮劇。凡七八日。家人輩自謂危殆。不望生全。鄰人吉仲元舉予治之。診其脈六七至。知其熱證明矣。遂用大承氣湯。苦辛大寒之劑。一兩作一服。服之利下三行。折其勝勢。翌日以黃連解毒湯。大苦寒之劑。二兩。使徐徐服之。以去餘熱。三日後。病十分中。減之五六。更與白虎加人參湯。約半斤服之。瀉熱補氣。前證皆退。戒以愼起居。節飲食。月餘漸得平復。寶鑑○案此下後之治。似難法。

王叔雨寓錢唐病傷寒。他醫至。皆以爲虛證。常進附子。持論未決。其弟熙暘謁攖寧生曰。舍兄病亟。惟幾生。忍坐視不救乎。至切其脈。兩手皆沈實而滑。四末覺微靑。以燈燭之。徧體皆赤斑。舌上胎黑而燥如芒刺。身大熱。神恍惚。多譫妄語。攖寧生曰。此始以表不得解。邪氣入裏。裏熱極甚。若投附必死。乃以小柴胡湯。益以知母石膏飲之。終夕三進。次日以大承氣湯下之。調治兼旬乃安。醫史

東陽戚十八。四月間得傷寒。證惡寒發大熱而渴。舌上白胎。三日前。身脊百節俱痛。至第四日。惟脇痛而嘔。自利。六日來召予治。診其脈。左右手皆弦長而沈實。且數甚。予曰。此本三陽合病。今太陽已罷。而少陽與陽明仍在。與小柴胡合黃連解毒服。三服脇痛嘔逆皆除。惟熱猶甚。九日後。漸加氣築痰響。聲如拽鋸。出大汗退後。而身復熱愈甚。法當死。看其面上。有紅色潔淨。而無賊邪之氣。言語淸亮。間有譫語。而不甚含糊。予故不辭去。而復與治。用涼膈散倍大黃服。二服。視其所下仍如前。自利淸水。其痰氣亦不息。與大承氣湯合黃連解毒湯。二服。其所下亦如前。予曰。此蓋熱結不開。而燥屎不來耳。後以二方相間。日三四服。每藥又各服至五貼。始得結

糞。如肥皂子大者。十數枚。痰氣漸平。熱漸減。至十五日。熱退氣和而愈。正傳

社友韓茂遠傷寒。九日以來。口不能言。目不能視。體不能動。四肢俱冷。衆皆曰陰證。比予診之。六脈皆無。以手按腹。兩手護之。眉皺作楚。按其趺陽。大而有力。乃知腹有燥屎也。欲與大承氣湯。病家惶懼不敢進。余曰吾郡能辨是證者。惟施笠澤耳。延至診之。與余言若合符節。遂下之。得燥屎六七枚。口能言。體能動矣。故按手不及足者。何以救此垂絕之證耳。必讀

一婦人患傷寒十餘日。手足躁擾。口目瞤動。面白身冷。讝語發狂。不知人事。勢甚危篤。其家以爲風。縛其手足。或以爲痰迷心竅。或以爲虛。或以爲寒。或辭不起。延予診治。切其脈全無。問其證不知。按其身不熱。予曰此證非是人參附子證。卽是大黃芒消證。出此入彼。死生立判。因坐視良久。聆其聲重而且長。予曰。若是虛寒證。到脈脫之時。氣息沈沈將絕。那得有如許氣力。大呼疾聲。久而不絕。卽作大承氣湯。牙關緊閉。空開去齒。藥始下咽。黃昏卽解黑糞半床。次早脈出身熱。人事亦知。舌能伸出而黑。又服小陷胷湯二劑而愈。直解○案小陷胷湯。不妥。

朱海疇者。年四十五歲。患疫得下證。四肢不舉。身臥如塑。目閉口張。舌上胎刺。問其所苦不能答。因問其子。兩三日所服何藥。云進承氣湯三劑。每劑投大黃兩許不效。更無他策。惟待日而已。但不忍坐視。更祈一診、余診

得脈尚有神。下語悉具。藥淺病深也。先投大黃一兩五錢。目有時而少動。再投舌刺無芒。口漸開能言。三劑舌胎少去。神思稍爽。四日服柴胡清燥湯。五日復生芒刺。煩熱又加。再下之。七日又投承氣養營湯。熱少退。八日仍用大承氣。肢體自能少動。計半月。共服大黃十二兩而愈。又數日始進糜粥。調理兩月平復。凡治千人。所遇此等。不過三四人而已。姑存案以備參酌耳。溫疫論

兼蓄血治驗

來熙菴廉憲急□召診。乃姪方丈。身體豐碩。傷寒已二十八日。人事不省。不能言語。手足揚擲。腹脹如鼓。而熱烙手。目赤氣粗。齒槁舌黑。參附石膏。硝黃芩連。無不服。諸名公已言施矣。診之脈濁鼓手。用大黃一兩。佐以血藥一劑。下黑臭血一二斗。少甦。四劑始清。熙菴公問予。侄昏三日。所存唯一息耳。君何用劑。且大且多。幸遂生全。何說何見。予曰。治病用藥。譬之飲酒。滄海之量。與之涓滴。則脣喉轉燥矣。顧若大軀殼。病邪甚深。不十倍其藥。何效可克。且此急。寒邪入胃。畜血在中。其昏沈揚擲。是喜忘如狂之深者也。不知為病。而望之為死。不棄之乎。蓋大黃未嘗不用。而投非其時。品劑輕小。不應則惑矣。寧放膽哉。芝園存案

吾家有時宗者。三月病熱。予與仲遠同往視之。身壯熱而讝語。胎刺滿口。

穢氣逼人、少腹鞕滿。大便閉。小便短。脈實大而遲。仲遠謂熱結在裏。其人發狂。少腹鞕滿。胃實而兼蓄血也。法以救胃爲急。但此人年已六旬。證兼蓄血。下藥中宜重加生地黄。一以保護元陰。一以破瘀行血。予然其言。主大承氣湯。硝黄各用八錢。加生地一兩。搗如泥。先炊數十沸。乃納諸藥同煎。連進五劑。得大下數次。人事貼然。少進米飲。一二口輒不食。呼之不應。欲言不言。但見舌胎乾燥異常。口內噴熱如火。則知裏熱尚未衰減。復用犀角地黄湯。加大黄三劑。又下膠滯二次。色如敗醬。臭惡無狀。于是口臭乃除。裏燥仍盛。三四日無小便。忽自取夜壺。小便一回。予令其子取出。視之。半壺鮮血。觀者駭然。經言血自下。下者愈。亦生地之功也。復診之。脈轉浮矣。此潰邪有向表之機。合以柴胡湯。迎其機而導之。但此時表裏俱還熱極。陰津所存無幾。柴胡亦非所宜。惟宜白虎湯。加生地黄芩。以救裏。倍用石膏之質重氣輕。專達肌表而兼解外也。如是二劑。得微汗而脈靜身涼。舌胎退而人事清矣。再用清燥養營湯。二十劑而全愈。舒氏〇白虎加地芩。不妥。

挾虛證治

病有先虛後實者。宜先補而後瀉。先實而後虛者。宜先瀉而後補。假令先虛後實者。或因他病先虧。或因年高血弱。或因先有內傷勞倦。或因新虛下血過多。或舊有吐血及崩漏之證。時疫將發。卽觸動舊疾。或吐血或崩漏。以致亡血過多。然後疫氣漸漸加重。以上並宜先補而後瀉。瀉者。謂疎導之劑。并承氣下藥。概而言之也。凡遇先虛後實者。此萬不得已。而投補劑一二貼。後虛證少退。便宜治疫。若補劑連進。必助疫邪。禍害隨至。假令先實而後虛者。疫邪應下失下。血液爲熱搏盡。原邪尚在。宜急下之。〇類編曰。此虛。乃因失下。血液搏盡之虛。非同平日虛怯之虛。邪退六七。急宜補之。虛回五六。愼勿再補。多服則前邪復起。下後畢竟加添虛證者方補。若以意揣度其虛。不加虛證。誤用補劑。貽害不少。溫疫論

病有純虛純實。非補卽瀉。何有乘除。設遇既虛且實者。補瀉間用。當詳孰先孰後。從多從少。可緩可急。隨其證而調之。　吳江沈靑來正少寡。素多鬱怒。而有吐血證。歲三四發。吐後卽已。無有他證。蓋不以爲事也。三月間別無他故。忽有小發熱。頭疼身痛。不惡寒而微渴。若惡寒不渴者。乃感冒風寒。今不惡寒微渴者。疫也。至第二日。舊證大發。吐血倍常。更加眩暈手振煩躁。種種虛躁。飲食不進。且熱漸加重。醫者病者。但見吐血。以爲舊證復發。不知其爲疫也。故以發熱。認爲陰虛。頭疼身痛。認爲血虛。不察未吐血前一日。已有前證。非吐血後所加之證也。諸醫議補。問予可否。余曰。失血補虛。權宜則可。蓋吐血者。內有結血。正血不歸經。所以吐也。結血牢固。豈能吐乎。能去其結。於中無阻。血自歸經。方冀不發。若吐後專補內則血

滿。既滿不歸。血從上溢也。設用寒涼尤誤。投補劑者。只顧目前之虛。用參暫效。不能拔去病根。日後又發也。况又兼疫。今非昔比。今因疫而發。血脫爲虛。邪在爲實。是虛中有實。如投補劑。始則以實塡虛。霑其補益。既而以實塡實。災害並至。於是暫用人參二錢。以茯苓歸芍佐之。兩劑後虛證咸退。熱減六七。醫者病者。皆謂用參得效。均欲速進。余禁之不止。乃恣意續進。便覺心胸煩悶。腹中不和。若有積氣。求噦不得。此氣不時上升。便欲作嘔。心下難過。遍體不舒。終夜不寐。喜按摩捶擊。此皆外加有餘之變證也。所以然者。止有三分之疫。只應三分之熱。適有七分之虛。經絡枯澁。陽氣內陷。故有十分之熱。分而言之。其間是三分實熱。七分虛熱也。向則本氣空虛。不與邪搏。故無有餘之證。但虛不任邪。惟懊憹鬱冒眩暈而已。今投補劑。是以虛證減去。熱減六七。所餘三分之熱者。實熱也。乃是病邪所致。斷非人參可除者。今再服之。反助疫邪。邪正相搏。故加有餘之變證。因少與承氣。微利之而愈。按此病。設不用利藥。宜靜養數日亦愈。以其人大便一二日一解。則知胃氣通行。邪氣在內。日從胃氣下趨。故自愈。間有大便自調。而不愈者。內有彎糞。隱曲不得下。下得宿糞極臭者。病始愈。設邪未去。恣意投參。病乃益固。日久不除。醫見形體漸瘦。便指爲怯證。愈補愈危。死者多矣。同上時疫坐臥不安。手足不定。臥未穩則起坐。纔著坐卽亂走。纔抽身又欲臥。無有寧刻。或循衣摸牀。撮空撚指。師至纔診脈。將手縮去。六脈不甚顯。尺脈不至。此平時斲喪根源虧損。因不勝其邪。元氣不能主持。故煩躁不寧。固非狂證。其危有甚于狂也。法當大補。然有急下者。或下後厥回尺脈至。煩躁少定。此因邪氣少退。正氣暫復。微陽少伸也。不二時。邪氣復聚。前證復起。勿以前下得效。今再下之。速死。急宜峻補。補不及者死。此證表裏無大熱。下證不備者。庶幾可生。辟如城郭空虛。雖殘寇而能直入。戰不可。守不可。其危可知。同上

治陰證以救陽爲主。治傷寒以救陰爲主。〇傷寒。蓋謂陽證。傷寒縱有陽虛當治。必看其人血肉充盛。陰分可受陽藥者。方可回陽。若面色黧黑。〇原作面黧舌黑。今從緒論 身如枯柴。一團邪火內燔者。則陰已先盡。何陽可回。而敢助陽劫陰乎。寓意草

瘟疫。其氣弱而感淺者。固宜微汗微下。或氣強而感深者。非大汗大下。邪何由去。正何由復。必至纏綿不休而死。又謂有當從補治者。用解毒丸散。氣虛而用四君子湯送。血虛而用四物湯送。大非也。蓋疫癘之氣。其毒最爲酷烈。觸傷元氣。日深一日。卽藥專力竭才。尤懼弗勝。况以半解半補之劑治之。吾恐正氣欲補。而未獲補。邪氣不欲補。而先受補。邪得補而愈熾。

病日增加矣。卽不加甚。定增纏擾。誠爲無益。而又害之也。故與其一劑之中。用解而又用補。孰若一二劑之內。卽解而旋卽補。使藥力精專。而邪氣頓除。除後或卽平補。或卽峻補。任我而施爲也。何畏首畏尾之若是乎。古人朝用附子。暮用大黃。自非神聖。其孰能與於斯。（會解）

失下致虛證治

證本應下。躭閣失治。或爲緩藥羈遲。火邪壅閉。耗氣搏血。精神殆盡。邪火獨存。以致循衣摸床。撮空理線。筋惕肉瞤。肢體振戰。目中不了了。皆緣應下失下之咎。邪熱一毫未除。元神將脫。補之則邪毒愈甚。攻之則幾微之氣。不勝其攻。攻不可。補不可。補瀉不及。兩無生理。不得已。勉用陶氏黃龍湯。此證下亦死。不下亦死。與其坐以待斃。莫如含藥而亡。或有回生於萬一者。　按前證。實爲庸醫躭閣。及今投劑。補瀉不及。然大虛不補。虛何由以回。大實不瀉。邪何由以去。勉用參地以回虛。承氣以逐實。此補瀉兼施之法也。或遇此證。純用承氣。下證稍減。神思稍甦。續得肢體振戰。怔忡驚悸。心內如人將捕之狀。四肢反厥。眩暈鬱冒。項背強直。并前循衣摸床撮空等證。此皆大虛之候。將危之證也。急用人參養營湯。虛候少退。速可屛去。蓋傷寒溫疫。俱係客邪。爲火熱燥證。人參固爲益元氣之神品。偏於益陽。有助火固邪之弊。當此又非良品也。不得而用之。（溫疫論）

應下失下。眞氣虧微。及投承氣。下咽少頃。額上汗出。髮根燥痒。邪火上炎。手足厥冷。甚則振戰心煩。坐臥不安。如狂之狀。此中氣素虧。不能勝藥。名爲藥煩。凡遇此證。急投薑湯即已。藥中多加生薑煎服。則無此狀矣。更宜均兩三次服。以防嘔吐不納。（溫疫論）

服承氣腹中不行。或次日方行。或半日仍吐原藥。此因病久失下。中氣大虧。不能運藥。名爲停藥。乃天元幾絕。大凶之兆也。宜生薑以和藥性。或加人參。以助胃氣。更有邪實病重劑輕。亦令不行。（同上○類編云。停藥外治。用葱熨法。亦頗著效。案熨法。係景岳方。今錄于結胷中。）

用下不宜巴豆丸藥

記一鄉人傷寒身熱。大便不通。煩渴鬱冒。醫者用巴豆藥下之。雖得溏利。病宛然如舊。予觀之。陽明熱結在裏。非大柴胡承氣等不可。巴豆止去積。安能蕩滌邪熱蘊毒耶。亟投大柴胡等三服。得汗而解。嘗謂仲景百一十三方。爲圓者有五。理中。陷胸。抵當。烏梅。麻人。是以理中陷胸抵當。皆大如彈子。煮化而服。與湯散無異。至於麻人治脾約。烏梅治溼䘌。（○此當改治蚘厥。）皆用小圓。以達下部。其他逐邪毒。破堅澼。導瘀血。潤燥屎之類。皆憑湯劑。未聞用巴豆小圓藥。以下邪氣也。既下而病不除。不免重以大黃朴消下之。安能無損也哉。（本事）

傷寒時氣瘟病。嘗六七日之間。不大便。心下堅硬。腹脇緊滿。止可大小承氣湯下之。其陽胃積熱。愼勿用巴豆杏仁。性熱大毒之藥。雖用一二丸下之利五七行。必反損陰氣。涸枯津液。燥熱轉增。發黃譫語。狂走斑毒。血泄悶亂。輕者爲勞復。重者或至死。間有愈者幸矣。不可以爲法。（事親）

三承氣湯變諸方（附導法）

承氣湯方

枳　實（五枚）　芒　消（半升）　大　黃（四兩）　甘　草（三兩）

右四味。㕮咀。以水五升。煮取二升。去滓。適寒溫。分三服。如人行五里進一服。取下利爲度。若不得利。盡服之。（千金）

生地黃湯。治傷寒有熱。虛羸少氣。心下滿。胃中有宿食。大便不利方。

生地黃（三斤）　大　黃（四兩）　甘　草（一兩）

芒　消（二合）　大　棗（二十枚）

右五味。合擣令相得。蒸五升米下。熟絞取汁。分再服。（千金○辨注云。）右剉麻豆大。分一半。用水一盞半。生薑三片。煎至六分。納硝煎一二沸。絞去滓。溫服。（直格○案此方。既出聖惠。名大黃散。不用生薑。治傷寒未解。煩熱口乾。腹中有結燥不通。）劉河間又加甘草。以爲三一承氣。以甘和其中。最得仲景之祕也。余嘗以大承氣改作調中湯。加以薑棗煎之。俗見薑棗。以爲補脾胃而喜服。不知其中有大黃芒消也。（儒門事親）

成無已云。大熱結實者。大承氣。小熱微結者。小承氣。以熱不甚大。故於大承氣湯內。去芒硝。又以結不至堅。故減厚朴枳實也。如不至大堅滿。邪氣盛。而須攻下者。亦未可投大承氣湯。必以輕緩之劑攻之。於大承氣湯中。去厚朴枳實。加甘草。乃輕緩之劑也。若大承氣證。反用調胃承氣湯治之。則邪氣不散。小承氣湯證。反用大承氣下之。則過傷正氣。而腹滿不能食。故有勿大泄之戒。此仲景所以分而治之。未嘗越聖人之制度。後之學者。以此三藥合而爲一。且云通治三藥之證。及無問傷寒雜病。內外一切所傷。一概治之。若依此說。與仲景之方。甚相違背。又失軒岐緩急之旨。紅紫亂朱。迷惑衆聽。一唱百和。使病人暗受此弊。將何訴哉。寶鑑

生地黃湯。治傷寒有熱。虛羸少氣。心下滿。胃中有宿食。大便不利。方。

生地黃三斤　大　黃四兩　甘　草一兩

芒　硝二合　大　棗二十枚

右五味。合擣令相得。蒸五升米下。熟絞取汁。分再服。千金○辨注云。陰虛人。大宜服之。

六一順氣湯。治傷寒熱邪傳裏。大便結實。口燥咽乾。怕熱譫語。揭衣狂妄。揚手擲足。斑黃陽厥。潮熱自汗。胸腹滿硬。遶臍疼痛等證。悉皆治之。

大　黃　枳　實　黃　芩　厚　朴

甘草　柴胡　芒硝　芍藥

右先將水二鍾。滾三沸。後入藥煎至八分。槌法。臨時服入鐵鏽水三匙調服。立效。取鐵性沈重之義。最能墜熱開結有神。六書○案原云。以代三承氣。大柴胡。三乙承氣。大陷胸等之神劑，殊爲不法。然其方非可棄。故錄存之。

黃龍湯○原文主治。係卽承氣證。今不敢取。當攷前失下條。

大黃　芒硝　枳實　厚朴

甘草　人參　當歸

年老氣血虛者。去芒硝。水二鍾。薑三片。棗子二枚。煎之。六書○按溫疫論。更于此方後云。如人方肉食。而病適來。以致停積在胃。用大小承氣連下。惟是臭水稀糞而已。於承氣湯中。但加人參一味服之。雖三四十日所停之完穀及完肉。於是方下。蓋承氣藉人參之力。鼓舞胃氣。宿物始動也。張氏醫通。有用此方案。蓋據其說云。用人參者。借以資助胃氣。行其藥力。則大黃輩。得以振破敵之功。非謂虛而兼補也。當知黃龍湯中用參。則硝黃之力愈銳。用者不可不慎。愚謂是亦不能無其理。然胃實者。固非此論。

節菴治一壯年。夏間勞役後。食冷物。夜臥遺精。遂發熱痞悶。至晚頭額時痛。兩足不溫。醫不知頭痛爲火熱上乘。足冷爲脾氣不下。誤認外感夾陰。而與五積汗之。則煩躁口乾。目赤便祕。明日便與承氣下之。但有黃水。身強如痓。煩躁轉劇。腹脹喘急。舌胎黃黑。已六七日矣。診其脈六七至而弦勁急。以黃龍湯。下黑物甚多。下後腹脹。頓覺躁熱頓減。但夜間仍熱。舌胎未盡。更與解毒湯。合生脈散。加地黃。二劑熱除。平調月餘而安。緒論○此案本證不了。姑附于此。

承氣養營湯

知母　當歸　芍藥　生地

大黄　枳實　厚朴

水薑煎服。（溫疫論）

年老虛人。傷寒可下者。大承氣湯。調胃承氣湯。皆去硝。慢火熬成。入玄明粉。量輕重而下之。（元戎）

若十餘日不大便者。服承氣丸。大黄。杏人。各二兩。枳實一兩。芒消一兩。搗。蜜和丸如彈丸。和湯六七合服之。未通再服。（附後○辨注云。上方。即仲景承氣湯。與麻人丸。參其制而用之。）

三承氣功效。俱在大黄。餘皆治標之品也。不耐湯藥者。或嘔或畏。當爲細末。蜜丸湯下。（溫疫論）

油灌法　倉卒無猪膽與蜜。鄉村小民不便。只以眞麻油。口含。以竹筒磨光。先入穀道中。留一半在穀道外。口含油一盞。用力於竹筒內吹入盡。少時大便出。極效。（體仁彙編）

下後邪氣復聚　身熱　脈數

裏證下後。脈不浮。煩渴減。身熱退。越四五日。復發熱者。此非關飲食勞復。乃膜原尚有餘邪隱匿。因而復發。此必然之理。不知者每每歸咎於病人。誤也。宜再下之卽愈。但當少與。愼勿過劑。以邪氣微也。（溫疫論）

應下之證。下後當脈靜身涼。今反發熱者。此內結開。正氣通。鬱陽暴伸也。即如爐中伏火撥開欲焰。不久自息。此與下後脈反數義同。若溫疫將發。原當日漸加熱。胃尚無邪。誤用承氣。更加發熱。實非承氣使然。乃邪氣方張。分內之熱也。但嫌下早之誤。徒傷胃氣耳。日後傳胃。再當下之。又有藥煩者。與此懸絕。同上

應下失下。口燥舌乾而渴。身反熱減。四肢時厥。欲得近火壅被。此陽氣伏也。既下厥回。去爐減被。脈大而加數。舌上生津。不思水飲。此裏邪去。鬱陽暴伸也。宜柴胡清燥湯。去花粉知母。加葛根。隨其性而升泄之。此證類近白虎。但熱渴既除。又非白虎所宜也。同上○升泄之。殊不妥。

下後諸證

下後不解。一日半日復熱。或下未盡。或下後熱邪未除。或下後復結。或因飲食起居。或更冒虛風。當詳審以治。　服下藥不行者。藥力不當病勢也。更宜大劑下之。若誤用承氣不得下。後必愈脹。以裏無熱結。徒傷胃氣。溼熱痰飲愈逆也。　有屢用承氣不行。改用溫理脾胃藥即行者。　有下出稀糞。色淡不黃不臭者。急溫之。下出純清水者死。下出溏糞者防變。溫熱時疫。不在此例。下如汙泥者死。下出衃血及血水者死。下出鮮血者危。下瘀血如膠粘漆黑。臭惡難近者死。　下之未盡。驟用補截復發熱譫語妄

亂。脈躁不寧。或忽大忽小者。皆不治。緒論

神虛譫語　奪氣不語

應下稽遲。血竭氣耗。內熱煩渴譫語。諸下證具。而數下之。渴熱並減。下證悉去。五六日後。譫語不止者。不可以爲實。此邪氣去。元神未復。宜清燥養營湯。加辰砂一錢。溫疫論

時疫下後。氣血俱虛。神思不清。惟向裏床睡。似寐非寐。似寤非寤。呼之不應。此正氣奪。與其服藥不當。莫如靜守。虛回而神思自清。語言漸朗。若攻之。脈必反數。四肢漸厥。此虛虛之禍。危在旦夕。凡見此證。表裏無大熱者。宜人參養營湯補之。能食者。自然虛回。而前證自除。設不食者。正氣愈奪。虛證轉加。法當峻補。同上

有陽證下後。熱退脈平。而神思恍惚。昏昏不知痛痒處。不省人事。如癡如瘖。不可謂其爲虛。妄投補劑。只一味參湯。或不藥自愈。要訣

病愈結存　下格

溫疫下後。脈證俱平。腹中有塊。按之則疼。自覺有所阻而膨悶。或時有升降之氣。往來不利。常作蛙聲。此邪氣已盡。其宿結尚未除也。此不可攻。攻之徒損元氣。氣虛益不能傳送。終無補於治。結須飲食漸進。胃氣稍復。津液流通。自能潤下也。嘗遇病愈後。食粥半月。結塊方下。堅黑如石。溫疫論

溫疫愈後。脈證俱平。大便二三旬不行。時時作嘔。飲食不進。雖少與湯水。嘔吐愈加。此爲下格。蓋下既不通。必返于上。設誤認番胃。乃與牛黃狗寶。及誤作寒氣。投藿香丁香二陳之類誤也。宜調胃承氣熱服。頓下宿結及溏糞粘膠惡物。臭不可當者。嘔吐立止。所謂欲求南風。須開北牖。是也。嘔止。愼勿驟補。若少與參芪。則下焦復閉。嘔吐仍作也。此與病愈結存彷彿。彼則妙在往來蛙聲一證。故不嘔而能食。可見毫釐之差。遂有千里之異。按二者大便俱閉。脈靜身涼。一安一危者。在乎氣通氣塞之間而已矣。（同上）

下後治例（補劑不可遽用）

傷寒內實。大熱通利之後。已得輕瘥。且量進白粥三兩日。未可遽與和胃之劑。熱氣得之。又復作也。繼此。旋以易簡溫膽湯。入竹茹與之。或二陳湯加前胡。亦可矣。二藥傷寒瘥後通用。無熱者。只守本方。世俗以四君子湯爲貴。細循習用之。不思內有白朮。溫而閉氣。往往因此而燥悶矣。（總括）

凡治傷寒。若汗下後。不可便用參芪大補。宜用小柴胡。加減和之。若大補。使邪氣得補。而熱愈盛。復變生他證矣。所謂治傷寒無補法也。如曾經汗下後。果是虛弱之甚。脈見無力者。方可用甘溫之劑補之。（六書）

若下後。臍中虛軟。脈無力者。此爲虛也。以參胡三白湯和之。若發熱。或潮熱。或往來寒熱不解者。並宜小柴胡湯。增損和之。若煩熱不得眠者。宜竹

葉石膏湯。或十味溫膽湯主之也。蘊要

下後以邪未盡，不得已而數下之，間有兩目加澀，舌反枯乾，津不到咽，脣口燥裂，緣其人所稟陽臟，素多火而陰虧，今重亡津液，宜清燥養營湯。設熱渴未除，裏證仍在，宜承氣養營湯。溫疫論

夫疫乃熱病也，邪氣內鬱，陽氣不得宣布，積陽爲火，陰血每爲熱搏，暴解之後，餘焰尚在，陰血未復，大忌參芪白朮，得之反助其壅鬱，餘邪留伏，不惟目下淹纏，日後必變生異證，或周身痛痺，或四肢攣急，或流火結痰，或遍身瘡瘍，或兩腿攢痛，或勞嗽涌痰，或氣毒流注，或痰核穿漏，皆驟補之爲害也。凡有陰枯血燥者，宜清燥養營湯。若素多痰，及少年平時肥盛者，投之恐有膩膈之弊，亦宜斟酌。大抵時疫愈後，調理之劑，投之不當，莫如靜養節飲食爲第一。同上

溫疫下後，適有暫時之通，即投人參，因而不脹，醫者以爲用參之後，雖不見佳處，然不爲禍，便爲是福，乃恣意服之，不知參乃行血裏之補藥，下後雖通，餘邪尚在，再四服之，則助邪填實，前證復起，禍害隨至矣。間有失下，以致氣血虛耗者，有因邪盛數下及大下，而挾虛者，遂投人參，當覺精神爽慧，醫者病者，皆以爲得意，明後日再三投之，即加變證。蓋下後始則胃家乍虛，沾其補益而快，殊弗思餘邪未盡，恣意投之，則漸加壅閉，邪火復

熾。愈投而變證愈增矣。所以下後邪緩虛急。是以補性之效速。而助邪之害緩。同上

傷寒廣要卷六

東都丹波元堅亦柔撰

太陰病

證候

問。胷膈不快。䐜滿閉塞。唇青。手足冷。脈沈細。少情緒。或腹痛。此名太陰也。近人多不識陰證。纔見胷膈不快。便投食藥。非其治也。大抵陰證者。由冷物傷脾胃。陰經受之也。主胷膈䐜滿。面色及唇。皆無色澤。手足冷。脈沈細。少情緒。亦不因嗜慾。但內傷冷物。或損動胃氣。遂成陰證。復投巴豆之類。胷膈愈不快。或吐而利。經一二日。遂致不救。蓋不知寒中太陰也。太陰者。脾之經也。活人○案此說不純。且太陰本無胷滿。熱論云。四日太陰。華佗云。四日在胷。此似錯綜之者。姑存之、

凡看傷寒。有口沃白沫。或唾多流冷涎。俱是有寒。吳茱萸湯。理中。眞武湯之類。看輕重用。切忌涼藥。六書

桂枝加大黃湯變方 本方。竊以爲溫利之劑。仍以溫脾諸湯隸之。

溫脾湯。治脾胃冷實不消方。

大黃四兩 人參 甘草

乾薑各二兩 附子一枚大者

右五味。㕮咀。以水八升。煮取二升半。分三服。臨熟下大黃。與後溫脾湯小異。須大轉瀉者。當用此方。神效。（千金）

溫脾湯

大黃　桂心（各三兩）　附子

乾薑　人參（各二兩）

右五味。㕮咀。以水七升。煮取二升半。分三服。（千金）　外臺。深師溫脾湯。於本方。去桂心。（人參一兩半。餘同。）　本事。溫脾湯。於本方去人參。加厚朴。甘草。（大黃四錢。餘各半兩。〇案法律。半兩作二兩爲說。云：叔微所論。深合仲景以溫藥下之之法。其大黃止用四錢。更爲有見。夫久留之邪。非攻不去。多用則溫藥恐不能制。而洞下之勢。或至轉增。裁酌用之。眞足法矣。）

深師大溫脾湯。療脾胃中冷。不得食。又穀不消。響響脹滿。時苦下痢方。

黃芩　人參　芍藥　附子（炮各一兩）

甘草（炙）　乾薑　大黃　厚朴（炙各二兩）

右八味。切。以水八升。煮取二升八合。分爲三服。亦可四服。得下佳。不下須臾復服。甚良。忌猪肉海藻菘菜。（外臺〇案溫脾湯諸方。本爲雜病痼冷設。實出於大黃附子湯。今錄之太陰中。以爲桂枝加大黃湯變。溫利之劑。又案大溫脾湯中黃芩。似可去。千金。更有用芒消方。非寒實所宜。仍不錄。）

乾薑圓

乾薑（炮）　巴豆（去心炒黃研）　大黃（溼紙裹甑上蒸）　人參（各一錢去蘆）

右除巴豆。餘爲末同研。煉蜜圓如梧子大。服前湯時。用湯吞下一圓。米飲亦得。本事〇此方，原出溫脾湯後。故今亦附錄于此云。

理中湯諸方

傷在太陰。脾之經也。理中丸主之。　丸不及湯。大便結者宜丸。大便軟者宜湯。　如寒證不能食者。理中建中各半湯。爲一二中湯。以治之。陰證略例

治中湯。治太陰傷寒。手足溫。自利不渴。腹滿時痛。其脈尺寸俱沈細。三因〇案此方係理中湯。加青皮。陳皮。本出活人。然不如用本方者。故不錄。

附子理中湯。治寒邪中於太陰。嘔吐清涎沫。腹中冷痛。或下利清穀。吐蚘蟲。脈來沈細。急宜溫之。

乾　薑　　附　子　　炙甘草各一錢

人　參二錢　白　朮二錢

水煎服。心悟〇案此本于玉案。又此方。揔見巢源痢病中。

加味理中飲。治太陰證。自利不渴。手足溫。身無熱。脈來沈而無力。此屬臟寒。

乾　薑　　白　朮　　人　參　　甘　草

肉　桂　　陳　皮　　茯　苓

嘔吐者。入半夏薑汁。　踡臥沈重。利不止。少加附子。　利後身體痛者。

急溫之。加附子。　自利腹痛者。入木香磨薑汁。調服和之。　水二鍾。薑一片。棗二枚煎之。臨服。槌法入炒陳壁土一匙。調服。取土氣以助胃氣六書○節錄。

少陰病

證候 陰證似陽

脈沈而緩。或微細如絲。按之無神。沈而欲脫。口淡不渴。或渴不欲飲。飲喜極熱之湯。○渴。是少陰本證。　舌帶糙米色。或如豬腰色。或如淡墨色。或白苔而潤。或無苔而燥。短縮不能伸。胸滿而嘔。或吐不止。或下利。或不大便。心下悸。耳鳴。睡中恍惚。如在空中。自語問亦不知。或竟不睡。心煩喜躁。不思食。食卽嘔。手足厥冷。面青黑。此裏氣大虛寒也。直解

於六經中。但少陰證難辨。本經但云。脈沈細欲寐。小便數而白。背惡寒。四肢厥者。可不審而知。或雖有惡寒。甚者不覺寒。或但喜厚衣近火。喜瞌睡。問之則不言怕寒。殊不知厚衣。卽怕寒也。善瞌睡。但欲寐也。類證

凡傷寒陰證難看。凡看傷寒。惟陰證最難識。自然陰證。人皆可曉。及至反常。則不能矣。如身不發熱。手足厥冷。好靜沈默。不渴。泄利腹痛。脈沈細。人共知為陰證矣。至於發熱面赤。煩躁不安。揭去衣被。飲冷脈大。人皆不識。認為陽證。悞投寒藥。死者多矣。必須憑脈下藥。至為切當。不問浮沈大小。

但指下無力。按至筋骨。全無力者。必有伏陰。不可與涼劑。脈雖洪大。按之無力者。重按全無。便是陰證。六書

身微熱。煩躁面赤。脈沈而微。此名陰證似陽也。陰發躁。熱發厥。物極則反也。大率以脈爲主。諸數爲熱。諸遲爲寒。無如此最驗也。假令身體微熱。煩躁面赤。其脈沈而微者。皆陰證也。身微熱者。裏寒故也。煩躁者。陰盛故也。面戴陽者。下虛故也。若醫者不看脈。以虛陽上膈躁。誤以爲實熱。反與涼藥。則氣消成大病矣。外臺祕要云。陰盛發躁。名曰陰躁。欲坐井中。宜以熱藥治之。仲景少陰證面赤者。四逆加葱白主之。活人○案外臺。今無所攷。蓋錯引也。

病人頭面青黑。手足厥逆。不燥渴。六脈沈細。陰證了然。却有身熱而渴。譫言鼻衄。發黃發斑。大小便不利。六脈浮大。若陽證俱備。而不然者。身雖煩熱。而手足指尖微有厥冷。諸陽會於四末。此辨陽氣有無之要法。雖有煩渴引飲。亦自喜熱而惡冷。口雖譫言。而鄭重之聲。散而不知高下。或臥而譫言。醒而又定。若誤發其汗。下厥上竭。皆能鼻衄。縱有發黃發斑。大小便不利。陽證俱備。略不燥渴。脈雖浮大。或散而數。按之全無。此陰盛隔陽。裏寒外熱。陰證如陽。諦矣。經云。脈從而病反。何如。曰。脈至而從。按之不鼓。此陽中伏陰之脈。正合此也。永類

蓋陽症。面紅光彩。脣紅口乾舌燥。能飲涼湯冷水也。其人則身輕易如轉

動。常欲開目見人。喜語言。其聲響亮。口鼻之氣。來往自熱。小便或赤或黃。大便或秘或鞕。手足自溫煖。爪甲俱紅活。此皆陽症之大略。大抵陰症。則面青黑。或有虛陽泛上。雖面赤色。而不紅活光彩也。其人身重。難以轉側。或喜向壁臥。或踡臥欲寐。或閉目不欲見人。懶言語。或氣少難以布息。或口鼻之氣。往來自冷。其聲音不響亮。或前輕而後重。或時躁熱。煩渴不能飲水。脣口或青或紫。舌色或青或紫。或白胎鋪滿而滑。不見紅色。手足自冷。爪甲或青或紫。血自不紅活。小便清白。或有淡黃。大便不實。且熱在肌肉之分。以手按之。殊無大熱。陰甚者。則冷透手也。自是發熱與陽症有別。不可以面赤煩渴爲論。要在仔細審詳而辨之。可也。蘊要

夫陰症似陽者。乃水極似火也。葢傷寒傳變。或誤服涼藥。攻熱太速。其人素本腎氣虛寒。遂變陰證。冷甚于內。逼其浮陽之火發于外。其人面赤煩躁。身有微熱。渴欲飲水。後不能飲。大便陰結不通。小水淡黃。或嘔逆。或氣促。或鄭聲。或咽喉痛。所以狀似陽症。或者不識。見面赤煩渴。大便秘結。認作陽症。妄投寒涼之藥。下咽遂斃。可不謹哉。切其脈。沈細遲微者。急以通脈四逆湯。倍加人參附子。○案此當云通脈四逆湯加人參。以接其眞陽之氣。爲之緊要之治也。設或差遲。遂至陰盛陽衰。參附亦不能救之。此與陰盛格陽例同。王太僕所謂。身熱脈脈數。按之不鼓擊者。此名陰盛格陽。非熱也。○至眞要大論云。脈從而病反者其診

何如。岐伯曰。脈至而從。按之不鼓。諸陽皆然。次註云。言病熱而脈數。按之不動。乃寒盛格陽而致之。非熱也。

東垣又云。謂之面赤目赤。煩渴引飲。脈來六七至。按之則散者。此無根之脈。用薑附湯加人參治之而愈。此陰陽幽顯之奧。水火徵兆之微。學者當求內經之旨。則造化理可得而明矣。同上〇辨注云。陰證似陽。乃直中三陰者居多。上論但云。傷寒傳變。或攻熱太速所致。其言猶未盡然。

傷寒外編云。若發於陰者。始病不發熱。無頭痛。便自利厥逆。腹痛口不渴。身體沉重。難以轉側。嘔吐瀉利。惡寒踡臥。戰慄吐沫。手足指冷。厥逆。爪甲青黑。面如刀刮。顏色黯慘而不光。舌上雖黑而無胎。脈來沉遲細小。皆三陰自中之寒證。其或面赤戴陽。身有微熱。咽乾煩躁。脈來數疾無倫。乃水極似火。因虛冷內盛。逼其浮陽發外也。又如始本陽證。誤服涼藥。攻熱太速。其人腎氣本虛。胃氣素弱。遂變陰寒。雖發熱面赤。欲引衣自覆。而手足必寒。或躁渴欲飲水而不能嚥。或嘔噦而欬逆。或咽痛而鄭聲。時躁悶亂。如坐臥泥水中。稍袒露即畏寒。莫禁腹痛可按可揉。而不鞕滿。下利清穀。白沫及淡黃水。小便清白。厥逆過肘膝。而不復熱。舌上略有黑胎。與灰色胎。胎雖老。必極薄無津。而不燥裂無芒刺。脈多沉細。或浮大數疾。按之必虛輭無力。不鼓擊於指下者。此爲陰極似陽。不可誤認熱證而下之。此證急溫。尙且十難救一。百不一生矣。緒論

陰證不可遽涼 同陽後治例

夫熱病用寒。寒病用熱。虛病用補。實病用瀉。夫人而能知之也。虛寒病用溫補而應。實熱證用涼瀉而應。亦夫人而能知之也。至於本是虛寒。用溫補而前症仍在。反覺躁亂不寧。或戰慄。或呃逆。或嘔吐。乃病根深固。藥力未及。更加大劑投之。卽或舌反燥渴。乃陰有轉陽之機。切不可改爲別治。大約虛寒之證。其得生者。必須君火未衰。反見舌乾等證。此陰寒去。而眞陽回。更須薑附之類。以助其陽。則津液生。而舌復潤。不可見舌乾卽投以涼劑。則前功盡棄矣。然而虛寒之證有二。一則本是虛寒。而臟氣未傷。醫悞用涼瀉。卽變厥逆嘔呃煩躁等證。此爲醫所逆也。投以溫補。應之甚速。一則病于三陰。神藏傳變甚速。卽見溫補。亦不見效。更有虛寒之證。服溫補而反不安。服涼瀉而反適意。此非不可溫補。而可涼瀉者也。乃正氣已敗。兩寒相得。同類相從也。此亦必死之證。至於實熱之證。病不傷藏。治之或差。不過躭延時日。決不能死。卽或危篤。或涼或下。一服卽愈。斷不若虛寒證。非數十劑不能愈也。又有本是虛寒。藥力已到。有化熱之象。輕則聽其自然。止其溫補。重則少加涼劑。一撥卽轉。又不可膠柱鼓瑟。故往往前人溫補。而病不去。後人清涼。而病卽除。此前之功。而非後之力也。此數者。皆予所身親試驗。凡爲醫者。當三復斯言。庶幾乎臨證不惑也。直解

凡三陰寒症。用桂附諸湯。惟恐其陰不去。而陽不回。其後腹中微有熱象。

及小便短赤者。最妙。乃陽氣來復。積陰可以盡去。俗醫不解。謬謂熱藥過燥。火從內起。恐燥眞陰。改用寒涼。則陰復進。而陽更退。前功盡廢。可嘅也。（舒氏）

凡服溫經回陽藥後。其人微煩而渴。脈來微數。而不實堅。身體安和靜臥者。少與生脈散。或淸粥飲。其渴自止。愼勿誤與涼藥。復助陰寒也。（緒論）

溫補不可少緩

寒中少陰。行其嚴令。埋沒眞陽。肌膚凍裂無汗。而喪神守。急用附子乾薑。加葱白以散寒。加猪膽汁。引入陰分。然恐藥力不勝。熨葱灼艾。外內協攻。廼足破其堅凝。少緩須臾。必無及矣。此一難也。　若其人眞陽素擾。腠理素疏。陰盛於內。必逼其陽亡於外。魄汗淋漓。脊項強硬。用附子乾薑猪膽汁。即不可加葱及熨灼。恐助其散。令氣隨汗脫。而陽無繇內返也。宜撲止其汗。陡進前藥。隨加固護腠理。不爾。恐其陽復越。此二難也。　用附子乾薑。以勝陰復陽者。取飛騎突入重圍。搴旗樹幟。使既散之陽望爭趨。頃之復合耳。不知此義者。加增藥味。和合成湯。反牽制其雄入之勢。必至迂緩無功。此三難也。（法律○原凡八難。俱不確。姑存其三。然如撲汗。亦覺難施。）

陰似陽治驗

張子和四令郎傷寒四五日、兩脈虛微。神氣昏亂、躁煩不寧。時欲得水、復置不飲。棄衣而走。勇力倍於常。時言語狂妄。不避親疎。知爲羣陰格陽欲脫。外顯假熱。內伏眞寒也。爲定參附理中湯。大振陽氣。以敵陰邪。時羣醫滿座。皆謂火熱有餘之證。不用溫補。而欲行寒下。余曰。陰盛之極。虛陽不勝。不勝則陰乘陽位。而陽以外亡。躁煩狂亂。種種不寧。有似陽邪內甚。孰知其爲陽氣外散耶。觀其得水不欲飲。情已畢露。豈有大熱之證。而不欲引水自救者耶。且卽指外證。爲陽實有餘之候。則將指兩脈微弱無神者。爲陰虛不足之兆耶。嗟哉。一匕之謬。永刦莫懺。諸君愼之。言未竟。適浙友胡先生至。議論方案。與余若合符節。謂此證陰盛於內。陽微於外。若不急救。大汗一至。孤陽氣絕。難爲力矣。時病家始委心聽用。隨用前藥。加人參至四兩。煎成冷服。一二時許。狂亂頓止。反見寒慄。欲覆重被。陽虛之狀始露。再與前藥一劑。神淸熱退而安。印機草

陰變陽治驗

郭雍治一人。盛年恃健不善養。因極飮冷酒食肉。外有所感。初得疾。卽便身涼自汗。手足厥。額上冷汗不止。遍身痛。呻吟不絕。偃臥不能轉側。心神俱無昏憒。不恍惚。請醫視之。治不力。言曰。此證甚重。而病人甚靜。殊不昏憒。身重不能起。自汗自利。四肢厥。此陰證無疑也。又遍身痛。不知處所。出則身如被杖。陰毒證也。當急治之。醫言繆悠不可聽。郭令服四逆湯。灸關

元及三陰交。未知。加服九鍊金液丹。利厥汗證皆少止。稍緩藥艾。則諸證復出。再急灸治。如此進退者三。凡三日兩夜。灸千餘壯。服金液丹。亦千餘粒。四逆湯一二斗。方能住灸湯藥。陽氣雖復。而汗不出。證復如太陽病。未敢服藥。以待汗二三日。復大煩躁飲水。次則譫語斑出。熱甚無可奈何。復與調胃承氣湯得利。大汗而解。陰陽反覆。有如此者。前言煩躁不可投涼藥。此則可下證具。非止小煩躁而已。故不同也。類案

麻黃附子甘草湯變及溫汗諸方

治傷寒一日。太陽受病頭痛項強。壯熱惡寒。宜服桂枝湯。方。

桂枝半兩　附子半兩　乾薑半兩

甘草半兩　麻黃一兩

右件藥。擣篩爲散。每服四錢。以水一中盞。以葱白二莖。煎至六分。去滓。不計時候。稍熱服。如人行五里。以稀葱粥投之。衣蓋取汗。如未汗。一依前法再服。聖惠○案治證當不拘。要是少陰溫汗方。蓋聖惠以寒字賓講。故有此錯。　又治傷寒病極。脈沈厥逆。逼脈散。於本方去乾薑。入生薑半分。棗三枚。煎。　聖濟治中風傷寒。頭目四肢疼痛。惡寒乾嘔。桂附湯。於本方。去乾薑。加芍藥。入生薑一棗大。棗二枚。煎。

治傷寒二日。陽明受病。宜服桂枝附子湯。方。

桂　枝一兩　附　子一兩　甘　草半兩　赤芍藥半兩

右件藥擣篩爲散。每服三錢。以水一中盞。入生薑半分。棗三枚。煎至六分。去滓。不計時候。稍熱頻服。汗出卽愈。聖惠○此卽桂枝加附子湯。今移治表寒。治證當與上方同看。

若初得病。便見少陰證。其人發熱惡寒。身疼頭不痛者。宜麻黃附子細辛湯微汗之。或五積散。加熟附半錢。要訣

石頑治玉峯陸去非繼室。嘉平患惡寒。周身骨節皆疼。飲食不入者。已三日。而惡寒未止。全不發熱。診其六脈。悉緊而細。詢之平日起居。飲食絕少。雖暑月不離複衣。知其素稟虛寒。而不能發熱。洵爲太陽寒傷營證無疑。但從來極虛感寒。無正發汗之理。乃以黃芪建中。製生附汁於者內。以助衞氣。一服肢體卽溫。但背猶畏寒不止。更與補中益氣。十全大補。並加熟附而安。緒論○此亦少陰直中。非太陽證。故揭于此。其不列之治驗者。以不便參對也。

溫補兼淸方

下利發熱者。於竹葉湯中。去石膏。加熟附。名旣濟湯。易簡○案竹葉湯。卽竹葉石膏湯。　如參附湯證。○見下　渴宜旣濟湯。如宜　如初愈燥渴不驚。○疑不解　宜竹葉石膏湯。

如體虛者。旣濟湯。同上　治虛煩上盛下虛。煩躁自利。手足冷。入門○案是方此間人少有用者。先君子施之陽變陰。猶剩浮熱者。及少陰病。未至大脫。而虛熱燥渴者。其應如神。誠爲善于變通。而補古方所不足者。故特筆出之。

附子湯眞武湯變方此二方。自有表裏之分。以其藥料稍同。姑併出之。

治傷寒一日。壯熱頭痛。其背惡寒者。宜服附子湯。方。

附子一兩　赤茯苓半兩　赤芍藥半兩

人參半兩　白朮半兩　桂心半兩

右件藥。擣篩爲散。每服五錢。以水一大盞。入生薑半分。棗三枚。煎至五分。去滓。不計時候溫服。聖惠

治傷寒病三日。腹痛。小便不利而嘔者。屬少陽病證。宜服赤茯苓散方。

赤茯苓一兩　赤芍藥一兩　白朮一兩

附子半兩　乾薑半兩

右件藥。擣篩爲散。每服三錢。以水一中盞。入生薑半分。煎至五分。去滓。不計時候溫服。聖惠○此云少陽。亦當活看。

四逆湯變諸方

治陰毒傷寒。脈候沈細。四肢逆冷。煩躁頭痛。四逆湯方。

乾薑半兩　附子半兩　桂心半兩

甘草半兩　白朮半兩　當歸半兩

右件藥。擣麁羅爲散。每服三錢。以水一中盞。煎至六分。去滓。不計時候。稍熱頻服。聖惠　又治傷寒四逆。及內有久寒方。於本方去當歸。加人參。

治傷寒大汗出。熱不去。腹內拘急。四肢厥冷。幷下利方。

甘　草一兩　附　子半兩　乾　薑一兩　赤芍藥一兩

右件藥。擣篩爲散。每服五錢。以水一大盞。煎至五分。去滓。不計時候稍熱服。聖惠

治兩感傷寒。陰陽二毒交併。身體手足厥逆。心中熱悶強語。三部脈微細。宜急救之。四逆湯方。

乾　薑三分　附　子一兩　桂　心一兩　甘　草半兩

右件藥。擣麁羅爲散。每服五錢。以水一大盞。煎至五分。去滓。不計時候熱服。良久喫熱粥。以助藥力。汗出爲度。聖惠

崔氏。凡少陰病。寒多表無熱。但苦煩憒。默默而極不欲見火。有時腹自痛。其脈沈細而不喜渴。經日不差。舊用四順湯。余怪其熱。不甚用也。若少陰病下利。而體猶有熱者。可服黃連龍骨湯。若已十餘日。而下利不止。手足徹冷。及無熱候者。可服增損四順湯方。

甘　草二兩炙　人　參二兩　龍　骨二兩　黃　連

乾　薑各二兩　附　子中形者一枚炮去黑皮。

右六味。切。以水六升。煮取二升。分再服。不差復作。甚良。若下而腹痛。加當歸二兩。嘔者。加橘皮一兩。忌海藻菘菜猪肉冷水。外臺○案此方。今移爲病機漸向厥陰者之主劑。見驗。

參附湯。如自利上炎煩躁、坐臥不安。脈遲。宜。

人　參五錢　附　子一兩

薑十片煎。如宣方○案此方。本出濟生續方。

參附湯。治陽脫四肢厥逆危證。人參一兩附子六枚水二鍾煎一鍾。灌下。渣煎服。此劑追回元氣生脈、直服至有脈。四肢溫煖方止。醫約

傷寒四五日後。手足逆冷。惡寒身踡。脈又不至。復加躁擾不寧。人以爲少陰陽絕之證也。而不知不止陽絕也。陰亦將絕矣。方用參附湯救之。用人參二兩。附子二錢。水煎服。往往有得生者。辨證錄

四明心法。亦不用薑。云去人參。加黃耆。名耆附湯。案耆附湯。亦出濟生續方。

脈沈自利。四逆畏寒。而小便難者。爲津液竭而氣化不行也。雖難必無黃亦澀。四逆湯合生脈散。緒論

治夾陰傷寒。陰極發躁。面青。小腹絞痛。用乾薑。附子。甘草。合生脈散。入白蜜冷服。士林餘業○赤水同。案回陽反本湯。此類方也。

回陽救急湯。治直中眞寒證。初起無頭痛。止惡寒。四肢厥冷。戰慄。腹疼吐瀉。不渴。引衣自蓋。踡臥沈重。或手指甲唇青。或口吐涎沫。或至無脈。或脈來沈遲而無力者。宜用。

熟附子　乾　薑　人　參　甘　草

白　朮　肉　桂　陳　皮　五味子

茯　苓　半　夏

或嘔吐涎沫。或有小腹痛。加鹽炒茱萸。無脈者。加猪膽汁一匙。水二鍾。薑三片煎之。臨服入麝香三釐調服。中病以手足溫和卽止。不得多服。多則反加別病矣。六書〇案麝香。不可用。撮要。去茯苓半夏。

回陽反本湯。治陰盛格陽。陰極發躁。微渴面赤。欲坐臥於泥水井中。脈來無力。或脈全無欲絕者。宜用。

熟附子　乾薑　甘草　人參
麥門冬　五味子　臘茶　陳皮

面戴陽者。下虛也。加葱七莖。黃連少許。用澄清泥漿水一鍾煎之。臨服入蜜五匙。頓冷服之。取汗爲效。六書 撮要。去臘茶陳皮。加肉桂。茯苓。童便。六書〇案知此二方。殆喩氏所謂。加增藥味。和合成湯。反牽制其雄入之勢者也。錄以備緩證云。

昔海昌劉默齋醫張學師。三陰中寒。厥冷自汗。煩躁脈微。而用附子理中。倍加人參。臨服和童便一鍾與服。卽得安睡。諸證霍然。思此則龍潭方公所謂。童便能使陰與陽合。血氣和平。可味。本草彙言

六味回陽飲。治陰陽將脫等證。

人　參一二兩或數錢　製附子二三錢　炮乾薑二三錢　炙甘草一錢
熟　地五錢或一兩　當歸身三錢如泄瀉者或血動者以冬朮易之多多益善

水二鍾。武火煎七八分。溫服。景岳

參附養營湯〇原治因下痞滿。其說稍屬曖昧。今不敢錄。

當　歸一錢　白　芍一錢　生　地三錢

人　參一錢　附　子炮一錢　乾　薑炒一錢

照常煎服。溫疫論〇舒氏曰。大下之後。而證見目瞑倦臥。少氣懶言者。眞陽暴虛。元氣斲損也。法主熟附人參。以同其陽。而補其氣，必不可兼養其營。蓋陽不能從陰。陰愈長而陽愈消也。此法殊覺不合。案此說似有理。然少陰證。其人血液素虧者。或不得不從兼養。蓋此方與上方。要是一類者爾。

治傷寒陰證脫陽。或因大吐大瀉之後。四肢逆冷。元氣不接。不醒人事。或傷寒新瘥。悞與婦人交。其證小腹緊痛。外腎搐縮。面黑氣喘。冷汗自出。亦是脫陽證。須臾不治。卽不救。

葱　白炒令熱熨臍下次用　附　子一箇重七錢者剉作八片　白　朮半兩

乾　薑半兩　木　香一錢

右各剉碎。用水兩碗。煎至八分。去滓。放冷灌與服。須臾又進一服。兩服滓。再作一服。家寶　得效名大固陽湯。

熨法

治氣虛陽脫。體冷無脈。氣息欲絕。不省人。及傷寒陰厥。百藥不效者。葱熨法。

葱。以索纏如盞許大。切去根及葉。惟存白。長二寸許。如大餅餤。先以火脅一面令通熱。又勿令灼人。乃以熱處搭病人臍連臍下。其上以熨斗滿貯火熨之。令蔥餅中熱氣鬱入肌肉中。須預作三四餅。一餅壞不可熨。又易一餅。良久。病人當漸醒。手足溫有汗。即瘥。更服四逆湯輩溫其體。（館本作內）萬萬無憂。予伯兄忽病傷寒。瞑寂（館本。作冥昧。）不知人。八日四體堅冷如石。藥不可復入。用此遂瘥。集賢校理胡完夫用此方拯人之危。不可勝數。（蘇沈）易簡。灸丹田氣海。仍用此法。　六書。先用麝香半分。塡於臍中。後放蔥餅臍上。以火熨之。連換二三餅。稍醒。灌入生薑汁。煎服回陽救急湯。如不醒。再灸關元氣海二三十壯。使熱氣通其內。逼邪出於外。以復陽氣。如用此法。手足溫和。汗出便醒者。爲有生也。如用此法。手足不溫。汗不出。不省人事者。必死也。　略例云。蔥熨法。莫若用釅醋。拌麩炒熱。注布袋中。蒸熨。比上法尤速。

熨法。治三陰中寒。一切虛冷。厥逆嘔噦。陰盛陽虛之證。及陰毒傷寒。四肢厥冷。臍腹痛。咽喉疼。嘔吐下利。身背強自汗。脈沈細。或脣青面黑。諸虛冷證。皆宜用。

肥　蔥（細切剉）　麥　麩（各三大片）　滄　鹽（二兩）

右三件。入水一大盞。同和拌勻濕。分作二次。於鐺鍋內同炒極熱。用重絹縫。作二包囊裹。熨病人臍周。下連陰部前後。兩股陰間。往來不住熨之。一包將冷。更易一包。蔥包既冷。再用鹽水拌濕。炒焦熱。依前用之。至

煤爛不用。取葱數。日夜不住相續之。至身體溫熱。脈壯陽氣復來。而正守氣。養之和之。端效

若臍下冷結。不可便熨。冷氣攻心腹必死。須先用藥溫之。久而可熨。凡臍下冷結成關陰。大小便不通。服藥雖多不見效。以炒鹽熨臍下。須臾卽通。然關陰已服巴豆甘遂大黃輕粉之類太多。卽暴通利而損人。尤宜詳之也。總病

戰汗證當參少陽篇。蓋戰汗諸證。俱爲病將解之候。難録之兼變中。仍排出之。

余嘗治一衰翁。年踰七旬。陡患傷寒。初起卽用溫補調理。至十日之外。正氣將復。忽爾作戰。自旦至辰。不能得汗。寒慄危甚。告急於余。余用六味回陽飲。入人參一兩。薑附各三錢。使之煎服。下咽少頃。卽大汗如浴。時將及午。而浸汗不收。身冷如脫。鼻息幾無。復以告余。余令以前藥復煎與之。告者曰。先服此藥。已大汗不堪。今又服此。尚堪大汗乎。余笑謂曰。此中有神。非爾所知也。急令再進。遂汗收神復。不旬日而起矣。嗚呼。發汗用此。而收汗復用此。無怪乎人之疑之也。而不知汗之出。與汗之收。皆元氣爲之樞機耳。故余紀此。欲人知闔闢之權。不在乎能放能收。而在乎所以主之者。景岳

證候

嘗見厥陰消渴數證。舌盡紅赤。厥冷。脈微。渴甚。服白虎黃連等湯。皆不救。張卿子集注。

有一種戴陽證。兩顴淺紅。紅必游移無定。或煩躁發狂。欲坐臥泥水中。渴欲飲水。復不能飲。大便自利。或祕結。小便清白。或淡黃。咽喉或痛或不痛。脈沈遲而微細。肌表雖熱。重按之則不熱。甚者其冷透手。此陰盛格陽也。又有面紅煩躁。遍舌生瘡生刺。舌斂縮如荔枝狀。或痰涎湧盛。喘急。小便頻數。口乾引飲。兩唇焦裂。喉間如煙火上攻。兩足心如烙。脈洪大而數無倫。按之有力。亦有按之微弱者。捫其身烙手。此腎虛火不歸經。素問所謂脈從病反者也。俱用大劑八味飲。吞生脈散。人參熟地可用至一二三兩。附子可用至三五錢。如認作白虎立死。西塘感症〇西明心法同。一云。大劑八味飲。或參附湯。人參熟地。可用至一二兩。附子可用至三五錢。案此條所說。不是上熱下寒。然亦非眞寒假熱。猶是厥陰類證。故拈于玆。又案活人有陰盛格陽條。證治不晰。今不錄出。

治驗

內子王病傷寒。乃陰隔陽。面赤足冷。而下痢。躁擾不得眠。論者有主寒主溫之不一。不能決。翁以紫雪。匱理中丸進。徐以水漬甘草乾薑湯飲之愈。且告之曰。下痢足踡。四逆證也。苟用常法。則上焦之熱彌甚。今以紫雪折之。徐引辛甘以溫裏。此熱因寒用也。聞者皆嘆服。醫史滄洲翁傳〇案此治法。本出醫說。見後卷婦人中。

或問。陰證傷寒。用附子湯冷服。何也。蓋陰極於下。陽浮在上之治法也。予曾治一人傷寒十餘日。脈息沈細。手温而足冷。大便不通。面赤嘔吐煩渴。藥不能下。惟喜涼水二三口。或西瓜一二塊。食下良久而復吐出。此陰寒於內。逼其浮陽失守之火。聚于胷中。上冲咽嗌。故爲面赤嘔煩也。遂用附子大者一个。以生薑自然汁。和白麪包裹煨熟。去麪。取附子。去皮臍。切作八片。又以人參三錢。乾薑炮二錢。水二鍾。煎取一鍾。浸于冷水中。待藥冷與之。卽愈。此良法也。按內經曰。若調寒熱之逆。冷熱必行。則熱藥冷服。下嗌之後。冷體既消。熱性則發。由是病氣隨愈。嘔煩皆除。情且不違。而致大益。此之謂也。蘊要〇案此等證治。與前篇陰似陽相發。當參看。

乾薑芩連人參湯變諸方

益元湯 治有患身熱頭疼全無。不煩便作燥悶面赤。飲水不得入口。庸醫不識。呼爲熱證。而用涼藥誤死者。多矣。殊不知元氣虛弱。是無根虛火泛上。名曰戴陽證。

熟附　甘草　乾薑　人參
五味　麥門冬　黄連　知母
葱　艾

水二鍾。薑一片。棗二枚煎之。臨服。槌法。入童便三匙。頓冷服。六書　撮要。

孫氏集效方。並去葱。加芍藥。名復元湯。○案本方。今人多用治少陰渴燥者。緒論亦云。此究不出白通猪膽。通脈四逆之成則也。然實是治寒熱錯雜之劑。

連理湯。治下利而渴者。○主證。按要訣錄。即理中湯。加茯苓。黃連。證治類方○案此亦爲上熱下冷設。仍列于玆。

傷寒廣要卷七

東都丹波元堅茝庭撰

兼變諸證上

誤治虛乏

脈沈而數。按之無力。口渴。身熱不退。即退亦不淨。神氣恍惚。與湯水則飲。不與則不飲。時思食。食亦不能下。舌上微燥。得湯即潤。或淡紅色。或有微苔。或無苔。此裏虛熱而少津液也。直解○案此不謂誤治證。然以下諸方所主。多有如此者。仍出于茲。

人參奪命散。無問陰陽二證。傷寒日子深淺。差誤服藥。而成壞證。垂死者。服之再生。

人　參二兩緊實者

右爲麁末。分再服。生薑三片。水一盞半。煎至七分。通口服。一時辰間。連進三服。覺鼻上汗出。無不即活。家寶

破證奪命散○一作丹　治傷寒陰陽二證不明。或投藥錯誤。致患人困重垂死。七日以後皆可服。傳者云。千不失一。

好人參一兩。去蘆。細切。水一大升。銀石器內煎至一盞。新水沈之取冷。一服而盡。汗不自它出。只在鼻梁尖上。涓涓如水。是其應也。蘇韜光云。

侍郎方丈嘗以救數十人。余宰清流日。申屠倅行父之子婦。產後病時疫。二十餘日。已成壞證。偶見問。因勸其一味只服人參。遂安。是時未知有此方。偶暗合耳。是齋　治傷寒壞證。時或發熱。消渴煩燥。用新羅人參。不拘多少。煎湯。浸令冰冷。候盛渴之時。與之頓服。熱則隨去。易簡　世謂傷寒汗吐下三法差謬。名曰壞證。昔張致和用獨參湯。救治一人垂死。手足俱冷。氣息將絕。口張不能言。致和以人參一兩。去蘆。加附子一錢。於石銚內煎至一碗。以新汲水浸之。若冰冷。一服而盡。少頃病人汗從鼻梁尖上涓涓如水。此其驗也。蓋鼻梁上應脾。若鼻端有汗者可救。以土在身中周遍故也。近陸同婦。產後患疫證。二十餘日。氣虛脈弱。即同壞證。亦以此湯治之。遂愈。孫眞人云。人參湯須用長流水煎服。若用井水則不驗。蓋長流水。取其性之通達耳。續醫說　是治壞病中之誤汗吐下。眞氣脫而致虛者。服之如神。辨注　凡發汗太過。一時將至亡陽。或身寒而慄。或氣脫昏沈等候。速宜煎獨參湯一兩許飲之。或甚者。以四味回陽飲。速爲挽回。庶可保全。否則恐致不救。景岳

人參膏　用頂參六兩。水五碗。煎取二碗。復渣用水二碗。煎取一碗。去渣。將三碗參汁。合爲一處。緩火煎熬。以箸常常攪之。候汁稠厚。即成膏矣。凡救虛危將脫之症。得此爲善。心悟

生脈散。〔主證。互見前。〕

人參　麥門冬　五味子〔各等分〕

右細切，水煎。人參之甘補氣。麥門冬苦寒瀉熱，補水之源。五味子之酸，清肅燥金。名曰生脈散。〔內外傷辨○原无分量煎法。今據正傳錄。〕

大白。惧汗太過。津液外亡。用生脈益氣湯。〔即本方。合補中益氣湯。〕

人參三白散。發汗後脈虛人弱者。

人參〔三錢〕　白朮　白芍藥

白茯苓〔各二錢〕　生薑〔三片〕　大棗〔二枚〕

右用水二鍾，煎一鍾，溫服之。〔蘊要○原加桂枝。今刪去。〕　寶鑑補遺不用大棗，云手足冷，或身微熱，脈皆沈細微弱而煩躁者，或用人參三白湯加竹茹。〔○案此方未審其出典。先君子曰。要訣云。欲用眞武湯。且用三白湯。蓋即是巳。而類方。錯舉和劑治膀胱蘊熱方。玫婦人良方。治血虛肌熱。乞力伽散。用朮、苓、芍、甘、四味。殆此原方也。又加減十三方。加減玄武湯。其方與乞力伽散相同。〕

癸未仲秋，比鄰林楚畹之母，勞力感寒，頭眩發熱。前醫誤以爲太陽表症，而投辛發之劑，連五劑不痊。及延余治，六脈洪緩無力，兩手微見瞤動。此乃過飲表劑，因致元氣大虛，血不榮筋。法當溫補，遂用補中益氣湯，加肉桂、灼芎。兩服熱退身涼，脈亦斂。再劑瞤動亦止。〔軒岐救正論〕

加味人參養營湯。治發汗過多，氣血俱虛，而筋惕肉瞤者。

人　參（二錢半）　白　朮　當歸身　生地黃（有熱用此無熱用熟者）

麥門冬（各一錢半）　茯　苓　甘　草（炙）　川　芎

肉　桂（有熱者減半各一錢）　五味子（十五粒）　黃　芪（二錢半有自汗者用三錢）　生　薑（三片）

棗　子（二箇）

水二鍾。煎至一鍾。去柤溫服。如陰虛相火動者。加知母黃柏。各一錢。酒炒用。若陽虛下寒脈微者。加熟附子一錢。肉桂倍之。不得眠。加遠志酸棗仁。各一錢。（蘊要○案人參養營湯。本出和劑痼冷門。今於彼方。去芍藥。陳皮。遠志。加川芎。麥門冬。）　明條汗下過多。津液衰少。或病方瘥。血氣尚虛。是以心火不降。腎水不升。而口燥咽乾者。必當滋陰補血之劑。用滋陰養營湯。於本方。去朮、苓、芎、桂、芪、薑、棗。加知母黃柏。　溫疫論。人參養營湯。於滋陰養營湯方中。去黃柏。加陳皮。

溫經益元湯。治因汗下大虛。頭眩。振振欲擗地。并肉瞤筋惕。及因發汗太多。衛虛亡陽。汗不止。

熟地黃　人　參　白　朮　黃　耆

當　歸　白芍藥　生地黃　白茯苓

陳　皮　肉　桂　甘　草　大附子

水二鍾。薑一片。棗一枚。槌法加糯米一撮。煎之溫服。（六書○原脫附子。今據赤水補。）

撮要。孫氏集效方。並去熟地。茯苓。陳皮。加乾薑。（○案此方。原爲代眞武湯。然稍屬緩慢。仍錄于此。）

韓氏曰。產脫血虛者。宜用羊肉湯。傷寒汗下太過。亡陽失血。若只用救逆。效必遲矣。與羊肉湯爲效神速。病人面色雖見陽。是客熱上焦。中下二焦。陰氣已盛。若調得下焦有陽。則上焦陽氣下降。丹田知所歸宿矣。夫氣有高下。病有遠近。證有中外。治有輕重。各適其至所爲故。病八九日。汗下太過。二脈沈細無力。多蜷足臥。惡聽人聲。皮有粟。時戰如瘧。宜羊肉湯主之。

羊肉湯方

當歸　白芍藥各一兩　黑附子四錢炮裂去皮臍　龍骨半兩燒通赤

生薑二兩　牡蠣一兩燒赤　桂枝一錢半

右爲麤末。每服二兩。羊肉四兩。葱白四寸。去黃心。同剉爛。以水五升。一升今之大盞熬至一半以來。濾絞去滓。分三服服之。海云。陽證大汗大下後。亡陽于外。亡血于內。上而津脫。下而液脫。津液兩亡。宜以此湯補之。矧陰證者。豈可不溫補哉。此與傷寒太陽證振搖。與眞武湯一例。外之陽症。至此尚溫。況之陰候。豈得不補耶。略例○案此方。卽當歸生薑羊肉湯。合桂枝加龍骨牡蠣湯。而變化之者。

發痙

痙爲發汗太過。血不榮筋之候。故亡血新產。瘡家虛家。易犯此證。無論陰陽剛柔脈類。總之正衰邪盛。卒難救療。緒論

痙者。發熱腹痛。口噤頭搖。瘈瘲不語。項強背直。腰身反張。或目疼。或目赤。

或閉目。或反目。或足冷。或足溫。或妄行。其脈沉弦而遲。亦或帶緊。此爲惡候。不救者多。若脈如雨濺。散出於指外者。旦暮殂也。傷風頭痛發熱。常出微汗。又自嘔逆。汗之必發痓。新產血虛。汗出傷風。亦致發痓。大發濕家汗。亦作痓。熱而死。痓初發來。多有腹痛之證。內經曰。戴眼反折瘈瘲。汗出如珠。著身不流。太陽絕也。其謂是乎。總括○初發多有腹痛。似不必。

若發熱畏寒無汗。開目仰臥。口燥渴。脈浮緊而數。此屬陽。名剛痓。若自汗不惡寒。閉目合面。四肢不收。口中和。脈沉細而濇。此屬陰。名柔痓。夫二痓皆有搐搦反張。口噤咬齒等證。但剛痓手足抽掣。極能駭人。柔痓四肢不收。時或發作耳。明條○以上總證

剛痓爲之發汗。柔痓爲之解肌。並以小續命湯加減。剛痓去附子。用麻黃。柔痓。去麻黃。用生附子。大便利而厥逆者。則以熟附佐之。嬰兒指要○案小續命湯。剛柔通用。本出總病論。見于下。

凡二痓並可與小續命。加減服之。又有大豆紫湯。與竹瀝並可與服。然得斯疾。十愈二三耳。管見良方

小續命湯

附子生削去皮臍五錢　防風一兩半　芍藥　白朮

人參　川芎　麻黃去節湯泡三次焙乾　防己

黃芩　桂枝　甘草各一兩

右剉如麻豆大。每服五錢匕。水一盞半。煎至一盞。去滓。取八分清汁。入生薑汁。再煎一二沸。溫服。日三夜二。若柔痓自汗者。去麻黃。加葛根。活人〇加葛根三字。據本書。痙論補。案此方。本出千金。治中風冒昧。不知痛處。拘急不得轉側。

總病加葛根名葛根麻黃湯治剛痓柔痓去麻黃加葛根成一兩半。〇本方一兩。

蘊要云剛柔二痓通用。小續命湯主之。此言未可憑也。如柔痓有汗。須去麻黃。無熱有寒。須去黃芩防己。乃可用之。若剛痓熱多。須去附子。恐不爲續命湯也。用者詳之。

大豆紫湯。治中風痱痙。或背強口噤。〇節錄

大豆五升　清酒一斗

右二味。以鐵鐺。猛火熬豆。令極熱焦煙出。以酒沃之。去滓。服一升。日夜數服。服盡更合。小汗則愈。一以去風。二則消血結。千金〇此本出婦人中。療產後中風。角弓反張。又出傷損中。療破傷風入四體。角弓反張。口噤不能言。凡得此者。不過五劑。

肘後。療中風。無問男子婦人中風脊急。身痓如弓紫湯方。雞屎二升　大豆一升　防風三兩切　右三味。以水三升。先煮防風。取三合汁。豆雞屎二味。鎗中熬之。令黃赤色。用酒二升淋之。去滓。然後用防風汁。和分爲再服。相去如人行六七里。衣覆取汗。忌風。外臺〇案千金外臺。更有類方數首。當攷。

〇以上總治。

王朝奉桂枝加葛根括蔞湯　治證。同括蔞桂枝湯。

桂　枝　芍　藥各一錢　甘　草

葛　根　括蔞根各二錢

右㕮咀。每服五錢。水二盞。薑五片。棗二枚。煎至一盞。去滓服。元戎

若汗多亡陽。下多亡陰。致筋脈失養。不柔和而成痓。無外邪可解者。惟宜補養氣血。闡要編○緒論云。十全大補。人參養營。大建中湯。選用。

凡陰證脈沈細者。附子湯。芍藥甘草附子湯。桂枝加附子湯。選用。服藥後。汗出身和者吉。若脈來沈遲。或緊細。而大便自利者。皆死證也。緒論○案三方之目。原作附子散。附子白朮湯。其方本出聖惠活人等。一係辛燥。痓病液乾。實非所宜。今所不取。攷醫通。舉金匱諸條。必配仲景溫補方。亦屬牽強。然此三方。特爲合轍。仍從改易。○以上柔痓。

痓病。通宜三承氣。合解毒下之。標本

傷寒瘡瘍破傷風。與傷寒治法一同。但以涼膈。白虎。承氣。臨時斟酌用之。心要

治傷寒剛痓。壯熱頭痛。筋脈不能舒展。犀角大黃湯方。

犀　角鎊　大　黃剉炒各一兩　芎　藭半兩

石　膏二兩　牛　黃研半分

右五味。搗羅四味爲散。入牛黃同研令勻。每服一錢匕。不拘時。煎淡竹葉湯調下。聖濟○以上剛痓。

風濕

大抵濕之爲病。易至沈深。漸漬之餘。淪肌浹髓。於斯時也。須以朮附薑桂。作大劑與之。藥力相接。病當漸解。不可以旦暮而責效焉。要之。治濕莫若生附蒼朮爲快。直指

治濕莫如朮。然白朮性緩。不如蒼朮之烈。芎藭亦能逐水。其說見於左傳。若更挾熱。而小便不利。則須用茯苓防己之類。以通之。然亦視其輕重淺深。若所感重。而濕已達於藏府。必不入食。爲嘔爲泄。爲喘滿。爲四支重痛。爲鄭聲。爲眼直視。睛不能轉。爲脚腫。若臍下堅硬。爲虛汗。非若風寒之易攻。直須以雄附薑桂橘朮之類。作大劑與服。使藥氣相接。浸漬攻之。積日持久。乃當漸去。要以生附蒼朮爲主也。不可以數服不見效用別藥。簡易

其寒多者。爲痛爲浮腫。非附子桂朮。不能去也。其風多者。爲煩熱。爲流走。爲拘急。非麻黄薏苡烏頭輩。不能散也。活人注

治傷寒中風。骨節疼痛。煩悶不得屈伸。近之則痛劇。汗出短氣。小便不利。惡風。或身微腫。宜服此方。

麻黄二兩 附子一兩 白朮二兩

桂心二兩 赤芍藥一兩 甘草一兩

右件藥。擣麁羅爲散。每服四錢。以水一中盞。入生薑半分。煎至六分。去

滓溫服。每日四五服。聖惠○案此本出中風中。然是甘草附子湯變方。

三因附子麻黃湯。治寒濕所中。昏暈緩弱。或腰背強急。口喎語聲混濁。心腹䐜脹。氣上喘。不能動轉。於本方。去桂心。芍藥。生薑。加乾薑。人參。○案此等方。白朮。不如用蒼朮。

朮附湯。若但寒頭重。動則眩運。肌肉酸疼。牽急不得轉側。漐漐汗出。惡寒。小便不利。大便反快。短氣眩運。足寒。或時咽痛。發熱。此由寒濕之邪。客搏經絡。陽氣不得發洩。蘊於肌肉之間。謂之寒濕。其脈遲緩而小弦。

蒼　朮四兩　芍　藥　茯　苓各三兩

人　參　甘　草各一兩　附　子一兩半

右爲麁散。每服五錢。水二盞。煎一盞。去滓溫服。十便。引指迷方。

易簡。附子湯。治風寒濕合痺。骨節疼痛。皮膚不仁。肌肉重著。四肢緩縱。腰脚酸疼。於本方。去蒼朮。茯苓。加白朮。官桂。用生附。入薑煎。○以上重證。

傷濕又兼感寒。則拳攣掣痛。無汗。慘慘煩痛。五積散。要訣

傷濕而兼感風者。若大發其汗。則風去濕在。已得汗而發熱不去者。敗毒散。加蒼朮一錢。防己半錢。同上○防己。一作防風。

論風濕不可汗下。春夏之交。人病如傷寒。其人汗自出。肢體重痛。轉仄難。小便不利。此名風濕。非傷寒也。陰雨之後卑濕。或引飲過多。多有此證。但多服五苓散。小便通利。濕去則愈。切忌轉瀉發汗。小誤必不可救。初虞世

云。醫者不識。作傷風治之。發汗死。下之死。己未年京師大疫。正爲此。予自得其說。救人甚多。壬辰年予守官洪州。一同官妻有此證。因勸其服五苓散。不信。醫投發汗藥。一夕而斃。不可不謹也。大抵五苓散能導水去濕耳。胷中有停飲。及小兒吐哯欲作癎。服五苓散最妙。初君之說詳矣。予因廣此說。以信諸人。（醫說。引信效方。）

凡冒露感雨。濕氣內攻。而胸前凝滯者。此但可燥濕和中。若誤下之。則濕氣內攻。損傷脾胃。隨必變痢。久則五液注下。（卽俗名五色痢）變爲四肢冰冷。手足撒。昏沈神倦。尺寸沈微。瀉遺無度。（錦囊）○以上經證

金鑑曰。瘟病復傷於濕。曰濕瘟。而活人則曰。傷濕而又中暑。曰濕瘟。味其義意。當遵金鑑爲是。蓋傷濕而又傷暑。只可謂之傷暑濕。而不可謂之濕瘟也。夫曰濕瘟者。是濕而兼瘟也。或先瘟而中濕。或先濕而患瘟。與暑何涉焉。第瘟疫兼濕。又最難辨。唯於一身盡痛。痛極且不能轉側。惡飲湯水。目中視物皆紅黃。身目色微黃。而無譫妄等症者。辨之始得。而濕症之中。又有濕熱寒濕之分。濕熱者。小便赤澀如馬溺。渾濁色白。且有煩熱。大便秘結諸症。宜人參白虎湯主之。或四苓散。大小分清飲。茵蔯飲之類。皆可擇用。若天久陰雨。濕氣過勝。其人藏府虛。大便滑。小便清。乃是寒濕。宜朮附湯。但瘟疫兼濕熱者多。而兼寒濕者少。北方風高土燥。患此者少。唯南

方水鄉卑濕，天氣炎熱，患者但多，春冬感者恒少，而夏秋患者恒多，所宜隨其時地，而變通之。說疫

白虎加蒼朮湯，治濕溫多汗。

知　母六兩　甘　草炙二兩　石　膏一斤

蒼　朮三兩　粳　米三兩

右剉如麻豆大，每服五錢，水一盞半，煎至八九分去滓，取六分清汁，溫服。此方出傷寒微旨，亦倣金匱白虎加桂湯。活人○以上溼溫

停水

治傷寒中風發熱，六七日不解，而煩渴欲飲水，而吐逆，猪苓散方。

猪　苓一兩　澤　瀉一兩　赤茯苓一兩

桂　心半兩　白　朮半兩　葛　根一兩

右件藥，擣麁羅爲散，每服三錢，以水一中盞，煎至六分，去滓，溫溫頻服。聖惠

治時氣結胷，心下滿實煩悶，宜服猪苓散方。

猪　苓一兩　澤　瀉一兩　桂　心半兩

赤茯苓三分　川朴消三兩

右件藥，擣細羅爲散，每服不計時候，以粥飲調下二錢。聖惠

辰砂五苓散。治傷寒表裏不解。頭痛發熱。心胸鬱悶。脣口乾焦。神思昏沈。狂言譫語。如見鬼神。及治瘴瘧。煩悶不省者。

木猪苓（去黑皮）　白朮（洗去蘆）　澤瀉（洗剉）

赤茯苓（去皮）　辰砂（研各十二兩）　肉桂（去皮八兩）

右爲細末。每服二錢。沸湯點服。（和劑）

減桂五苓散。治傷寒時氣。燥渴飲水。

赤茯苓　猪苓　白朮（各二兩半）　澤瀉（四兩半）

右㕮咀。（萬安方。引良驗方。）得效名四苓散。（○案此方。本出小兒方訣瘡疹論。）

桂苓甘露飲。（一名桂苓白朮散）治傷寒中風。濕熱內甚。或頭痛口乾。或吐瀉煩渴。或小便赤澀。

桂（半兩）　茯苓　白朮（各半兩）　甘草（炙）

澤瀉　石膏　寒水石（各二兩）　滑石（二兩）

右爲極細末。熱湯調下三錢。欲冷飲者。新水調下。或生薑湯調下尤良。小兒服一錢。（直格）宣明論。有猪苓。（○案小兒方訣。玉露散。一名甘露散。治傷熱吐瀉黃色。石膏。寒水石。各半兩。甘草。生。一分。爲末。每服一字。或半錢。食後溫湯調下。蓋河間合之五苓散者。）

益元散。（一名天水散。一名太白散。）消畜水。止渴利中。除煩熱心躁。

滑石（六兩白膩好者）　甘草（一兩）

右爲細末。每服三錢。蜜多許。溫水調下。或無蜜亦可。每時日三服。或欲冷飲者。新井泉調下。亦得。直格 御藥院方名六一散。 標本澹滲湯。即本方合五苓散。

導赤散治小水不利。小腹滿。或下焦畜熱。或引飲過多。或小水短赤而澀。脈沈數者。以利小便爲先。

茯苓 猪苓 澤瀉 桂枝

白朮 甘草 滑石 山梔

中濕身目黃者。加茵蔯。 水二鍾。薑一片。燈心二十莖。槌法入鹽二字調服。六書

欬喘

肺主氣。形寒飲冷則傷之。使氣上而不下。逆而不收。衝擊膈咽。令喉中淫淫如癢。習習如梗。是令欬也。甚者續續不已。連連不止。坐臥不安。語言不竟。動引百骸。聲聞四近矣。欬之由來。有肺寒而欬者。有停飲而欬者。有邪氣在半表半裏而欬者。雖同曰欬。而治各不同也。停飲而欬者。小青龍湯所主。爲水飲與表寒相合而欬者。眞武湯所主。爲水飲與裏寒相合而欬者。又不可不知也。欬爲肺疾。治之必發散而可矣。而又有不可發汗者。經曰。欬而小便利者。不可發汗。發汗則四肢厥逆冷。又曰。欬而發汗。踡而苦

滿。腹中復堅。明理論

肺主氣。形寒飲冷則傷肺。故其氣逆而上行。衝衝而氣急。喝喝而息數。張口擡肩。擷身滾肚。是爲喘也。傷寒喘者。有邪氣在表。氣不利而喘者。有水寒之氣。射肺而喘者。各不同也。經曰。喘而汗出者。與葛根黃芩黃連湯以利之。汗出而喘者。與麻黃杏子甘草湯以發之。二者如何而然也。且邪氣內攻。氣逆不利。而喘者。有因喘而汗出。見其邪氣在裏也。雖表未解。未可和之。若邪氣外盛壅遏。使氣不利而喘者。雖汗而喘不已。見其邪氣在表也。雖經汗下。亦可發之。此亦古人之奧義。傷寒止於邪氣在表而喘者。心腹必濡而不堅。設或腹滿而喘。則又爲可下之證。經曰。短氣腹滿而喘。有潮熱者。此外欲解。可攻裏也。爲因滿脹而喘矣。又或邪氣內盛。正氣欲脫。氣壅上逆。亦主喘也。經曰。直視讝語。喘滿者死。又汗出髮潤。喘不休者。此爲肺絕。身汗如油。喘而不休。此爲命絕。皆爲不治之喘也。同上〇並節錄

治傷寒四日。因下後大渴。服冷藥過多。喘急者。陰盛故也。宜服小青龍湯。方。

於仲景原方中。加杏仁。入生薑。煎服。聖惠〇節錄

杏子湯。治一切欬嗽。不問外感風寒。內所傷生冷。及虛勞咯血。痰飲停積。悉皆治療。

人參　半夏　茯苓

細辛　乾薑　芍藥

甘草　官桂　五味子各等分

右㕮咀。每服五錢。水一盞半。杏仁。去皮尖。剉五枚。薑五片。煎至六分。去滓。食前服。易簡○今去人參不用。

石頑治里醫吳佩玉次女。傷風欬嗽。先前自用踈風潤肺止嗽之藥不應。轉加嘔渴咽痛。求治于余。診之六脈浮滑應指。作半夏散與之。三啜而病如失。或問。欬嗽咽痛而渴。舉世咸禁燥劑。而用半夏輒效。何也。曰。用藥之權衡。非一言而喻也。凡治病必求其本。此風熱挾飲上攻之暴嗽。故用半夏桂枝。以開通經絡。迅掃痰涎。兼甘草之和脾胃。而致津液。風痰散而營衛通。則咽痛燥渴自已。設泥其燥渴。而用清潤。滋其痰濕。經絡愈壅。津液愈結。燥渴咽痛。愈無寧宇矣。緒論

加減瀉白散。治煩熱胸膈不利。上氣喘促。口乾或欬者。

桑白皮二錢　橘紅　知母

貝母　桔梗　甘草各一錢半

地骨皮一錢　細黃芩　瓜蔞仁去殼各一錢五分

右用水二鍾。煎至一鍾。去柤溫服。蘊要○案此本出寶鑑。今去青皮。加貝母。瓜蔞仁。又瀉白散。本是小兒方訣方。用桑白皮。地

骨皮。甘草。三味。

蔞貝養營湯。治解後痰涎涌甚。胸膈不清者。

知母　花粉　貝母　瓜蔞實

橘紅　白芍　當歸　紫蘇子

水薑煎服。溫疫論

因發汗時。汗出如水漏下。還復汗少。喘促不止。脈促而按之濡者。合當汗而解。脈促而汗之實者死。若脈浮。手足微厥。面垢脣青。昏憒而喘者。陰陽未和。尚阻升降。宜服順陰陽五味子湯。○案此主證可疑。

麻黃半兩　人參　五味子　麥門冬

杏仁　橘皮　生薑各一分　大棗七枚

㕮咀。水三升。煮七合。去滓。通口服一盞。未差再作二三服。手足厥甚者。厚衣護其厥。總病　活人五味子湯。治傷寒喘促。脈伏而厥。於本方。去麻黃。○入門。名加味生脈散。

凡傷寒大下後。氣虛發喘。目反脈微者。急用上黨人參五錢。甚者一兩。水一鍾半。煎至半鍾。服之。喘定生。不定死。明條

陰證發喘。尤爲惡候。斲喪之人。腎氣上乘。而用腎氣丸。雜以黑錫丹。導火歸元。然多不救。加以動息搖肩。戴眼直視。汗出厥逆者。立斃。大抵邪壅上

盛。正氣欲脫。必至喘滿。緒論有病後氣虛。不能接續。非喘也。乃氣短也。方書用大劑生脈散。少佐陳皮二母主之。然此乃急症。須大劑八味加人參兩許。方效。西塘感症

失血

雜病衄者。實熱在裏。傷寒衄者。實熱在表。千金翼曰。吐血有三種。一曰肺疽。二曰傷胃。三曰內衄。既吐血家。謂之內衄。則其鼻中出血者。可謂之外衄。是經絡之血妄行也。經絡熱盛。陽氣擁重。迫血妄行。出於鼻則爲衄。桂枝湯麻黃湯治衄者。非治衄也。即是發散經中邪氣耳。若邪氣不得發散。擁盛於經。逼迫於血。則因致衄也。即非桂枝麻黃湯專治衄也。太陽病。脈浮緊。發熱。身無汗。自衄者。愈。是經中之邪。隨而散則解矣。故知衄者。不待桂枝湯麻黃湯發散之也。衄者。若但頭汗出。身無汗。及汗出不至足者死。黃帝亦以爲不治之疾。明理

凡候熱病而應衄者。其人壯熱。頻發汗。未出。或未及發汗。而鼻燥喘息。鼻氣鳴。即衄。凡衄。小兒止一升數合。則熱因之爲然。若一升二升者死。巢源○據溫病鼻衄候。然字。當作歇字。

若衄而成流者。不須服藥。少刻自解。若點滴不成流者。必用服藥無疑。經曰。奪血者無汗。奪汗者無血。俗人以血爲紅汗。厥有旨哉。六書○又曰。若點滴不成流者。其邪在經

未解。

凡得衄血而解者。邪之輕也。若邪重者。雖衄血亦不解也。凡脈浮數。口乾。鼻燥熱者。必衄也。凡吐血衄血。無表證。脈不浮緊者。不可發汗也。大抵衄血吐血。脈滑小者生。脈實大者死。或吐或衄後。脈微者易治。若熱反盛。脈反數急者。死也。凡血得熱則行。得冷則凝。見黑則止。所以犀角地黃湯中。加好京墨一二匙。攪藥令黑。與之最效也。蘊要○案大白云。外感之衄。脈大者易治。沈濇者難醫。亦一說也。

傷寒發熱無汗。因致衄者。此熱隨衄散。謂之紅汗。不可即止。亦不可太多。即止熱不能解。太多又能虛人。即止者。還宜清凉解表。太多者。又宜滋補氣血。直解

麻黃升麻湯。治傷寒發熱。解利不行。血隨氣壅。世謂紅汗。是也。

麻　黃去節湯二兩半　升　麻一兩一分　黃　芩　芍　藥

甘　草生　石　膏煅　茯　苓各一兩

右剉散。每服四大錢。水一盞半。薑三片。煎七分。去滓熱服。微汗解。三因

石頑治歙客黃姓者。正月間患傷寒。衄血甚多。必發於卯刻。數日不止。面上怫鬱。頭痛身微熱。脈浮大而數。按之則芤。意謂衄血既多。則熱邪當解。此獨不解者。先必邪氣在經。點滴之衄。誤服凉血止截藥所致。遂與越脾湯一劑。熱服得汗而解。但至夜則身有微熱。更與當歸補血湯。四劑而安。

若衄已而熱不退者。惟升麻葛根湯。敗毒散。陽旦湯。爲穩。要訣

曾氏家學。治傷寒七八日不解。自胷上至頭目。黑紫壅腫。寸脈浮大而數。是欲作衄。而不能出也。西北方人。或於兩尺澤中出血如射。卽安。治例

深師。黃土湯。療鼻衄。去五藏熱。氣結所爲。或吐血者。方。

當歸　甘草炙　芍藥　黃芩

芎藭各三兩　桂心一兩　生地黃一斤　青竹皮一兩

釜月下焦黃土如雞子一枚碎綿裹

右九味。切。以水一斗三升。煮竹皮減三升。去滓。內諸藥。煮取三升。分四服。忌海藻菘菜。生葱。外臺○案千金無桂心。　聖惠治熱病鼻衄黃龍湯。於本方去芎藭。桂心。加川升麻。川朴消。

治傷寒心肺熱毒。鼻衄不止。或兼唾血。宜服黃連散方。

黃連三分　黃芩一兩　梔子人半兩

甘草半兩　伏龍肝三分　淡竹茹一兩

右件藥。擣篩爲散。每服五錢。以水一大盞。入生薑半分。煎至五分。去滓。入生地黃汁一合。亂髮灰一錢。攪令勻。更煎三兩沸。不計時候。放溫。頻服之。以差爲度。聖惠

治時氣鼻衄。煩躁不止。頭痛氣逆。宜服石膏飲子。方。

石　膏二兩　甘　草半兩　赤芍藥一兩　黃　芩一兩

柴　胡一兩　桂　心半兩　生地黃三兩

右件藥。細剉和勻。每服半兩。先以水一大盞半。浸伏龍肝二兩。澄取清一大盞。煎至五分。去滓。不計時候溫服。聖惠

治傷寒上膲壅熱。心神煩躁。鼻衄不止。宜服黃芩散。方。

黃　芩三分　川大黃三分　梔子人一分

犀角屑半兩　石　膏三兩　羚羊角屑半兩

藍　葉三分　甘　草半兩　川朴消一兩

右件藥。擣篩爲散。每服五錢。以水一大盞。煎至五分。去滓。不計時候溫服。以差爲度。聖惠

衄而煩者。竹葉石膏湯。以散經中之邪。入門

生地芩連湯。治鼻衄成流。久不止者。或熱毒入深。吐血不止者。

黃　芩　山　梔　桔　梗　甘　草

生地黃　黃　連　柴　胡　川　芎

芍　藥　犀　角如無。升麻代之。

水二鍾。棗二枚。煎至八分。槌法。

外用劫法。水紙搭於鼻沖。〇次條山梔方。是。

臨服入茅根擣汁。磨京墨調服。如無茅根。以藕擣汁亦可。六書

傷寒鼻衄成流久不止者。將山梔炒黑色。爲細末。吹入鼻內。外將水紙搭於鼻沖。其血自止。六書

凡時行衄。不宜斷之。如一二升已上。恐多者。可斷。即以龍骨末吹之。千金

治傷寒鼻衄。肺間有餘熱故也。熱因血自上不止。用此方。

牡　蠣二兩半　石　膏一兩六銖

右二味。治下篩。酒服方寸匕。日三四。亦可蜜丸。如梧子大。用治大病瘥後。小勞便鼻衄者。千金○案此本出肘後。

治傷寒口鼻俱出血。可及三五升。宜服此方。

亂髮灰半兩　伏龍肝一兩

右件藥同研令細。每服不計時候。以新汲水調下二錢。頻服。以差爲度。聖惠

治傷寒衄血。滑石湯。

滑石末。不以多少。飯圓如桐子大。每服十圓。微嚼破。新水嚥下。立止。只用藥末一大錢。飯少許同嚼下。亦得。老幼皆可服。湯晦叔云。鼻衄者。當汗不汗所致。其血青黑時。不以多少。勿得止。宜服溫和藥。以調其營衞。纔見血鮮。急以此藥止之。本事

三黄補血湯。治衄血下血。人弱者。服之卽止

熟地黄二錢　生地黄二錢　當歸二錢
柴胡五分　芍藥三錢　升麻一錢
牡丹皮一錢半　川芎一錢　黄芪一錢

右用水二鍾。煎至一鍾服。蘊要

有衄後病反重者。更傷其陰也。大爲危候。其衄勢必大甚。六味飲。加生地黄。生白芍。若血來太多。致耗中氣。當大補其陽。當歸補血湯。加人參甘草。慮虛火上浮。加麥冬五味。西塘感症○當歸補血湯。係當歸黄芪二味。本出東垣。○以上衄血

衄出于肺。行清道。吐出於胃。行濁道。衄血之熱。在經在表。吐血之熱在臟主裏。血之存於胃中者。爲守營之血。守而不走。諸陽受熱。當汗不汗。熱毒深入於中。其血爲火所逼而上逆。隨從肺竅出於咽而爲吐矣。亦有蓄血上焦而吐者。瘟疫患此。始終一於爲熱。實者。犀角地黄湯。稍虛者。黄芩芍藥等湯加減出入。便可奏效。說疫

常見世醫。每每遇傷寒吐血。則曰傷寒變成火疾。是以實爲虛。妄投滋陰降火等藥。致病者斃而後已。深可嘆也。不知傷寒吐血。乃表邪入裏。爲有餘之邪。可攻之。可清之。可破之。邪去則血止矣。若火症吐血。乃內傷七情。陰虛陽盛。爲不足之症。可補之。可溫之。可滋之。陰盛則血止。二症一虛一

實。以此觀之。大相矛盾。又安得以傷寒吐血。爲虚症吐血乎。五法

攖寧生巵言云。血溢血泄。諸畜妄證。其始也予率以桃仁大黃。行血破瘀之劑。折其鋭氣。而後區別治之。雖往往獲中。猶不得其所以然也。後來四明遇故人蘇伊舉。問論諸家之術。伊舉曰。吾鄉有善醫者。每治失血畜妄。必先以快藥下之。或問失血復下。虚何以當。則曰。血既妄行。迷失故道。不去畜利瘀。則以妄爲常。曷以禦之。且去者自去。生者自生。何虚之有。予聞之愕然曰。名言也。昔者之疑。今釋然矣。準繩

昔陶尚文治一人傷寒四五日。吐血不止。醫以犀角地黃湯。茅花湯等藥治之。而反劇。遂請陶公視之。切其脈浮緊而數。若不汗出。邪無由而解矣。遂用麻黃湯一服。汗出而愈。此陶公可謂得仲景之心法矣。蘊要

凡吐血不止。以三稜鍼。刺衝陽穴出血最效。同上

傷寒咯血。猶難救療。况吐血乎。凡吐血皆非美兆。初病猶可用工。有陸續而來。或經數時而復吐者。斷不可救藥也。　通用。蘿蔔汁一小盞。入新汲水煎。茅花主之。血熱者。黃連阿膠湯。證治。○書括。此有論字。　通用地血散。蘗皮湯。三黃瀉心湯。總括○緒論云。血虚而熱。雖赤不結。黃連阿膠湯。大還云。吐鮮血不止。躁渴者。黃連解毒湯。加丹皮。茅花。京墨。

治傷寒吐血。心煩不食。宜服伏龍肝散方。

伏龍肝三兩　生乾地黃一兩　柏葉一兩　茜根一兩

阿　膠一兩　黄　芩一兩　黄　連一兩　甘　草一兩半

右件藥，擣麁羅爲散。每服四錢，以水一中盞，煎至六分，去滓，不計時候温服。聖惠　又治傷寒心熱，及餘毒不退，吐血一二升不止，生乾地黄散，於本方去柏葉、茜根、阿膠、甘草，加黄蘗、吳藍、麥門冬。

治傷寒吐血不止，柏葉散方。

青柏葉一兩　生乾地黄一兩　阿　膠一分

右件藥，擣篩爲散，以水一大盞半，煎至一盞，去滓，別攪馬通汁一合相和，更煎一兩沸，不計時候，分温三服。聖惠○此即仲景柏葉湯變方。

治傷寒壅極吐血，百治不差方。

生地黄汁一中盞　川大黄一分，剉，微炒，杵末

右件藥，先煎地黄汁三兩沸，內大黄末，調令匀，不計時候温服。聖惠　總病。名大黄散。○案此方，本出千金，治虛勞吐血。

吐血雖屬傷陰之證，宜滋陰養血，然亦有陽虛不能攝血而血外溢者，宜用參苓芪朮補氣以攝血。若陽虛已極，兼畏寒足冷，飲食不進，嘔吐泄瀉，急用薑桂附子之類，不可泥以爲吐血屬火，而槩用滋陰也。直解　失血少血，或尺脈遲，或諸脈不出，湯劑中須以人參爲佐。總括　有陰症凝寒，脈來遲細，腹痛厥逆，嘔吐紫黑色者，亦不可治之矣。明條

若暴吐腐臭之血。名曰內潰。內潰者死。金鑑○以上吐血

凡下血便膿血。有陽證陰證。冷熱之不同。要在辨之而已。古人言見血無寒。又言血得熱而行。皆大概之言也。大抵十分中有八九分屬熱。間有一二屬寒也。故不可一概而治之矣。略例曰。○原作要略日。今改。陽證內熱則下鮮紅之血。陰證內寒則下紫黑成塊或如豚肝也。○案明條亦曰。熱傷其血。血得熱而暴行。所下者。必紅赤成流。寒傷其血。血得寒而凝結。所下者必紫黑成塊。愚意似未必然。又緒論曰。陰證內寒。則下瘀血。若紫黑成塊。或如豚肝。及下血水多者。皆難治也。且夫陽證則脈數。若數而有力者。爲實熱。可以純苦之藥治之。要當養血藥中少佐一二味寒藥可也。若陰證則脈遲。遲而有力者。爲有神。可治。遲而無力者。爲無神。難治。若下血脈洪大急鞕不和者死。若脈雖大而和者。乃可治也。蘊要

孫用和治陽毒入胃。下血頻疼痛不可忍。

鬱金五箇。大者。牛黃一皂莢子大。別細研。二味同爲散。每服用醋漿水一盞同煎三沸。煎服。證類　聖濟治傷寒汗後。陽毒入胃。下血頻併痛不可忍。勝金散。卽本方。

桂附六合湯。治陰證下血。紫黑如豚肝。

川芎上　當歸上　芍藥中

熟地黃中　官桂下　附子下炮

右水二鍾。煎至一鍾。蘊要○案略例云。下而血者。芎歸朮附湯。桂附六合湯。而不載其方。蓋卽是也。

凡陰症內寒下血。必用乾薑炒半黑用之。如神其效也。同上〇以上下血

瘀血 胃實兼蓄血。亦見陽明病中。

衝脈爲血之海。卽血室也。男女均有此血氣。亦均有此衝脈。衝之得熱。血必妄行。在男子則爲下血讝語。在婦人則於經水適來適去之時。經氣尙虛。邪乘虛入。或熱退而胷滿讝語。或蓄血而寒熱似瘧。皆謂之熱入血室。私竊怪夫世俗常談。凡病皆先調氣。而血之一字。念不到焉。其間一二。亦知理血。則曰婦人有之。不思血氣。卽陰陽也。負陰抱陽。中兩間而爲人。誰獨無此血氣哉。否則張朱之書。所謂桃仁承氣湯。抵當湯丸之類。是特爲婦人設耳。然而血證之脈何如。曰。挾血者。脈來乍澀乍數。閃灼明滅。或沈細而隱伏也。若夫血熱交盛。則寸關洪盛。大抵多於左手見之。左手主血固如是爾。經云。血上逆則妄。血下蓄則狂。下焦蓄血。小便必自利。血結之處。又當以此推之。總括〇緒論云。凡血滯不行。則脈乍濇乍數。或沈或伏。若血熱交併則洪盛。血虛則芤虛。中有瘀則芤中帶弦。此一定法也。

諸陽受熱。其邪在表。當汗不汗。致使熱毒入臟。積瘀於內。□成吐血。蓋傷寒失汗。則邪熱化爲惡血。或蘊毒不除。亦能□腐其血。凡眼閉目紅。神昏語短。心忪痛悶。眩冒迷忘。漱水燥煩。嘔吐喘促。驚狂讝語。鼻衄唾紅。背冷足寒。骨熱膚痹。四肢厥逆。多汗頭痰。胷脇小腹滿急。大便黑而微利。小便多而不禁。此等皆瘀血證也。男女均有此血脈。婦人傷寒。尤多見之。以其

得病於經水來去之期。或受病中間。經水適至耳。血之爲痛。大抵夜重日輕。或晝明了。而暮譫語。血屬陰。從其類也。前證不必悉具。但見其一二分曉。便作血證主張。犀角地黃湯。小柴胡湯。〇又云。小柴胡加桃仁。大黃。桃仁承氣湯。三黃湯丸。酌量輕重用。瘀血結甚。抵當湯丸主之。〇原此下云。諸湯皆以川芎爲佐。取盡大便黑物則佳。同上

若病人無表證。不發寒熱。胸腹滿脣燥。但欲漱水不欲嚥者。此爲有瘀血。必發狂也。輕者。犀角地黃湯。甚者。抵當湯。活人

胃實失下。至夜發熱者。熱留血分。更加失下。必致瘀血。初則晝夜發熱。日晡益甚。既投承氣。晝日熱減。至夜獨熱者。瘀血未行也。宜桃仁承氣湯。服湯後。熱除爲愈。或熱時前後短縮。再服再短。蓄血盡而熱亦盡。大勢已去。亡血過多。餘焰尚存者。宜犀角地黃湯調之。又有熱入血室。非蓄血。未可下。宜審。溫疫論

大便溏膩如漆者。爲蓄血。若黑燥如煤者。爲燥結。非蓄血也。蓄血證。舌胎有邊白中黑。而極薄潤。必無乾燥焦黃者。以血屬陰。無大實熱故也。緒論

小品。芍藥地黃湯。療傷寒及溫病。應發汗而不發之。內瘀有蓄血者。及鼻衄吐血不盡。內餘瘀血。面黃大便黑者。此主消化瘀血。〇案大白云。衄血吐血。若蓄聚瘀結。犀角地黃凝滯。此說不必。且此云瘀血。蓋非凝堅之謂也。

芍　藥三分〇千金三兩　地　黃半斤〇千金生地黃　丹　皮一兩〇千金二兩　犀角屑一兩

右四味。切。以水一斗。煮取四升。去滓。溫服一升。日二三服。有熱如狂者。加黃芩三兩。其人脈大來遲。腹不滿。自言滿者。爲無熱。不用黃芩。外臺千金。名犀角地黃湯。喜忘如狂者。加大黃二兩。黃芩三兩。其人脈大來遲。腹不滿。自言滿者。爲無熱。但依方不須有所增加。　聖惠。治熱病發汗而汗不發。致內有積瘀。故吐血不止。生乾地黃散。於本方。加刺薊。柏葉。　元戎。犀角地黃湯。治心經邪熱。及發狂。於本方。去芍藥。加朱砂。黃連。白茯苓。〇此猶用之本方證。而膈熱甚者。爲佳。故錄于茲。　蘊要。加味犀角地黃湯。治血結胸中。手不可近。其人漱水不欲嚥。或喜忘如狂。或大便黑色。小便自利。此血結胸中。於本方。加大黃。血未下者。更加桃仁。　入門。表熱。加柴胡。黃芩。鼻衄。加山梔。內熱甚。加黃連。　溫疫論。先將地黃。溫水潤透。銅刀切作片。石臼內搗爛。再加水如糊。絞汁聽用。其滓入藥內煎。藥成去滓。入前汁合服。

血積胸中。熱之甚也。以犀角地黃湯。

生地黃二兩　黃　芩一兩半　黃　連一兩　大　黃半兩

右㕮咀。水二盞。秤一兩。煎至一盞。去滓。食後服之。潔古注脈訣〇案　方中無犀角。蓋犀角消毒飲之例。然加用最妙。又諸家所稱犀角地黃湯。皆是前方。非此方也。

韓氏微旨方。地黃湯。治病人七八日後。兩手脈沈遲細微。膚冷。臍下滿。或喜或忘或狂或躁。大便實而色黑。小便自利者。此畜血證具也。若老年及少年。氣虛弱者。宜此方主之。

生地黃 自然汁一升如無生地黃只用生乾地黃末一兩　生藕 自然汁半升如無藕以刺薊汁半升如無刺薊汁用刺薊末一兩

藍葉 一握切碎乾者末半兩　蝱蟲 三十箇去足翅炒黃　大黃 一兩剉如骰子大　桃仁 半兩微炒

水蛭 十箇

右同一處。水三升半。同慢火熬。及二升以來。放冷。分三服。投一服。至半日許。血未下再投之。此地黃湯比抵當湯丸。其實甚輕也。如無地黃汁與藕汁。計升數添水同煎。元戎

生漆湯。病人七八日後。兩手脈沈細而數。或關前脈大。臍下滿。或狂走或喜忘或譫語不大便。小便自利。若病人年少氣實。即血凝難下。恐抵當丸力不能及。宜此。

生地黃 汁一升如無汁只用生乾地黃三兩半　犀角 一兩鎊為末　大黃 二兩剉碎如骰子大　桃仁 三十箇拍碎

右作一處。用水三升。好酒一升。慢火熬三升以來。傾出濾去滓。再入鍋。投點先生漆一兩半。再熬之。至二升。即住。淨濾去滓。放冷。作三服。每投服。候半日許。血未下。再投一服。候血下。即止服藥。如無生地黃汁。更添水一升同煎。元戎

傷寒廣要卷八

東都丹波元堅茝庭撰

兼變諸證中

結胷 胷滿

病人以傷寒爲大患。傷寒以結胷爲惡證。又結胷有陰陽。陽結者。陽盛下之太早。陰結者。陰盛下之太早。拘結胷何以辨明。陽結則實痛。陰結則暗痞。其病傷寒之叉手偃仰。滿硬攻心。起而兩目上視。纔坐兩足前移。醫者見此證。便投陷胷丸。若陽結則痊。陰結則殺之。萬安方引究原方○案此論不純。且文有訛脫。然其理稍通。姑錄存之。

張兼善曰。下早結胸。事之常。熱實結胸。事之變。其熱實傳裏爲結胸。乃法之闕防不盡者。選錄

攷成無已曰。傷寒錯惡。結胷爲甚。

凡結胸。有兼發黃。有兼發斑。或發狂。或呃逆者。最重。但脈微細沈。手足冷者。皆難治也。若脈沈緊沈滑沈實。或數大有力者。乃可攻之也。蘊要○案醫綱。孫兆治傷寒胸腹滿。面黃如金色。下小陷胷湯。尋利良愈。

大抵結胸之脈。要沈緊滑實者。乃可下之。沈微細小者。決難救矣。若結胸喘急直視者。結胸昏憒厥逆者。結胸狂亂呃忒者。結胸二三下不退者。此

皆死候也。明條

陷胸湯。治胸中心下結積。飲食不消方。

括蔞實　大黃　黃連各二兩　甘草一兩

右四味。㕮咀。以水五升。煮取二升五合。分三服。千金翼方加甘遂。元戎。小陷胸湯。於本方。去甘草。水二盞。先煮括蔞實至一盞半。下諸藥煎至八分。溫服。未利再服。下黃涎。○案此方。本出千金堅癥積聚中。今治結胸證在大小陷胸之間者。甚效。因錄于此。

治傷寒十餘日。熱氣結於胸中。往來寒熱頭痛。宜服大黃散方。

川大黃一兩　柴胡一兩　枳實三分　川朴消一兩

赤芍藥一兩　黃芩一兩　虎掌三分微炒

右件藥。擣篩爲散。每服四錢。以水一中盞。入生薑半分。煎至六分。去滓。不計時候溫服。聖惠○案此仍大柴胡湯加芒消。今用以彼而可。

治傷寒十餘日。熱氣結於胸中。往來寒熱不定。宜服柴胡散方。

柴胡三分　枳實三分　赤芍藥三分　甘草半兩

半夏三分　黃芩三分　桔梗一兩

右件藥。擣鹿羅爲散。每服五錢。以水一中盞。入生薑半分。棗二枚。煎至六分。去滓。不計時候溫服。聖惠

若傷飲不解。散成結胸之證。臨時擇用大小陷胸湯丸。累下之。脈浮者。不

可下。是表證未出。小柴胡合小陷胸湯投之。心要

若按心胸。雖滿悶不痛。尚爲在表。未入乎腑。乃邪氣塡于胸中。只消。小柴胡加枳桔。以治其悶。如未效。本方對小陷胸。一服如神。六書○當參少陽病。小柴胡加減法。

傷寒下之太早結胸。黄連解毒湯。加枳殼。傷寒結胸虛痞。涼膈散加枳殼。桔梗。標本

治傷寒痞氣。胸滿欲死。枳殼湯。

桔　梗　　枳　殼 炙去穰各一兩

右剉如米豆大。用水一升半。煎減半。去滓。分二服。傷寒下早。則氣上膨胸。世俗卽謂之結胸。多更用巴豆粉霜膩粉下之。十有七八死。此蓋瀉其下焦。下焦虛。則氣愈上攻胸膈。多致不救。凡胸脹病。只可瀉膈。若按之堅硬而痛。此是結胸。如胸有水。須用大黄甘遂輩下之。陷胸丸之類。是也。若按之不甚硬亦館本。有甚字。痛。此名痞氣。上館本。正。虛氣熱鼓脹。只可用黄芩黄連大黄之類化之。嘗有人患胸滿。巳危困。作結胸痞氣。治皆不瘥。文館本。史。　大夫以此湯飲之。下黄水一升許。遂瘥。予得此法。用之如神。若是痞氣。莫不應手而消。凡傷寒胸脹。勿問結胸痞氣。但先投此藥。若不瘥。然後別下藥。緣此湯但行氣下膈耳。無他損。蘇沈

孫用和云。胸滿則諸瀉心湯。審證用。總括○以上陽證

大陷胸湯方

桂　枝四兩　甘　遂四兩　大　棗十二枚　括蔞實一枚去皮

人　參四兩

右五味。以水七升。煮取三升。去滓。溫服一升。胸中無堅。勿服之。玉函

崔氏。其年時行四五日。大下後。或不下。皆患心下結滿。兩脅痞塞。胸中氣急。厥逆欲絕。心胸高起。手不得近。不過二三日。輒便死歿。諸醫用瀉心湯。余用大小陷胸湯。並不得療。重思此是下後虛逆。而氣已不理。而毒復上攻。毒氣相搏。結於胸中。縱不下者。毒已入胃。胃中不通。毒還衝上。復搏於氣。氣毒相激。故致此病。療之當先理其氣。次下諸疾。思與增損理中丸方。

人　參二兩　白　朮二兩　甘　草二兩炙　乾　薑六分炮

括樓根二兩　枳　實四枚　茯　苓二兩　牡　蠣二兩熬

右八味。末之。以蜜和爲丸。服如彈子一丸。熟水下。不歇復服。余時用此。效的神速。下喉即折。續復與之。不過服五六丸。胸中豁然矣。用藥之速。未嘗見此。然渴者。當加括樓。不渴除之。下者。當加牡蠣。不下勿用。余因以告領軍韓康伯。右衛毛仲祖。光祿王道豫。靈臺郎顧君苗。著作商仲堪諸人。並悉用之。咸歎其應速。于時枳實乃爲之貴。○案此下。甚況所引。文頗異。今錄下方。

難者曰。傷寒熱病。理中溫藥。今不解之以冷。而救之以溫。其可論乎。余應之曰。夫今診時行。始於項彊赤色。次於失眠發熱。中於煩躁思之。終於生瘡下痢。大齊於此耳。忌海藻。菘菜。酢物。桃。李。雀肉等。深師方同。外臺緣此病由毒攻于內。多類少陰。泄利之後。理應痞結。雖已泄利。毒尚未除。毒與氣爭。凝結于胸。時或不利。而毒已入胃。胃中不通。毒必上衝。或氣先不理。或上焦痰實。共相衝結。復成此患。大抵毒之與氣。相干不宜。關津壅遏。塗徑不通。故瀉心療滿。而不療氣。雖復服之。其瘥莫由。療氣理結。館本云：療毒氣結。 莫過理中丸。解毒通氣。痞自消釋。然乾薑性熱。故減其分。茯苓通津。括蔞除渴。牡蠣止利。謹審其宜。無不得矣。家人黃珍者。得病如上。其弟扶就叔尚書乞藥。余曰。可與理中丸。坐中數客。皆疑不可。弓自決與。于箱中取一彈丸與之。竺法太調弓曰。○案調：調戲也。 此人不活。君微有緣矣。與時合瞑許。此至三籌。○案此：疑比譌。 扶又來。便叩頭自搏。四座愕然。謂其更劇。叔問何如。扶答。向藥一服。便覺大佳。更復乞耳。弓謂竺向答曰。上人不憂作緣。但恐夜更來乞。失人眠耳。果爾。如何。余復與數彈丸、明日便愈。叔遂至今用之。護軍司法館本：作馬。 劉元寶妾病亦如此。叔復與之。一服如雞子一枚。便瘥。叔知故文武。遂多蒙救濟。傷寒難療。故詳記焉。此行功自敘也。余以此丸、與枳殼湯兼服。理無不驗。理中丸所用枳實只是枳殼。古人只謂之枳實。後人方別出枳殼一條。蘇沈　附後。去甘草。云若嗽。加括蔞二兩。吐。加牡蠣二兩。活人。去括蔞根。牡蠣。名枳實理中丸。　活人書括。去茯苓。加黃芩。〇元戎。引王朝奉同。　要訣。寒實結胸。雖痛而無煩躁等證。此因下後虛逆。寒氣獨結。宜理中湯。加枳實半錢。茯苓一錢。或枳實理中圓。　蘊要若脈沈寒甚者。須加附子。炮熟。二錢。或三錢。斟量用之。〇案本方所立。蓋本于金匱胸痹人參湯之意。

罨傷寒結胸法。凡病傷寒結胸。其有中氣虛弱。不堪攻擊。內消者。須以此法外罨之。則滯行邪散。其效如神。

葱白頭　生薑　生蘿葍此味加倍如無以子代之

右用葱薑各數兩。蘿葍倍之。共搗。一處炒熱。用手巾或白布。包作大餅。罨胸前脹痛處。此藥須分二包。冷則輪換罨之。無不即時開通。汗出而愈。但不宜太熱。恐炮烙難受也。景岳〇以上陰證。

藏結

盧子繇言。藏結舌上胎白滑。滑者。純陰之極。不可攻也。蓋舌乃心之苗。紅赤是正氣。胎白而滑。如物入水中。色剝而白也。按藏結一證。昔人以仲景言舌上白胎滑者難治。又謂不可攻。復云此名藏結死。遂至置而不講。殊不知仲景所謂舌白胎滑者。以其仍有熱邪內結。所以生胎。若無邪結。則胎不生矣。只因裏氣素虛。不能蒸熱。故見陽證。發見舌胎。亦不得乾燥。以其本虛邪結。故爲難治。非眞不治也。謂不可攻者。以其飲食如故。知邪不在胃也。時時自利。其腸中亦無留結也。邪既不結於腸胃。攻之無益。徒伐元氣耳。至於素有痞積。又加邪結。新舊兩邪。相搏不解。故死。雖然。未可概爲死證。而委之不救也。喻嘉言會舉黃連湯。余嘗用連理湯治之。亦有能食自利。腹脹急者。用備急丸。有腹痛引脇下。不可按者。用附子瀉心湯。有素有痞積。痛引陰筋者。用四逆湯。加萸桂等。往往獲效。貴在臨證活法耳。緒論〇此說未確。姑存之。石室祕籙。藏結。小腹與臍傍牽痛。以至前陰。治方。用。人參。白朮。甘草。附子。當歸。肉桂。煎服。名散結救藏湯。

發斑

沈氏曰。仲景傷寒論。無發斑明文。而傷寒發斑症極多。歷代言及斑症者。皆據金匱陽毒。云云。

夫熱病在表。或未發汗。或〇五字。從傷寒候補。已發未解。或吐下後。而熱毒氣不散。煩躁謬言語。此爲表虛裏實。熱氣躁於外。故身體發斑如錦文。凡發斑不可用發表藥。令瘡開泄。更增斑爛。表虛故也。巢源

發斑者。下之太早。熱氣乘虛故也。下之太遲。熱留胃中。亦發斑。服熱藥過多。亦發斑。微者赤斑出。五死一生。劇者黑斑出。十死一生。活人注〇此說。趙嗣眞引王仲弓。仲弓。即王實也。趙言出準繩。又千金。華佗云。若熱毒在外。未入於胃。而先下之者。其熱乘虛入胃。即爛胃也。云云。其熱微者。赤斑出。此候五死一生。劇者。黑斑出者。此候十死一生。即此說所本。

傷寒發斑有三。一曰。下之太早。二曰。下之太遲。三曰。已是熱症。投熱藥。三者。皆能令人發斑。故下之太早。熱氣乘虛入胃。薰灼藏府。熱無所出。乃見

于皮膚而爲斑爛矣。下之太遲者。熱畱胃中。伏熱不得伸越。內則腐爛胃腑。外則發而爲斑矣。病是熱症。誤投熱藥者。是以熱濟熱。如抱薪救火。致熱延燎。故發而爲斑矣。失下者逼之熱在內者淸之散之。然今之發斑。皆曰斑者。非斑也。乃疹也。疹之越。亦若斑之狀。小者如粒。大者似指。皆有頭而不平者。是也。若斑之起。或如人面。如手掌。如雲片之狀。皆平而無頭者。是也。故疹則熱淺易治。斑則熱深而難治也。五法

病證屬陽。誤投溫藥。或當汗不汗。或當下不下。或汗下未解。陽熱內然。蒸溽外迫。熱毒入胃。皆致發斑。蓋熱必傷血。血熱不散。裏實表虛。由是熱氣乘虛。出於皮膚。輕則如疹子。重則如錦紋。是爾斑家謹勿發汗。汗之重令開泄。瘡爛又加多也。凡斑略見一二。須早圖之。日子稍延。獨陽絕陰。不可救藥。其發黑斑者。熱劇胃爛。無及矣。然而斑之方萌。與蚊迹類焉。又不可誤用藥也。發斑多見於胸腹。蚊迹多在手足之間。關前陽脈洪大。病人昏憒。先紅後赤者。斑也。陽脈不洪。病人自靜。先紅後黃者。蚊也。發斑屬陽。陽毒具而陰脈形。或大便自利。或怫鬱氣短。而燥糞久不得逼。○六書。此下云。又如果實腦者。盧扁復生。莫施其巧。　發斑通用。升麻葛根湯。敗毒散。犀角地黃湯。熱多者。玄參升麻湯。加生薑。烏梅。有下證者。少與調胃承氣湯。孫兆用紫雪一劑。○活人云。或與紫雪大妙。可下者。與調胃承氣湯。案一劑二字。蓋譌。　證治論用白虎加人參湯。　發斑湯劑。須

以紫草川芎爲佐。血熱內結者。與小柴胡湯。

發斑小點稀疎。色常鮮紅者。易治。或如錦紋隱起餅搭者。難治。若初發色紅。漸次微黯。良久黯又轉甚。面色肌肉黧晦者。斷不可救。初發便如黑誌者。亦然。赤斑五死一生。黑斑十死。凡內外熱熾。汗下不解。煩悶欬嘔。足冷耳聾。便是發斑之證。總括傷寒發斑。先用紙然燈。照看病人面部胸堂。四肢背心。有紅點起者。乃發斑也。大抵鮮紅起發者吉。雖大亦不妨。但忌稠密成片。紫赤者難治。雜黑者尤爲難也。有來勢急者。發熱一二日便出斑。來勢緩者。發熱三四日而出也。凡斑既出。須得脈洪數有力。身溫足煖者易治。若脈沈小。足冷。元氣弱者。多難治。凡斑欲出未出之際。且與四味升麻湯。先透其毒。若脈弱者。倍加人參。食少大便不實者。倍加白朮主之。若斑已出。則不宜再升發也。又不可發汗。汗之更增斑爛。又不宜早下。下之。則斑毒內陷也。如脈洪數熱盛煩渴者。以人參化斑湯主之。若消斑毒。或以犀角玄參湯。大青四物湯之類。如熱毒內甚。心煩不得眠。錯語呻吟者。以黃連解毒湯。加升麻玄參大青犀角之類。主之。熱甚煩渴喘欬者。解毒合化斑湯主之。若斑勢稍退。內實不大便。讝語有潮熱者。大柴胡湯。加芒消。或調胃承氣湯。下之。會治一人。傷寒發斑。四肢強輭昏沈。讝語不知人。大便四五日不通。以調胃承氣湯。一下而愈。如未可下。有潮熱煩渴者。且與小柴胡湯。去半夏。加黃連。

山梔。黃蘗。括蔞根。主之。或加大青亦佳。如無。以大藍葉代之。或眞靑黛代之。亦可。大抵解胃熱胃爛之毒。必以黃連。大青犀角玄參升麻。青黛石膏。知母。黃芩。山梔。黃蘗之類。要在審察病情。合宜而用之矣。　凡斑已出未出之時。切不可便投寒涼之藥。以攻其熱。并飲涼水等物。恐傷胃氣。作嘔吐也。　凡治斑。不可專以斑治。必察脈之浮沈。病之虛實。而治之。則爲善治斑也。蘊要○案原分傷寒。時氣。溫毒。陽毒。內傷寒。陰證。六證。頗屬冗雜。今撮其要。併加錯易。但陰證。錄出于後。

發斑證。輕則如疹子。重則如錦紋。其致此之由。雖分數種。然總由寒毒不解而然。如當汗不汗。則表邪不解。當下不下。則裏邪不解。當清不清。則火盛不解。○瘟疫論類編。此下云。有疫毒鍾厚。而蓄毒不解者。當補不補。則無力不解。或下之太早。則邪陷不解。或以陽證。誤用溫補。則陽亢不解。或以陰證。誤用寒涼。則陰凝不解。凡邪毒不解。則直入陰分。鬱而成熱。乃致液涸血枯。斑見肌表。此實毒邪固結。營衞俱劇之證也。但斑有微甚。勢有重輕。輕者。細如蚊迹。或先紅而後黃。重者。成粒成片。或先紅而後赤。輕者。只在四肢。重者。乃見胸腹。輕者。色淡而隱。重者。色紫而顯。若見黑斑。或大便自利。或短氣。或二便不通。則十死九矣。凡病傷寒。而汗下溫清。俱不能解。及足冷耳聾。煩悶欬嘔者。便是發斑之候。景岳

邪留血分。裏氣壅閉。則伏邪不得外透而爲斑。若下之。內壅一通。則衞氣

亦從而疏暢。或出表爲斑。則毒邪亦從而外解矣。若下後斑漸出。不可更大下。設有下證。少與承氣。緩緩下之。若復大下。中氣不振。斑毒内陷。則危。宜托裏舉斑湯。溫疫論

凡瘀疹初見。須用紙撚。照看胸背兩脇。點大而在皮膚之上者。爲斑。或雲頭隱隱。或瑣碎小粒者。爲疹。又宜見而不宜多見。按方書謂。斑色紅者屬胃熱。紫者熱極。黑者胃爛。然亦必看外症所合。方可斷之。春夏之間。溼病俱發瘀疹。甚如淡紅色。四肢清。口不甚渴。脈不洪數。此非虛斑。卽陰斑。或胸微見數點。面赤足冷。或下利清穀。此陰盛格陽於上。當溫之。若斑色紫而點小者。心胞熱也。點大而紫。胃中熱也。斑黑而光亮者。熱毒極熾。雖屬不治。然其人氣血充者。依法治之。或有可救。若黑而晦者。必死。黑而隱隱。四旁赤色者。乃火鬱内伏。大用清涼透發。間有轉紅而可救者。又有夾斑帶疹。皆是邪之不一。各隨其部而泄。然斑屬血者恒多。疹屬氣者不少。斑疹皆是邪氣外露之象。發出之時。宜神情清爽。方爲外解裏和。如斑疹出而昏者。此正不勝邪而内陷。或胃津内涸之故矣。吳醫彙講。葉天士溫證論治。

凡傷寒發斑。雖大約從頭面胸前起。但必手足背心。一一齊透露爲妙。凡有一處不透。毒必内陷。遂有棘手之虞。沈氏

升麻葛根湯

升　麻　　葛　根　　白芍藥　　甘　草炙各一十兩

右爲麄末。每服三錢。用水一盞半。煎至一中盞。去滓。稍熱服。不拘時候。日二三服。和劑　活人。名升麻湯。○案此本千金小兒芍藥四物解肌湯。今去黃芩。加甘草。

玄參升麻湯。治傷寒發汗吐下後。毒氣不散。表虛裏實。熱發於外。故身斑如錦紋。甚則煩躁譫語。兼治喉閉腫痛。

玄　參　　升　麻　　甘　草炙各半兩

右剉如麻豆大。每服抄五錢匕。以水一盞半。煎至七分。去滓服。活人

陽毒升麻湯。治傷寒一二日。便成陽毒。或服藥吐下之後。變成陽毒。腰背痛。煩悶不安。面赤狂言。或走或見鬼。或下利。脈浮大數。面赤斑斑如錦紋。喉咽痛唾膿血。○唾。原作下。今改。

升　麻二分　　犀角屑一分　　射　干一分

黃　芩一分　　人　參一分　　甘　草一分

右剉如麻豆大。以水三升。煎取一升半。去滓。飲一湯盞。食頃再服。溫覆。手足出汗。汗出則解。不解重作。活人　蘊要犀角玄參湯。治發斑毒盛。於本方。加黑玄參。

化斑湯。治斑毒。○此三字。從醫方類聚引錄。

人　參半兩　　石　膏半兩　　萎　蕤

知　母　　甘　草各一分

右剉如麻豆大。每服抄五錢匕。水一盞半。入糯米一合。煎至八分。取米熟爲度。去滓溫服。活人

證治論。用化斑湯。乃白虎加人參湯別名也。活人書括

○準繩。趙嗣眞亦引王仲弓。云。發斑。皆用白虎加人參湯。一名化斑湯。

趙氏子病傷寒。餘十日。身熱而人靜。兩手脈盡伏。俚醫以爲死也。弗與藥。翁診之。三部舉按皆無。其舌胎滑。而兩顴赤如火。語言不亂。因告之曰。此子必大發赤斑。周身如錦文。夫脈血之波瀾也。今血爲邪熱所搏。淖而爲斑。外見於皮膚。呼吸之氣。無形可依。猶溝隧之無水。雖有風不能成波瀾。斑消則脈出矣。乃揭其衾而赤斑爛然。卽用白虎加人參湯化其斑。脈乃復常。繼投承氣下之癒。發斑無脈。長沙所未論。翁蓋以意消息耳。醫史滄洲翁傳

全本然病傷寒旬日。邪入於陽明。俚醫以津液外出。爲脈虛自汗。進玄武湯以實之。遂致神昏如熟睡。其家邀翁問死期。翁切其脈。皆伏不見。而肌熱灼指。卽告其季曰。此必營血致斑而脈伏。非陽病見陰脈比也。見斑則應候。否則蓄血爾。乃去衾裯。視其隱處及小腹。果見赤斑。臍下石堅。且拒痛。爲作化斑湯。繼進韓氏生地黃湯。逐其血。是夕下黑矢若干枚。卽斑消脈出。後三日又腹痛。遂用桃核承氣以攻之。所下復如前。乃愈。同上

治傷寒。熱毒不解。欲變成斑。解毒升麻散方。

川升麻一兩　梔子人一兩　大青一兩
黄芩一兩　甘草一兩　石膏二兩
右件藥。擣麁羅爲散。每服五錢。以水一中盞。入生地黄汁半合。煎至六分。去滓。不計時候溫服。聖惠

治傷寒臟腑壅毒。不得宣疎。肌膚發斑。宜服此方。
犀角屑一兩　川大黄二兩　梔子人半兩
藍葉一兩　川升麻一兩　甘草半兩
右件藥。擣篩爲散。每服五錢。以水一大盞。煎至五分。去滓。不計時候溫服。聖惠　又治傷寒黑斑出不止方。於本方去藍葉。甘草。加黄芩。川芒消。擣細羅爲散。每服不計時候。煎甘豆湯。放冷。調二錢服。

治傷寒十日內未得汗。表裏有熱。發斑。狂言欲走。眼目俱黄。心中煩悶。大便不利。宜服黄芩散方。
黄芩一兩　大青一兩　梔子人半兩
川升麻一兩　川大黄一兩　黄連一兩
茵陳一兩　甘草半兩　川朴消一兩
右件藥。擣篩爲散。每服五錢。以水一大盞。入竹葉三七片。煎至五分。去滓。不計時候溫服。以利爲度。聖惠

治傷寒斑毒不解。宜服黃連散方。

黃　連一兩　犀角屑半兩　石　膏二兩

梔子人一兩　甘　草半兩　黃明膠半兩

右件藥擣麄羅爲散。每服四錢。以水一中盞煎至六分。去滓。不計時候溫服。聖惠

三黃石膏湯。治陽毒發斑。身黃如塗朱。眼珠如火。狂叫欲走。六脈洪大。燥渴欲死。鼻乾面赤齒黃。過經不解。已成壞證。表裏皆熱。欲發其汗。病熱不退。又復下之。大便遂頻。小便不利。亦有錯治溫證。而成此症者。又八九日已經汗下後。脈洪數。身壯熱。拘急沈重。欲治其內。由表未解。欲發其表。則裏證又急。趑趄不能措手。待斃而已。殊不知熱在三焦。閉塞經絡。津液營衛不通。遂成此證。又治汗下後。三焦生熱。脈洪。譫語不休。晝夜喘息。鼻時加衄。身目俱黃。狂叫欲走者。通用此湯。治之有神。人所不識。

石　膏一兩半　黃　芩　黃　連　黃　檗各七錢

山　梔三十箇　麻　黃　香　豉二合

水二鍾。薑三片。棗一枚。槌法。入細茶一撮。煎之。熱服。六書○案此節采師石膏湯。既錄出太陽病中。

蘊要。加減三黃石膏湯。治陽毒熱病。發斑不得汗。熱甚者。於本方。去山

梔。加知母。甘草。升麻。葛根。赤芍藥。入葱白二莖。生薑三片。粳米一撮煎。

三黄巨勝湯。治陽毒發斑。狂亂妄言。大渴叫喊。目赤脈數。大便燥實不通。上氣喘急。舌卷囊縮。難治者。權以此湯刦之。三黄石膏湯内。去麻黄。豆豉。加大黄。芒消。是也。

水二鍾。薑一片。棗二枚。煎之。槌法。臨服。入泥漿清水二匙調服。即愈。六書

消斑青黛飲。治熱邪傳裏。裏實表虚。血熱不散。熱氣乘於皮膚。而爲斑也。

黄　連　　甘　草　　石　膏　　知　母

柴　胡　　玄　參　　生地黄　　山　梔

犀　角　　青　黛　　人　參　　大便實者。去人參，

加大黄。

右水二鍾。薑一片。棗二枚。煎之。槌法。臨服。入苦酒一匙調服。六書

犀角大青湯。治斑出已盛。心煩大熱。錯語呻吟不得眠。或咽痛不利者。

犀角屑上　　大　青上　　玄　參中

甘　草下　　升　麻中　　黄　連中

黄　芩中　　黄　檗中　　山梔子中

右用水二鍾。煎至一鍾。去柤温服。蘊要

托裏舉斑湯

白芍　當歸各一錢　升麻五分

白芷　柴胡各七分　川山甲二錢炙黃

水薑煎服。下後斑漸出。復大下。斑毒復隱。反加循衣摸床。撮空理線。脈漸微者。危。本方加人參一錢。補不及者死。若未下。而先發斑者。設有下證。少與承氣。須從緩。溫疫論○以上陽證

陰證發斑。亦出胸背。又出手足。亦稀少而微紅。若作熱疾。投之涼藥。大誤矣。此無根失守之火。聚於胸中。上獨熏肺。傳於皮膚。而爲斑點。但如蚊蚋蚤虱咬形狀。而非錦文也。調中溫胃。加以茴香芍藥。以大建中之類。其火自下。斑自退。可謂治本而不治標也。陰證略例○案蘊要所引。其文頗異。恐出臆改。云。陰證發斑。亦出胸背手足。但稀少而淡紅也。此人元氣素虛。或先因慾事。內損腎氣。或誤服涼藥太過。遂成陰證。伏寒于下。逼其無根失守之火。聚于胸中。上獨熏肺。傳於皮膚。而發斑點。但如蚊蚋蚤虱咬痕狀。非大紅點也。與調中溫胃。加以茴香。炒白芍藥。主之。寒甚脈微者。以大建中主之。則眞陽自回。陰火自降。而病乃愈。此治本不治標也。

侯輔之病。脈極沈細。內寒外熱。肩背胸脇斑出十數點。語言作亂。或曰。發斑譫語。非熱乎。余曰。非也。陽爲陰逼。上入于肺。傳之皮毛。故斑出。神不守舍。故錯語如狂。非譫語也。肌表雖熱。以手按之。須臾冷透如冰。與薑附等藥數日。約二十餘兩。後中大汗而愈。後因更發。脈又沈遲。三四日不大便。余與理中丸。三日內約半斤。其疾全愈。侯公之狂。非陽狂之狂。乃失神之狂。乃陰虛也。同上

凡本非陽證。妄用寒涼者。每令人泄瀉。邪陷不解。尋常用大溫中飲。理陰煎之類。解寒托邪。始得大汗。汗後邪達。多有見赤斑風餅。隨汗而出。隨出隨沒。頃刻卽愈。活者多人矣。凡寒毒爲斑。卽此可見。使內托無力。則此毒終無出期。日深日甚。難乎免矣。此理甚微。不可不察。景岳○案此似非必謂陰斑。姑錄于茲。

發斑陰證。治用大建中湯。

桂心　芍藥　黃芪各二錢

人參　當歸　甘草炙各一錢

附子炮半兩　生薑五錢　半夏二錢半

右九味。㕮咀。每服酌量多少。水二盞。棗二枚。煎八分。去相溫服。寶鑑補遺○案略例。不見大建中湯方。此方。更有主療。正與上證同。知好古所用矣。蘊要所載。品味重複。似意改者。仍不錄。又案此方。本出外臺虛勞裏急中。引深師。

通脈四逆湯。治陰證發斑。身冷無脈。斑黑昏沈。厥逆不知人事者。宜服之。

乾薑一錢半　附子五錢　炙甘草一錢半　人參二錢半

右作一服。水二鍾。煎至一鍾。入童子小便。豬膽汁各一小盞內半盞。再煎一二三沸。去相溫服之。如乾嘔燥煩。欲冷水者。以此湯。於冷水中投冷。與之則愈。蘊要○以上陰證

附白痦

屠彝尊曰。溫熱證中。每多發出如粞如粟。色白形尖者。謂之白痦。有初病

卽見者。有見而卽愈者。有見而危殆者。有病經日久。瘢疹已見。補瀉已施之後。仍然發此而愈者。泛稱時氣所致。殊不知致病之由旣異。治療之法不同。不可不與瘢疹詳辨而審處之也。蓋溫熱暑邪病中。有此症者。必兼溼爲多。吳醫彙講○葉氏溫熱論亦論之。案此不過疹之一證。兼溼者實多見之。然治其本證。而自愈矣。

發黃

傷寒傳變發黃者四。有畜血發黃。有風溼發黃。有溼熱發黃。有寒溼發黃。大抵發黃。多從陽明太陰。脾胃屬土。故色黃。土勝則尅水。使小便不利。溼熱內變。故令發黃。陽明者。茵蔯蒿湯。兼太陽者。麻黃連翹赤小豆湯。兼少陽。梔子蘗皮湯。雲岐子保命○原文稍繁。且風溼。作結胸。攷雲岐子。又論發黃有六。今互酌以致刪訂。

凡傷寒汗不能透。風溼在表者。有黃證。或表邪不解。自表傳裏。而溼熱鬱於陽明者。亦有黃證。表邪未解者。必發熱身痛。脈浮少汗。宜從汗散。溼熱內鬱者。必煩熱。脈緩滑。多汗。宜從分消清利。若陽明實邪內鬱。而痞結脹滿者。宜先下之。然後清其餘熱。則自無不愈。景岳

大抵發黃則盦麴相似。溼熱瘀熱者。則多有之。陰黃則間有之也。蘊要○案發黃如盦麴相似。本出丹溪。

溼家之黃也。身黃如似熏黃。雖黃而色暗不明也。至於熱盛之黃也。必身黃如橘子色。甚者。勃勃出染著衣正黃。明理○案溼家。謂寒溼家。

趙嗣眞曰。明瘀熱發黃。與瘀血發黃。外證及脈。未嘗相似。瘀血脈微而沈。或沈結。○明醫指掌云。脈或芤遲。瘀熱脈則浮滑緊數。此脈狀之不相似也。選錄○以上總證

太陽發汗已不解。身目黃者。中溼身痛發黃者。用麻黃赤小豆湯。會解○案中溼用此方。本出黃氏類證。又方中梓白皮。必讀。代以桑白皮。今用爲便。

身熱。大小便如常。而發黃者。治用仲景梔子蘖皮湯。加茵蔯。寶鑑補遺

柴胡加山梔子湯。治發黃脈弦數。口苦胸滿。心煩發熱。或往來寒熱。日晡小有潮熱。或耳聾脇痛者。

於小柴胡方中。加山梔子。茵蔯蒿。蘊要　會解。用小柴胡湯。去人參。大棗。加茵蔯。梔子。大便祕。加大黃。

甲申仲夏。內弟陳克輝。患感冒頭痛發熱。一老醫用羌活湯。入麻黃撮許。投三劑。越數日發黃。目睛皆黃。小便亦赤澀不堪。余投以茵蔯五苓散。加梔蘖。至十劑始痊。救正論

怫鬱熱盛在表。燥而無汗。溼熱在裏。不能發於外。相搏遂成發黃。茵蔯湯。調五苓散。甚者。茵蔯合承氣下之。心要○案芒消。非溼熱所宜。當以消石代之。大黃消石湯可徵。

茵陳將軍湯。治腹滿身目發黃。小水不利。大便實。發渴。或頭汗至頸。節還。脈來沈重者。宜用。

大黃　茵陳　山梔　甘草

厚朴　黄芩　枳實

水二鍾。薑一片。槌法。加燈心一握。煎之。熱服。六書

治時氣五六日。壯熱。骨節煩疼。連心兩脇氣脹急硬痛。不能食。變爲黄。宜服柴胡散方。

柴胡一兩　枳實一兩　菰蔞根一兩
黄芩一兩　梔子人一兩　茵蔯一兩
龍膽一兩　川大黄一兩　甘草半兩

右件藥。擣篩爲散。每服五錢。以水一大盞。煎至五分。去滓。不計時候溫服。聖惠○案此本千金。治發黄。身面目俱黄。如金色方。今去升麻。加枳實。菰蔞根。甘草。

治傷寒發黄。或先服利藥未差者。宜以内消湯。以折熱氣。黄芩湯方。

黄芩去黑心　茵陳蒿　升麻各一兩　梔子人
柴胡去苗　龍膽各半兩　犀角鎊一兩

右七味。麁擣羅。每服五錢匕。用水一盞半。煎至一盞。去滓。入生地黄汁一合。攪令勻。不拘時溫服。聖濟○以上陽證

韓衹和云。病人三五日。服下藥太過。虚其脾胃。亡其津液。渴飲水漿。脾土爲陰。溼加之。與邪熱相會發黄。此陰黄也。當以溫藥治之。如兩手脈沈細遲。肢體逆冷。皮膚有粟起。或嘔吐。舌上有胎。遍身發黄。煩躁。欲於泥水中

臥。小便赤少。皆陰候也。故陰黃多以熱湯溫之。或湯漬布搭其胸腹。或以湯盛甑中。坐於臍下熨之。其病愈者。曾治趙顯宗病傷寒。至六七日。因服下藥太過。致發黃。其脈沉細遲無力。皮膚涼。發躁欲於泥中臥。喘嘔。小便赤濇。先投茵蔯橘皮湯。喘嘔止。次服小茵蔯湯半劑。脈微出。不欲於泥中臥。次日又服茵蔯附子湯半劑。四肢發熱。小便二三升。當日中大汗而愈。似此治愈者。不一一錄。玉機

韓氏茵蔯橘皮湯。治身黃。脈沉細數。熱而手足寒。喘嘔。煩躁不渴者。

茵蔯　橘皮　生薑各一兩

白朮一分　半夏　茯苓各半兩

右爲末。水四升。煮取二升。放溫。分作四服。玉機○案此即金匱小半夏湯之意。

小茵陳湯。治發黃。脈沉細遲。四肢及遍身冷。

附子一個八片　甘草炙一兩　茵陳二兩

右爲粗末。用水二升。煮一升。溫作三服。玉機　又茵陳四逆湯。治發黃。脈沉細遲。肢體逆冷。腰已上自汗。於本方加乾薑。炮。一兩半。分作四貼。水煎服。　又茵陳附子湯。治服四逆湯。身冷汗不止者。於本方。去甘草。加乾薑。炮。二兩半。附子二個。茵陳一兩半。水煎。分作三服。

茵陳茱萸湯。治服茵陳附子湯。證未退。及脈伏者。

吳茱萸一兩　當歸三分　附子二箇各切八片製

木通一兩　乾薑炮　茵陳各一兩半

右爲粗末。分作二服。水煎。玉機○案以上並係韓氏方。

至元丙寅六月。時雨霖霪。人多病瘟疫。眞定韓君祥。因勞役過度。涼飲涼茶。及食冷物。遂病頭痛。肢節亦疼。身體沈重。胸滿不食。自以爲外感傷。用通聖散兩服。藥後。添身體困甚。方命醫治之。醫以百解散發其汗。越四日。以小柴胡湯二服。後加煩熱躁渴。又六日。以三一承氣湯下之。躁渴尤甚。又投白虎加人參柴胡飲子之類。病愈增。又易醫。用黃連解毒湯。硃砂膏。至寶丹之類。至十七日後。病勢轉增傳變。身目俱黃。肢體沈重。背惡寒。皮膚冷。心下痞硬。按之而痛。眼澀不欲開。目睛不了了。懶言語。自汗。小便利。大便了而不了。命予治之。診其脈緊細。按之虛空。兩寸脈短不及本位。此證得之因時熱而多飲冷。加以寒涼藥過度。助水乘心。反來侮土。先因其母。後薄其子。經云。薄所不勝。乘所勝也。時値霖雨。乃寒溼相合。此爲陰證發黃明也。予以茵陳附子乾薑湯主之。內經云。寒淫於內。治以甘熱。佐以苦辛。溼淫所勝。平以苦熱。以淡滲之。以苦燥之。附子。乾薑。辛甘大熱。散其中寒。故以爲主。半夏。草荳蔻。辛熱。白朮。陳皮。苦甘溫。建脾燥溼。故以爲臣。生薑。辛溫。以散之。澤瀉。甘平。以滲之。枳實。苦微寒。泄其痞滿。茵陳。苦微寒。

其氣輕浮。佐以薑附。能去膚腠間寒溼。而退其黃。故為佐使也。煎服一兩。前證減半。再服悉去。又與理中湯。服之數日。氣得平復。或者難曰。發黃皆以為熱。今暑隆盛之時。又以熱藥治之。何也。予曰。理所當然。不得不然。成無已云。陰證有二。一者。始外傷寒邪。陰經受之。或因食冷物傷太陰經也。二者。始得陽證。以寒治之。寒涼過度。變陽為陰也。今君將因天令暑熱。冷物傷脾。過服寒涼。陰氣大勝。陽氣欲絕。加以陰雨寒溼相合。發而為黃也。仲景所謂。當於寒溼中求之。李思順云。解之而寒涼過劑。瀉之而逐寇傷君。正以此也。聖賢之訓。豈敢越哉。或者曰。潔古之學。有自來矣。（寶鑑）

茵陳附子乾薑湯。治因涼藥過劑。變為陰證。身目俱黃。四肢皮膚冷。心下痞鞕。眼澀不欲開。自利踡臥。

附子（炮去皮臍三錢）　乾薑（炮二錢）　茵陳（一錢二分）　白朮（四分）
草荳蔻（麵裹煨一錢）　白茯苓（去皮三分）　枳實（麩炒）　半夏（湯泡七次）
澤瀉（各半錢）　陳皮（三分去白）

右十味。㕮咀為一服。水一盞半。生薑五片。煎至一盞。去柤涼服。不拘時服。（寶鑑）

茵陳理中湯。治陰寒發黃。腹痛自利者。

理中湯。加茵陳一錢。主之。若小便不利。加五苓散。合而用之。脈沈寒甚足冷者。必加附子半個主之。蘊要○案理中加茵陳。本出略例。

水溼傷脾。脾寒色見于外。爲陰黃。脈沈身冷。是久雨體弱有之。四苓散加炮薑茵蔯。重者。加附子。從陰證治。六要

內傷感寒。勞役形體。飲食失節。中州變寒之病生黃。非傷寒壞之而得之。只得建中理中大建中足矣。不必用茵蔯也。略例○案此亦一說。仍存于玆。○以上陰證。

發狂

傷寒熱毒在胃。併於心藏。使神不寧。而志不定。遂發狂也。傷寒至於發狂。爲邪熱至極也。非大吐下則不能已。又有熱在下焦。其人如狂者。經曰。熱入膀胱。其人如狂。謂之如狂。則未至於狂。但臥起不安爾。其或狂言。目反直視。又爲腎之絕。汗出輒復熱。狂言不能食。又爲失志死。若此則殆非藥石之所及。殆爲眞病焉。明理○緒論云。陽狂直視。便溺自遺。與汗後大熱。脈躁狂言不食。皆不治。

大抵發狂之症。要手足和暖。神氣淸爽。脈息洪大。目睛光彩。此爲順可治。若見反目上視。汗出復熱。四肢厥冷。六脈沈微。此爲逆。必死候也。明條

若初起頭疼。發熱惡寒。方除已後。登高而歌。棄衣而走。踰垣上屋。罵詈叫喊。大渴欲死。脈來有力。乃因邪熱傳裏。陽盛發狂。當用寒藥下之。此爲陽狂。凡見舌卷囊縮者。不治。若病起無頭疼。身微熱。面赤戴陽。煩躁。脈來沈微無力。欲坐臥於泥水中。乃因寒極而發躁。○錦囊。此下云。指甲面顏青黑。心腹硬結如石。燥渴欲死。冷汗不止。

卽陰證似陽。當用熱藥溫之。此爲陰躁。凡見厥冷下利讝語者。不治。醫者不看脈。以虛陽上膈而躁。誤爲實熱。反與涼藥。使渴盛躁急。則氣消成大害矣。須詳脈來有力無力。此爲良法。六書

陽盛發狂者。內經曰。陽盛則四肢實。實則能登高也。熱盛於身。則棄衣而走。難經所謂。重陽者狂也。大抵熱盛則神昏。狂妄罵詈。不避親疏。甚則踰垣上屋。登高而歌。此神明之亂。水微噀其面。或以硝水法搭胸中。甚者。必以玄明粉寒水石散。先與之。以折其熱勢。取其稍定。乃可察脈。若脈之實大滑大。大便祕鞕。臍腹滿鞕者。急以大承氣湯。倍加芒硝下之。如勢輕未可大攻者。且以小柴胡合白虎湯。或白虎合解毒湯。三黃瀉心湯之類。可選而用之。○如勢輕以下。原文不確。今參吳氏全論。以致改易。　陰症煩躁。如發狂狀。非狂也。外臺祕要曰。陰極發躁。欲坐井中。欲投泥水中臥。或欲向陰涼處坐。躁亂不安。亦如狂也。但手足逆冷。脈息沈微細遲。雖煩渴。不能飲水者是也。甚者。金液丹之類救之。蓋不可一例以陽治也。蘊要

發狂煩躁。面赤脈實。治用調胃承氣湯。　發狂。而肌表雖或熱。以手按之。則冷透手。或肩背胸膈。有斑十數點。脈極沈細。治用乾薑附子湯。加人參。寶鑑補遺

陽明病發狂。棄衣而走。登高而歌。此陽明實也。以承氣湯亟下之。如便不

結者。大劑白虎湯灌之。廣筆記

傷寒六七日。壯熱胸滿便閉。脈實數發狂者。大承氣。加黃連。入門

有陽厥暴怒發狂者。蓋陽氣暴折。鬱而多怒。則發狂也。大承氣。加鐵落。緒論

治傷寒後。餘熱不退。口乾煩躁。宜服黃芩圓方。

黃　芩一兩　梔子人一兩　川大黃一兩

鐵　粉一兩　甘　草半兩

右件藥。擣羅爲末。鍊蜜和圓。如梧桐子大。不計時候。以溫水下二十圓。聖惠〇案主治不確。今錄于此。

又治時氣熱毒在藏。譫語口乾。犀角圓。於本方。去黃芩。加犀角屑。馬牙消。各一兩。以溫竹葉湯下三十圓。

紅白散。專治大煩大熱。晝夜不退。神思昏迷。口乾舌燥。一切熱症。并瘟疫時症。並宜。

人中白　玄明粉各一錢　辰　砂五錢

共爲末。白沸湯。或金銀煎湯下。壽世仙丹　說疫。玄砂丹。治發狂。於本方。去

人中白。共末。冷水服。

定心湯。治心荒。

生地黃汁半盞。童便半盞。二味合和。重湯煮數沸。溫服。醫鑑

治傷寒熱極發狂。不認親踈。燥熱之極。長垣成都憲傳

用熊膽一分。研末。涼水調服。立效。壽世保元

一書生傷寒不汗。發狂循河走。葛乾孫就捽置水中。良久出之。裹以重繭。乃汗而解。醫史○案醫說。載陽狂似陰。先與水一小盞。目精稍覺轉運。仍飲數鍾。稍睡復躁。用中倒臥而解。又蘊要。硝水漬法。以朴硝。和新汲水。青布浸搭胸心。如得睡。汗出乃愈。

從祖近湖公。少年因房勞食犬肉傷寒。諸醫以其虛也。攻補兼施。至發狂登屋。奔走呼號。日夜令壯夫看守者。幾月餘。急走使延朱遠齋。遠齋先命煎人參膏二觔以待。用潤字號丸藥數錢下之。去黑糞無筭。勢遂定。奄奄一息。鄰於死矣。徐以參膏灌之。至百二十日全瘳。廣筆記○潤字號丸藥。無攷。

金液丹

硫黃揀淨去砂石。十兩。研細。飛過。用甆合子盛。以水和赤石脂封口。以鹽泥固濟。曬乾。地內先埋一小罐子。盛水令滿。安合子在上。用泥固濟訖。慢火養七日七夜。候足。加頂火一斤煆。候冷取出。研爲極細末。

右藥末一兩。用蒸餅一兩。湯浸握去水。搜爲圓如梧桐子大。每服二十圓。多至百圓。溫米飲下。空心服之。和劑○案此方。本出癇冷門。云。又治傷寒陰證。然恐非所宜。但蘊要以治陰狂。似可遵用。仍次于斯。

傷寒廣要卷九

東都丹波元堅茝庭撰

兼變諸證下

嘔吐 病後嘔吐 乾嘔

嘔者。有聲者也。吐者。吐出其物也。故有乾嘔。而無乾吐。是以於嘔。則曰食穀欲嘔。及吐則飲食入口卽吐。則嘔吐之有輕重。可知矣。傷寒嘔。有責爲熱者。有責爲寒者。至於吐家。則悉言虛冷也。經曰。太陰之爲病。腹滿而吐。食不下。又曰。胃中虛冷。故吐也。嘔家則不然。嘔有熱者。有寒者。有停飲者。有胃脘有膿者。諸如此者。雖爲殊別。大抵傷寒表邪欲傳裏。裏氣上逆。則爲嘔也。是以半表半裏證。多云嘔也。嘔家之爲病。氣逆者。必散之。痰飲者。必下之。千金曰。嘔家多服生薑。此是嘔家聖藥。是要散其逆氣也。金匱要略曰。嘔家用半夏。以去其水。水去嘔則止。是要下其痰飲也。嘔多。雖有陽明證。不可攻者。謂其氣逆而未收斂爲實也。其嘔而脈弱。小便復利。身有微熱。見厥者。已爲難治。蓋謂其虛寒之甚也。醫者。必審其邪氣之虛實。疾證之逆順。爲施藥圓。治則當矣。明理○此係節錄。案總括。亦辨生薑半夏云。嘔有熱有寒。生薑於寒證最便。

若太陽不與少陽陽明合病。而獨見太陽證。或吐瀉者。○此句恐譌 恐病人膈間。

素有痰飲停飲傷滯。且以二陳湯定之。候嘔吐定徐進解太陽經藥。大凡得之太陽而嘔者。必是合病。嘔乃病漸入內。非正太陽也。曾記有人初得病。太陽證。有嘔吐不住。藥投暖劑莫能治之。知太陽已汗解。固當用冷劑。是太陽見嘔。非合陽明。則合少陽。其嘔屬熱。用暖劑非矣。曾見太陽證大嘔。因嘔吐藥。只解表有除。又記有人。初病具太陽證而嘔。一家少長。患狀悉類。與養胃湯八服。無不立效。此時行之氣。適然如此。是爲傷寒雜病。又非可以正經傷寒律之。要訣

凡嘔而不止者。藥內必少加生薑汁一二匙。服之最效。凡服藥宜徐徐呷下。不可急也。蘊要

范汪方。治傷寒五六日。嘔而利者。黃芩湯方。

黃芩三兩　半夏半升　人參二兩

桂心二兩　干薑三累　大棗十二枚

凡六物。水七升。煮得二升。分再服。醫心方○案此方。既出金匱附方中。據外臺。本是仲景方。

友人王曉同寓雲中。一僕十九歲。患傷寒。發熱。飲食下咽。少頃盡吐。喜飲涼水。入咽亦吐。號叫不定。脈洪大浮滑。此水逆證。江應宿投五苓散而愈。類案

治傷寒嘔噦。心下悸動。胸膈有滯水。往往頭眩。茯苓半夏湯方。

赤茯苓（去黑皮二兩） 半　夏（湯洗七遍炒乾三兩） 陳橘皮（湯浸去白焙一兩）

右三味。麁擣篩。每服五錢匕。水一盞半。入生薑一分拍碎。同煎至七分。去滓。溫服。晚再服。（聖濟○案此即二陳湯。去甘草。）

大汗下後。惡寒厥逆。水藥不得入口。身痛自利。眞武湯加半夏。下黑錫丹。與太陽病發汗後。水逆之五苓散證不同。　嘔吐煩渴者。白虎湯。（緒論）

會氏家學。治吐逆。大小便不通。厥逆無脈。大承氣下之愈。（治例○案此本出本草衍義。云此關格之病。極難治。）

蘆根飲子。治傷寒後嘔噦反胃。及乾嘔不下食方。

生蘆根（切） 青竹茹（各一升） 粳　米（三合） 生　薑（三兩）

右四味。以水七升。先煮千里鞋底三隻。取五升。澄清下藥。煮取二升半。隨便飲。不差重作。取瘥。（千金○案今用伏龍肝。以代鞋底。爲佳。）

於本方。加陳橘皮。不用鞋底。　聖惠治傷寒乾嘔不下食。

治時氣病差後。勞復發熱。嘔吐不下。宜服蘆根飲子方。

蘆　根（二兩） 竹　茹（二兩） 人　參（二兩）

陳橘皮（一兩） 生　薑（二兩） 石　膏（四兩）

右件藥。都剉和勻。每服半兩。以水一大盞。煎至五分。去滓。不計時候溫服。（聖惠）　又治時氣十日已上。時有嘔逆。欲得飲水。此胃中伏熱不散。宜服犀角散。於本方。去人參。橘皮。加犀角。麥門冬。黃芩。川朴硝。

有陽證病新瘥後見嘔。別無所因。此餘熱在胃脘也。宜竹葉石膏湯。○案此本于活人。云。加生薑。或橘皮竹茹湯。要訣

加味竹茹湯。治胃中蘊熱。而噦嘔者。

橘　紅二錢　半　夏二錢　茯　苓二錢　甘　草五錢

竹　茹一團　黃　連一錢薑炒　葛　根一錢半

右用水二鍾。煎至一鍾。若心下痞滿。加綠枳實。麩炒。一錢。蘊要

熱氣在脾胃也。或發汗解後。或大下之後。胃中不和。尚有蓄熱。熱氣上熏。則心下否結。故乾嘔也。巢源

治傷寒乾嘔不止。心胷煩躁。四肢熱。宜服柴胡散方。

柴　胡一兩　黃　芩三分　麥門冬一兩　半　夏半兩

枳　殼一兩　枇杷葉三分　甘　草半兩　人　參半兩

右件藥。擣麁羅爲散。每服四錢。以水一中盞。入生薑半分。棗二枚。煎至六分。去滓。不計時候溫服。聖惠

疫邪留於心胸胃口。熱甚。皆令嘔不止。下之嘔當去。今反嘔者。此屬胃氣虛寒。少進粥飲。便欲吞酸者。宜半夏藿香湯。一服嘔立止。穀食漸加。溫疫論

半夏藿香湯

半　夏一錢五分　眞藿香一錢　乾　薑炒一錢　白茯苓一錢

廣陳皮一錢　白　朮炒一錢　甘　草五錢

水薑煎服。溫疫論

噦本門方說。其云欬逆欬。噫、呃忒者。並係噦之謬稱。

伏熱在胃。令人胸滿。則氣逆。氣逆則噦。若大下後。胃氣虛冷。亦令致噦也。巢源

呃忒。有因胃熱失下而作。有因胃中有痰飲而作。有因寒涼過多。中虛冷而作。且其氣皆從胃中起。至胸嗌之間。而爲呃忒矣。易老治法。失下胃熱因實。大便鞕者。以承氣湯下之。大便軟者。以瀉心湯主之。胃虛有熱者。橘皮竹茹湯主之。有痰飲者。半夏生薑湯主之。或茯苓半夏湯主之。若胃冷者。橘皮乾薑湯。加味理中湯主之。如冷極呃逆不止者。或灸期門。中脘。氣海。關元。亦佳。但要取手足溫煖。脈生。陽回陰退。則可生矣。蘊要○節錄。案活人。若服藥不差者。灸之必愈。其穴似期門。當效。

胃氣逆。則爲呃逆。治法各從其本證。而消息之。如見白虎證。則投白虎。見承氣證。則投承氣。膈間痰閉。則宜導痰。如果胃寒。丁香柹蒂散宜之。不若四逆湯功效殊捷。要之但治本證。呃自止。其他可以類推矣。溫疫論○類編云。柹蒂治呃。寒熱藥中。俱可加入。猶茵陳之兼治陰黃陽黃也。不可不知。

夫傷寒與痢疾。至發呃。病已篤矣。非大溫補不可。

然而呃有虛呃。有實呃。有敗呃。虛者溫補之。敗呃死。實呃者。乃氣機不得流通。升降失其常度。氣反上衝。而兀兀有聲也。直解

打呃一證。有虛寒。有實火。若胃實閉結。陽火上冲。而打呃者。真陰立盡之候也。法宜急下。以救其陰。若脾氣虛寒。健運無權。氣不調達。而打呃者。其勢緩。非死證。法宜溫中散逆。舒氏

傷寒當下失下。胃火上冲而呃者。其證燥渴內熱。大便閉結。大柴胡湯下之。便不結。瀉心湯主之。三陰中寒。胃氣欲絕而呃者。其證厥冷惡寒。下利清穀。附子理中湯。合丁香散溫之。呃止則吉。不止則凶也。心悟

凡噦而二便不通者。屬實熱。厥逆自利。爲虛寒。兼呃逆者。爲停飲。○案此句。意不了。設非此三種。則爲胃氣垂絕之候。多難治。若有癥瘕動氣。又當別論。不可忽也。　有因誤服寒涼。或飲冷水。水停心下。胃中虛冷而作。脈必結代。當與溫中利水。此爲夾水。勿疑代脈爲死證也。　凡久病而見呃逆者。此真氣已衰。不治。呃逆脈散。舌短灰黑。反頭汗不得尿。與大便自利。而腹滿者。皆死。緒論○以上總證

黃連解毒湯　白虎湯　傷寒熱症。醫者誤用薑桂等藥。助起火邪。相搏而呃逆者。回春

三黃瀉心湯　小承氣湯　調胃承氣湯　並治實熱發呃。準繩

凡咳逆。多有先熱而喫生冷。或涼藥多。相激而成。蓋陰陽二氣相搏。林人之僕。本發大熱。以涼藥下之。想大甚。欬逆四五日。竟至於服丁香柹蔕。而後却以小柴胡之屬。解其餘熱。遂愈。下後蓋有身熱不解。活人○以上胃熱若飲水過多。心下否而欬逆者。五苓散主之。別無惡候。是也。略例有旋覆代赭湯證。其人或欬逆氣虛者。先服四逆湯。胃寒者。先服理中湯。次服旋覆代赭湯。爲良。活人○案噦有宜旋覆代赭湯者。然不須先服他藥。

半夏生薑湯。治噦欲死。

生　薑二兩切　半　夏洗一兩一分

右以水二盞。煎至八分。去柤。分二服。活人○案煎服法。當從金匱。○以上停水

簡要濟衆。治傷寒咳噫不止。及噦逆不定。

丁香一兩。乾柹蔕一兩。焙乾。擣羅爲散。每服一錢。煎人參湯下。無時服。證類　濟生。名柹蔕湯。每服四錢。水一盞半。薑五片。煎至七分。去滓熱服。不拘時服。　中藏經。治傷寒咳逆噎汗。於本方。加甘草。良薑。爲末。用熱湯猛點。乘熱一服效。○活人引。名丁香散。心悟同。以乾薑。代良薑。

治傷寒後。嘔噦不下食方。

半　夏一兩　草荳蔻一兩去皮　丁　香半兩

右件藥。擣細羅爲散。每服不計時候。以濃生薑湯。調下一錢。聖惠○又治產後欬癔。丁香

散。於本方。去半夏。草蔻。加白豆蔻。伏龍肝。愚每治噦。於套劑中。加伏龍肝。得效。因附之。

治傷寒嘔噦不止柿蔕湯方。

乾柿蔕七枚　白梅三枚

右二味。麁擣篩。只作一服。用水一盞。煎至半盞。去滓溫服。聖濟

呃逆。用乾柿蔕七枚煎湯呷之。發厥厥冷。脈細氣短。卽加白沈香散黑錫丹。極則臍心著灸。家寶

傷寒後咳噫肉豆蔻湯。

肉豆蔻一個　石蓮肉炒　茴香各一分　丁香半分

生薑　人參各二兩　枇杷葉五片拭去毛

㕮咀。水三升。煎至一升半。分四服。空心煖飲之。總病

加味理中湯

卽理中加丁香一錢。橘紅二錢。半夏二錢。柿蔕炒。五分。蘊要

加味附子湯

人參二錢　白朮二錢　白芍藥炒一錢　白茯苓二錢

附子用半斤大者一箇生薑自然汁和麪包裹於熱灰火中煨熟去皮臍切作八片用　乾薑炒二錢

肉桂一錢　吳茱萸一錢　茴香炒一錢　沈香一錢

丁香一錢

右用水二一鍾煎至一鍾服。蘊要〇聖濟。人參湯。與此相類。錄出病後虛弱中。當參。〇以上胃寒

自利滯下病後利

傷寒病。若表實裏虛。熱乘虛而入。攻於腸胃。則下黃赤汁。若溼毒氣盛。則腹痛壯熱。下膿血如魚腦。如爛肉汁。若寒毒入胃。則腹滿身熱下清。巢源

自利者。有不經攻下。自然溏泄者。謂之自利也。傷寒自利多種。須知冷熱虛實。消息投湯。無致失差。雜病自利。多責爲寒。傷寒下利。多由協熱。其與雜病。有以異也。表邪傳裏。裏虛協熱則利。不應下而便攻之。內虛協熱。遂利。是皆協熱也。〇案此云協熱者。本于傷寒例。乃指熱陷入裏而言。以下諸說皆爲然。自利宜若可溫理中白通諸四逆輩。皆溫藏止利之劑。又有腸胃有積結。與下焦客邪。皆溫劑不能止之。必也或攻泄之。或分利之而後已。大抵下利。脫氣至急。五奪之中。此爲甚者。其或邪盛正虛。邪擁正氣下脫。多下利而死。明理

協熱利者。臍下必熱。大便赤黃色。及腸間津汁垢膩。謂之腸垢寒毒入胃。則臍下必寒。腹脹滿。大便或黃白。或青黑。或下利清穀。溼毒氣盛。則下利腹痛。大便如膿血。或如爛肉汁也。寒毒入胃者。四逆湯。理中湯。白通湯加附子。四逆散加薤白主之。協熱利者。黃芩湯。白頭翁湯。三黃熟艾湯。薤白圓。赤石脂圓。溼毒下膿血者。地榆散。黃連阿膠散。活人〇案黃連阿膠散。不是仲景方。寶鑑補遺。作仲景黃連阿膠湯。宜從。

大抵陽熱之利。與陰寒之利。自不同。陽利。糞色必焦黃。熱臭出作聲。臍下

必熱。得涼藥則止。得熱藥則愈增。陰利。必洞下清穀。糞色或白或淡黃。臍下多寒。宜溫中止瀉之劑。此之謂陰利。云云 緣陰中亦有陽利。不可因下利便以爲陰也。 又有內不太滿。猶生寒熱。未可下而便下之。內虛熱入。挾熱自利。臍下必熱。大便赤黃色。及下腸間津汁垢膩。名曰利腸。〇當作刮腸 宜白頭翁湯。黃芩湯。 身熱下利。皆屬陽經。然陰利有反發熱。或初病無熱。利後却熱。或初得病即身熱。繼而自利。寒既在裏爲主。則陽氣必客於外。所以外反熱。〇十八字。依發熱條補。 又有大便祕五六日。以藥利之。利遂不止。用極熱劑方差。陽有利。陰有祕。當更以他證別之。要訣

大便瀉利。小便清白不澀。完穀不化。其色不變。有如鶩溏。或下利腥穢。小便澄澈清冷。口無燥渴。其脈多沈或細。或遲或微而無力。或身雖發熱。手足逆冷。或惡寒踡臥。此皆屬寒也。凡熱症。則口中燥渴。小便或赤或黃。或澀而不利。且所下之物。皆如垢膩之狀。或黃或赤。所去皆熱臭氣。其脈多數。或浮或滑。或弦或大或洪也。亦有邪熱不殺穀。其物不消化者。但脈數而熱也。口燥渴。小便赤黃。以此別之矣。蘊要

凡大柴胡湯。小承氣湯。大承氣湯。皆主下利之藥也。蓋傷寒內實。腹中有燥屎結滯。則稀糞水從溏。流下爲利也。故其脈則滑數有力。或潮熱譫語。乃可下之。必再以手按臍腹。少腹鞕痛者。是也。三方俱爲通因通用之法。

妙在能識之矣。（同上）

手足厥冷惡寒。腹痛脈微欲絕。下利清穀之類。此固陰寒之甚者也。其於疑似之間。則猶有眞辨。凡傷寒下利。由熱邪者。必有煩躁大熱。酷欲冷水等證。亦必有洪滑強盛數實等脈。如果表裏俱熱。方可作火證論治。若其脈雖數而無力。外雖身熱而不惡熱。內雖渴而不喜冷。此其內本不熱。而病爲下利者。悉屬胃寒。　瀉利亡津。無有不渴。但渴欲飲水。愈多愈快者。爲陽證。若口雖欲水。而腹不欲嚥者。卽非陽證矣。此外如渴欲茶湯者。乃瀉渴之當然也。不得悉認爲陽證。（景岳）

傷寒熱甚。失於汗下。脣焦口燥能飲水。大便祕鞕。小便赤澀。時有稀糞水利出者。此內有燥屎結聚。乃旁漏之物。非冷利也。再審有屎氣極臭者。是也。其脈雖沈。切之必滑有力。或時躁熱不欲衣被。或揚手擲足。或譫語有力。此陽氣亢極。輕者。人參白虎湯。或小柴胡湯合解毒湯。主之。內實者。須下之。有潮熱者。大柴胡加芒硝。（西塘感症）

下利。有利膿血者。有利稀溏糞者。有利清穀者。有利清水汁沫者。下清穀者。爲虛爲寒。下清水者。爲實爲熱。惟膿血稀溏汁沫。有寒有熱。有虛有實。有寒熱相半。虛實相兼。須要細察病源用藥。方無有誤。若後重逼迫。解後仍不減。腹痛喜按。作嘔不食。心恍惚而煩。或動悸。或頭暈耳鳴。口淡燥而不欲飲。脈弦而大。或數而虛。現此脈證者。無論膿血稀溏汁沫。皆虛寒也。若腹痛後重。解後稍減。意欲暢解。而不得能食。食下卽脹。腹中有塊。按之痛。口苦舌乾。渴喜冷飲。或熱湯。病雖憊而神不減。或新病氣實。未經消導。卽消導亦不甚多。脈滑而長。或緩而緊。反不數。無虛證。此實熱也。然亦有實寒者。又當臨時審證察脈而得之。書不能盡言也。直解○以上總證

脈浮表不解。自利。或小便不利者。五苓散。一切瀉痢間作。桂苓甘露飲。溫溼內甚。而作痢者。黃連解毒湯。標本

治傷寒吐熱頭痛。四肢煩疼。未經發汗。下之太早。遂令汗出。下痢不止。宜服阿膠散方。

阿　膠一兩　黃　連三分　葛　根一兩　黃　芩三分

右件藥。擣麤羅爲散。每服三錢。以水一中盞。煎至六分。去滓。不計時候溫服。聖惠

治傷寒吐下後。毒氣不解。致成下痢。是陰陽二氣未和。宜服黃連散方。聖惠

○案此條乾薑黃芩黃連人參湯。仍不錄。

崔氏。療時行數日。而大下。熱痢。時作白通諸藥。多不得止。吾思舊方。多療傷寒後下痢耳。未有尙在數日。便兼除熱止下者也。四順湯熱。白通苦溫。故吾思作此湯。以救數十人。兼主傷寒。黃連龍骨湯方。

黃　連三兩止利除熱　黃　蘗三兩止利除熱　熟　艾如雞子一枚除熱毒止利　龍　骨二兩止利除熱

右四味。切以水六升。煮取二升半。分三服。無不斷者。忌猪肉冷水。外臺

活人三黃熟艾湯。於本方。去龍骨。加黃芩。

集驗療傷寒後下利膿血。蘗皮湯方。

黃　蘗二兩　黃　連四兩　梔子人十四枚擘　阿　膠一兩炙

右四味。切以水六升。煎三味。取二升。去滓。内膠令烊。溫分再服。忌猪肉冷水。范汪同。外臺　活人黃連阿膠湯。治傷寒熱毒入胃。下利膿血。即本方

治傷寒煩熱不解。下痢困篤。宜服大青散方。

大　青一兩　甘　草一兩　阿　膠一兩

赤石脂一兩　梔子人半兩

右件藥。擣篩爲散。每服五錢。以水一大盞。入豉五十粒。薤白三莖。煎至五分。去滓。不計時候溫服。聖惠○案此本出肘後。今加梔子人。薤白。

治傷寒熱毒入胃。大便膿血。腹中疞痛。宜服此方。

黃　連半兩　赤石脂一兩　當　歸半兩

乾　薑一分　赤芍藥半兩　黃　芩半兩

右件藥。擣篩爲散。每服三錢。以水一中盞。入粳米五十粒。煎至六分。去滓。不計時候溫服。聖惠○此本外臺崔氏療傷寒熱利。黃連丸。今加芍藥。黃芩。粳米。爲散用。

治熱病毒氣攻腸胃。大便或時瀉血。煩悶妄語。升麻散方。

川升麻一兩　川大黃半兩　地榆半兩　當歸三分

赤芍藥半兩　枳殼半兩　黃芩半兩　甘草半兩

右件藥擣麁羅爲散。每服三錢。以水一中盞煎至五分。去滓。不計時候溫服。聖惠

下後脈數不退。下利不止。必協熱而便膿血。用犀角地黃湯。明條〇以上陽證

肘後療傷寒若下膿血者。赤石脂湯方。

赤石脂二兩碎　乾薑二兩切　附子一兩炮破

右三味。以水五升。煮取三升。去滓。溫分三服。後臍下痛者。加當歸一兩。芍藥二兩。用水六升。煮。忌猪肉。范汪。張文仲同。外臺〇案聖濟。加當歸。芍藥。名赤石脂湯。

又白通湯。療傷寒泄痢不已。口渴不得下食。虛而煩方。

大附子一枚生削去黑皮破八片　乾薑半兩炮　甘草半兩炙　葱白十四莖

右四味。切。以水三升。煮取一升二合。去滓。溫分再服。渴微嘔。心下停水者。一方。加犀角半兩。大良。忌海藻菘菜猪肉。范汪同。張仲景傷寒論。云云本無甘草。仍不加犀角。外臺〇案聖惠。加犀角。治上證。

范汪。療傷寒下利。脈微足厥冷。通草湯方。

通草一兩　乾薑一兩　枳實四兩炙

人　參一兩　附　子一枚炮令裂破

右四味。切。以水六升。煮取二升。適寒溫飲五合。日三。不差稍加至七合。忌豬肉。外臺

四柱散。治陰證內寒。腹痛泄瀉不止。

人　參　木　香○原作白朮據和劑改　白茯苓各二錢

附　子炮去皮臍一箇切作八片用　生　薑五片　大　棗二枚

右水二鍾。煎至一鍾。一方。加肉豆蔻。訶子。一錢五分。名六柱散。蘊要○案本方。出和劑。六柱散。出濟生。○以上陰證

下痢膿血。更加發熱而渴。心腹痞滿。嘔而不食。此疫痢兼證。最爲危急。夫疫者。胃家事也。蓋疫邪傳胃。十常八九。既傳入胃。必從下解。疫邪不能自出。必藉大便之氣。傳送而下。而疫方愈。夫痢者。大腸內事也。大腸既病。失其傳送之職。故正糞不行。純乎下痢膿血而已。所以向來穀食停積在胃。直須大腸邪氣將退。胃氣通行。正糞方能自此而下。今大腸失職。正糞尚自不行。又何能與胃載毒而出。毒既不前。羈留在胃。敗壞眞氣。在胃一日。有一日之害。一時有一時之害。耗氣搏血。神脫氣盡而死。凡遇疫痢兼證者。在痢尤爲喫緊。疫痢俱急者。宜檳芍順氣湯。誠爲一舉兩得。溫疫論

檳芍順氣湯。專治下痢頻數。裏急後重。兼舌胎黃。得疫之裏證者。

檳榔　芍藥　枳實　厚朴

大黃

生薑煎服。溫疫論

吳又可用檳芍湯。係治瘟疫之裏證。而兼痢者。若有外證。仍當解表。必如喩嘉言分三次治法。始足以盡其變。至表裏俱病者。又當表裏分治。總宜活變。不可膠執。說疫○案喩說出法律。而三次治法。實不外仲景合病下利之例。○以上兼滯下。○案前所錄諸家論方。亦概似滯下兼證。但其言不了晰耳。

傷寒病後胃氣不和利候。此由初受病時。毒熱氣盛。多服冷藥。以自瀉下。病折已後。熱勢既退。冷氣乃動。故使心下愊牢。噫噦食臭。腹內雷鳴而泄利。此由脾胃氣虛冷故也。巢源○案此卽生薑瀉心湯證。

傷寒汗下後。氣逆利不止者。寒也。枳實芍藥乾薑甘草湯。

芍藥　甘草　枳實炒　乾薑炮各半兩

右剉細。每服五錢。水煎服。雲岐子保命○案此四逆散變方。

傷寒後便膿血。裏急後重。數至圊而不能便。或少白膿。有似于痢者。切不可痢治。以內虛而風邪下陷。乘虛入客大腸也。愼勿利之。升舉其陽。而陰氣自降矣。升陽除溼除風湯。蒼、防、朮、茯、芍。大還○案此方。本出東垣。先君子加葛根用。效最著。

傷寒將退十餘日。或二七外。或瘥後半月餘。忽腹中窘迫疞痛。數起後重不快。蓋因餘垢未淨。重傷飲食。新舊相雜。變爲積滯。當與痢疾同治。明條治傷寒後一切痢疾，無問冷熱腹痛。黄連丸方。

黄　連二兩去鬚炒　木　香　吳茱萸湯洗三遍炒乾各一兩

右三味。搗羅爲末。麵糊和丸。如梧桐子大。每服二十丸。空心食前米飲下。聖濟

傷寒汗下後。裏急後重。下利者。七宣丸。

大　黄一兩　桃　仁十二個去皮尖　木　香五分

檳　榔五錢　訶子皮五錢

右爲細末。煉蜜爲丸。如桐子大。每服五十丸。溫水下。雲岐子保命○案此本出和劑。今去柴胡。枳實。甘草。加檳榔。

溫疫愈後三五日。或數日。反腹痛裏急者。非前病原也。此下焦別有伏邪所發。欲作滯下也。○案此句不確宜芍藥湯。　愈後大便數日不行。別無他證。此大腸虛燥不可攻。飲食漸加。津液流通。自能潤下也。覺穀道夯悶。宜作蜜煎導。甚則宜六成湯。○案此證與方。無類可附。併存于此。　病愈後脈遲細而弱。每至黎明。或夜半後便作泄瀉。此命門眞陽不足。宜七成湯。亦有雜證屬實者。宜大黄丸下之。立愈。溫疫論

芍藥湯

白　芍一錢　當　歸一錢　檳　榔二錢

厚　朴一錢　甘　草七分

水薑煎服。裏急後重。加大黄二錢。

六成湯

當　歸一錢五分　白芍藥一錢　地　黄五錢

天門冬一錢　肉蓯蓉三錢　麥門冬一錢

照常煎服。日後更燥者。宜六味丸。

七成湯

破故紙炒錘碎三錢　熟附子一錢　遼五味八分

白茯苓一錢　人　參一錢　甘　草

照常煎服。愈後更發者。宜八味丸。倍加附子。並以上瘟疫論病後〇

蚘蟲

胃中冷必吐蚘。吐蚘。人能皆知爲陰也。然亦有陽證吐蚘者。蓋胃中空虛。既無穀氣。故蚘上而求食。至咽而吐。又看别證如何。不可專以胃冷爲説。曾記一人陽黄吐蚘。又大發斑陽毒證。口瘡咽痛吐蚘。皆以冷劑取效。是亦有陽證矣。要訣

蚘上膈煩躁。昏亂欲死。兩手脈沈遲。足冷便祕者。多難治。若蚘色赤而活。或多者。屬胃熱。猶可治之。蚘死色白而扁者。屬胃敗。必不治也。〇此説殆偕。舌辨云。孫懿

過極。口閉目開。譫語獨語者。宜用大承氣下之。燥糞必黑。蚘蟲必死。

凡人胃脘忽痛忽止。身上乍熱乍涼。面上乍赤乍白。脈倏亂倏靜。口中吐沫不食者。便是蚘厥之候。緒論○以上總證

疫邪傳裏胃熱如沸。蚘動不安。下既不通。必反於上。蚘因嘔出。此常事也。但治其胃。蚘厥自愈。溫疫論

馬印麟曰。蚘厥有熱渴者。黃連解毒湯。有下症者。承氣湯。瘟疫類編

若腹滿不大便。熱甚昏憒而吐蚘者。此胃邪薰蒸。蟲不得安。故逆而上。或有大便糞與蚘同出者。用大柴胡湯。明條

清中安蚘湯。治胃實熱嘔吐長蟲。

黃　連薑汁炒三錢　黃　柏酒炒錢半　枳　實麩炒二錢

烏　梅三箇　川　椒去目炒去汗三十粒

右五味共劑。水二鍾。加生薑三大片。煎八分。細口服。　如病人胃中虛熱而嘔者。去枳實。加人參一錢五分。辨注

溫熱病而吐蚘者。此胃熱也。胃虛有熱。蟲隨熱氣上行。亦吐出也。宜犀角黃連湯。

黃　連三錢　犀　角四錢　木　香五錢　烏　梅三箇

水一鍾半。煎七分服。大還○案此本出外臺。引深師。療䘌瘡。○以上陽證

如蚘厥。胃中有冷。飢不能食。或食吐蟲。宜理中湯。加烏梅。如宜

劉氏曰。凡厥陰蚘厥。傷寒煩躁吐蚘。口燥舌乾。但欲涼水浸舌并口脣。時不可離。不欲嚥者。宜理中加烏梅。選錄

凡蚘厥者。輕者吐小蟲。重者吐長蟲。舌燥口乾。常欲冷水浸口。不欲嚥。蚘上煩躁。昏亂欲死。兩手脈沈遲。足冷至膝。甚者連蚘并屎俱出。大便祕而不行。此症雖出。多可救活也。宜加味理中安蚘散并烏梅丸治之。蘊要○案二說似不切。姑存之。

理中安蚘散。陶尙文祕方。累用之效。

人參三錢　白朮一錢半　白茯苓一錢半

乾薑一錢半　烏梅三個

右作一服。水二鍾。煎七分服。凡吐蚘未止。加黃連黃柏各五分。川椒十四粒。若足冷甚者。必加附子半錢。或五錢。量病輕重。酌量用之也。蘊要

○案原論治蚘不可用甘草并甜物。今不具錄。先君子曰。烏梅丸。主胃虛而寒熱錯雜。以致蚘厥者。故藥亦用寒熱錯雜之品治之。而有胃虛以偏于寒。而動蚘者。陶華因立安蚘理中湯主之。而有胃不虛。以偏于熱。而動蚘者。因製淸中安蚘湯主之。此各取烏梅丸之半。而治其所偏也。對證施之。皆有奇效。

蓋蚘賴食以養。若病人日久不食。致蟲上攻咽胃者。謂之蟲因饑起。人有病愈方食。蟲聞食氣。亦令上攻咽胃。謂之蟲因食起。二者。皆用理中烏梅丸治之。五法○以上陰證

傷寒廣要卷十

東都丹波元堅茝庭撰

餘證

餘熱

傷寒病後熱不除候。此謂病已間。五藏尚虛。客邪未散。眞氣不復。故日暮猶有餘熱如瘧狀。此非眞實。但客熱也。巢源

夫傷寒後。氣血未實。藏府尚虛。餘毒之氣猶存。淹延時日不差。肌體羸瘦。肢節痠痛。壯熱增寒。心煩盜汗。上氣欬嗽。嘔逆痰涎。飲食不消。腹中痞塊口乾舌澀。毛折骨痿。面色青黃。氣力乏弱。此皆由虛損。致成夾勞也。聖惠

夫大病新瘥後。血氣虛弱。餘熱未盡。古人所謂。如大水浸牆。水退則牆蘇。不可犯之。但宜安臥守靜。以養其氣。設或早起動勞。則血氣沸騰。而發熱也。蘊要

傷寒汗下後。餘熱未除。或失於調攝。食不爲飢。欬嗽寒熱。吐血衄血。纏綿日久。狀似癆瘵。此皆元氣旣虛。邪氣着而不散。例用黃連解毒湯。加柴胡枳桔。其效如神。不效。然後用八物湯。兼犀角。小柴胡。前胡石膏等。隨證加減。無有不愈者。切不可純用補劑。亦不可誤認爲虛損勞怯。輕用杜仲山

茱萸破故紙等。溫補之藥也。傷寒綱目

竹葉湯。治發汗後。表裏虛煩。不可攻者。但當與此方。千金○案即竹葉石膏湯。虛煩。蓋是虛熱。非煩躁之煩。」若傷寒得汗後。病解虛羸。微熱不去。可行竹葉石膏湯。活人審知是邪熱未解。雖經汗下。却不可畏虛而養病。宜竹葉石膏湯要訣

竹葉湯。治傷寒大病後。心虛煩悶。內熱不解。

竹葉　麥門冬去心　人參　茯苓去皮

小麥炒　半夏湯泡七次各一兩　甘草炙半兩

右㕮咀。每服四錢。水一盞半。薑五片。煎至八分。去滓溫服。不拘時候。濟生

○案此本千金治產後虛渴。少氣力方。今去大棗。

張文仲。療傷寒八九日不差。名爲敗傷寒。諸藥不能消者方。

鼈甲炙　蜀升麻　前胡　烏梅

枳實炙　犀角屑　黃芩各二兩　甘草一兩炙

生地黃八合

右九味。切。以水七升。煮取二升半。分五服。日三服。夜二服。出支太□□□□□□忌海藻菘菜莧菜蕪荑。備急方同。外臺

聖惠治壞傷寒。經十日已來未解。熱在胷膈。煩悶不止。鼈甲散。於本方。去前胡。加柴胡。甘草半兩餘各一兩每服五錢。以水一大盞。煎至五分。去滓。入生地黃汁半合。更煎一兩沸。不計時候。分

溫二服。

治傷寒餘熱不退。發欬煩躁。胸膈氣滯。不思飲食。宜服柴胡散方。

柴胡三分　川大黃三分　枳殼三分　鼈甲三分

檳榔三分　人參三分　木香三分　子芩三分

赤芍藥三分　赤茯苓三分　犀角屑三分　桑根白皮一兩

甘草半兩

右件藥。擣篩爲散。每服四錢。以水一中盞。入生薑半分。煎至六分。去滓。不計時候溫服。聖惠

治傷寒後夾勞骨節煩疼。時有寒熱。欬嗽頭目疼痛。宜服柴胡散方。

柴胡一兩　貝母一兩　知母一兩　人參一兩

赤芍藥一兩　石膏一兩　黃芩三分　杏人一兩

白朮半兩　梔子人半兩　鼈甲一兩

右件藥。擣篩爲散。每服五錢。以水一大盞。入生薑半分。煎至五分。去滓。不計時候溫服。聖惠

治傷寒後夾勞。煩熱。四肢疼痛。不欲飲食。宜服犀角散方。

犀角屑三分　赤茯苓三分　枳殼三分　柴胡一兩半

白朮三分　鼈甲一兩半　知母半兩　赤芍藥三分

甘草半兩

右件藥。擣篩爲散。每服五錢。以水一大盞。入生薑半分。煎至五分。不計時候溫服。聖惠

治熱病後虛勞煩熱。四肢疼痛。小便赤黃。不欲飲食。宜服柴胡散方。

柴胡一兩　生乾地黃一兩　黃連一兩　地骨皮一兩
枳殼一分　赤茯苓一分　知母半兩　鼈甲三分
甘草半兩

右件藥。擣篩爲散。每服五錢。以水一大盞。煎至五分。去滓。不計時候溫服。聖惠　又治時氣餘熱不退。發作有時。菰𦼮根散。於本方去地黃。黃連。甘草。加菰𦼮根。水煎。去滓。入生地黃汁半合。更煎一兩沸。溫服。

治熱病後虛勞盜汗。口苦。不得睡臥。四肢煩痛。舌乾卷澀。宜服人參散方。

人參一兩　麥門冬一兩半　赤芍藥一兩　柴胡一兩
白茯苓一兩　牡蠣一兩　黃耆一兩　甘草半兩
鼈甲一兩

右件藥。擣麁羅爲散。每服四錢。以水一中盞。煎至六分。去滓。不計時候溫服。聖惠

治傷寒後。煩熱憎寒。口苦不思飲食。日漸羸瘦。羚羊角湯方。

羚羊角鎊　茈　胡去苗　鼈　甲去裙襴醋炙　人　參各三分
知　母　淡竹茹　黄　耆　赤茯苓去黑皮
甘　草炙各半兩　天門冬去心焙一兩
右一十味。細剉如麻豆。每服五錢匕。水一盞半。煎至八分。去滓。食後温服。日二。聖濟

治傷寒過經潮熱不解。或時作寒。如瘧狀。茈胡鼈甲湯方。
茈　胡去苗　鼈　甲去裙襴醋炙　赤茯苓去黑皮各一兩　黄　芩去黑心
知　母焙　桑根白皮剉各三分　甘　草炙半兩
右七味。麁擣篩。每服五錢匕。水一盞半。生薑半分。拍碎。煎至七分。去滓。温服。不拘時。聖濟○此先君子加胡黄連。最效。　聖惠治傷寒後肺萎勞嗽。涕唾稠粘。骨節煩悶。發歇寒熱。鼈甲飲。於本方。去黄芩。加款冬花。烏梅肉。梔子人。

治傷寒後胃熱引飲。煩渴不止。茯苓地黄湯方。
赤茯苓去黑皮　生乾地黄焙　栝樓根各一兩
知　母焙半兩　麥門冬去心各一兩半
右五味。麁擣篩。每服五錢匕。水一盞半。入小麥一百粒。淡竹葉三五片。棗三枚。擘破。同煎至八分。去滓温服。不拘時。聖濟

治傷寒百合病。久不差。欲成勞。宜服柴胡散方。

柴胡一兩　知母二兩　黃連一兩　甘草三分

百合二兩　秦艽一兩　菰蔞根一兩

右件藥。擣篩爲散。每服五錢。以水一中盞。入生薑半分。煎至六分。去滓。不計時候溫服。聖惠○案此方與次方。俱可移治餘熱。仍敘于此。

治傷寒百合病。經一月不解。變如渴疾。宜服百合散方。

百合一兩　菰蔞根一兩　梔子人三分　牡蠣三分

麥門冬三分　甘草半兩

右件藥。擣麁羅爲散。每服五錢。以水一中盞。入生薑半分。竹葉二七片。煎至六分。不計時候溫服。聖惠

乾地黃湯。婦人傷寒差後。猶有餘熱不去。謂之遺熱。

乾地黃　大黃　黃連　黃芩各一兩

柴胡去蘆　白芍藥　甘草各一兩半炙

右搗爲細末。每服抄四錢匕。以水一盞半。煎至七分。去滓溫服。取溏利汗出解。總病

歸地養營湯。壞證身熱。口渴舌胎。及舌如煨熟猪腰子。

當歸　生地懷慶極大　鼈甲醋炙研細　麥冬各五錢

芍藥　青蒿　阿膠各三錢　五味子一錢五分

右煎成。烊化阿膠服。日二三劑。甚者。人中黃。人中白。研細。各一錢。調服。加知母。地骨皮。苦參。亦可。虛人。加人參黃芪。炙甘草。患人服藥。安臥竟日。熱除渴止。簡明醫彀

片玉云。得汗脈靜。身熱不退。是發汗太過。胃中亡津液故也。處以生津液益氣血養胃氣之藥。或只用補中益氣湯。治例

若已汗而熱不清。身漬漬汗出。右寸關雖弦大。按之無力。心下不痞不飽。四肢倦怠屬中弱氣。內傷虛熱。補中益氣湯主之。汗止身涼爲愈。六要

有汗下後。陰陽不相入。水火不相濟。致餘熱未退。不可更用冷藥。內外俱未可攻。宜小建中湯。若其人已虛。虛能生熱。宜小建中湯。加當歸一錢。或四君子湯。加黃芪半錢。或十全大補湯。調其營衞。虛○此恐脫甚字。者。四柱散。眞武湯。病愈後。別無他證。只微熱未盡除。其人脾胃久虛。欠調理。脾主肌肉。故生餘熱。燥補不宜。用理中湯。加蜜一匙許煎。有汗下而熱不退。多用涼肌藥。而又不退。動至半月。或兼旬者。乃是陽氣離經。不能復還。客於皮肉之間。病此甚衆。此當調理收斂之。不可用辛熱重劑藥。要訣

遺毒

凡傷寒出汗不徹。邪熱結耳後一寸二三分。或耳下俱鞕腫者。名曰發頤。此爲遺熱成毒之所致也。宜速消散則可。若緩則成膿。又爲害也。緒要

本經云。耳前後腫。刺之小差。即發頤也。高腫有膿。爲吉。如平陷無膿者。危。然亦有大虛之候。微腫而痛。只用溫補。或少佐以清涼。腫自消。而頤亦不發。若必欲治頤。則眞氣外脫而死矣。（直解）

傷寒發頤。亦名汗毒。此因原受風寒。用藥發散未盡。日久傳化。爲熱不散。以致項之前後。結腫疼痛。初起身熱口渴者。用柴胡葛根湯。清熱解毒。患上紅色熱甚者。如意金黃散敷之。初起身涼不渴者。牛蒡甘桔湯散之。患上微熱。不紅疼痛者。沖和膏和之。腫深不退。欲作膿者。托裏消毒散。已潰氣血虛弱。食少者。補中益氣湯。以此治之。未成者消。已成者潰。已潰者斂。亦爲平常王道之法也。用之最穩。（外科正宗）

柴胡葛根湯。治頤毒表散未盡。身熱不解。紅腫堅硬作痛者。

柴胡　天花粉　乾葛　黃芩
桔梗　連翹　牛蒡子　石膏（各一錢）
甘草（五分）　升麻（三分）

水二鍾。煎八分。不拘時服。（正宗）

牛蒡甘桔湯。治頤毒表邪已盡。耳項結腫微熱。不紅疼痛者。

牛蒡子　桔梗　陳皮
天花粉　黃連　川芎

赤芍　甘草　蘇木各一錢

水二鍾。煎八分。食後服。正宗

托裏消毒散

人參　川芎　白芍　黃芪

當歸　白朮　茯苓　金銀花各一錢

白芷　甘草　皂角針　桔梗各五分

水二鍾。煎八分。食遠服。正宗○案此本外科樞要方。今去連翹。加皂角針。桔梗。

虛煩不眠驚悸。此虛煩。與梔豉正證自異。

傷寒發汗吐下已後。府藏俱虛。而熱氣不散。故虛煩也。巢源

夫衞氣晝行於陽。夜行於陰。陰主夜。夜主臥。謂陽氣盡陰氣盛。則目瞑矣。今熱氣未散。與諸陽并。所以陽獨盛。陰偏虛。雖復病後。仍不得眠者。陰氣未復於本故也。同上

差後虛煩不得眠。眼中痛疼懊憹。○案眼。蓋胸譌。

黃連四兩。芍藥二兩。黃芩一兩。膠三小挺。水六升。煑取三升。分三服。亦可內雞子黃二枚。肘後○案此即黃連阿膠湯。

梔子烏梅湯。治傷寒後。虛煩不得眠。心中懊憹。活人○方見少陽病中。案以上二方。猶是梔豉之例。以係病後。錄入于茲。

虛煩一證。乃是病愈後。陰陽未復。時發煩熱。竹葉石膏湯。痰多睡不寧者。溫膽湯。嘔者。橘皮湯。○此本于千金　有病瘥後。自不得眠。宜溫膽湯。或眠而精魂散亂。異夢驚悸者。溫膽湯尤宜。要訣

溫膽湯。治大病後虛煩不得眠。此膽寒故也。宜服此方。○張氏衍義云。寒則痰陰之通稱。案巢源虛勞門云。若心煩不得眠者。心熱也。若但虛煩。而不得眠者。膽冷也。

半　夏　　竹　茹　　枳　實各二兩

橘　皮三兩　　生　薑四兩　　甘　草一兩

右以水八升。煮取二升。分三服。千金　三因。溫膽湯。於本方。加茯苓一兩半。棗一枚。　蘊要。加味溫膽湯。於本方。加人參。黃連。柴胡。當歸。川芎。白芍藥。生地黃。酸棗仁。　又加味溫膽湯。於本方。加人參。酸棗人。茯神。若心煩內熱者。倍加黃連。麥門冬。若有熱未清。加柴胡。若內實。心神顛倒者。加山梔子。　壽世保元。竹茹溫膽湯。治傷寒日數過多。其熱不退。夢寐不寧。心驚恍惚。煩躁多痰。於本方。加茯苓。香附。人參。柴胡。麥門冬。桔梗。黃連。○案竹茹溫膽湯。本出袖珍。引秘方。名加味溫膽湯。不用黃連。

酸棗湯。治虛煩勞擾。奔氣在胸中不得眠方。

酸棗仁五升　　人　參　　桂　心　　生　薑各二兩

石　膏四兩　　茯　苓　　知　母各三兩　　甘　草一兩半

右以水一斗。先煮酸棗仁取七升。去滓下藥。煮取三升。分三服。日三。千金〇案此於仲景方。去芎藭。加人參。桂心。生薑。石膏。

深師酸棗湯。療傷寒及吐下後。心煩乏氣。晝夜不眠方。

酸棗人四升　麥門冬一升去心　甘草二兩炙　蝭母二兩知母也

茯苓二兩　芎藭二兩　乾薑三兩

右七味。切。以水一斗六升。煮酸棗取一斗。去棗內藥。煮取三升。去滓。溫分三服。忌海藻菘菜大醋。外臺〇案此於仲景方。加麥門冬。乾薑。

治傷寒後體虛。心煩不得眠。臥四肢少力。宜服熟乾地黃散方。

熟乾地黃一兩半　白芍藥一兩　羚羊角屑一兩　茯神一兩

黃耆一兩　麥門冬一兩　酸棗人一兩　人參一兩

右件藥。擣篩爲散。每服四錢。以水一中盞。煎至六分。去滓。入雞子清一枚。攪令勻。溫服。聖惠

傷寒壞病久不愈。常不得眠。或心脾氣血素虧。而驚悸不寧。不得眠。諸藥不效者。大劑獨參湯。或歸脾湯。並用送下養正丹。緒論

歸脾湯

白朮　茯神去木　黃芪去蘆　龍眼肉

酸棗仁炒去殼各一兩　人參　木香不見火各半兩　甘草炙二錢半

右㕮咀。每服四錢。水一盞半。生薑五片。棗子一枚。煎至七分。去滓溫服。不拘時候。濟生　薛氏醫案。加當歸。遠志

人病傷寒陽證。或患熱疾。服涼藥而得愈。飲食未充。夜間便睡不着。是膽冷也。若脈細身涼。隨其虛實。下金液丹一服。大冷者。下百粒。及五六十粒。不甚冷者。三二十粒。即睡着。當以脈證為準也。脈細微。大便不甚實。小便清。面色青白。舌下不紅。面帶青色。皆冷證也。醫說〇一本。引醫餘。

大抵傷寒汗吐下之後。虛極之人。或因事驚恐。遂生驚惕者。宜養血安神鎮心之劑主之也。蘊要

朱砂安神丸。治病後心神不安。夜臥不寧。或亂夢不得眠。

朱　砂另研水飛二錢一半為衣　黃　連炒一錢半　甘　草炙半錢

當歸身酒浸一錢　生地黃酒洗焙乾一錢半

右為細末。湯浸蒸餅糊為丸。如菉豆大。朱砂為衣。陰乾。每服三十丸。以口中津液嚥下。或燈心湯下。蘊要〇此本東垣方。一方。去當歸。地黃。

病後血氣未復。精神未全。多於夢寐中不覺失聲如魘。此不係讝語鄭聲。宜溫膽湯。去竹茹。加人參半錢。或用六君子湯。要訣

虛汗

夫傷寒差後。體氣羸弱。藏府猶虛。或每因睡中。遍身汗出。此皆陽氣虛。心

氣弱。陽屬於表。主於膚腠開泄。故津液妄行。心主血。心生汗。今心虛不足。故多盜汗。診其脈虛弱微細者。是其候也。聖惠

大病愈後數日。每飲食及驚動即汗。此表裏虛怯。宜人參養營湯。倍黃芪。

脈靜身涼數日後。反得盜汗及自汗者。此屬表虛。溫疫論

治傷寒脈微細。汗出不止。漸覺虛羸。宜服白茯苓散方。

白茯苓一兩　人參一兩　白朮三分

白芍藥三分　麻黃根一兩　五味子半兩

牡蠣一兩　肉蓯蓉一兩酒浸一宿刮去皴皮炙乾

右件藥。擣篩爲散。每服五錢。以水一大盞。煎至五分。去滓。不計時候溫服。聖惠○案又治虛勞盜汗。黃耆散。於本方。去芍藥。麻黃根。蓯蓉。加黃耆。麥門冬。甘草。熟乾地黃。

治傷寒虛汗不止。心多煩躁。時時驚悸。宜服人參散方。

人參半兩　遠志半兩　白茯苓半兩　麥門冬半兩

黃耆半兩　柴胡半兩　甘草一分　龍骨一兩

右件藥。擣篩爲散。每服五錢。以水一大盞。入生薑半分。棗三枚。竹茹一分。煎至五分。去滓。不計時候溫服。聖惠

治傷寒後虛羸。日夜汗出不止。心躁口乾。咽喉不利。宜服此方。

黃雌雞一隻去腸胃理如食法　肉蓯蓉一兩酒浸一宿刮去皴皮切　麻黃根二兩

牡　蠣二兩

右件藥。先將雞麻黃根。以水七大盞。煮取汁三大盞。去雞麻黃根。後却下茯苓牡蠣。煎取一盞半。去滓。分爲三服。空心午前夜後臨臥時服。聖惠

陽證。身微熱。表虛汗出不已。或因醫者發汗。以致表虛。脈不實。治用王海藏黃芪湯。

黃　芪　　人　參　　白茯苓　　白　朮

白芍藥各一兩　甘　草七錢半　陳　皮五錢

右剉。每服酌量多少。用水二鍾。生薑三片。煎八分溫服。寶鑑補遺〇案此方。出元戎。無陳皮。治中暍。

陰證。身涼。額上手背有冷汗。治用四逆湯加人參。同上

方脈正宗。治陽虛自汗。用牡蠣。火煆。五錢。人參三錢。麥門冬五錢。北五味二錢。煎湯飲立止。外再用牡蠣。火煆。數兩。搗細粉。布包撲身上。亦可收汗。彙言

大病差後。多虛汗。及眠中流汗方。〇原作眼中流汗。今據醫心方引葛氏方改。

龍骨。牡蠣。麻黃根。末。雜粉以粉身。良。肘後

錄驗方。治大病之後。虛汗不可止方。

干薑三分。治合以粉。大良。醫心〇撲粉方。互見太陽病。

當歸六黃湯。治傷寒新瘥後。虛熱盜汗不止。

當歸身酒洗一錢五分　黃　柏炒七分　黃　芩炒七分　黃　連炒五分

黃　芪鹽水炙二錢　生地黃酒洗七錢　熟地黃酒蒸一錢

右作一服。水二鍾。煎至八分。食遠溫服。蘊要○此本出蘭室秘藏。云。盜汗之聖藥。

虛弱當與兼變中誤治虛之條

其人血氣先虛。復爲虛邪所中。發汗吐下之後。經絡損傷。陰陽竭絕。熱邪始散。眞氣尚少。五藏猶虛。穀神未復。無津液以榮養。故虛羸而生病焉。巢源

傷寒瘥後。虛弱無力者。先因汗下過多。病久元氣虛弱。調養失宜。須漸漸進食守靜。不可太急。治傷寒雖無補法。若果病久元氣虛憊。或勞力所傷。不得不補。此合宜則用也。宜補中益氣湯。蘊要○案今本脫此條。據撮要。及全生集錄。

補大病後不足虛勞方。萬病虛勞同用

取七歲已下。五歲已上黃牛。新生者乳一升。以水四升。煎取一升。如人體溫。稍稍飮之。不得過多。十日服。不絕爲佳。千金

十全大補湯。病後氣不如舊。此藥性溫不熱。平補有效。

白茯苓焙　白　朮焙　人　參去蘆　熟乾地黃洗酒蒸焙

白芍藥　粉　草炙　黃　耆去蘆　肉　桂去麁皮不見火

川當歸洗去蘆　川　芎各等分

右十味。剉為麁散。每服二大錢。水一盞。生薑三片。棗子一箇。同煎至七分。不拘時候溫服。和劑

四君子湯。治大人小兒脾胃不和。中脘停飲。大病之後宜服。

人參 茯苓 白朮各四兩 甘草半兩

右㕮咀。每服四錢。水一盞。薑七片。棗一個。煎至六分。去滓。不以時候服。一方。加橘紅等分。名異功散。尤宜病後調理。一方去甘草。加木香。熟附子。等分。名加味四柱散。薑棗煎服。大病之調理。尤宜用此。易簡○異功散。本出小兒方訣。得效。六君子湯。於本方。加半夏陳皮。 小青囊。六君子湯。於本方。加黃芪山藥。治傷寒汗下之後。將見平復。服此調理。俾進食。○案此係本事七珍散。去粟米。

治傷寒後。虛羸少氣。嘔吐不納飲食。宜服陳橘皮散方。

陳橘皮一兩 五味子一兩 麥門冬一兩半 人參一兩

半夏一兩 白朮半兩 甘草半兩 白茯苓三分

黃耆三分

右擣麁羅為散。每服三錢。以水一中盞。入生薑半分。棗三枚。煎至六分。去滓。不計時候稍熱服。聖惠

治傷寒後。服冷藥過多。胃寒嘔噦。不下飲食。人參湯方。

人參 白朮 白茯苓去黑皮 附子炮裂去皮臍

陳橘皮(湯浸去白炒各一兩) 桂(去麤皮) 乾薑(炮各半兩) 丁香(一分)

右八味。麤搗篩。每服五錢匕。水一盞半。生薑半分。拍碎。粳米半匙。煎至一盞。去滓溫服。不拘時。(聖濟)

溫脾圓。治久病虛羸。脾氣弱。食不消。善噫方。

黃蘗 大麥蘖 吳茱萸 桂心

乾薑 細辛 附子 當歸

大黃 麴 黃連(各一兩)

右十一味。爲末。蜜丸如梧子。每服十五丸。空腹酒服。日三。(千金○三因。麴。用神麴。)

加味枳朮丸。治病後胃弱食少。服此進飲食強胃氣之藥也。

枳實(炒一兩) 白朮(一兩) 神麴(炒一兩) 大麥蘖(炒一兩)

陳皮(一兩) 棠求子(一兩)

右爲末。荷葉燒飯和。丸如梧桐子大。每服七八十丸。白湯下。如有熱。加薑炒黃連七錢。如氣鬱不舒暢。加香附一兩。如痰多。加半夏麴一兩。(蘊要)

○案枳朮丸。出於張潔古。

治傷寒後。腎氣虛損。夜夢失精。口乾心煩。兩頰黑色。皮膚乾燥。宜服此方。

龍骨(一兩) 白芍藥(三分) 人參(三分) 熟乾地黃(三分)

白茯苓(三分) 桂心(半兩) 甘草(半兩) 鹿茸(半兩塗酥微炙去毛)

磁　石一兩半擣碎水淘去赤汁

右件藥。擣麁羅爲散。每服四錢。以水一中盞。入棗三枚。煎至六分。去滓。食前溫服之。聖惠

水腫

病後水腫。身虛胃弱食少者。以五苓散。加蒼朮。陳皮。木香。砂仁之類。主之。若人不甚弱者。以商陸一味。煮粥食之。亦佳。凡病瘥後足腫者不妨。但節飲食。胃氣強自消也。蘊要

嚴正甫正年三十。時疫後。脈證俱平。飲食漸進。忽然肢體浮腫。別無所苦。此即氣復也。蓋大病後。血未成氣暴復。血乃氣之依歸。氣無所依。故爲浮腫。嗣後飲食漸加。浮腫漸消。若誤投行氣利水藥。則謬誤矣。溫疫論

若大病後。三焦受傷。不能通調水道。下輸膀胱。肢體浮腫。此水氣也。與氣復懸絕。宜金匱腎氣丸。及腎氣煎。若誤用行氣利水藥必劇。凡水氣。足冷。肢體常重。氣復。足不冷。肢體常輕爲異。同上

治傷寒後。身體浮腫。喘息促。小便不利。坐臥不安。防己湯方。

防　己三分　猪　苓三分　海　蛤一兩　陳橘皮一兩
木　香半兩　白　朮半兩　桑根白皮三分　赤茯苓三分
檳　榔一兩　紫蘇莖葉一兩　木　通一兩半

右一十一味。麁擣篩。每服三錢匕。水一盞。入生薑半分。切。煎至六分。去滓。不計時候溫服。聖濟

差後面腫。或腰以下腫。治用索矩三和湯。○案索矩。正傳。作槊矩。

橘皮 厚朴 檳榔 白朮各三兩

甘草炙 紫蘇各二兩去粗梗 木通 海金砂各一兩

右剉。每服五錢。水一盞。生薑三片。煎至八分。溫服。如鼻上有汗出。必氣血和而愈。寶鑑補遺

勞復 食復 女勞復 自復

傷寒勞復何以明之。勞為勞動之勞。復為再發也。是傷寒差後。因勞動再發者是也。傷寒新差後。血氣未平。餘熱未盡。勞動其熱。熱氣還經絡。遂復發也。此有二種。一者。因勞動外傷。二者。因飲食內傷。其勞動外傷者。非止強力搖體。持重遠行之勞。至於梳頭洗面則動氣。憂悲思慮則勞神。皆能復也。況其過用者乎。其飲食內傷者。為多食則遺。食肉則復者也。內經曰。熱病已愈。而時有遺者。何也。以熱甚而強食之。病已衰而熱有所藏。因其穀氣留薄。兩陽相合。故有所遺。經曰。病已差。尙微煩。設不了了者。以新虛不勝穀氣。故令微煩。損穀則愈。夫傷寒邪氣之傳。自表至裏。有次第焉。發汗吐下。自輕至重。有等差焉。又其勞復則不然。見其邪氣之復來也。必迎

奪之。不待其傳也。經曰。大病差後勞復者。枳實梔子豉湯主之。若有宿食。加大黃。且枳實梔子豉湯。則吐之。豈待虛煩懊憹之證。加大黃則下之。豈待腹滿譫語之候。經曰。傷寒差後。更發熱者。小柴胡湯主之。脈浮以汗解之。脈沉實者。以下解之。亦是便要折其邪也。蓋傷寒之邪。自外入也。勞復之邪。自內發也。發汗吐下。隨宜施用焉。嗚呼。勞復也。食復也。諸勞皆可及。御內則死矣。若男女相易。則爲陰陽易。其不易自病者。謂之女勞復。以其內損眞氣。外動邪熱。眞虛邪盛。則不可治矣。昔督郵顧子獻。不以華敷之診爲信。臨死致有出舌數寸之驗。由此觀之。豈不與後人爲鑒誡哉。明理○右總說。案此有所本。詳見于後。

傷寒病新瘥。津液未復。血氣尚虛。若勞復早。更復成病。故云復也。若言語思慮則勞神。梳頭澡洗則勞力。勞則生熱。熱氣乘虛。還入經絡。故復病也。其脈緊者。宜下之。巢源○案又曰。傷寒病後。多因勞動不節。飲食過度。更發於病。名之爲復。復者。謂復病如初也。又小兒時氣病發復候曰。發復。多重於初病者。血氣已虛。重傷故也。

許仁則曰。此病復發。不但起動勞役。或因飲食稍多。或因言語過分。或緣視聽不節。或爲動靜不常。皆成此復。若復甚者。乃至不救。劇於初得病時。不可以復發而云輕易。外臺

新差。強人足兩月。虛弱人足百日。則無復病矣。總病

疫邪已退。脈證俱平。但元氣未復。或因梳洗沐浴。或因多言妄動。甚至車騎勞頓。遂至發熱。前證復起。惟脈不沈實爲辨。此爲勞復。蓋氣爲火之舟楫。今則眞氣方長。勞而復折。眞氣既虧。火亦不前。如人欲濟。舟楫已壞。其可渡乎。是火也。陷于經絡。則爲表熱。陷乎藏府。則爲裏熱。虛甚熱甚。虛微熱微。治法。輕則靜養可復。重則大補氣血。候眞氣一回。血脈融和。表裏通暢。所陷之火。隨氣輸泄。自然熱退。而前證自除矣。若誤用承氣及寒涼剝削之劑。變證蜂起。遂至殞命。溫疫論○案此蓋勞復中之一證。

蓋勞則生熱。熱氣乘虛。還入經絡。未免再復。治宜清熱解勞。小柴胡湯。麥門冬湯。和之。熱氣浮者。梔豉枳實湯。表症多者。柴胡桂枝湯汗之。裏症多者。大柴胡湯下之。　勞復症久不愈。恐成癆瘵。入門

麥門冬湯。治勞復氣欲絕。起死人方。

麥門冬一兩　甘草二兩　京棗二十枚　竹葉切一升

右四味。㕮咀。以水七升。煮粳米一升令熟。去米內諸藥。煎取三升。分三服。不能服者。綿滴湯內口中。用之有效。千金○案玉函。勞復發熱者。麥門冬湯主之。方與金匱同。而先君子以爲仲景舊文。

補中益氣湯。治勞復發熱。氣高而喘。身熱而煩。四肢怠惰。蘊要

大病後不宜勞動。若勞倦傷氣。無力與精神者。名曰勞復。補中益氣湯主之。心悟

瘥後有勞復者。勞則生熱。小柴胡。加五味。麥冬和之。士林餘業

圖經曰。治傷寒勞復。身熱大小便赤如血者。胡黃連一兩。山梔子二兩。去皮。入蜜半兩拌和。炒令微焦。二味擣羅爲末。用猪腸汁和。丸如梧桐子大。每服用生薑二片。烏梅二箇。童子小便三合浸半日。去滓。食後煖小便令溫。下十丸。臨臥再服。甚效。證類○元戎。引孫尚藥。猪腸汁。作猪膽汁。宜從。

治傷寒差後勞復。壯熱頭痛。六神湯。

鼈甲　茈胡　人參

知母　黃連各一兩　烏梅肉半兩

右六味。麁擣篩。每服五錢匕。水一盞半。入生薑半分。拍碎。同煎至八分。去滓。食後溫服。聖濟○以上勞復

凡得溫毒病新瘥。脾胃尚虛。穀氣未復。若食犬猪羊肉幷腸血。及肥魚炙脂膩食。此必下利。下利則不可復救。○案此蓋本于肘後。又禁食餅餌炙膾。棗栗諸生菓難消物。則不能消化。停積在於腸胃。便脹滿結實。大小便不通。因更發熱。復成病也。非但雜食。梳頭洗浴諸勞事。皆須愼之。巢源○案傷寒食復候。論證殊略。今錄雜載中。

傷寒新瘥。胃氣尚弱。若恣飲食。不能尅化。溷穢藏府。依前發熱。若用調和脾胃藥。胃熱轉增。大凡傷寒無和胃之理。治須清熱消食。輕者。胸中微滿。謂之遺熱。損穀自愈。重者。胸高喘滿腹脹。必須吐下。梔豉枳黃湯主之。○當

是枳梔湯。加大黃。煩熱甚者，竹葉石膏湯。胸痞者，生薑瀉心湯。飲酒復者，其熱尤甚。蓋酒性至熱，必煩躁乾嘔舌胎，妄語不寐者，解毒湯。入門○飲酒復、出外臺。既抄于前。

傷寒纔愈，脾胃尚虚，雖消中固宜節食，若恣食而再熱者，名曰食復，宜六君子湯一小劑，或加神麴、麥芽。予嘗見食復多死者，蓋以久敝之脾胃，不能化驟進之食物也。程氏醫彀

若因飲食所傷者，或吞酸作噯，或心腹滿悶，而加熱者，此名食復，輕則損穀自愈，重則消導方愈。溫疫論

車口何姓者，在濟患傷寒，後食肉復，醫與利藥下之，下後身熱耳聾，口乾不渴，喜漱水不欲嚥，是熱在經，予視之曰，此誤下亡陰，猶有表證，與小柴胡去半夏，加天花粉、山梔、麥冬、五味、歸、芍、生地，一服減半，四劑良愈。類案○以上食復

夫傷寒病新瘥，未滿百日，氣力未平復，而以房室者，略無不死也。有得此病愈後六十日，其人已能行射獵，因而房室，卽吐涎而死。病雖云瘥，若未平復，不可交接，必小腹急痛，手足拘拳，二時之間亡。范汪方云，故督郵顧子獻得病已瘥未健，詣華敷視脈，敷曰，雖瘥尚虚，未平復，陽氣不足，勿爲勞事也。能勞尚可，女勞卽死。臨死當吐舌數寸。獻婦聞其瘥，從百餘里來省之，住數宿止，交接之間三日死。婦人傷寒雖瘥，未滿百日，氣血骨髓未

牢實。而合陰陽快者。當時乃未即覺惡。經日則令百節解離。經絡緩弱。氣血虛。骨髓空竭。便恍恍吸吸。氣力不足。著牀不能動搖。起居仰人。食如故。是其證也。丈夫亦然。其新瘥虛熱未除。而快意交接者。皆即死。巢源

男子房勞復。發熱口噤。臨死舌出數寸。又始得病。百節痛如被打。渾身沉重。恍惚失措。脈促而絕。不可治。或有吐涎不止。或有譫妄煩亂者。皆不可治。總病

仲景止言陰陽易。而千金復增女勞復證。昔賢相傳。陰陽易猶可生。若女勞復必死者。何也。愚以復病。由病後正氣大虛。餘邪不能傳易於人。因而自病。則多死。以其人不堪再病故也。易病。由病人正氣稍復。不病之人正氣久虛。餘邪遂至傳易。因而忽病。然猶可生。以其人病尚初發也。辨注

逍遙湯。治有患傷寒瘥後。血氣未平。勞動助熱。復還於經絡。因與婦人交接。搖慾而復發。不易有病者。謂之勞復。

人參 知母 黃連 甘草

滑石 生地黃 韭根 柴胡

犀角 竹青 如卵縮腹痛。倍加。

水二鍾。棗二枚。薑三片。煎之。六書

若犯內事陰虧者。宜六味生乾地黃湯。氣少者。倍加人參湯主之。金鑑○案以上諸復

治法。當通用之。

嘗治傷寒病未平復。犯房室。命在須臾。用獨參湯。調燒裩散。凡服參一二斤餘。得愈者三四人。信哉。用藥不可執一也。準繩○案原文引張兼善。論用燒裩散之理。文繁不錄。又案此證。蓋是脫陽。當攷少陰病四逆變方。○以上女勞復

若無故自復者。以伏邪未盡。此名自復。當問前得某證。所發亦某證。稍與前藥。以徹其餘邪。自然獲愈。溫疫論○右自復

傷寒廣要卷十一

東都丹波元堅茝庭撰

別證

感冒

感冒本與傷寒治證一同，但有輕重之分耳。故重者爲傷，輕者爲感。感冒之中，有風有寒，又須詳別。夫感寒則必惡寒，面色黯慘，項背拘急，亦或頭痛發熱，其脈沈遲，當以五積散、藿香正氣散、養胃湯表之。感風則必惡風，面色光浮，身體發熱，如瘧，鼻塞聲重，時出清涕，或欬唾稠粘，其脈多浮數，當以十神湯、敗毒散治。或風寒兼之，又當用和解之藥。體虛之人，不可過於發散，恐致他疾。醫方集成

感冒爲病，亦有風寒二證，即是傷寒外證，初感之輕者，故以感冒名之。若入裏而重，則是正傷寒。初感用藥與太陽證一同。今病人往往惡言傷寒，不知輕則爲感，重則爲傷，又重則爲中，有其病而諱其名，甚爲無義。特以俗呼爲大病，故諱言之耳。　有微惡風，微發熱，起居飲食自如常，但不甚清快，又不可過用表劑，若投以和解養胃對金之頭，不效者，宜神朮散。

有虛人感冒發熱，僅得一日，熱不爲久，又不爲重，便見讝語，此乃虛不禁

熱。不可遽用十分冷劑。要訣

內經曰。卑下之地。春氣常在。故東南卑溼之區。風氣柔弱。易傷風寒。俗稱感冒。受邪膚淺之名也。由鼻而入。在于上部。客于皮膚。故無六經形症。惟發熱頭痛而已。醫方集解

傷寒見證　輕者。欬嗽有痰。咽乾聲重。鼻燥作癢。或流清涕。腹脹頷悶。口燥喉痛。重者。頭痛項強。肢節煩疼。憎寒壯熱。頭眩嘔吐。心煩潮熱。自汗惡風。亦有無汗而惡風者。補彙

傷寒大汗宜禁　傷風症。腠理疎洩。但宜輕揚之劑。微越其邪。不可與傷寒家大汗之藥。恐蹈亡陽之弊。同上

傷風久虛宜補　如虛人傷風。屢感屢發。形氣病氣俱虛者。又當補中。而佐以和解。倘專泥發散。恐脾氣益虛。腠理益疎。邪乘虛入。病反增劇也。同上引立齋〇案此卽陶節菴所謂勞力感寒。主以補中益氣湯者也。

傷風寒甚者。徧傳經絡。已見傷寒論。此言其輕淺者。邪止犯皮毛。皮毛爲肺之合。皮毛開。則肺氣不得外洩。故上壅而嚏。蒸成涕液。壅塞鼻中。故聲出重濁。肺氣鬱而成熱。故肺癢而欬。其人平素體氣。寒者則無汗。熱者則有汗。或發熱。或不發熱。或頭痛。或不頭痛。蓋雖輕證。其中又分輕重也。醫碥

感冒固輕。惟人以其輕忽之。亦足以傷生。其致不醒之故。亦各有因。我將

爲子備言之。以告知命者。當防微而杜漸也。今人感冒。每率己見用藥。病未除而元氣先傷。以致困者。一也。有未冒之前。元氣先虛。既冒之後。乘虛陷裏。虛邪併病。醫者未及辨明。而誤藥者。二也。有稟性怯弱。情志多鬱。素有骨蒸。虛熱之恙。重冒風寒。而欬傷肺絡。痰紅癆嗽者。三也。有沉湎酒色。溼熱內傷。當風露臥。復感風邪。而成癆瘵者。四也。有行房不謹。汗出當風。邪入三陰。傳爲虛萎。或成癆風者。五也。有童子室女。情性執滯。素多愁鬱。天癸不通。形神羸弱。偶冒風寒。內熱併病。而成癆者。六也。有體肥氣盛。情性素暴。不耐病苦。偶冒風寒。而煩躁愈甚。酒色不戒。飲食失調。以致痰嗽欬血。音啞喉痺。朝涼暮熱。大肉脫盡而死者。七也。有勞形役心。負重疾走。因躁熱而浴寒飲冷。當風露坐。以致感冒欬血。而成癆者。八也。有師尼寡婦。嫁娶愆期。憂思積忿。以致心相二火。熾然日甚。偶感風邪。內外鬱蒸。而成癆嗽欬血者。九也。有產後氣血正虛。失于謹愼。爲風所襲。邪入至陰。而爲煩渴內熱之恙。醫者誤爲產虛。不知淸散。補斂太早。則虛熱與邪熱同病。而成產癆者。十也。此十種死症。余三十年來所見。指不勝屈。而歸冒之因。多由感冒。豈感冒遂能殺人。實由根本先敗而然也。證治百問

香蘇散 治四時感冒。頭痛發熱。○原云。治四時瘟疫傷寒。今據醫方集解改。

陳皮二兩不去白 香附子炒香去毛 紫蘇葉各四兩 甘草炙一兩

右爲麁末。每服三錢。水一觶煎七分。去滓熱服。不拘時候。日三服。若作細末。只服二錢。入鹽點服。和劑　衞生家寶加減香蘇散。於本方加麻黃。蒼朮。桔梗。　管見良方。芎芷香蘇散。於本方加川芎。白芷。　得效加蒼朮。云一方。加沈香。名沈香飲子。

十神湯。治時令不正。瘟疫妄行。人多疾病。或風寒溼痺。可服之。

陳橘皮去白　麻黃去根節　川芎　甘草炙
香附子杵去毛　紫蘇去麁梗　白芷　升麻
赤芍藥各四兩　乾葛十四兩

右爲細末。每服三大錢。水一盞半。生薑五片。煎至七分。去滓熱服。不拘時候。和劑　是齋。神授太乙散。於本方。去麻黃。加靑皮。　得效香葛湯。於本方。去麻黃。加蒼朮。

參蘇飲。治一切發熱頭疼體痛。

前胡　人參　紫蘇葉　乾葛
半夏　茯苓各三分　枳殼　陳皮
甘草　桔梗各半兩

右㕮咀。每服四錢。水一盞半。生薑七片。棗子一箇。煎至六分。去滓。不以時候服。尋常感冒風寒。頭目昏重。鼻流淸涕。宜用此藥。加川芎半兩。煎服。易簡〇案此方。本出三因痰飲門。無乾葛。有木香。云。嘔者。加乾葛。腹痛加芍藥。和劑。加木香。澹寮。十味芎蘇散。於本方。去前胡。人參。加川芎。柴胡。

敗毒散。治傷風。溫疫。風溼。頭目昏眩。四肢痛。憎寒壯熱。項強目睛疼。尋常風眩。拘倦風痰。皆服神效。

羌活洗去土　獨活去蘆　前胡去蘆　柴胡去苗

芎藭　枳殼麩炒去穰　白茯苓去皮　桔梗去蘆頭

人參已上各一兩　甘草半兩炙

右件。擣羅爲末。每服二錢。入生薑二片。水一盞煎七分。或沸湯點亦可。老人小兒亦宜。日三二服。以知爲度。瘴煙之地。或溫疫時行。或人多風痰。或處卑濕脚弱。此藥不可闕也。活人方訣。聖濟。並同。名羌活散。方訣云。此古方也。簡易云。初虞世究其方。知出道藏。　和劑。名人參敗毒散。入生薑薄荷煎。　聖濟。前胡湯。於本方。去獨活。茯苓。桔梗。加芍藥。麻黃。入葱白煎。如要發汗。更入薄荷。

眞武湯。專一發散四時不正之氣。及傷寒未分證候。瘡疹欲出未出。並宜服之。

苦桔梗　荊芥穗　薄荷葉　紫蘇葉

乾葛　甘草節　瓜蔞根　牛旁子各等分

右八味。並無製度。同爲麤末。每服三錢。水一盞。煎至十分。去滓。不拘時

候。溫溫服。日進三五服。葉氏

神朮散。治傷風鼻塞聲重。欬嗽頭昏。

蒼　朮五兩米泔水浸一宿　藁　本去土　香白芷　羌　活去蘆頭

細　辛去葉土　甘　草炙　川　芎已上六味各一兩

右件。爲細末。每服三錢。水一盞。生薑三片。葱白三寸。同煎至七分。溫服。不拘時候。如微覺傷風鼻塞。只用葱茶調下。楊氏○案潔古九味羌活湯。蓋一類方也。

神白散。治四時傷寒在表。渾身壯熱。口苦舌乾。惡風無汗。

蒼　朮米泔浸一宿去皮焙乾秤一兩半　麻　黃一兩去根節　甘　草一兩炙

防　風一兩去蘆　石　膏一兩研　乾　葛一兩　川　芎一兩

香白芷一兩半　瓜蔞根一兩半

右爲末。每服二錢。水一盞。入生薑三片。葱白三寸。煎至七分。熱服。如傷風身熱面赤脉大。以衣覆出汗。即愈。家寶　袖珍。引祕方喝起散。於本方。去白芷瓜蔞根。加羌活。

小青龍湯。若其狀洒淅惡寒。但欲厚衣近火。陰陽○二字疑　頭重時痛。鼻窒塞。濁涕如膿痰。動輒汗出。亦或無汗。甚則戰慄。此由寒邪之氣。從外入中。或因飲冷客於肺經。內外合邪。留於經絡。謂之感寒。寒從外至。則兩手寸口脉俱緊。或寒從內起。其脉帶遲。惡寒無汗者。十便。引指迷方。○即仲景原方。

三拗湯。治感冒風邪。鼻塞聲重。語音不出。或傷風傷冷。頭痛目眩。四肢拘倦。欬嗽多痰。胸滿氣短。

麻　黄（不去根節）　杏　仁（不去皮尖）　甘　草（生用各等分）

右㕮咀爲麄末。每服五錢。水一盞半。薑錢五片。同煎至一盞。去滓。通口服。以衣被蓋覆。睡取微汗爲度。（和劑）

澹寮五拗湯。治感寒而語聲不出。或至咽喉腫痛。於本方。加桔梗京芥穗五味。各等分。生薑三片。同煎。温温嚥服。咽痛痛甚□□熟後加朴消少許。

清肺湯。　深都正方。

陳紫蘇（六兩）　陳　皮（六兩）　甘　草（三兩）　香附子（六兩）

桑白皮（三兩）　杏　仁（三兩）　桔　梗（三兩）　半　夏（四兩）

右件爲麄末。每服五錢。水一盞半。薑五片。棗子一箇。煎七分。去滓。通口服。（方氏家藏方）

三奇湯。治感寒語聲不出。

桔　梗（一兩剉蜜拌飯上蒸）　甘　草（半兩半生半炒）　訶　子（大者四箇）

右爲細末。每服十錢匕。入沙糖一小塊。水五盞。煎至三盞。細細呷。一日服盡。效甚速。聲未出再服。（十便引家藏方）

治傷風後耳聾。　仲淳定。

甘菊花二錢　石菖蒲一錢忌鐵　柴　胡六分　栝蔞根二錢

貝　母去心二錢　前　胡一錢　甘　草六分　北細辛四分

蘇　梗一錢　桑白皮忌鐵二錢

加竹瀝一杯。不拘時服。廣筆記

時毒大頭病

夫時毒者。爲四時邪毒之氣。而感之於人也。其候。發於鼻面耳項咽喉。赤腫無頭。或結核有根。令人增寒發熱。頭痛肢體痛。甚者。恍惚不寧。咽喉閉塞。人不識者。將爲傷寒。便服解藥一二日。腫氣增益。方悟始召瘡醫。原夫此疾。古無方論。世俗通爲丹瘤。病家惡言時毒。切恐傳染。考之於經曰。人身忽經變赤。狀如塗丹。謂之丹毒。此風熱惡毒所爲。謂之丹瘤。與夫時毒。特不同耳。蓋時毒者。感四時不正之氣。初發如傷寒。五七日之間。乃能殺人。治之宜精辨之。先診其脈。滑數浮洪。沈緊弦濇。皆其候也。蓋浮數者。邪在表也。沈濇者。邪氣深也。認是時毒。氣實之人。急服化毒丹以攻之。熱實以五利大黃湯下之。其有表證者。解毒升麻湯以發之。或年高氣輭者。五香連翹湯主之。又於鼻內嗃通氣散。取十餘嚏作效。若嗃藥不嚏者。不可治之。如嚏出一血者。治之必愈。如左右看病之人。日日用嗃藥嚏之。必不傳染。切須忌之。其病人每日用嚏藥三五次。以泄熱毒。此治時毒之良法也。經三四日不解者。不可大下。猶宜和解之。服犀角散。連翹散之類。至七八日。大小便通利。頭面腫起高赤者。可服托裏散。黄耆散。宜鍼鎌砭割出血。泄其毒氣。十日外不治自愈也。此病若五七日已前。精神昏亂。咽喉閉塞。語聲不出。頭面不腫。食不知味者。必死之候。治之無功矣。然而此疾。有陰有陽。有可汗。有可下。嘗見一工。但云熱毒。只有寒藥。殊不知病有微甚。治有逆從。不可不審者矣。（外科精義）

時疫疙瘩腫毒病者。古方書論所不見其說。古人無此病。故方無此說。唯正隆楊公集拯濟方內言。自天眷皇統間。生於嶺北。次於太原。後於燕薊。山野村坊。頗罹此患。至今不絕。互相傳染。多致死亡。至有不保其家者。狀似雷頭。腫弘咽頸。攻內則喉嚨堵塞。水藥難通。攻外則頭面如牛。眼耳穴盈。視聽俱非。杜絕聞見。病惡命危。雖佈避汗之益深。疎利頗差。初見憎寒。稍厥飲水。脈沉。不可溫辛發汗。急以大黄芒硝之類。苦泄寒涼之劑。加倍併服。得快利。方可爲救。毒氣稍退。漸減涼藥。理之。咽堵食藥不下。先灌生油半盞。自然能通。後於本方。選而用之。道衰德廢。仁殞義湮。瘴厲戈烽。兆彰惡貫。（端效方）

大頭者。一日時毒。二日疫毒也。蓋天行疫毒之氣。人感之而爲大頭也。或壯熱氣喘。口乾舌燥。或咽喉瘇痛不利。其脈數大者。普濟消毒飲主之。若内實熱甚者。以防風通聖散。增損主之。大抵治法。不宜大速攻。則邪氣不伏。而反攻内。必傷人也。且頭面空虛之分。邪既着空處。則無所不至也。所以治法。必當先緩而後急。則邪伏也。凡先緩者。且宜清熱消毒。如虛人兼益元氣。胃虛食少者。兼助胃爲主。待其内實。熱盛大便結。以酒浸大黃下之。則宜熱而拔其毒也。此爲先緩後急之法也。蓋此毒先從鼻腫者。次腫于目。又次腫于耳。從耳至頭上。絡後腦。結塊則止不散。必出膿則愈也。蘊要

發毒看法　初起。寒熱交作。頭面一處作腫。紅赤發熱疼痛者。易已成高腫。發熱疼痛。有時語聲清朗。湯藥易入者。輕。已潰。膿稠。堅腫稍消。疼痛稍減。飲食漸進。身溫者。吉。潰後。膿水漸止。腫退肌寬。神彩精寧。睡臥安穩者。順。初起。多寒少熱。頭面耳項俱腫。光如水晶。不熱者。險。已成。漫腫無頭。牙關緊閉。湯水不入。聲音不出者。逆。已潰。膿水清稀。氣味敗臭。腫痛不除。如尸發胖者。死。潰後。臭水淋漓。腫不知痛。手足多冷。常出譫言者。死。正宗

時毒治法　寒熱交作。頭疼。體痛。六脈浮緊。邪在表也。宜汗散之。頭面赤腫作痛。口燥咽乾。大便祕實。邪在裏也。下之。外有寒熱。内亦口乾。脈弦有力。表裏俱實。發表攻裏。表裏俱解。腫痛仍不消者。乃瘀血凝滯。宜砭去惡血。砭血之後。腫痛仍作不消者。已欲作膿。宜托膿健脾。腫痛日多。而脹痛者。已有膿。急針之。更兼補托脾胃。潰後腫痛不減。膿清腥穢。脾胃弱也。更

宜溫中健脾。饑年時毒流行。傳染者。忌用攻發。當和解。宜養正氣。同上

一男子先發寒熱。次日頭面俱腫。又二日口禁。湯水不入。診之脈洪數而有力。此表裏俱實也。又咽喉妨礙。湯藥難下。先用針刺咽間。去惡血鍾許。牙關稍開。以防風通聖散一劑。徐徐服之。便去三四次。腫上砭去惡血。以金黃散敷之。次日腫勢稍退。又以普濟消毒飲二劑。面腫漸消。惟兩耳下堅腫不退。此必作膿。又以托裏散數服。候膿熟而針之。次以十全大補湯。去肉桂。加陳皮。十餘劑而斂。同上

泰和二年。先師以進納監濟源稅時四月。時多疫癘。初覺憎寒體重。次傳頭面腫盛。目不能開。上喘。咽喉不利。舌乾口燥。俗云大頭天行。親戚不相訪問。如染之多不救。張縣丞姪。亦得此病。至五六日。醫以承氣加藍根下之。稍緩。翌日其病如故。下之又緩。終莫能愈。漸至危篤。或曰。李明之存心於醫。可請治之。遂命診視。具說其由。先師曰。夫身半以上。天之氣也。身半已下。地之氣也。此邪熱客於心肺之間。上攻頭目。而爲腫盛。以承氣下之。瀉胃中之實熱。是誅罰無過。殊不知適其所至爲故。遂處方。云云 爲細末。半用湯調。時時服之。半蜜爲圓。噙化之。服盡良愈。因歎曰。往者不可追。來者猶可及。凡他所有病者。皆書方以貽之。全活甚衆。時人皆曰。此方天人所制。遂刊於石。以傳永久。普濟消毒飲子。

黃芩　黃連各半兩　人參三錢　橘紅去白

玄參　生甘草各二錢　連翹　黍粘子

板藍根　馬勃各一錢　白殭蠶炒七分　升麻七分

柴胡二錢　桔梗二錢

右件。爲細末。服餌如前法。或加防風。薄荷。川芎。當歸身。㕮咀如麻豆大。每服秤五錢。水二𧢲。煎至一𧢲。去滓。稍熱時時服之。食後。如大便硬。加酒煨大黃一錢。或二錢。以利之。腫勢甚者。宜砭刺之。東垣試效方

會見患大頭瘟者。頭面腫甚。目不能開。憎寒壯熱。頭痛煩躁。渴欲飲冷。依法用普濟消毒飲。解其表而淸其裏。外用瓜蔕散嗃鼻。取出黃水。以瀉髓臟熱毒。則頭痛自止。再服前藥數劑而安。舒氏

漏盧湯。治臟腑積熱。發爲腫毒。時疫疙瘩。頭面洪腫。咽嗌堵塞。水藥不下。一切危惡疫癘。若腫熱甚。加芒消。快利爲度。利已去硝。

漏盧　升麻　大黃

黃芩各一兩　藍葉　玄參各二兩

右六味。爲粗末。每服四錢。水一𧢲半。煎至六分。去粗溫服。腫熱甚。加芒消二錢半。瑞效方〇寶鑑同。案此本聖惠治熱病毒氣。攻皮膚生瘡。漏盧散。今去木通。犀角。梔子。甘草。加大黃。黃芩。

消毒散。消疙瘩腫毒。洛州張孔目方。

大　黄　　牙　硝　　青　黛等分

右爲細末。水調。鵝翎掃。立消。端效

四神散。大名王國祥方。

川大黄　　寒水石各一兩　　牛蒡子　　芒　硝各半兩

右爲細末。新水調。塗腫上。咽喉腫塞。生蜜調。時時含化嚥津。妙。端效

通氣散。治時氣頭面赤腫。或咽喉閉塞不通。用之取嚏噴七八遍。洩出其毒則差。

玄　胡一兩五錢　　猪牙皂角　　川　芎各一兩

藜　蘆五錢　　躑躅花二錢五分〇正宗作羊躑躅花

右爲細末。每用紙撚子。蘸一米許。紝於鼻中。取嚏取效。精義

荆防敗毒散。治時毒初起。頭痃惡寒。腮項腫痛。脉浮者。服之。

卽敗毒散。加荆芥。防風。正宗　蘊要更加牛蒡子。若内熱。加酒炒黄芩一錢。熱盛。更加酒炒黄連。

五利大黄湯。治時毒焮腫赤痛。煩渴便祕。脉實有力者。服之。

大　黄煨　　黄　芩　　升　麻各二錢

芒　硝　　梔　子各一錢二分

水一鍾。煎八分。空心服。未利者。渣再煎。正宗〇案此卽千金五利湯。

連翹消毒飲。治時毒。表裏二證俱罷。餘腫不消。疼痛不退者。

連翹　川芎　當歸　赤芍藥
牛蒡子　薄荷　黃芩　天花粉
甘草　枳殼　桔梗各一錢　升麻五分

水二鍾。煎八分。食後服。便燥者。加酒炒大黃。正宗○案蘊要發頤門方。與此稍異。云。未消。加穿山甲。

防風通聖散。治時毒。惡寒發熱。煩躁口乾。表裏脈症俱實者。

防風　白芍　薄荷　川芎
桔梗　山梔　黃芩　白朮
當歸　連翹　荊芥　麻黃
滑石　石膏各一錢　甘草五分　芒硝一錢五分
大黃酒炒二錢

水二鍾。煎八分。空心溫服。正宗○此本河間方。

牛蒡芩連湯。治積熱在上。頭項腫起。或面腫。多從耳根上起。俗曰大頭瘟。

黃芩酒炒二錢半　黃連酒炒一錢半　桔梗一錢半　連翹
牛蒡子微炒　玄參各一錢　大黃　荊芥
防風　羌活　石膏各一錢半　甘草一錢

右剉一劑。生薑一片。水煎。食後細細呷溫服。每一盞。做二十次服。常令藥在上。勿令飲食在後也。回春○案此本六書芩連消毒湯。今去柴胡。枳殼。射干。白芷。加玄參。石膏。

托裏消毒散。治時毒。表裏俱解。腫尚不退。欲其作膿者。服之。正宗

十全大補湯。治時毒潰後。膿水淸稀。形容消瘦。脾胃虛弱。飲食減少。虛熱不睡。自汗盜汗。及不收斂者。服之。正宗

傷寒廣要卷十二

東都丹波元堅茝庭撰

婦兒

婦人傷寒總說

古人治病。先論其所主。男子調其氣。婦人調其血。雖然。婦人傷寒。與男子治法不同。男子先調氣。婦人先調血。此大略之詞耳。要之脈緊無汗。名傷寒。脈緩有汗。爲傷風。熱病。脈洪大。中暑。脈細弱。其證一也。假如中暍用白虎。胃實用承氣。豈必調血而後行湯耶。仲景傷寒論。所以不分婦人。良亦以此。學者皆可隨病於男子藥證中。以意選用也。活人

夫婦人女子傷寒。六經傳變治例。皆與男子同法。惟經水適來適斷。熱入血室。與夫胎前產後。崩漏帶下。則治有殊別也。蘊要

熱入血室 當參產後

熱陷血室之證。多有譫語如狂之象。與陽明胃熱相似。此種病機。最須辨別。血結者。身體必重。非若陽明之輕便者。何以故耶。陰主重濁。絡脈被阻。身之側旁氣痺。連及胸背。皆拘束不遂。故去邪通絡。正合其病。往往延久上逆。心胞胸中痛。即陶氏血結胸也。溫熱論○案血結胸。本出活人。

乾薑柴胡湯。治婦人傷寒。經水方來初斷。寒熱如瘧。狂言見鬼者。

柴　胡四兩去蘆　括樓根二兩　桂　枝一兩半　牡　蠣一兩熬

乾　薑一兩炮　甘　草炙一兩

右剉如麻豆大。每服四錢。水一盞半。煎至七分。去滓溫服。初服微煩。再服汗出而愈。活人。○案黃芩。遵柴胡桂薑湯加用。爲是。

治婦人室女傷寒發熱。或發寒熱。經水適來或適斷。晝則明了。夜則譫語。如見鬼狀。亦治產後惡露方來。忽爾斷絕。小柴胡加地黃湯。

柴　胡一兩一分去苗淨洗　人　參去蘆　半　夏湯洗七次　黃　芩去皮

甘　草炙　生乾地黃各半兩

右麁末。每用五錢。水二盞。生薑五片。棗二箇。同煎至八分。去滓溫服。本事

雲岐子保命。產後往來寒熱而脈弦者。少陽也。小柴胡加生地黃湯。於本方更加梔子。枳殼。

辛亥中寓毘陵學官王仲禮其妹病傷寒。發寒熱。遇夜則如有鬼物所憑。六七日忽昏塞。涎響如引鋸。牙關緊急。瞑目不知人。疾勢極危。召予視。予曰。得病之初。曾值月經來否。其家云。月經方來。病作而經遂止。得一二日。發寒熱。晝雖靜。夜則有鬼祟。從昨日來。涎生不省人事。予曰。此熱入血室證也。仲景云。婦人中風。發熱惡寒。經水適來。晝則明了。暮則譫語。如見鬼

狀。發作有時。此名熱入血室。醫者不識。以剛劑投之。遂致胸膈不利。涎潮上脘。喘急息高。昏冒不知人。當先化其涎。後除其熱。予急以一呷散投之。兩時頃涎下。得睡。省人事。次授以小柴胡加地黃湯。三服而熱除。不汗而自解矣。本事○一呷散。用天南星一味。爲細末服。

又記一婦人患熱入血室證。醫者不識。用補血調氣藥。涵養數日。遂成血結胸。或勸用前藥。予曰。小柴胡用已遲。不可行也。無已。則有一焉。刺期門穴斯可矣。予不能針。請善針者治之。如言而愈。或者問曰。熱入血室。何爲而爲結胸也。予曰。邪氣傳入經絡。與正氣相搏。上下流行。或遇經水適來適斷。邪氣乘虛而入血室。血爲邪迫。上入肝經。肝受邪。則譫語而見鬼。復入膻中。則血結於胸也。何以言之也。婦人平居。水當養於木。血當養於肝也。方未受孕。則下行之以爲月。既姙娠。則中蓄之以養胎。及已產。則上壅之以爲乳。皆血也。今邪逐血。併歸肝經。聚於膻中。結於乳下。故手觸之則痛。非湯劑可及。故當刺期門也。同上

張太學璇浦內人。患熱入血室。發狂欲殺人。白下醫以傷寒治之。煎藥未服。陳錫玄邀仲淳往診。仲淳云誤矣。覆其藥。投一劑而安。先與童便。繼與涼血行血。安心神藥。遂定。廣筆記

姙娠傷寒

姙婦傷寒。仲景無治法。非無治法也。以其有歧伯有故無損。可犯衰其大半一條。更不必云謂紛紛也。豈可云仲景無治法。不言婦人姙娠之的方也。仲景一書。婦人小兒兼之矣。元戎

孕婦時疫。設應用三承氣湯。須隨證施治。切不可過慮。愼毋惑於參朮安胎之說。病家見用承氣。先自驚疑。或更左右嘈雜。必致醫者掣肘。爲子母大不祥。若應下之證。反用補劑。邪火壅鬱。熱毒愈熾。胎愈不安。耗氣搏血。胞胎何賴。是以古人有懸鐘之喩。梁腐而鐘未有不落者。惟用承氣。逐去其邪。火毒消散。炎熇頓爲清涼。氣回而胎自固。用當此證候。反見大黃爲安胎之聖藥。歷治歷當。子母俱安。若腹痛若錐。腰痛如折。此時未墮欲墮之候。服藥亦無及矣。雖投承氣。但可愈疾而全母。昧者以爲胎墮。必反咎於醫也。　或詰余曰。孕婦而投承氣。設邪未逐。先損其胎。當如之何。余曰。結糞瘀熱。腸胃間事也。胎附於脊。腸胃之外。子宮內事也。藥先到胃。瘀熱始通。胎氣便得舒養。是以興利除害。於頃刻之間。何慮之有。但毒藥治病。衰去七八。餘邪自愈。愼勿過劑耳。　凡孕婦時疫。萬一有四損者。不可正治。當從其損而調之。產後同法。非其損而誤補。必死。溫疫論

吳又可云。大黃爲安胎之聖藥。是專爲裏證應下者言之。若邪尚在表者。當速散其表邪。毋使內陷。爲上乘也。說疫

凡胎前疫證。與傷寒陽明府證。內實便秘。須急通大便。方不損胎。若大便自利者。眞氣下泄。胎必難保。惟大小便如常。知裏無熱。則不傷胎氣。醫通

成州團練使張銳。字子剛。以醫知名。居于鄭州。政和中蔡魯公之孫婦有娠。及期而病。國醫皆以爲陽證傷寒。懼胎之墮。不敢投涼劑。魯公密邀銳視之。銳曰。兒之（○一作處）胎十月將生矣。何藥之敗。即以常法與藥。且使倍服之。半日而兒生。病亦失去。明日婦人（○一作大）泄而喉閉不入食。衆醫復指言其疵。且曰。二疾如冰炭。又產蓐甫近。雖扁鵲復出。無活理也。銳曰。無庸憂。將使即日愈。乃入室。取藥數十粒使吞之。咽喉即通。下泄亦止。逮滿月。魯公開宴。自諸子諸孫。及女婦孫壻。合六十人。請銳爲客。公親酌酒爲壽曰。君之術通神。吾不敢知。敢問一藥而治二疾。何也。銳說。此亦無所載。（○一作銳曰。此於經無所載。）特以意處之。向者所用。乃附子理中丸。裹以紫雪爾。方喉閉不通。非至寒藥不爲用。既已下咽。則消釋無餘。其得至腹中者。附子力也。故一服而兩疾愈。公大加歎異。盡斂席上金匕箸遺之。醫說。引夷堅志。

妊娠傷寒。倘見腰腹痛。必墮無疑。須預言之。藥無及矣。若其脈數疾無倫。喘脹嘔逆。腹中重墜。不能轉側。當臍久按覺冷。或有瘀垢下行。但看舌色。及爪甲青色。其胎已死也。急宜平胃散煎成。調芒硝半兩許下之。虛極不勝藥力者。加人參兩許駕馭之。若舌脣面青黑。而嘔噦不止。口中有穢氣

者。子母俱死。切勿用藥。緒論

熱病胎死腹中者。何。答曰。因母患熱病。至六七日以後。臟腑極熱。熏煮其胎。是以致死。緣兒身死。冷不能自出。但服黑神散暖其胎。須臾胎氣暖。卽自出。何以知其胎之已死。但看產婦舌色青者。是其候也。產育寶慶方

黑神散

桂心　當歸　芍藥　甘草炙

生乾地黃　乾薑炮各一兩　黑豆炒去皮二兩　附子炮去皮臍半兩

右爲末。每服二錢。空心溫酒調下。一方。無附子。有蒲黃。寶慶方

罩胎散。治姙娠傷寒。大熱悶亂燥渴。恐傷胎臟。

捲荷葉嫩者焙乾一兩　蚌粉花半兩

右爲末。每服二錢。入蜜少許。新汲水調下。食前服。三因

治姙娠遭時疾。令子不落方。

取竈中黃土。水和塗臍。乾腹塗之。一方。酒和塗方五寸。又泔清和塗之。並佳。千金○案此法似迂。然嘗見一老醫。屢試得效。

產後傷寒

王子亨曰。婦人新產。去血過多。津液燥少。陰陽俱虛。大凡有疾。如中風傷寒時氣之類。雖當發汗。如麻黃謹不可用。取汗毋勞過多。以意斟酌。婦人良方

凡新產後患傷寒。不可輕易而發汗也。蓋有產時傷力發熱。去血過多發熱。惡露不去發熱。三日蒸乳發熱。或有早起動勞。飲食停滯。一皆發熱。狀類傷寒。要在仔細詳辨。切不可輒便發汗。大抵產後。失血空虛。若汗之則變筋惕肉瞤。或鬱冒昏迷而不省。或風搐搦而不定。或大便祕澀而難去。其害非輕。要在審察而已。蘊要〇案婦人良方云。產後發熱。頭痛身疼。不可便作感冒治之。多是血虛。或敗血作梗。

夫產後久病之人。不可大發表大攻裏。發表則重虛其陽。攻裏則重虛其陰。以致虛虛。令人夭亡。產後久病。固不宜大汗大下。設病勢危篤。又當從權。不可拘執。此活法也。然則產後及久病之人。若感寒邪。以此氣血大虛之證。惡可一槩作正傷寒治乎。五法

新產感冒發熱。大有危候。然有產時傷力。或去血過多。或惡露不行。或早起勞動。或飲食停滯。及蒸乳。一切發熱。不可誤認外感。妄施汗劑。以其氣血大虧。百病乘虛而入。即使更受風寒。亦宜調理氣血爲主。其脈以小弱滑利爲吉。緊實堅大爲逆。數大散漫亦危。更須問惡露行與不行。小腹痛與不痛。若痛者。以行氣導血爲先。緒論

產後之法。按方書謂。愼用苦寒藥。恐傷其已亡之陰也。然亦要辨其邪。能從上中解者。稍從證用之。亦無妨也。不過勿犯下焦。且屬虛體。當如虛怯人病邪而治。總之毋犯實實虛虛之禁。况產後當血氣沸騰之候。最多空

實。邪勢必乘虛內陷。虛處受邪。爲難治也。溫熱論

黃龍湯。治胎前產後寒熱。

小柴胡。去半夏。加芍藥。是也。元戎○案小柴胡名黃龍湯。本出千金。活人。去半夏。

治產後惡露方下。忽爾斷絕。晝日明了。暮則譫語。寒熱往來。如見鬼狀。此由爲熱入血室。不即治之。諸變不測。宜服柴胡地黃湯。四物湯。加北柴胡。婦人良方

凡產後暴病。禁犯不可拘也。如產後熱入血室者。桃仁承氣。抵當湯之類。是也。胃堅燥者。大承氣不可以泄藥言之。產後。世人多用烏金四物。是不知四時之寒熱。不明血氣之虛與實。盲然一槩用藥。如此而愈加增劇。是醫人殺之耳。保命集

傷寒產後惡露。爲熱搏不下。煩悶脹喘。狂言者。抵當湯及桃仁承氣湯主之。總病

治傷寒小產。惡露不行。腹脹煩悶欲死。大黃桃仁湯。

朴消　大黃

二味。等分末之。每一錢。或二錢。桃人去雙人皮尖。碎之。濃煎湯調下。以通爲度。日三服。總病

凡傷寒小產。夏月宜少用醋炭。多有煩悶運死者。傷寒產後惡血衝心。悶

亂口乾。生薑〇當謬 小便飲子。

生地黃汁 藕汁 小便各一盞

和勻。煎三兩沸。溫熱。分作三服。總病

胡茂林子婦。魏仲彬妹也。新產二日。惡露不行。臍腹痛。頭疼身寒熱。當隆冬時。衆醫皆以爲感寒。溫以薑附。益大熱。手足搐搦。語譫目攛。仲彬因邀生往診。脈弦而洪數。面赤目閉。語喃喃不可辨。舌黑如炲。燥無津潤。胸腹按之不勝手。葢燥劑搏激。血內熱而風生。血蓄而爲痛也。生曰。此產後熱入血室。因而生風。卽先爲清熱降火。治風涼血。兩服頗爽。繼以琥珀牛黃等。稍解人事。後以張從正三和散。行血破瘀。三四服。惡露大下如初時。產巳十日矣。於是諸證悉平。醫史攖寧生傳〇案張從正三和散。無攷。或是三和湯。方以四物湯。涼膈散。當歸。各中停。水煎服。月水不來用。出三法六門。治法雜論。

蕭熙字乃媳產後患傷寒。發熱頭疼。本族醫者。用參耆歸朮芎附薑桂治之。一帖而病劇熱甚。眼直視痰涎。口吐沫。予診其脈極數。一息十餘至。乃寒邪在中。驟用參耆朮附。以實其邪。故變證若此。夫附子號將軍。乃回陽物也。豈可常用。今醫者不察脈證。凡遇產後。每用附子。害人多矣。而受害者卒不怨。亦謂產後虛極宜用。不知產後血虛。其火易炎。再以附子益之。則陰血愈爍。爲禍不輕。故必陽虛寒厥。及陰陽俱虛。方可酌用。不則爲妄

施耳。予與四神湯。炒黑乾薑。肉桂。芎。歸。服一劑。而證退脈斂。兩劑全愈。（程氏醫彀）

小兒傷寒

夫小兒未能冒涉霜雪。乃不病傷寒也。大人解脫之久。傷於寒冷。則不論耳。然天行非節之氣。其亦得之。有時行疾疫之年。小兒出腹。便患斑者也。治其時行節度。故如大人法。但用藥分劑小異。藥小冷耳。（千金）

小兒傷寒。與大人法度則同。惡風惡寒者。必偎人藏身。引衣密隱。是爲表證。可微取其汗也。惡熱內實者。必出頭露面。揚手擲足。煩渴燥糞。掀衣氣麄。是爲裏證。可略與疎利也。至若頭額冷。手足涼。口中冷氣。面色黯淡。大便瀉青。此則陰病裏虛。當以溫藥。救其裏也。舉是三者。汗下溫之法。可以類推矣。亦視其小便或赤或白。可以知裏熱之有無。或清或濁。可以知裏熱之輕重。某證某方。皆無越張朱格例。特不過小小分劑。而中病則止也。不然。幼幼新書。駢集小兒傷寒。雖略舉巢源一二。而終篇以活人書爲法。果何意哉。（總括節錄）○

夫小兒傷寒。六經治例皆同。但有胎熱。驚熱。血熱。客熱。寒熱。潮熱。痰熱。食熱。變蒸發熱。痘疹發熱。傷風發熱。一皆發作。狀似傷寒。要在明辨之也。（蘊要）

凡小兒感冒風寒。瘧痢等證。人所易知。一染時疫。人所難窺。所以擔誤者良多。何也。蓋由幼科。專於痘疹吐瀉驚疳。并諸雜證。在傷寒時疫甚略之。一也。古人稱幼科爲啞科。不能盡罄所苦以告師。師又安能悉乎問切之義。所以但知其身熱。不知其頭疼身痛也。但知不思乳食。心胸膨脹。疑其內傷乳食。安知其疫邪傳胃也。但見嘔吐惡心。口渴下利。以小兒吐瀉爲常事。又安知其協熱下利也。凡此何暇致思爲時疫。二也。小兒神氣嬌怯。筋骨柔脆。一染時疫。延挨失治。卽便二目上吊。不時驚搐。肢體發痙。十指鉤曲。甚則角弓反張。必延幼科。正合渠平日學習見聞之證。是多誤認爲慢驚風。遂投抱龍丸。安神丸。竭盡驚風之劑。轉治轉劇。因見不啼不語。又將神門眉心亂灸。艾火雖微。內攻甚急。兩陽相搏。如火加油。紅爐添炭。死者不可勝記。深爲痛憫。今凡遇疫毒流行。大人可染。小兒豈獨不可染耶。但所受之邪則一。因其氣血筋骨柔脆。故所現之證爲異耳。務宜求邪以治。故用藥與大人彷彿。凡五六歲以上者。藥當減半。二三歲往來者。四分之一可也。又腸胃柔脆。少有差誤。爲禍更速。臨證尤宜加慎。溫疫論

芍藥四物解肌湯。治少小傷寒方。

芍藥　黄芩　升麻　葛根各半兩

右四味。以水三升。煮取九合。去滓分服。朞歲以上。分三服。千金

惺惺散。治傷寒時氣。風熱痰壅。欬嗽。及氣不和。

桔梗 細辛 人參 甘草

白茯苓 白朮 瓜蔞根各等分

右爲末。每服二錢。水一琖。入薄荷五葉。煎至七分。溫服。不拘時。如要和氣。入生薑五片同煎。一方。有防風川芎。各減半。方訣外編 活人有川芎。云。

凡小兒發熱。不問傷風風熱。先與此散數服。往往輒愈。

小兒傷寒。始因壯熱不除。被湯丸下後。其項強眼翻。弄舌搐搦。如發癇狀。久則哽氣。啼聲不出。醫以爲驚風。屢服朱砂水銀牛黃汞粉巴類○疑巴豆 竹瀝之類。藥皆無效。此由誤下後。毒氣結在心胸。內熱生涎。裏諸藥不能宣行所致也。蕩涎散。

粉霜一錢 膩粉一匝 芫花一分

細末。煖漿水調下。一歲半錢。病熱大者。再服。白色著底者。粉霜也。宜盡唯之。○唯字。疑。良久得睡。取下黑黃涎裹包丹砂之類。皆成顆塊。啼聲便出。立安。總病

小兒結胸。亦如前狀。但啼聲出。醫亦多作驚風治之。其脈浮滑。試以指按心下。則痛而啼。宜半夏黃連括蔞湯斟酌服。當下黃涎便差。總病

小兒傷寒。裏不解。發驚妄語。狂躁潮熱。鈎藤大黃湯。

鈎藤皮 當歸 甘草炙

芎　藥各半兩　大　黃三分

麄末。每三錢，水一盞，煎六分，温温服，以利爲度。總病

雜載

灸艾

大抵不可刺者，宜灸之。一則沈寒痼冷。二則無脈，知陽絕也。三則腹皮急，而陽陷也。舍此三者，餘皆不可灸，蓋恐致逆也。　若表見寒證，身汗出，身常清，數慄而寒，不渴，欲覆厚衣，常惡寒，手足厥，皮膚乾枯，其脈必沈細而遲，但有一二證，皆宜灸之，陽氣下陷故也。若身熱惡熱，時見躁作，或面赤面黃，咽乾嗌乾，口乾，舌上黃赤，渴，咽嗌痛，皆熱在外也。但有一二證，皆不宜灸，其脈必浮數，或但數而不浮，不可灸，灸之災害立至。若有鼻不聞香臭，鼻流清涕，眼瞼時癢，或欠或嚏，惡寒，其脈必沈，是脈證相應也。或輕手得弦緊脈者，是陰伏其陽也，雖面赤，宜灸之，不可拘於面赤而禁之也。玉機

渴與水法當參診察渴條

凡病非大渴，不可與冷水。若小渴口咽乾，小小呷滋潤之。若大渴煩躁甚，能飲一斗者，與五升；能飲一升者，與半升。若乃不與，則乾燥無由作汗，煩喘而死者，多矣。但勿令足意飲也。若大汗將來，躁渴甚者，但足意飲之，勿疑。常人見因渴飲水而得汗，見小渴遂強與之，致停飲心下滿結，喘而死

者。亦多矣。其有熱脈數。尚可作汗而解者。出於天幸也。總病○案此本于傷寒例。十勸云。病人纔飲。由是爲噎。爲喘。爲欬逆。爲下利。爲腫。爲悸。爲水結。爲小便不利者。多矣。

大抵與水。當察病人大小壯怯。邪熱之輕重多少與之。若人壯熱盛者。必多與之。人怯熱少者。必少與之。要在得中而已。或從不及。不可太過也。若水多熱少。不能滲化。則停蓄爲害多矣。此所以前病未除。新病更起。可不謹哉。凡與水。須新汲井水。以滿碗與之。熱多能飲者。一半而止。熱少者。只可與三四口而止也。少頃又欲飲水。少少再與之。如碗內水少。則不涼。須滿碗則涼氣重也。○案又云。新汲井水。味甘而涼者。最佳。須以大碗滿盛之則涼。若飲少者。三五口而止。能飲者。半碗而止。少待半時或一時。而口又渴欲飲者。須仍前新汲與之。蓋頻與水不妨。但不宜一飲而吐也。　凡飲水後。必令人摩揉心下。則不得停蓄也。○案此語。本于儒門事親。　凡熱病熱甚。大便實者。以玄明粉一二錢。加入水中飲之。最效。凡中暑煩渴者。加辰砂天水散。調入水中。尤妙。如虛人煩渴。不可飲水者。以燈心煎湯。水中浸冷與之亦可。凡口渴。細茶湯。白梅湯。菉豆湯。清米湯。皆可飲之。若胃弱者。以炒黃米湯飲之。凡口渴者。香水梨。雪梨。嫩藕。涼西瓜。皆可少少用之。橘子須去囊。但吮其漿則可也。凡用冰。須用涼水洗過一二遍。乃可用之。若不洗去鹽味。其鹹反作渴也。若臘水雪。最解煩渴矣。凡井華水。一夜不會動。至天明初取者是也。可解煩渴用之也。蘊要

煩渴思飲。酌量與之。若引飲過多。自覺水停心下。名停飲。宜四苓散最妙。

如不欲冷。當易百滾湯與之。乃至不思飲。則知胃和矣。溫疫論○案四苓散。係去澤瀉。加陳皮者。飲水一證。本以內熱極。而陽毒甚者。最其相宜。若似乎止宜實邪。不宜於虛邪也。而不知虛證亦有不同。如陽虛無火者。其不宜水。無待言也。其有陰虛火盛者。元氣既弱。精血又枯。多見舌裂脣焦。大渴喜冷。三焦如焚。二便閉結等證。使非藉天一之精。何以濟然眉之急。故先宜以冰水解其標。而繼以甘溫培其本。水藥兼進。無不可也。其有內眞寒外假熱。陰盛格陽等證。察其元氣。則非用甘溫。必不足以挽回。察其喉舌。則些微辛熱。又不可以近口。有如是者。則但將甘溫大補之劑。或單用人參煎成湯液。用水浸極冷而飲之。此以假冷之藥。解上焦之假熱。而眞溫之性。復下焦之眞陽。是非用水。而實亦用水之意。余用此活人多矣。誠妙之甚者也。惟是假熱之證。則證雖熱。而脈則微。口雖渴。而便則不閉者。此而欲水。必不可與。若誤犯之。則其敗泄元陽。爲害不小。有不可不愼也。景岳○按蘊要。論附子湯冷服。既出厥陰病中。

飲食

夫病之新瘥後。但得食糜粥。寧少食乃飢。愼勿飽。不得他有所食。雖思之勿與。引日轉久。可漸食羊肉糜若羹。愼不可食猪狗等肉。巢源○當參食復。

凡新瘥後。只宜先進白稀粥湯。次進濃者。又次進糜粥。亦須少少與之。常令不足則可。不可盡意過食之也。其諸般肉食等物。皆不可食之。蘊要凡病新瘥。自宜先用陳倉米少許。煎湯少飲。俟其無恙。漸次增濃。胃氣漸旺。穀食漸增。至胃氣復舊。然後少進肉味。撙節愛養。自無復證。若不遵法度。餘熱未除。元氣未復。飲食驟進。腥羶雜沓。未有不復熱者。（溯源集）

時疫有首尾能食者。此邪不傳胃。切不可絕其飲食。但不宜過食耳。有愈後數日。微渴微熱。不思食者。此微邪在胃。正氣虛弱。強與之。即爲食復。有下後一日便思食。食之有味。當與之。先與米飲一小杯。加至茶甌。漸進稀粥。不可盡意。飢則再與。如忽加吞酸。反覺無味。乃胃氣傷也。當停穀一日。胃氣復。復思食也。仍如漸進法。有愈後十數日。脈靜身涼。表裏俱和。但不思食者。此中氣不甦。當與粥飲迎之。得穀後即思食覺飢。久而不思食者。一法。以人參一錢。煎湯與之。少喚胃氣。忽覺思食。餘勿服。（溫疫論）

凡人胃氣強盛。可飢可飽。若久病之後。胃氣薄弱。最難調理。蓋胃體如竈。胃氣如火。穀食如薪。合水穀之精微。升散爲血脈者如焰。其糟粕下轉爲糞者如燼。是以竈大則薪多火盛。薪斷而餘焰猶存。雖薪從續。而火亦然。若些小鐺鍋。正宜薪數莖。稍多則壅滅。稍斷則火絕。死灰而求復然。不亦難乎。若夫大病之後。蓋客邪新去。胃口方開。幾微之氣。所以多與早與遲與。皆不可也。宜先與粥飲。次糊飲。次糜粥。次要飲食。尤當循序漸進。毋先後其時。當設爐火。晝夜勿令斷絕。以備不時之用。思穀即與。稍緩則胃飢如灼。再緩則胃氣傷。反不思食矣。既不思食。若照前與之。雖食而弗化。弗化則傷之又傷。不爲食復者。當如初進法。若更多與。及粘硬之物。胃氣壅甚。必脹滿難支。若氣絕穀存。乃致反復顛倒。形神俱脫。而死矣。同上

傷寒初病起。不可恣意飲酒。蓋酒乃大熱之物。能熏蒸臟腑。助火發病。謹當戒守。明條

傷寒得汗後。不得飲酒。飲之者。殺人難救。瑣碎錄

吳介臣傷寒。餘熱未盡。曲池壅腫。不潰不消。日發寒熱。瘍醫禁止飲食兩月餘。日服清火消毒藥。上氣形脫。倚息不得臥。渴飲開水一二口。則腹脹滿急。大便燥結不通。兩月中用蜜導四五次。所去甚艱。勢大瀕危。邀石頑診之。其脈初按繃急。按之絕無。此中氣逮盡之兆。豈能復勝藥力耶。乃令續進稀糜。榻前以鴨煮之。香氣透達。徐以汁啜之。是夕大便去結糞甚多。喘脹頓止。飲食漸進。數日後腫亦漸消。此際雖可進保元獨參之類。力不能支。僅惟穀肉調理而安。近松陵一人。過餌消導。胃氣告匱。聞穀氣則欲嘔。亦用上法。不藥而痊。醫通○此案無類可附。姑錄于此。

調養總略

病人禁忌。不可不知。昔有人春月病瘟。三日之內。以驢車載百餘里。比及下車。昏瞀不知人。數日而殂。又有人飲酒過傷。內外感邪。頭痛身熱。狀如

傷寒。三四日間。以馬馱還家。六七十里到家。百骨節皆痛。昏憒而死。此余親覩。若此之類。不容更述。假如瘟病傷寒。熱病中暑。冒風傷酒。愼勿車載馬馱。搖撼頓挫。大忌。夫動者火之化。靜者水之化也。靜爲陰。動爲陽。陽爲熱。陰爲寒。病已內擾。又復外擾。是爲至擾。奈人之神。詎能當之。故遠行得疾者。宜舟行牀擡。無使外擾。故病不致增劇。　凡有此者。宜清房涼榻。使不受客熱之邪。明牕皓室。使易見斑出黃生之變。病者喜食涼則從其涼。喜食溫則從其溫。清之而勿擾。休之而勿勞。事親○案原文稍繁。當攷。

瘟疫愈後。調養之方。往往不講。而抑知此乃後一段工夫。所關甚巨也。卽如過飽者。曰食復。惱怒者。曰氣復。疲於筋力者。曰勞復。傷於色慾者。曰女勞復。載在經書。世皆知之。尙有時而觸犯。此外人所最易忽者。猶有三焉。不在諸復之條者也。雖已愈多日。而氣血苟不充足。犯之隨有釀成終身之患者焉。一曰淫慾。凡人房事。必撮周身之精華。以洩氣血。未充七日。未能來復。慾事頻數。勢必積損成勞。尫羸損壽。一曰勞頓。或遠行。或作苦。疲弊筋力。當時不覺。將來肢體解㑊。未老先衰。其苦有莫可名言者。一曰忍飢。愈後凡有覺飢。必得稍食。萬毋強耐。過時反不欲食。強食亦不能化。是飢時既傷於前。強食又傷於後。中州敗而肺金損。則勞嗽脾胃之病成矣。二者人多忽之。故不可不謹。說疫